梅全喜论中药全集

艾叶研究分册

主　编　梅全喜

全国百佳图书出版单位
中国中医药出版社
·北京·

图书在版编目（CIP）数据

梅全喜论中药全集. 艾叶研究分册 / 梅全喜主编.
北京：中国中医药出版社，2025．3．
ISBN 978-7-5132-9284-9

Ⅰ．R28

中国国家版本馆 CIP 数据核字第 2025L02Q64 号

中国中医药出版社出版

北京经济技术开发区科创十三街 31 号院二区 8 号楼
邮政编码　100176
传真　010-64405721
廊坊市佳艺印务有限公司印刷
各地新华书店经销

开本 710×1000　1/16　印张 23.25　字数 442 千字
2025 年 3 月第 1 版　2025 年 3 月第 1 次印刷
书号　ISBN 978-7-5132-9284-9

定价　79.00 元
网址　www.cptcm.com

服 务 热 线　010-64405510
购 书 热 线　010-89535836
维 权 打 假　010-64405753

微信服务号　zgzyycbs
微商城网址　https://kdt.im/LIdUGr
官 方 微 博　http://e.weibo.com/cptcm
天猫旗舰店网址　https://zgzyycbs.tmall.com

如有印装质量问题请与本社出版部联系（010-64405510）

《梅全喜论中药全集——艾叶研究分册》

编委会

主　　编　梅全喜

执行主编　梁　奇　刘　敬

副 主 编　董鹏鹏　张　帆　朱　珠　骆百林　钱正明
　　　　　李汉洪

编　　委（以姓氏笔画为序）

万诗雨　王　剑　王义杰　田素英　田新村

刘欢欢　刘树群　刘翠玲　孙　丽　严宏达

李　涵　李皓翔　杨　洋　杨炜琪　宋　叶

陈小露　范文昌　林建民　庞蕾蕾　赵　宁

唐志芳　黄　冉　曾秋明　董鹏鹏　赖岳晓

戴　斌　戴卫波

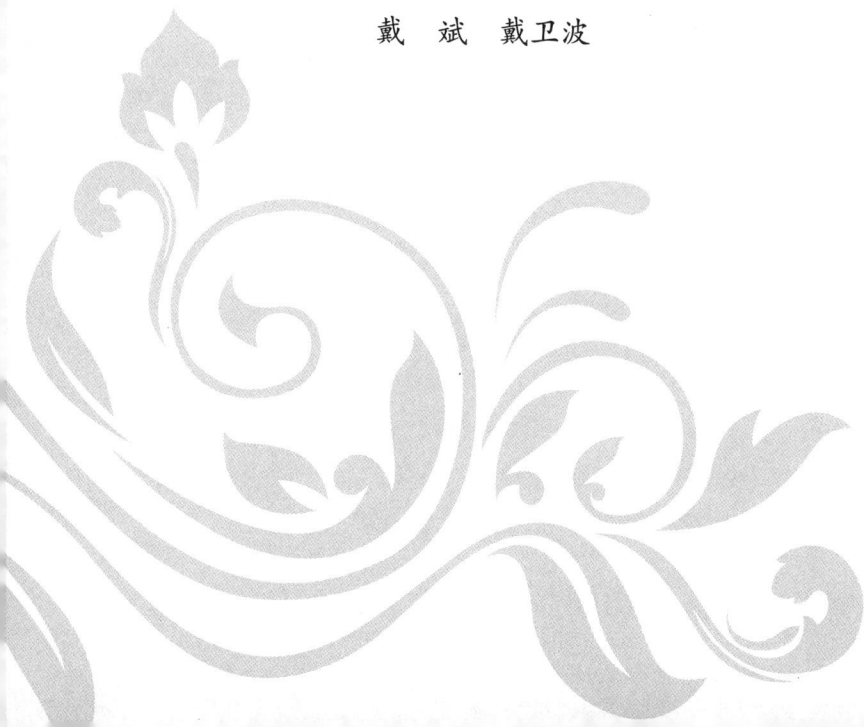

祝贺《梅全喜花中药全集》出版

宝剑锋从磨砺出

梅花香自苦寒来

辛丑年夏 金垂元

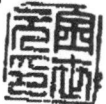

序 一

《梅全喜论中药全集》即将由中国中医药出版社正式出版，这套丛书系统全面地总结了梅全喜教授在中药学习和研究道路上的艰辛与努力，以及他在中药科普、中药艾叶、地产药材、制剂炮制、临床药学和药史本草研究上取得的成果、经验与体会，可喜可贺！

梅全喜教授已走过60年的人生历程和40年的中药专业生涯，他刻苦钻研、学识渊博、为人谦逊，为业界熟知他的人们所称道。他在中药学领域辛勤耕耘，不断超越自我，取得了丰硕的研究成果。先后从事中药炮制、中药制剂工作及中药临床药学、地产药材研究开发、本草与药学史研究工作，在中药传统技术的挖掘与传承上积累了丰富的经验。近年来在中药临床药学、道地药材研究及药学史与本草研究上均取得显著成绩。其中他对艾叶研究倾注了多年的心血，先后发表相关论文40多篇，主编艾叶相关专著9部（其中3部为英文版），担任10多家艾叶企业的科技顾问，研发艾叶产品10多种，为推动艾叶研发与推广应用，以及推广艾叶文化发挥了积极作用，成为国内艾叶研究最知名的专家。同时，作为中药临床药学学科的发起人和推动者，他牵头主编了国内第一本中药临床药学专著和第一本中药临床药学教材，并在境外出版第一本中药临床药学书籍，为推动中药临床药学学科建设与发展、促进中药临床药学人才的培养及推动中药临床药学走向国际发挥了重要作用。近年来，先后获得国家发明专利及省市科技奖20余项，主编中药专著70多部，公开发表医药学术论文500多篇，在国内外论坛上做学术报告及讲座达300多次，应邀担任国家级和省级学会、专业委员会主任委员、副主任委员20多项，担任10多本医药杂志编委会主任、副主任、副主编、编委等。梅全喜教授还是一位有爱心和奉献精神的学者，他把多年来获得的科技成果奖励、稿费及讲课费共计100万元和他担任10多家艾叶研发生产企业科技顾问的费用共200

多万元全部捐献出来成立了李时珍中医药教育基金会，用于资助和奖励中医药专业本科生、研究生80余人。

梅全喜教授带领的学术团队骨干、研究生、学术传承人及师带徒弟有50多人。他积极培养中药后继人才，对弟子更是言传身教，悉心指点。在他的带教下弟子们不断成长，有的30多岁就晋升主任中药师，有的30多岁就被聘为硕士研究生导师，有的成为全国中药特色技术传承人，可谓桃李芬芳。

在梅全喜教授从事中药专业40年之际，由他带领的学术团队骨干、带教学生组织整理编撰了这套《梅全喜论中药全集》系列丛书，丛书共分为8个分册，分别是《制剂炮制分册》（整理梅全喜教授及其团队40多年来在医院中药制剂、中药炮制及中药药性理论等方面的重要研究成果）、《药史本草分册》（汇集了梅全喜教授对李时珍《本草纲目》、葛洪《肘后备急方》及药学史本草考证方面的研究成果）、《临床药学分册》（把梅全喜教授及其团队近20年来在中药临床药学工作开展、中药安全合理使用及中药注射剂不良反应防治上进行的探索和研究成果汇集成册）、《地产药材分册》（汇总梅全喜教授及其团队研究地产药材所发表的论文、取得的成果和获得的经验以及他研究地产药材的独特思路和想法）、《艾叶研究分册》（整理和搜集梅全喜教授数十年来关于艾叶研究的成果、经验和体会）、《中药科普分册》（把他多年来发表的一些重要的中药科普文章汇集在一起单独编辑出版）、《中药人生分册》（专门介绍梅全喜教授从一个普通的大学生成长为国内知名中药专家的个人奋斗、成长经历及取得的成就）和《图说人生分册》（汇集了梅全喜教授历年来学习、生活、工作、带教的精选照片）等。这套丛书是在收集梅全喜教授40年来在国内外医药学术杂志上公开发表的500多篇中药学术论文及在科普杂志报纸上发表的200多篇中医药科普文章的基础上，通过整理分类，把他从药40年的经验、体会和取得的成绩及成果汇总成不同分册出版，以学习师术、传承师道、弘扬师德、嘉惠后人、以飨同道，既是报答师恩，也是为振兴中医事业尽绵薄之力。

相信这套丛书的出版，对于推动中药学的传承与发展、弘扬中医药学文化、总结中医药人才的成长经验、促进中医药人才的培养与提高，都将起到积极作用。

欣闻丛书即将出版之际，乐为之序！

中国科学院上海药物研究所研究员　　果德安
中药标准化技术国家工程实验室主任
2021 年 12 月 10 日

序 二

　　中医药学是中华民族的瑰宝，承载着数千年的智慧结晶。在历史的长河中，无数医家学者倾注毕生心血，传承、发展、创新中医药理论，使之成为一门博大精深的学科。梅全喜教授作为当代中医药领域的优秀代表，以其深厚的学术造诣和丰富的实践经验，为中医药事业的发展作出了积极贡献。《梅全喜论中药全集》系列丛书的编纂，不仅是对梅教授从事中药工作40多年的科技成果、学术思想及宝贵经验的系统总结，更是对中医药文化的一次重要传承与弘扬。

　　我与梅全喜教授相识于本世纪初，那时他担任中山市中医院药学部主任，此后20多年我们一直都有联系，包括我在国外那些年，每次回来都会到中山市中医院和他相聚，每年至少有一二次见面交流，也一直关注他的专业发展。2022年我的团队被深圳市作为医药卫生三名工程引进深圳市宝安区中医院，梅全喜教授被聘为药学部顾问而参与我们这个三名工程建设团队之后我们见面的机会更多了，对他有更进一步了解。而去年上半年，在我校图书馆微信公众号"读书人"栏目里看到"梅全喜：扎根基层医疗机构的中药学博导"这篇报道文章，使我对梅全喜教授取得的专业成绩和学术造诣有了更深入的了解，40多年来他致力于中药学的研究与实践，其学术视野开阔，研究领域涵盖中药临床药学、地产道地药材研究、中药制剂与炮制、药学史与本草学以及中药科普工作等多个方面，尤其是在推动中药临床药学和道地药材艾叶的研究上取得突出的成绩。他始终坚持理论与实践相结合，以科学的态度探索中药的奥秘，以严谨的治学精神推动中医药的发展。书中对他在中药学的各个方面取得的成果及学术思想、宝贵经验进行了系统梳理，既有对经典理论的传承，也有对现代科学的创新与融合，体现了中医药学在当代的生机与活力。中医药学的发展离不开传承与创新，梅全喜教授以其深厚的学术功底和开阔的视野，为中医药的现代发展提出了思路和方向。本丛书汇集的梅教授多年来的研究成果，既有对传统中药理论的深刻阐释，也有对现代中药研究的创新思考，不仅为中医药从业者提供了宝贵的参考资料，也为广大中医药爱好者打开了一扇了解中药学的窗口，堪称一部兼具学术价值与科学实践及中药科普意义的中药大作。

　　本丛书的出版，既为祖国中医药学宝库增添了丰富资料，也为后世学者的专业发展提供宝贵的借鉴与启示。愿这部丛书能够为推动中医药事业的发展、弘扬中华优秀传统文化发挥应有的作用。

　　是为序。

广州中医药大学教授、博士生导师　刘中秋

2025 年 2 月 18 日

前 言

　　艾叶是我国药用历史最为悠久的中药之一，远古时期艾叶被用于取火及祭祀，并逐渐发现其"辟邪"作用而慢慢发展成为端午节的一个民俗用品，人们在火的应用中发明了灸法，并逐渐发现用艾做灸材的疗效远比用树木做灸材更好，因而艾叶逐步广泛应用于灸疗、内服、外用等治病、养生、保健方面。现代的研究已从多方面证实了古代艾叶"辟邪"的认识是有科学道理的，艾叶确实能抑制或杀灭导致瘟疫流行的"邪气"（细菌和病毒），肆虐欧洲导致千万人死亡的流感大流行为什么在中国没有如此猖獗呢？梅全喜教授认为这与中国民间的风俗和卫生习惯有关，风行于广大中国乡村的悬艾叶、熏艾烟、洗艾澡、饮艾酒、食艾糕的这些习俗对于防止流感等瘟疫的大流行起到了重要的作用，几千年来艾叶的"辟邪"作用为保护我国人民的繁衍与生存作出了重要贡献。所以，他率先提出：艾叶不仅是一味重要的中药，也是一个"伟大"的药物。

　　艾叶全国各地皆产，自明代以来则以蕲州（湖北蕲春）所产者质量为优，称为蕲艾。梅全喜教授作为一个地道的蕲春人，他的一生可以说是与艾叶结下了不解之缘，出生三天就洗艾水澡，最早能记起的事是搓艾叶、泡艾脚，大学毕业后最早开展研究和开发的中药也是艾叶，编写出版的第一本单味药专著是《艾叶》。

　　在他的家乡对于艾叶是有家家种植、户户收藏的习惯，也有"家有三年艾，郎中不用来"的谚语。小时候每遇风寒感冒时，父亲便用艾叶煮水泡脚治疗，效果颇佳，从不用吃药打针。而小时候最怕的就是吃药打针，这使得他对艾叶特别有感情，这也是后来梅全喜选中艾叶作为长期研究目标的缘故。

　　1982 年 8 月，他从湖北中医学院中药专业毕业，获得学士学位，分配到湖北省蕲春县李时珍医院从事中药炮制制剂工作。从此即开始着手开展对艾叶的研究工作，利用业余时间，边收集资料，边进行考证和实验研究。先后在20世纪的知名中药杂志《中国中药杂志》《中药材》《时珍国药研究》等上发表了《不同产地艾叶的挥发油及微量元素含量的比较研究》《不同产地艾叶燃烧放热量的比较》《道地药材——蕲艾及临床应用》等论文，最早提出了"蕲艾挥发油含量比其他艾高出一倍以上""蕲艾燃烧放热量、蕲艾中与理血作用相关的微量元素均比其他艾高"等观点，为开发蕲艾系列产品、推动蕲艾产业发展提供了科学依据。

他积极开展艾叶产品研发工作，最早开发的产品是蕲艾油搽剂、紫甘软膏和艾地合剂等，前两者主要是从当地产的蕲艾中提取挥发油，配以消炎止痒的药物制成搽剂和软膏剂，用于蚊虫叮咬及皮肤过敏引起的瘙痒、皮炎、湿疹等。后者由蕲艾叶和地榆两味中药组成，先将艾叶水蒸气蒸馏，收集挥发油，再把艾叶药渣和地榆合并煎煮，将煎液浓缩后与挥发油合并制成合剂治疗细菌性痢疾，观察83例，有效率达92.77%，后改剂型为口服液在临床推广使用，效果显著。

1990年1月，李时珍中医药研究所正式成立，由梅全喜出任首任所长，他便积极开展艾叶基础与开发研究工作，首个研发项目就是李时珍中药保健腰带，参考李时珍《本草纲目》和清代宫廷应用蕲艾治疗光绪皇帝腰痛的经验设计了药物处方，以蕲艾叶为主药，配以多种散寒、祛风、除湿、补肾、活血、止痛等中药材，该产品经多家医疗机构进行的临床疗效观察表明对各种腰痛均有效果，显效率在94%以上。通过湖北省卫生厅组织的成果鉴定，达国内先进水平，并获得国家专利（CN90208392.9）及1992年度蕲春县科技进步奖一等奖，后转让给企业批量生产，年产值达500万元，取得显著的经济效益。这是梅全喜开发的以艾叶为主、上市公开销售的第一个产品。他因在艾叶研究开发上取得的成绩获得了湖北省科委和共青团省委联合授予的"湖北省青年科技精英"称号。同时，经过科委、人事局的考察推荐，县里将他作为第二批享受国务院政府特殊津贴专家候选人进行了推荐申报。申报材料的重点也是这个以艾叶为主研发的"李时珍中药保健腰带"，1993年底获得国务院批准，正式获得享受国务院政府特殊津贴专家称号。可以说，当时他的这些荣誉称号的获得是与他在艾叶研究上取得的成果密切相关。

1993年底梅全喜南下广东发展，他仍未放弃对艾叶的研究工作，把研究的资料进行整理，撰写出论文先后在中医药杂志上发表。同时也把研究成果和资料整理编撰成《艾叶》书稿，1999年9月由中国中医药出版社出版，艾叶的研究成果还获得中山市科技进步奖二等奖。

《艾叶》一书的出版为后来的艾产业发展奠定了重要的基础，2010年，蕲春开始发展艾产业，早期的艾产业企业家都高兴地告诉梅全喜：他们生产销售的艾产品大都是按照《艾叶》一书中介绍的思路进行开发的。2015年，该书被广东省政协主编的《敢为人先——改革开放广东一千个率先》认定为国内第一本专门论述中药艾叶的专著。

此后，梅全喜在推动艾叶的广泛应用及艾产业的发展方面做了大量工作，应邀参加全国各地的学术会和艾产品的推广会，积极宣讲艾叶知识，先后做了100多场艾叶的讲座。为了宣传艾叶，他和《大众医学》杂志编辑部合作从2014年6月（端午节）开始连续举办了三期艾文化节活动，每年端午节（6月）一期，每期以发表梅全喜的一篇介绍艾叶的主题文章为开始，发动读者参与一些有关艾灸、艾蒿食疗和艾叶应用的经验和体会介绍与交流，各地读者积极响应，给编辑部寄来应用艾叶、艾灸的经验和体会的文章，他们也积极制作艾蒿食品，经过编辑部评审选出读者的文章及制作的艾美食为优胜者给予奖励，部分优秀的读者文章被《大众医学》刊登，部分优秀的艾美食被收入到梅全喜主编的《艾蒿食疗百味》书中，奖品即是由梅全喜亲笔签名的他主编的《艾叶的研究与应用》。这些活动对于推动艾叶文化宣传及艾叶知识普及都发挥了积极作用。

为了持续地关注艾叶不同产地品质的变化情况，每隔几年梅全喜就收集全国各地的艾叶样品进行品质对比研究，并开展了艾叶DNA分子鉴别研究，发表了《不同产地艾叶总黄酮、重金属和硒元素的含量比较研究》、《12个不同产地艾叶挥发油的GC–MS分析》、《复方蕲艾卫生巾方镇痛抗炎作用的实验研究》、*DNA Barcode for Identifying Folium Artemisiae Argyi from Counterfeits*（艾叶的DNA条形码鉴定研究）等论文，共计发表艾叶研究论文40多篇。把这些研究成果汇集补充进《艾叶》专著中，又重新编写整理出版了《艾叶的研究与应用》《蕲艾的研究与应用》以及艾叶实用百科系列丛书:《艾叶实用百方》《艾蒿食疗百味》《蕲艾灸治百病》等多部艾叶专著,其中他主编的三本艾叶实用百科系列丛书还被人民卫生出版社翻译成三本英文书 "Mugwort Leaf: Over 100 Practical Formulas" "Qi Mugwort Moxibustion to Treat 100 Diseases.Diet" "Therapy with Mugwort in 101 Recipes" 向海外发行,以推动中医药文化走向海外。

同时,他也积极研发艾叶产品,如"艾灸贴(女士专用)""艾叶浴剂""蕲艾卫生巾"和"蕲艾防瘟九味香囊"等新产品,上市后深受消费者的欢迎。他担任国内 10 多家艾叶生产企业技术顾问,指导开展艾叶系列产品研发工作,其中已有多家艾叶企业年产值超过亿元,取得了显著经济和社会效益。特别是他的家乡湖北蕲春,在梅全喜的积极推动下,从 21 世纪初艾叶产值几乎为零发展到今天艾叶产值已超过 100 多亿元,为推动艾叶研发与推广应用以及推广艾叶文化发挥了积极作用。家乡的人民将艾叶专家梅全喜教授与国学大师黄侃、文坛巨匠胡风、风投教父汪潮涌誉为蕲春当代四大名人(载于《汽车之旅》杂志 2016 年 5 月刊.蕲艾文化节专刊 54-57 页)。他工作单位所在地深圳市宝安区的《宝安日报》(2020 年 7 月 16 日 A08 版)也在一篇报道他的文章中这样写道:(梅全喜)家乡盛产艾叶,素有"蕲艾"之美称,因在艾叶研究上成果丰硕,被业界称为"艾叶之父"。可见,梅全喜在艾叶研究、艾产业发展及艾文化推广方面作出的贡献已得到社会的认可。

梅全喜也是一位有爱心的专业人士,2017 年初,他将自己多年来获得的科技成果奖励、稿费以及讲课费共计 100 万元和他担任 10 多家艾叶研发生产企业科技顾问的顾问费 200 多万元全部捐献出来成立了李时珍中医药教育基金会,用于资助蕲春籍每年考取中医药大学中医药专业的贫困学子和每年奖励湖北中医药大学、广州中医药大学优秀博士、硕士研究生,基金会成立 8 年来已连续资助和奖励贫困学子及优秀硕士博士研究生 100 多人次。

为了系统总结梅全喜教授及其团队 40 多年来在艾叶研究方面取得的丰硕成果,我们组织编写了这本《梅全喜论中药全集——艾叶研究分册》。

本分册主要汇集了梅全喜教授及团队40多年来在艾叶研究、开发方面所发表的论文、取得的成果。全书共分八章，分别为第一章"艾叶的药用历史与本草考证"，第二章"艾叶的品质研究"，第三章"艾叶的鉴别研究"，第四章"艾叶的炮制与制剂研究"，第五章"艾叶的化学成分与药理药效研究"，第六章"艾叶产品研究"，第七章"艾叶的应用研究"，第八章"梅全喜与艾叶"，介绍他接受记者采访和介绍他的艾叶研究成果与经验总结，以及他主编的历版艾叶书籍的题词、序言、书评、题诗等。内容丰富，资料翔实，是一部学习与研究艾叶的重要参考书籍。相信本书的出版对未来艾叶的研究、应用和开发将会起到积极的推动和重要的参考作用，也将为推动艾产业的发展以及为保障广大人民群众的身体健康发挥积极的作用。

本分册主要是搜集整理以梅全喜教授为第一作者或通讯作者公开发表的有关艾叶论文编辑而成，所有梅全喜教授担任通讯作者的论文第一作者均被邀请担任本分册的编委，在编写过程中得到了梅全喜教授及其团队骨干、博士后、博士与硕士研究生、学术继承人、师带徒弟子及众多同道们的大力支持和帮助，同时编写中也参考引用了其他的相关文献资料，国医大师金世元教授题字，岐黄工程首席科学家果德安教授、岐黄学者刘中秋教授写序，深圳市医疗卫生三名工程"深圳市宝安区中医院-广州中医药大学刘中秋教授中药制剂开发及转化药学研究团队"项目（编号：SZZYSM202206005)给予出版经费资助，在此表示衷心感谢。

由于编者水平有限，书中遗漏、错误在所难免，还有一些观点也值得商榷，不足之处希望广大读者和同仁提出宝贵意见，以便再版时修订提高。

《梅全喜论中药全集——艾叶研究分册》编委会
2024 年 12 月 30 日

目 录

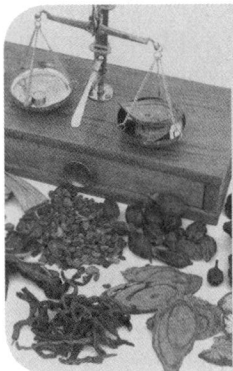

第一章
艾叶的药用历史与本草考证

艾叶的药用历史悠久，作为药物其最早记载见于梁代本草学专著《名医别录》，其后历代本草著作对艾叶均有描述和记载，艾叶的现代临床应用日趋广泛，特别是通过药理研究发现其新的药理作用后，其临床应用范围已远远超出了传统的妇科疾病范围。除了应用于妇科的崩漏、痛经、宫外孕、胎动等病症，还广泛应用于呼吸道疾病如支气管炎、肺结核、感冒、鼻炎等，消化道疾病如肝炎、痢疾、泄泻、胃痛、消化道出血等，风湿痹痛类疾病如腰痛、三叉神经痛、关节炎、肩痹等，皮外科疾病如皮炎、湿疹、皮肤溃疡、阴囊湿疹、烧烫伤、痔疮、跖疣、新生儿硬肿等，以及癌症、疟疾、缩阴症等疾病，均取得了较好疗效。但因时代的变迁、地理位置的差异，历代对艾叶产地的记载、品种的使用、质量的要求、生长的描述、采收的规定等方面均有不同，其本草学内容丰富多彩。梅全喜教授团队对艾叶的药用历史与本草考证进行了调查研究，也取得了一定的成果。

第一节　艾叶的药用历史概况

艾，又名冰台（《尔雅》）、艾蒿（《尔雅》郭璞注）、医草（《名医别录》）、灸草（《埤雅》）、蕲艾（《蕲艾传》）、黄草（《本草纲目》）、家艾（《医林纂要》）、甜艾（《本草求原》）、艾蓬、香艾、阿及艾（《中药大辞典》）。现代认为古代的艾是菊科植物艾 *Artemisia argyi* Lévl. et Vant. 及近邻种的复合名称，药用其叶，故药材名为艾叶，英文及拉丁名为 "Leaf of argyi wormwood" 和 "Artemisiae Argyi Folium"。关于"艾"名的来源，《本草纲目》中有这样的解释：此草可乂疾，久而弥善，故字从乂，而名"艾"；《博物志》载"削冰令圆，举而向日，以艾承其影，则得火"，故艾名"冰台"；医家用其灸百病，故又曰"灸草"。艾叶的药用历史悠久，现代的研究与应用非常广泛，先介绍一下艾叶前世（药用历史）与今生（现代研究进展）。

一、艾叶的前世（药用历史）

艾是我国劳动人民认识和使用较早的植物，收载我国西周初年至春秋中叶（前 11 世纪~前 6 世纪）约 500 年间诗歌总集的《诗经》中就载有艾。《诗经》"王风·采葛"条载："彼采艾兮，一日不见，如三岁兮。"其后，由战国时期著名诗人屈原（约前 340—前 278）撰写的长诗《离骚》中也提到艾，云"户服艾以盈要兮，谓幽兰其不可佩"。从这两部公元前的著名诗集中均载有"艾"的情况看，艾叶在当时的知名度已是很高的了，说明艾在公元前就已普遍应用了，这种应用当然是以医药用途为主的，这一点可从与《离骚》同时期的儒家经典著作《孟子》一书的记载中得到证实。《孟子》载："犹七年之病，求三年之艾也。"《庄子》中也有"越人熏之以艾"的记载。此外，《楚辞》有"萧艾于篑笥谓蕙芷而不香"。孔璠之《艾赋》有"奇艾急病，靡身挺烟"等记载。可见艾在当时已成为重要而常用的治病药物。

但是，艾叶真正用于治病的记载是成书不晚于战国时期的《五十二病方》，该书中载有两个用艾治病的处方：① "穨（癞）：……取枲垢，艾裹，以久（灸）穨（癞）者中颠，令阑（烂）而已"；② "胸养（痒）……治之以柳蕈一捼，艾二，凡二物……置艾其中，置柳蕈艾上，而燔其艾，蕈"。

我国第一部中医理论著作《黄帝内经》，是中医病理学、针灸学、诊断（切脉）学的基础，书中主要叙述的是医学理论，对于药物的记载较少，而艾叶却是《黄帝内经》中提到的为数不多的几种药物之一。

东汉著名医家张仲景所撰《伤寒杂病论》，为后世中医必读的经典著作，其附方中有 2 个用艾的处方，即芎归胶艾汤和柏叶汤，前方仲景用其治经寒不调或胞阻胞漏、宫冷不孕等症，取艾叶之暖宫止血作用，后方仲景用其治吐血不止，取艾叶之"主下血、衄血"之功，此二方至今仍是中医临床常用之方。

东晋葛洪撰《肘后备急方》，书中收载的多为民间常用的简验便廉之治病处方，据初步统计，该书中收载有艾叶的处方有 20 首之多，如用治胸胁腹痛或吐衄下血；卒心痛；伤寒时气，温病；下部生虫烂肛；掣痛不仁；白癞等。用法有水煎服（煎剂）、煎水洗（洗剂）、灸剂、烟熏（烟熏剂）和制酒服（酒剂）。

令人奇怪的是，作为我国第一部药物学专著的《神农本草经》对当时已普遍使用的艾叶却未收载，而对当时已不太常用的与艾同科属的近缘植物白蒿却有记载，因而有不少人认为此处的白蒿即是艾。笔者经过考证认为，此一时期艾叶与白蒿可能是混用的，若此观点成立，则《神农本草经》中所载的白蒿应当包括艾叶了。

艾叶作为药物正式记载始见于梁代陶弘景《名医别录》，该书对艾叶的药性理论作了较全面的论述："艾叶，味苦，微温，无毒。主灸百病，可作煎，止下痢，吐血，下部䘌疮，妇人漏血，利阴气，生肌肉，避风寒，使人有子，一名冰台，一名医草，生田野。三月三日采，暴干。作煎，勿令见风。又，艾，生寒熟热，主下血、衄血、脓血痢，水煮及丸散任用。"所载的"止下痢""妇人漏血""衄血"等应用，一直为后世所遵循，时至今日，仍是艾叶的主要应用方面。

唐代孟诜《食疗本草》最早介绍了艾叶的食疗方法及作用："若患冷气，取熟艾面裹作馄饨，可大如丸子许。""春月采嫩艾作菜食，或和面作馄饨如弹子，吞三五枚，以饭压之，治一切鬼恶气，长服止冷痢。"

宋代苏颂《图经本草》是最早对艾叶生药学内容有较全面记载的专著，云："艾叶，旧不著所出州土，但云生田野。今处处有之，以复道者为佳，云此种灸病尤胜，初春布地生苗，茎类蒿，而叶背白，以苗短者为佳。三月三日，五月五日采叶暴干，经陈久方可用。"书中附有"明州艾叶"图，从现有的资料看，《图经本草》是最早描述艾叶植物形态，最早绘有艾叶植物形态图和最早提出艾叶药材道地之说的本草书籍，为后世正确鉴别和确认艾叶品种提供了重要的依据。

明代李言闻、李时珍父子对艾叶研究颇为深入，李言闻曾著有《蕲艾传》一卷，称赞艾叶"产于山阳，采以端午，治病灸疾，功非小补"。此书可能是第一本专门论述艾叶的专著，惜已失传或根本未写或出版。李时珍在《本草纲目》中对艾叶的植物形态有详细的描述，对前人论述艾叶性寒和艾叶有毒的观点进行了讨论和指正，并附用艾叶治病的单、验方52个，是收载艾叶附方最多的本草专著之一，为推动和指导艾叶的应用作出了积极贡献。此外，李时珍对于产自家乡的道地药材蕲艾更是十分推崇，他在《本草纲目》中指出："（艾叶）自成化以来，则以蕲州者为胜，用充方物，天下重之，谓之蕲艾，相传他处艾灸酒坛不能透，蕲艾一灸则直透彻，为异也。"此述被后世视为有关蕲艾的经典论述而被历代医籍所转载，蕲艾也因此而名传渐远，闻名天下。

明代卢之颐《本草乘雅半偈》载："蕲州贡艾叶，叶九尖，长盈五七寸，厚约一分许，岂唯力胜，堪称美艾。"可见在明代艾叶已被作为贡品向朝廷进贡。

清代，对艾叶的研究及应用也是十分重视的，《本草备要》《本草从新》《本草述钩元》《本草求真》《植物名实图考》等大多本草著作均收载艾叶。但在描述的内容上并无多大创新，多是继承前人论述。艾叶在清代宫廷中的应用也是十分广泛的，是清宫医案处方中出现频率较高的药物，主要用于妇科疾病，也用于灸法治疗多种疾病，还被用于治疗腰痛。光绪三十四年（1908）御医就用蕲艾等药粉碎或搓软，以绫绢制成六寸宽的腰带紧系于腰间治疗光绪皇帝的腰胯疼痛，以补汤药之不及。

艾用于灸法的历史也是很早的，《五十二病方》中记载艾的两个应用方中就有一个是用于灸法的。稍后的《灵枢》一书中的灸法也是用艾叶作材料的，《灵枢·经水》有"其治以针艾"的记载，可见这时已将"艾"作为"灸"的代名词了。

为什么艾叶这么早就被用于灸法中呢？有人分析了其中的原因，认为除了与艾叶的辛散芳香气味及确切的医疗作用有关，还与艾叶的可燃性好、燃烧彻底、是理想的引燃物有关。古时候是用火来灸病的，但选用什么样的物质取火则是有讲究的。《黄帝明堂灸经》在"用火法"一章中说："古来用火灸病，忌八般木火，切宜避之……有火珠耀日，以艾承之，遂得火出，此火灸病为良，凡人卒难备矣。"《针灸资生经》引《下经》说："古来灸病，忌松、柏、枳、橘、榆、枣、桑、竹八木，切宜避之，有火珠耀日，以艾承之得火，次有火镜耀日，亦以艾引得火，此丸皆良，诸藩部落用镔铁碏石，引得火出，以艾引之。凡人卒难备，即不如无木火，清麻油点灯，灯上烧艾点灸是也，兼滋润灸，至愈不疼痛。"艾，《尔雅》载其别名"冰台"，这是因为艾以其易燃性在早期即被广泛用作引火物而命名的，继"钻木取火"之后，较常用的"火珠取火""火镜取火""圆冰取火"以及少数民族的"镔铁碏石取火"等取火方式都是用艾作为引火物。而在以火灸病的早期自然就较多地用艾火来灸病了。

艾较早用于灸病及药用，还与艾较早地应用于巫术、祭祀、占卜等方面有关。《山海经》中有扎刍草以像人形，扎草人而疗人疾病的巫术记载，此中的"草"极有可能就是"艾"草，艾亦名医草、黄草。古代民间习惯在端午节采艾扎成人形悬门窗上以祛邪驱鬼，即是受古代巫术的影响。正如《荆楚岁时记》所载："五月五日，采艾以为人，悬门户上，以禳毒气。"这种习俗流传至今，在民间仍有在端午节悬艾的习俗，而且十分普及。艾在古代常被用于祭祀和"代蓍策"。蓍策，是指古代占卜用的蓍草。据文献介绍，中华人民共和国成立前羌族、纳西族和彝族等少数民族使用羊骨进行占卜、祷告，祭祀完毕后，要将艾叶或火草搓成颗粒，放于骨上并点燃，直至将骨烧裂。这与古代艾叶用于占卜祭祀的情况是相似的，这种医巫混杂的情况是早期原始的医疗活动的特点，也就是在早期的医巫混杂的医疗过程中人们认识到了艾叶的真正医疗价值，因而推动了艾叶较早应用于治疗疾病。

艾叶在古代不仅仅是在医药上广泛应用，而且在民俗应用上也十分普及，历代一些经史、农学书籍也多有记载。被誉为集16世纪以前农学之大成的《群芳谱》对艾叶就有详细的记载，云："一名医草，一名冰台，一名艾蒿，处处有之……自成化以来惟以蕲州者为胜，谓之蕲艾，相传蕲州白家山产，又置寸板上灸之，气彻于背，他山艾五汤，阴艾仅三分，以故世皆重之……五月五日采艾，为人悬门户上，可禳毒气。其茎干之，染麻油引火点灸，滋润灸疮不痛，又可代蓍草作烛心。"在端午节，民间有挂戴艾叶及食用艾叶以"辟邪""禳毒气"的习俗，一些经史书籍有端午节"悬艾人、戴艾虎、饮艾酒、食艾糕"民间习俗的记载。艾人即以艾草扎成人形，悬挂在门窗上以禳毒气，南朝梁宗懔《荆楚岁时记》载："五月五日，四民并踏百草……采艾以为人，悬门户上，以禳毒气。"艾虎，即用艾作虎或剪彩为虎，粘艾叶，戴以辟邪。宋代周紫芝《竹坡词·永遇乐·五日》云："艾虎钗头，菖蒲酒裹，旧约浑无据。"艾酒，即浸艾的酒。元代陈元靓《岁时广记》二一艾叶酒云："金门岁节，洛阳人家端午作术羹艾酒。"艾糕，即加艾制成的糕饼。《辽史·礼志》六嘉仪下云："五月重五日，午时，采艾叶和绵着衣……君臣宴乐，渤海膳夫进艾糕。"直至今天，这些习俗在我国的农村地区仍较流行。

古代对艾叶辟邪的认识是历经漫长的社会实践而积累的，这与其应用于古代的取火及保留火种有关，以及与艾较早地应用于巫术、祭祀也有关系，慢慢发展到后来艾叶成为端午节的一个民俗用品，现代的研究已从多方面证实了古代艾叶"辟邪"的认识是有科学道理的，艾叶确实能抑制或杀灭导致瘟疫流行的"邪气"（细菌和病毒）。肆虐欧洲导致千万人死亡的流感大流行为什么在中国没有如此猖獗呢？笔者觉得这与中国民间的风俗与卫生习惯有关，风行于广大中国乡村的悬艾叶、熏艾烟、洗艾澡、饮艾酒、食艾糕等，这些习俗对于防止流感等瘟疫的大流行确实起到了有效的作用，所以，笔者认为几千年来艾叶为保证我国人民的繁衍与生存作出了重要贡献，艾叶不仅是一味重要的中药，也是一个"伟大"的药物。

二、艾叶的今生（现代研究进展）

由于我国古代民间已普遍接受了艾叶"辟邪"观念，所以，艾叶在民间的应用是十分普遍的，至今在我国大部分地区还流行着这样一句谚语，"家有三年艾，郎中不用来"，由此可见，民间对艾叶治病作用的肯定。在伟大的医药学家李时珍的故乡湖北蕲春县即有很多用艾的习惯，如在婴儿出生后第三天要洗一次艾水澡，并将艾绒少许敷在囟门和肚脐上，用以预防感冒鼻塞或预防感染其他疾病。产妇在产后三天和满月，都要进行一次艾汤沐浴，用以消毒辟秽，温运气血，以预防产后体弱多病。成年人一旦感受风寒咳嗽，用艾一把煎汤洗脚，同时用艾叶七至九片，葱三至五根，煎汤温服取汗，即可告愈。某些局部发生漫肿无头，皮色不变而疼痛的阴疽，及时用干艾一把，干大蒜梗一把，置炭火上烧烟熏患处，日一次，多在三五次即能消散。用艾叶1千克烘干制绒，与棉花混合制成药枕，防治妊娠及产后外感风寒头痛和偏头痛。老人丹田气弱、脐腹畏冷，儿童受寒而致腹痛泄泻、妇女痛经、经行不畅、少腹坠痛或崩漏带下等经寒症及妇女产后虚寒性腹痛等用熟艾制成围兜，兜其脐腹，效果显著。这些用艾方法在全国很多地方民间都习惯采用。

近代，对艾叶的研究和应用更全面深入。在艾叶的品种、成分、药理、制剂、临床应用及艾叶综合开发利用等方面均取得了许多新的进展和成果。

在品种方面，发现全国各地除了以正品艾叶 *Artemisia argyi* Lévl. et Vant. 为主要使用品种，还有不少地区将艾蒿 *A. vulgaris* Lévl. et Vant. 、野艾蒿 *A. lavandulaefolia* DC.、魁蒿 *A. princeps* Pamp. 作为艾叶使用。此外，还有少数地区将菊科蒿属多种植物混作艾叶使用，据统计达20多种。前3种因历史的原因，可视为艾叶的代用品，其余20多种则应视为艾叶的混伪品而予以区别。

在艾叶的品质方面，大量的研究证明，蕲艾（产于湖北蕲春）在挥发油及微量元素含量、燃烧放热量等方面明显优于其他地区所产艾叶，是当之无愧的道地药材。亦有研究表明，祁艾（产于河北安国）的抑制血小板聚集和抑菌作用强于蕲艾。在艾叶采收期研究中，以艾叶的挥发油和醇浸出物含量以及艾叶中所含化学成分的多少为指标的研究结果表明，艾叶的采收期以端午节前后（5～6月份）最为适宜。在每天的采收中又以在中午采收挥发油含量为高。

在化学成分研究方面，发现艾叶除了含有主要成分挥发油，尚含有鞣质、黄酮、甾醇、多糖、微量元素及其他有机成分等，其中艾叶油为艾叶中的主要活性成分，有平喘、祛痰、镇咳、抗菌、抗过敏、镇静等多种药理活性。其挥发油成分复杂，所含成分达近百种，尤以蒿醇、萜品烯醇-4、β-石竹烯、α-萜品烯醇和反式-香苇醇等成分的平喘作用最强。萜品烯醇-4和β-石竹烯两种成分单体分别被制成胶丸应用于临床，对治疗哮喘有显著疗效。另有研究从鲜艾叶和陈艾叶挥发油中分离出的53个化合物中，仅15个为共有化合物，所含挥发油陈艾少于鲜艾，总量随贮存时间的延长而减少，表明鲜艾叶与陈艾叶的化学成分有所不同，其药性也有区别。

在药理作用研究方面，众多的药理实验已证明，艾叶有抗菌、抗真菌、抗病毒、抗支原体及衣原体、镇痛、抗炎、平喘、镇咳、祛痰、抗过敏、止血和抗凝血、增强免疫、抗肿瘤、护肝利胆、抗肝纤维化、抗氧化及清除自由基、解热镇静、抑制心脏收缩及降压、抗溃疡等作用。从而使艾叶的应用范围在传统基础上有较大的扩展，并为艾叶的扩展应用提供了理论依据。

在艾叶制剂方面，传统剂型有汤剂、丸剂、散剂、酒剂、锭剂、熏洗剂、香囊剂、灸剂及熨剂等，现代已发展到注射剂、胶囊剂、气雾剂、片剂、口服液、合剂、灌肠剂、颗粒剂、洗剂、茶剂及油剂等新剂型，从而为提高艾叶疗效、降低不良反应、方便使用等发挥了重要作用。

在现代临床应用方面，艾叶已被广泛应用于治疗妇科疾病如崩漏、痛经、宫外孕、胎动不安、流产、不孕症、妇女白带等；呼吸道疾病如支气管炎、支气管哮喘、肺结核、感冒、鼻炎等；消化道疾病如肝炎、痢疾、泄泻、胃痛、消化道出血等；风湿痹痛类疾病如腰痛、三叉神经痛、关节炎、肩痹等；皮外科疾病如皮肤溃疡、皮炎、湿疹、烧烫伤、痔疮、阴囊瘙痒、阴茎肿大、跖疣、麻风病反应、新生儿硬肿以及疟疾、缩阴症等多种疾病，均取得了较好效果。

灸法是艾叶应用的一大主要方面，近代对艾灸的药理作用和临床应用研究十分重视。药理实验证明，艾灸具有增强免疫、抗肿瘤、抗休克、护肝、防治脑血管疾病等作用，还具有抗溃疡、促消化、镇痛、解热等药理作用，药理实验还揭示了艾灸治疗流行性出血热、糖尿病、精神分裂症、阳虚证、肾上腺皮质萎缩等病症的机制。艾灸的临床应用更是广泛，应用于治疗呼吸系统疾病、消化系统疾病、泌尿生殖系统疾病、妇产科疾病、心脑血管类疾病、骨伤及风湿类疾病、皮外科疾病等多种疾病有显著疗效，真可谓"灸治百病"也。

在艾叶资源综合开发利用方面也有较快的进展，过去曾开发出蕲艾精、李时珍中药保健腰带、蕲艾蚊香、艾叶牙膏、艾叶浴剂、艾叶油香精、艾蒿枕、蕲州艾条、无烟艾条等系列产品，最近，已有蕲艾沐浴膏、艾阴洁皮肤黏膜抗菌洗剂、艾叶健肤沐浴露、艾叶除菌香皂、艾叶健肤花露水、艾叶抑菌洗手液、蕲艾沐足系列、蕲艾中药热敷眼罩、艾香抗菌条、艾油电热蚊香、艾叶香烟、艾叶油微胶囊、抗菌口罩、艾叶卫生巾、艾叶空气清新消毒剂、艾叶天然爽身粉、艾草防臭鞋垫等艾叶新产品问世。艾叶保健食品也正在开发之中，艾叶茶、蕲艾保健酒、艾叶饺子、艾叶月饼、艾叶粽子、艾叶绿豆饼等都有上市销售的成品，安徽某食品加工有限公司还专门生产艾叶食品类，如艾糍粑、艾水饺、艾青团、艾香串、艾汤圆、艾酥饼、艾铜锣烧、艾香粥等批量上市，深受欢迎。目前已有艾叶产品18大类1000多种，艾叶的综合开发利用研究已取得了显著的经济效益和社会效益，其前景是十分广阔的。

相信随着艾叶研究工作的深入开展，艾叶这个重要而"伟大"的传统药物将会为防病治病、保障人民健康发挥更重要、更积极的作用。

三、艾产业发展的建议

艾叶是一种常用中药，也是一种民俗用品，是中医药文化的代表符号。远古时艾叶被用于取火及保留火种，后来艾叶成为端午节的一个民俗用品，发展出熏艾烟、洗艾澡、饮艾酒、食艾糕等应用形式，并逐步广泛应用于养生保健和治病等方面。至今，艾产业已经发展成为数百亿体量的健康大产业。

近年来，随着人们对健康的重视和艾文化的普及，除了过去知名的艾叶道地产地湖北蕲春（蕲艾）、河南南阳（宛艾）、河南汤阴（北艾）等在积极发展艾产业，一些新的地区如河北馆陶（彭艾）、湖南安仁（神农艾）、山东潍坊（潍艾）、安徽明光、陕西汉中、广东南海等也积极加入艾产业发展队伍中来，这些地区的政府和民间都对发展艾产业有极高热情，投入大量的人力、物力和财力推动艾叶种植、生产加工、研发与推广应用，也都取得了显著的社会效益和经济效益。

艾草、艾灸在防病治病、保健美容等方面的作用得到社会广泛认同，以艾为原料开发出的系列产品与健康养老业、旅游业、文化产业、日用品工业等产业关联度高，市场潜力大，越来越多的政府和企业介入到艾产业的发展中来，这是一件好事。但一窝蜂上马项目可能会导致一些乱象，笔者作为一位研究艾叶 40 余年的研究者，对目前艾产业的发展现状提出建议。

1. 要有全局整体观念　从目前各地的艾产业发展来看，基本上都缺乏一个全局整体观念，一些地方过热，如蕲春，可以说是人人都在从事艾产业，重视艾产品的生产加工销售，忽视艾叶种植栽培，而本地的艾叶资源就那么多，这样势必造成以次充优、以非道地艾叶冒充道地艾叶的情况。还有一些地方则不够重视，在产业推动上力度不够。

2. 注重地域品质差异　现在全国多地都在发展艾产业，但有些在积极发展艾产业的地区并不主产艾叶，还有些地方发展的艾叶甚至不是正品艾叶，在这种情况下要想把当地的艾产业做大做强是不可能的。艾叶主产地主要在中部地区，无论是古代还是当今艾叶的优质产地也是这些地区，在这些地区发展艾产业有资源和品种优势。西北地区所用的艾叶主要是魁蒿，岭南地区所用的艾叶主要是五月艾，这些品种与正品艾叶在化学成分、药理作用和临床应用上具有较大差别，因此用这些品种来发展艾产业不太合适。

3. 做好品牌宣传工作　要扩大艾叶的宣传、销售，提高艾叶的知名度。湖北省蕲春县十分重视蕲艾产业的发展，把发展蕲艾产业作为县域经济的重要突破口，蕲艾产值逐年上升，蕲艾的质量和知名度都已稳坐全国前列。近年来各地都十分重视做好艾产业的品牌宣传工作，如河南南阳的"宛艾"、河北馆陶的"彭艾"、山东潍坊的"潍艾"等这些地方的品牌宣传工作做得较好。

4. 着力扶持龙头企业 发展艾产业还要培育龙头企业和名牌产品。龙头企业是产业发展的火车头,目前艾产业缺乏龙头企业和名牌产品。建议各地选择几家产品开发能力强、管理规范、产品有一定竞争优势的企业重点扶持,在政策、资金、土地等方面给予倾斜,面向全国、全世界招商,引进先进技术,引进战略合作者,在更大范围优化资源配置,使企业形成核心竞争力、向产业链高端迈进,成就知名品牌。

5. 重视科技创新 发展艾产业也要重视科技创新,目前的艾产品虽然有一定市场,但产品同质化现象十分明显,缺乏科技创新、缺乏技术含量,这样的产品价值不高、生命力不强。因此,艾产业要做强做大,艾叶企业就要重视科技创新工作,积极投入科技产品的研发中,提高企业创新能力,不断开发技术含量高的新产品,研发新工艺,使艾产品既具有科学性、先进性、实用性、独特性和有效性,也能更好地体现绿色、有机、自然、低碳等特点,使艾产业具备长远发展的动力和后劲。

6. 加强品质监管工作 从目前的艾产品市场现状看,各地艾加工生产企业较多,生产能力和技术水平参差不齐,生产经营中存在着不规范的情况,更有甚者是少数不法企业及个体作坊片面追求利润,这会损害艾产业的整体形象。应加强监管工作,防微杜渐,确保艾产业规范化发展。

7. 积极推动艾叶进入药食同源品种 早在《食疗本草》就介绍过艾叶的食疗方法与作用,今天民间仍有大量应用艾叶食疗的习惯,推动艾叶进入药食同源品种,对于推动艾产业的发展有重要意义。

8. 重视艾文化宣传 艾叶既是一味临床常用中药,也是一种民间常用的民俗用品,应用历史悠久,具有丰富的文化内涵,发展艾产业一定不能忽视文化。文化与产业同频共振是艾产业发展的最高境界,发展艾产业首先就要宣传艾文化,让全世界都来了解艾文化,接受艾文化,到最后都喜欢艾文化。达到这样的效果,艾产业就会自然而然强大起来。

第二节　艾叶的考证

为了更好地开发利用艾叶,有必要对历代本草进行深入的挖掘整理,厘清各历史时期艾叶的品种,为正确用药提供依据;同时总结不同时期艾叶的产地变迁,为开展其道地性研究、现代适宜区划的研究提供依据;并在此基础上对历代品质评价进行总结,为艾叶商品规格等级及优质性评价提供支持。

一、白蒿与艾叶的考证

早在春秋之前的《诗经》中即有"于以采蘩、于沼于沚"的记载，蘩即白蒿。白蒿之所以这么早被人们所认识，主要是因为白蒿在古代被用作祭品，并发现了它的药用价值，故白蒿作为药用也有比较早的记载。战国时期的《五十二病方》中即有：疸，"以疾（蒺）黎（藜）、白蒿封之"的记载。其后，我国最早的药物学专著《神农本草经》中也有白蒿的记载，可见，白蒿的药用历史是十分悠久的。历代本草书籍对白蒿多有记载，但种的描述有差异，现代对白蒿种的确定也有不同，为此特提出考证。

1.古代对白蒿种的描述 《尔雅》载："蘩，皤蒿。"晋代郭璞注云"白蒿"。《尔雅》载："艾，冰台。"郭注云："今艾，白蒿。"可见郭璞认为当时的艾即是白蒿。白蒿作为药物首载于《神农本节经》，谓："白蒿，味甘平。主五藏邪气，风湿寒痹，补正益气，长毛发令黑，疗心悬，少食常饥。久服轻身，耳目聪明不老。生川泽。"该书却未见收载已普遍应用的艾叶。《名医别录》对白蒿的记载极其简单，仅有"无毒、生中山，二月采"几个字的记载，而对艾叶的记载却较详细，且陶弘景曰："蒿类甚多，而俗中不闻呼白蒿者，方药家既不用，皆无复识之。"可见白蒿在梁代已少用或不用了。《唐本草》载："白蒿，此蒿叶粗于青蒿，从初生至枯，白于众蒿，颇似艾叶，所在有之。"最早记载了白蒿的形态。唐代孟诜云：白蒿"生挼醋食，今人但食蒌蒿，不复食此，或疑此蒿即蒌蒿"。宋代《开宝本草》载："别本注云，（白蒿）叶似艾叶，上有白毛，粗涩，俗呼为蓬蒿。"宋代《图经本草》载："白蒿，蓬蒿也，生中山川泽，今所在有之，初春最先诸草而生，似青蒿而叶粗，上有白毛错涩，从初生至枯，白于众蒿，颇似细艾。二月采。"并针对孟诜"疑此（白蒿）即蒌蒿"，而指出白蒿与蒌蒿"所说不同，明是二物"，并附有两个白蒿图。《证类本草》白蒿条亦转载了前人本草对白蒿的记载，并注："今按：别本注云，叶似艾叶，上有白毛，粗涩，俗呼蓬蒿。"

明代李时珍在《本草纲目》中对白蒿做了较为细致的描述："白蒿处处有之，有水陆二种，本草所用，盖取水生者，故曰生中山川泽，不曰生山谷平地也，二者形状相似，但陆生辛熏，不及水生者香美尔。"并在"释名"项下指出：（白蒿）"尔雅通谓之蘩，以其易繁衍也，曰：蘩，皤蒿，即今陆生艾蒿也，辛熏不美。曰：蘩，由胡，即今水生蒌蒿也，辛香而美。"《本草蒙筌》将白蒿附于草蒿条下，记载较为简单："白蒿，即蓬蒿别名，似青蒿而叶粗，上有白毛错涩。"《本草品汇精要》亦载白蒿别名为蓬蒿，并指出"蒌蒿为伪"。清代《植物名实图考》载："白蒿，李时珍以蒌蒿为即白蒿，不知诗疏'言刈其蒌'，释状甚详，分明二种，《图经》亦辨之。"吴其浚对白蒿的描述也是极其简洁的，说明到明清时期白蒿已成为不常用药了。清代黄奭认为白蒿是艾，他在辑《神农本草经》时加的按语中指出："楚词王逸注云，艾，白蒿也，按旛白音义皆相近，艾是药名，本草经无者，即白蒿是也，名医别出艾条，非。"

综上所述，古代对白蒿的认识有以下几点：①白蒿是艾，包括晋代郭璞、明代李时珍、清代黄奭；②白蒿是蓬蒿，包括唐代《唐本草》、宋代《开宝本草》《图经本草》《证类本草》、明代《本草蒙筌》《本草品汇精要》、清代《植物名实图考》；③白蒿是蒌蒿，包括唐代孟诜、明代李时珍。但《图经本草》《本草品汇精要》《植物名实图考》等否定白蒿为蒌蒿。

2. 现代对白蒿种的认识 现代医药书籍对白蒿记载不多，《中药大辞典》载有"白蒿"一药，列其异名为"蘩""旛蒿""蓬蒿"等，确定其种为菊科植物大籽蒿 *Artemisia sieversiana*。《全国中草药汇编》亦将白蒿定为 *A. sieversiana*，此种的形态特征是符合古代大多数本草所载的白蒿（蓬蒿）。武汉大学生物系在编撰《本草纲目简编》时将《本草纲目》中论述的白蒿（水生者）确定为菊科植物 *Artemisia stelleriana*。笔者曾就此问题写信询问我国蒿属植物分类学专家、华南植物研究所林有润研究员。林先生回信指出：古本草中的白蒿是 *Artemisia argyi*（艾）及近邻种的复合名称，包括 *A. indica*（五月艾）、*A. lavandulaefolia*（野艾蒿）等，另有白蒿（水生者）是 *A. selengensis*。南京医学院（现南京医科大学）曹元宇教授在辑注《神农本草经》时也认为白蒿即艾蒿，他指出："按《本草经》言'生川泽'，未必即是生于水中，郭（璞）注云：'艾即白蒿'应不误，白蒿学名为 *Artemisia valgaris* var. indica，今各地皆有。"

可见，现代对古本草中白蒿的认识也有几点不同意见：①白蒿是 *A. argyi*（艾）及近邻种的复合名称（林有润）或 *A. vulagris* var indica（曹元宇）；②白蒿是蓬蒿即大籽蒿 *A. sieversiana*（《中药大辞典》《全国中草药汇编》）；③白蒿（水生者）是蒌蒿 *A. selengensis*（林有润）或 *A. stelleriana*（《本草纲目简编》）。

3. 白蒿与艾 公元前 11 ~ 前 6 世纪的《诗经》载有白蒿，但在该书采葛章中也载有"彼采艾兮"的诗句，艾即是艾叶也。战国时期屈原撰写的《离骚》既在卷二载有蒿（白蒿），又在卷四载有艾。成书不晚于战国时期的《五十二病方》亦是既载有白蒿治病的方法，也载有艾治病的方法。从这些书的记载中可以判断，在秦汉之前艾与白蒿是两种不同的植物。到了秦汉时期至唐代之前，白蒿作为祭品逐渐被其他植物所代替，药用价值又不大，加之形态与艾相似，故逐渐与艾混用了。以致出现汉代《神农本草经》中只载有白蒿而无艾叶。梁代陶弘景在《名医别录》中对白蒿仅载 8 个字，而对艾却详细描述，并发出白蒿"方药家既不用，皆无复识之"的感叹，以及晋代郭璞的"今艾，白蒿"的注解，可见秦汉至唐之前这一阶段白蒿与艾是混用的。林有润和曹元宇认为当时的白蒿是艾及其近邻种的观点是符合这一历史时期的具体情况的。唐代以后对药物品种的考证工作十分重视，又确证白蒿与艾是两种不同的植物，故又将其分开记载。

4. 白蒿与蒌蒿 最早提出白蒿就是蒌蒿的是唐代孟诜，他是因古人食白蒿而到唐时不食，但食蒌蒿，而"疑此蒿即蒌蒿"。他在《食疗本草》中既列白蒿，又列蒌蒿，"所说不同，明是二物"。其后，李时珍提出了本草所用白蒿是蒌蒿的观点，其理由之一是根据《本草经》载其"生川泽"，"故曰生中山川泽，不曰生山谷平地也"，并对蒌蒿的植物形态进行了详细描述，考其植物形态当为蒌蒿 A.selengensis。林有润先生按《纲目》的记载将白蒿（水生者）定为 A.selengensis 是正确的，但笔者认为李时珍所载的"白蒿"并不是古代普遍应用的白蒿，在李时珍之前和之后的宋代《图经本草》、清代《植物名实图考》均有过：白蒿与蒌蒿，"明是二物""分明二种"的论述，而与时珍同期的《本草品汇精要》则明确指出"蒌蒿为伪"。因此，笔者认为大多古本草中记载的白蒿不是蒌蒿 A.selengensis 或 A.stelleriana。

5. 白蒿与蓬蒿 唐代《唐本草》最早对白蒿作了形态描述，宋代《开宝本草》谓白蒿俗呼蓬蒿，《图经本草》亦认为白蒿是蓬蒿，并详细记载了其形态，附有插图。其后的《证类本草》《本草品汇精要》《本草蒙筌》《植物名实图考》均赞同了白蒿即蓬蒿的观点。笔者考证古代本草描述的白蒿（蓬蒿）的植物形态确与大籽蒿 A.sieversiana 相符，即今天《中药大辞典》和《全国中草药汇编》收载的白蒿。

综上所述，笔者认为在秦汉时期之前白蒿与艾是不同的植物，秦汉至唐代之前白蒿与艾及其近邻种混用了，白蒿包括了艾及其近邻种，唐代以后历代所用白蒿的主流种是蓬蒿，即大籽蒿 A.sieversiana。

二、艾叶考证拾零

艾叶作为现代中医临床常用药之一。药用历史悠久。梅全喜教授团队近年对艾叶进行了多方面的研究工作。现就艾叶考证中的几个有关问题，提出如下探讨。

1.《神农本草经》为何未载艾叶 艾叶应用历史悠久，在公元前 11 ～前 6 世纪的《诗经》中就有"彼采艾兮"的诗句，艾就是可以烧叶灸病的艾叶。战国时期屈原撰写的《离骚》载有战国时期常用的草木 55 种，其中就包括了艾叶。成书不晚于战国时期，被誉为我国现存第一部方书的《五十二病方》中也载有用艾叶治疗"癪"和"胸养（痒）"等病的方法。被誉为我国现存最早的医书,成书于战国时期的《黄帝内经》收载药物甚少,而艾叶却是其中所提到的为数不多的几种药物之一,可见艾叶在当时是较为常用的药物了。不仅当时的医书、方书有载,甚至连诗集中都有记载,但为什么作为我国最早的一部药物学专著《神农本草经》却没有记载它呢?这使后世医药学者感到困惑,如胡世林研究员在他编写的《中国道地药材》一书中就发出了:"奇怪的是《神农本草经》未载(艾叶)"的感叹。笔者在进行"白蒿的本草考证"中提出了"艾与白蒿混用"的观点是可以用来解释的。

白蒿在古代被用作祭品,因而在秦汉及之前的时期与艾叶一样也是很有名的植物和药物,《诗经》《离骚》《五十二病方》中均载有白蒿,可以确定这一时期艾与白蒿是明确分开的两种不同植物,到了秦汉至两晋南北朝时期,白蒿作为祭品逐渐被其他植物所代替,其药用价值不大,加之形态与艾相似,故逐渐与艾混用了。此一时期艾就是白蒿,白蒿就是艾,同时两者又相互包含。因而会出现《神农本草经》仅载有白蒿而无艾叶的"奇怪"现象。这一观点可以从晋代郭璞注《尔雅》中得到证实,可见当时艾与白蒿是不分的。白蒿与艾混用一段时间之后,逐渐被艾叶所取代,发展到梁代已有很多人不认识白蒿了,故陶弘景在《名医别录》中对白蒿仅载 8 个字,而对艾叶则作了详细描述。因此,笔者认为《神农本草经》是收载了艾叶的。因为所载的白蒿实际上是包括白蒿和艾叶两种药物了。

此前,有不少学者认为《神农本草经》中的白蒿只是指艾叶一种药物。如清代黄奭在辑《神农本草经》时就加按语:"楚辞王逸注云:艾,白蒿也,按蟠白音义皆相近,艾是药名,本草经无者,即白蒿是也,名医别出艾名,非。"可见黄奭认为白蒿就是艾。近代学者曹元宇亦认为《神农本草经》中白蒿就是艾叶,并指出"白蒿的学名为 *Artemisia vulgaris* L. var. indica Maxim."。对于这种认为白蒿就是艾,白蒿只是指艾叶一种药物的观点,笔者认为似有欠缺,故提出《神农本草经》中的白蒿应包括商周至秦汉时期颇为常用的白蒿与艾叶两种药物的观点。艾叶与白蒿由最初明确分开的两种不同药物发展到秦汉至两晋南北朝时期两者相互混用、相互包括的变迁,是符合谢宗万教授提出的"药材品种变异论"中的"时代变迁、品种变异"的观点。

2.《本草蒙筌》载"蕲州艾叶"考 "蕲艾"之名源于明代李时珍的《本草纲目》,但最早对"蕲州艾叶"推崇的则是比李时珍稍早的陈嘉谟。他在《本草蒙筌》中指出:"端午节临,仅采悬户,辟疫而已,其治病症,遍求蕲州所产独茎、圆叶、背白、有芒者,称为艾之精英,倘有收藏,不吝价买,彼此仕宦,亦每采此,两京送人,重纸包封,以示珍贵,名传益远,四方尽闻。"书中附有"蕲州艾叶图"。这一描述对于扩大蕲州艾叶的影响,肯定蕲艾作为道地药材的地位起到了积极的作用。但陈嘉谟却又在艾叶之后附上一种"九牛草"，并指出"（蕲州艾叶）今以形态考之，九牛草者即此。人多不识，并以艾呼"。陈氏的这种蕲州艾叶即九牛草的观点给后世应用蕲艾带来了极为不利的影响，以至于后世不少医家也认为蕲艾就是九牛草。如清代杨时泰辑《本草述钩元》时就在艾叶条下载有："蕲产独茎、圆叶、背白有芒者，以形态考之乃九牛草也，人都不识，并诩为艾之精英。"再如清代陈士铎著《本草秘录》载："世人俱以蕲艾为佳，然野艾佳于蕲艾，盖蕲艾九牛草也，似艾而非艾，虽香过于艾，而功用殊。"

考九牛草，《本草图经》有载："九牛草，生筠州山岗……二月生苗，独茎，高一尺，叶似艾叶，圆而长，背有白毛，面青，五月采。"并附有"筠州九牛草图"，图中植物为独茎直立，叶互生，长椭圆形，先端渐尖，基部狭成短柄，中脉明显。经对照《图经》中的文字描述及附图特征，九牛草当是艾叶同属植物奇蒿 *Artemisia anomala* S.Moore，商品药材称为刘寄奴，该品种在蕲州地区有分布，气香似艾叶，至今在湖南、湖北部分地区民间仍称为九牛草。

《本草蒙筌》所载"蕲州艾叶"形态是"独茎、圆叶、背白、有芒"，这完全是套用《本草图经》中九牛草的特征，还有的地方抄错了，如将"背有白毛"错成"背白有芒"。这些特征与其在书中附图的"蕲州艾叶"形态相去甚远，附图蕲州艾叶的特征是茎直立，叶四布，分为五尖，与今所用之艾叶是十分吻合的，当为 *Artemisia argyi* Lévl et Vant 及近邻种。古代本草的附图，多是请药材产地的专业人员按照实物描绘的，一般是较为准确的，可以肯定当时的蕲州艾叶是正品艾叶，而绝非"圆叶"的九牛草。陈嘉谟在既没有深入蕲州考察蕲州艾叶的形态，又未见到九牛草实物的情况下，仅凭当时民间流传的说法而臆断蕲州艾叶就是九牛草，并将九牛草的形态强加于蕲州艾叶，以至于出现《本草蒙筌》蕲州艾叶记载图文矛盾，难以自圆其说的情况，实在是陈嘉谟的失误。李时珍在《本草纲目》中九牛草项下也对陈的这一错误做了指正："陈嘉谟《本草蒙筌》以此为蕲艾，谬矣。"

3. 艾叶道地产地的变迁　艾叶的药用历史虽久，但最早提道地之说的是宋代。宋代苏颂《本草图经》载："艾叶、旧不著所出州土，但云生田野。今处处有之，以复道（及四明）者为佳，云此种灸疾尤胜。"并附有"明州艾叶图"。考"复道"为河南安阳市汤阴县所辖，今仍有"伏道"一地名，"明州"为浙江宁波及鄞县附近。在宋代是以此两地所产艾叶为道地药材，而这两个地方也就是艾叶的道地产地，并一直延续至明代。

到了明代，艾叶的道地产地有了明显变化，据明弘治年间（1505）定稿的《本草品汇精要》载："（艾叶）道地：蕲州、明州。"蕲州即今湖北省蕲春县。其后《本草蒙筌》收载了"蕲州艾叶"图，并描述了当时社会上对蕲艾的重视程度。明代李时珍则对艾叶的道地产地作了详细描述："（艾叶）宋时以汤阴复道者为佳，四明者图形。近代惟汤阴者谓之北艾，四明者谓之海艾。自成化以来，则以蕲州者为胜，用充方物，天下重之，谓之蕲艾。"明《本草乘雅半偈》亦有类似之赞誉："（艾叶）蕲州者最贵，四明者亦佳……蕲州贡艾叶，叶九尖，长盈五、七寸，厚约一分许，岂唯力胜，堪称美艾。"至此，蕲州作为艾叶的道地产地已成为无可争议的事实，并一直延续至今。

时至今日，艾叶的道地产地虽仍是蕲州，但这一道地产地地位已受到了有力的挑战。21世纪初，又出现了一个艾叶的优良品种——"祁艾"，即产自河北安国（古称祁州）的艾叶。《中国道地药材》就首次提出了"河北安国的祁艾和湖北蕲春的蕲艾道地特性有待比较"。据悉中医研究院中药所进行的研究已表明某些特性方面"祁艾"已优于"蕲艾"，祁州已被确定为艾叶的道地产地。

笔者在做艾叶研究时曾分别去信浙江宁波药检所胡双丰和河南安阳药检所陈刚两位药师，请求代为采集"复道"和"明州"艾叶样品，胡双丰回信告知"宁波地区已很久不产艾叶了，所用艾叶均从外地调入"；陈刚虽提供了样品，但其外观和内在质量均较差，可见这两个古代艾叶道地产地已完全退出了历史舞台。从宋代《本草图经》问世（1061）到明代《本草品汇精要》定稿（1505）的近500年间，艾叶的道地产地从"复道""明州"变迁为"明州""蕲州"，而从《本草品汇精要》到《中国道地药材》（1989）的近500年间，艾叶的道地产地又有了变迁，从"明州""蕲州"变迁为"蕲州"（湖北蕲春）和"祁州"（河北安国）。

类似艾叶这样的道地产地变迁，在其他药材中也存在。当然，引起这些变迁的原因是多方面的，但作为药材产地对所产道地药材不重视是其主要原因之一。一些药材道地产区存在着对道地药材的资源不管理，放任药农滥采，使资源枯竭；对栽培品种不给予扶持，不扩大种植面积，使产量逐年下降，甚至连自用的都要从外地调入；对道地药材的宣传也很不够，致使人们逐渐忘却了道地产地。长期下去，这样的道地产地必将遭到淘汰，蕲艾的发展亦有此忧虑。国内有的地方十分重视发展艾叶的种植栽培，重视提高种植艾叶的质量，重视对艾叶产品的深加工，扩大艾叶的宣传、销售，甚至出口工作，提高地产艾叶的知名度。如湖南临湘市就在这方面做了大量工作，据《健康报》报道：仅其一个县每年出口艾叶就达40万斤。长期下去，该地艾叶的知名度必将超过蕲艾等道地产地所产艾叶；久而久之，该地也将会成为艾叶的道地产地。而作为艾叶现在道地产地的湖北蕲春却忽视了这方面的工作，艾叶种植面积逐年减少，自产自用，极少外销，更不用说出口。笔者虽对蕲艾进行了大量的研究工作，也多方面证实了蕲艾确实优于他艾，但无奈于产地的实际状况，长期下去，蕲州雄踞艾叶道地产地500年的地位必将动摇。

因此，希望通过对艾叶道地产地变迁的研究，引起药材道地产地的领导重视，将道地药材的资源保护、种植生产、综合利用及加强宣传等方面工作搞得更好，使药材道地产地的地位能长期延续下去。

第三节　李时珍对艾叶的认识和应用

艾叶为临床常用药，性味苦、辛、温，功能温经止血，散寒止痛，临床主要用于治疗妇科疾病。我国明代伟大的医药学家李时珍对艾叶的认识和应用有独特之处，他十分重视艾叶的道地产地，尤其推崇家乡道地药材蕲艾，对于前人在艾叶性味、毒性及功效等方面论述的偏误及不足之处，敢于纠正和补充，广泛收集艾叶在多种疾病上应用的经验方，从而纠正了人们对艾叶的错误认识，推动了艾叶在古代中医临床和民间的广泛应用。对启发我们今天深入开展艾叶临床应用研究及艾叶产品开发研究也具有重要的指导意义。现就李时珍在《本草纲目》中对艾叶的认识和应用论述如下。

一、极力推崇道地艾，蕲艾美名从此扬

艾叶用于治病的历史颇早，成书不晚于战国时期的《五十二病方》中即载有艾叶治病的两个处方，在我国最早的医学理论专著《黄帝内经》中仅提到为数不多的几味药物，艾叶就是其中之一，而我国第一部药物学专著《神农本草经》则以"白蒿"之名收载当时已极为常用的艾叶。其后的历代本草医籍对艾叶多有记载，但一直未强调艾叶的产地，直至宋代才对艾叶的产地有了选择，据《图经本草》记载："（艾叶）旧不著所出州土，但云生田野，今处处有之，以复道者为佳，云此种灸病尤胜。"并附有明州艾叶图，可见当时是以复道（河南汤阴）和明州（浙江宁波）艾为道地，而且这种局面一直维持到明代。到了明代，优质艾叶的产地有了变化，蕲州艾叶以其质优效佳而在医药界崭露头角，并且得到李时珍的极力推崇。

世居蕲州的李时珍对家乡的道地药材尤其是蕲州艾叶十分重视。相传曾经常上麒麟山（今蕲州镇郊）采集艾叶标本。并在家园里亲自种植，并首次将蕲州艾叶命名为蕲艾。据《本草纲目》载："宋时以汤阴复道者为佳。四阴者图形……自成化以来，则以蕲州者为胜，用充方物，天下重之，谓之蕲艾。相传他处艾灸酒坛不能透，蕲艾一灸则直透彻，为异也。"从此，蕲艾之名，风靡全国。正是由于李时珍对蕲州艾叶的肯定，从而为蕲艾成为艾叶道地药材的地位奠定了基础。继李时珍之后的明清医家及本草医籍皆遵从时珍之说，十分重视和极为推崇蕲艾，明《本草乘雅半偈》记载："蕲州贡艾叶，叶

九尖，长盈五、七寸，厚约一分许，岂唯力胜，堪称美艾。"清代的《本草备要》《本草从新》《本草易读》《得配本草》等皆载以蕲州者（蕲艾）为胜。现代的一些医药专著均强调蕲艾的优质性和道地性，如1953年时逸人著《中国药物学》就注明：艾产于我国各地，以湖北蕲春县最佳。高等医药院校教材《中药学》、现代中药的大型志书《中药志》及台湾地区出版的《本草药性大辞典》等也多有类似记载。

可以肯定，蕲艾自明代闻名以来至今已有近五百年的历史，五百年来蕲艾一直被视为道地药材，盛誉不衰。这与李时珍对蕲艾的重视和推崇是分不开的。

现代研究已证实蕲艾作为道地药材在挥发油、微量元素及醇溶性浸出含量等方面均明显优于其他地产艾叶。作为制作艾条原料的艾叶，其质量与其燃烧时释放的热量有密切关系，有研究表明，蕲艾的燃烧放热值比其他地产艾叶高10%左右，这一点也印证了李时珍在《本草纲目》中对蕲艾的论述："……他处艾灸酒坛不能透，蕲艾一灸则直透彻。"现代研究充分证实李时珍对蕲艾的论述及推崇是十分科学与合理的。

二、性寒有毒非艾性，尊古不泥敢纠正

古代本草对艾叶的性味功效的论述多有一些局限和偏误，这或多或少地限制了艾叶在临床上的应用，李时珍对于这些局限敢于提出补充，对偏误做出纠正。

艾叶味苦、辛，性温，无毒，这在今天已是中医药界众所周知的，然而在古代却有人提出艾叶性寒、有毒的观点。《名医别录》载"艾，生寒熟热"，唐·苏恭在编写《唐本草》时亦延续其说，可见在汉、唐时期艾叶是无毒的。宋·苏颂则认为艾叶有毒，在他所撰的《图经本草》中就有"近世亦有单服艾者，或用蒸木瓜丸之，或作汤空腹饮之，甚补虚羸。然亦有毒，其毒发，则热气冲上，狂躁不能禁，至攻眼有疮出血者，诚不可妄服也"的记载。李时珍依据自己丰富的医药理论知识和多年应用艾叶的实践经验对此提出纠正，他指出："艾叶生则微苦太辛，熟则微辛大苦，生温熟热，纯阳也。可以取太阳真火，可以回垂绝元阳。服之则走三阴，而逐一切寒湿，转肃杀之气为融和。灸之则透诸经，而治百种病邪，起沉疴之人为康泰，其功亦大矣。苏恭言其生寒，苏颂言其有毒。一侧见其能止诸血，一侧见其热气上冲，遂谓其性寒有毒，误矣。盖不知血随气而行，气行则血散，热因久服致火上冲之故尔。夫药以治病，中病则止。若素有虚寒痼冷，妇人湿郁带漏之人，以艾和归、附诸药治其病，夫何不可？而乃妄意求嗣，服艾不辍，助以辛热，药性久偏，致使火躁，是谁之咎与，于艾何尤？"李时珍不仅对这些偏误进

行了纠正，而且对产生这些偏误的原因进行了具体而翔实的分析，的确令人信服。

可以想象，如果李时珍遵从古训，人云亦云地照抄前人观点，则艾叶将会继续沿袭"有毒"的错误，这对于艾叶在临床上的应用是极为不利的。正是由于李时珍坚持实事求是，尊古而不泥古，敢于纠正前人错误的科学精神，才使强加在艾叶上的不实之词被推倒，这对于推动艾叶在临床上的广泛应用是具有重要意义的。

李时珍不仅纠正前人在艾叶认识上的错误，而且对其功效也进行了补充。明以前本草只载艾叶有止血、止痢等作用，李时珍通过总结前人对艾叶的应用以及自己多年应用艾叶的经验，首先提出了艾叶的"温中、逐冷、除湿"功效。后世将艾叶应用于寒湿痹痛多有良效，如时广敬等以艾叶为主药配伍他药组成洗剂，水煎后热浴敷治疗冻疮肩；陈军用艾菊护膝（陈艾叶、野菊花、制乳没、川牛膝等），治疗膝关节炎等均有较好疗效，这些皆是受到李时珍关于艾叶"温中逐冷除湿"功效的启发。笔者亦在李时珍的启发下研制出了以艾叶为主（占25%）的复方中药保健腰带，临床应用于风寒、风湿、寒湿型腰痛200例，总有效率达93.5%，效果显著，并获国家实用新型专利。可见李时珍给艾叶增加"温中逐冷除湿"功效是十分合理的，艾叶确有其效。

三、临床应用范围广，开发研究当加强

《本草纲目》收载艾叶附方50条，艾叶是收载附方较多的药物，比常用药甘草（37条）、黄芪（14条）、黄芩（17条）、当归（27条）、柴胡（6条）、白芷（35条）、芍药（16条）等皆多，可见艾叶在古代是一味极为常用的药物，同时也说明李时珍对艾叶的应用是十分重视的。

《本草纲目》艾叶附方按应用主要分为以下七类。

妇科疾病：妊娠下血方、妊娠胎动方、胎动迫心方、妇人崩中方、产后泻血方、产后腹痛方。

出血性疾病：粪后下血方、忽然吐血方、鼻血不止方。

消化系统疾病：心腹恶气方、脾胃冷痛方、蛔虫心痛方、口吐清水方、霍乱洞下方、老小白痢方、诸痢久下方、暴泻不止方。

中风、癫病类疾病：中风口喝方、中风口噤方、中风掣痛方、舌缩口噤方、鬼击中恶方、癫痫诸风方、头风久痛方。

伤寒、感冒类疾病：伤寒时气方、妊娠伤寒方、妊娠风寒方、盗汗不止方。

皮外科疾病：野鸡痔病方、面上靤（䵵）方、头风面疮方、妇人面疮方、身面疣目方、鹅掌风病方、疥疮熏法方、小儿疳疮方、小儿烂疮方、臁疮口

冷方、白癜风疮方、疔疮肿毒方、发背初起方、痈疽不合方、诸虫蛇伤方。

五官科疾病：咽喉肿痛方、火眼肿痛方、咽喉骨鲠方、风虫牙痛方。

由此可见，在《本草纲目》中艾叶的应用范围是相当广泛的，但令人遗憾的是到了今天，艾叶在中医临床的应用不仅没有进展，其应用范围反而明显缩小。笔者曾调查了三所不同级别的医院（包括三甲、二甲中医院及乡镇医院各一间）的艾叶处方，发现三甲和二甲中医院的艾叶处方 85% 以上用于妇科疾病，而乡镇医院的艾叶处方也有 70% 以上用于妇科疾病，表明艾叶在中医临床的应用主要集中在妇科疾病，而艾叶在其他方面的功效并未引起足够的重视。事实上，艾叶不仅仅在《本草纲目》中有广泛应用的记载，其在民间的应用也是十分广泛的，在李时珍的故乡湖北蕲春县就广为流传着"家有三年艾，郎中不用来"的谚语，据《蕲州药志》载"（艾叶）在今日蕲春有家家栽种，户户收藏的习惯"，书中应用艾叶治病的范围相当广泛。现代研究亦表明艾叶有广泛的药理作用，包括抗菌抗病毒、平喘镇咳祛痰、止血与抗凝血、抗过敏、镇静、增强免疫、护肝利胆、促进消化、补体激活以及抗氧化作用等，进一步验证了艾叶的广泛用途。因此，今天我们在学习研究李时珍《本草纲目》中艾叶的应用经验的同时，有必要深入加强艾叶临床应用方面的研究，尤其应重视艾叶在中风及风湿类疾病、消化系统疾病、皮外科疾病及风寒感冒等病症的应用；也应加强对艾叶的开发研究，开展艾叶系列保健食品（助消化、抗肿瘤、抗衰老、防治心血管病）、艾叶保健用品（用于风湿类腰腿痛、关节炎、肩周炎等）、艾叶浴剂（防治感冒、感染及防治皮外科疾病、润肤止痒等）和艾叶牙膏（脱敏止血）等方面的开发研究，其前景是十分广阔的。相信艾叶的临床应用范围将会越来越广，艾叶将会为人民健康发挥更大作用。

第四节　葛洪对艾叶的认识和应用

艾叶第一次被广泛使用记载的书籍应为《肘后备急方》，该书由东晋时期葛洪所撰，书中多收载民间常用的简验便廉之治病处方，全书共 8 卷 73 篇（缺 3 篇，另 1 篇有标题而无正文），所述疾病多以急性病为主，包括传染性疾患。经梅全喜教授团队统计，书中收载有艾叶的处方 21 首，分布在 15 篇中，占实际 69 篇的 21.74%，可见葛氏颇为重视运用艾叶治疗急症，这些方剂也代表艾叶在当时的使用情况。现结合现代对艾叶的研究，探讨其治病机制，为进一步开发和合理使用艾叶治疗疾病提供线索，现分析如下。

一、用于内科病证

1. 治疗心腹痛 在《肘后备急方·卷一·治卒得鬼击方第四》中载有："熟艾如鸭子大，三枚。水五升，煮取二升，顿服之。"治卒心痛方第八："白艾（成熟者）三升。以水三升，煮取一升。去滓，顿服之。"

《肘后备急方》中载："鬼击之病，得之无渐卒着，如人力刺状，胸胁腹内，绞急切痛，不可抑按，或即吐血，或鼻中出血，或下血，一名鬼排。"表明鬼击证为突然发作的心腹疼痛，发作前无明显先兆。突然发生，来势急猛，疼痛剧烈，心腹刺痛如刀刺状，疼痛程度急剧欲死，并伴有吐血、鼻出血等症状，迫切要求急救治疗。《肘后备急方》载扁鹊云："中恶与卒死鬼击亦相类。"中恶病症在《温病条辨·中焦篇》沈目南注："中恶之证，俗称绞肠乌痧。即臭秽恶毒之气，直从口鼻入于心胸肠胃脏腑，壅塞正气不行。"从以上共同点可知，这些所谓鬼击、中恶病症与心腹疼痛类似，艾叶内服治疗的心腹疼痛，相当于现代医学的心绞痛、心肌梗死、胆绞痛、胃肠痉挛、胃－十二指肠溃疡、肠扭转、肠套叠、疝绞痛、急性精索炎、急性睾丸炎等疾患。艾叶具有散寒止痛、温经止血的功效。现代药理研究也表明艾叶水煎液给兔灌服有促进血液凝固的作用，可通过降低毛细血管通透性，抗纤维蛋白溶解，而发挥止血作用。另有研究表明艾叶水提组分对 0.6% 醋酸和热板的刺激引起的疼痛均有显著的抑制作用；表现出良好的镇痛作用；并能使冠脉血流量增加，抑制心肌收缩，降低心率，在紧张度增高的情况下呈松弛作用，对心脏起减压作用。

2. 治疗传染性疾病 在《肘后备急方·卷二·治伤寒时气温病方第十三》中，含艾叶的附方记载如下："①治伤寒及时气、温病，及头痛、壮热、脉大，始得一日方。取干艾三斤，以水一斗煮取一升，去滓，顿服取汗。②治热病不解，而下痢困笃欲死者，服此。黄连二两，熟艾如鸭卵大，以水二斗煮取一升，顿服，立止。③天行毒病，夹热腹痛，下痢。天行四五日，大下热痢，黄连、黄柏各三两，龙骨三两，艾如鸡子大，以水六升煮取二升，分为二服。忌食猪肉、冷水。④毒病下部生疮者。大丸艾灸下部，此谓穷无药。⑤若病患齿无色，舌上白，或喜睡眠，愦愦不知痛痒处，或下痢，急治下部。不晓此者，但攻其上，不以下为意，下部生虫，虫食其肛，肛烂见五脏便死，治之方。烧艾于管中熏之，令烟入下部，中少雄黄杂妙。此方是溪温，故尔兼取彼治法。"《肘后备急方·治瘴气疫疠温毒诸方第十五》曰："断温病令不相染。密以艾灸病患床四角各一壮，不得令知之，佳也。"

《肘后备急方》用艾所治上述病证，相当于西医学的季节性、多种流行性急性传染病，如流行性感冒、伤寒、副伤寒、沙门氏菌属感染、细菌性痢疾、瘟疫等。现代药理学研究证实，艾叶含的挥发油对致流感病毒有杀灭或抑制作用。其煎剂在试管内，对金黄色葡萄球菌、α－溶血性链球菌、肺炎双球菌、白喉杆菌、宋内氏痢疾杆菌、伤寒及副伤寒杆菌、霍乱弧菌等，均有不同程度的抑制作用。另有研究也表明，用艾条燃烧的烟雾对铜绿假单胞菌、大肠杆菌、金黄色葡萄球菌、产碱杆菌等化脓性细菌具有抑制作用，制成的艾叶香烟烟熏对腺病毒、鼻病毒、流感病毒和副流感病毒也有一定的抑制作用。因此，艾叶内服和烟熏对病毒和细菌均有抑制作用。并且艾叶的水煎剂有解热、抗炎、镇痛作用，也可消除急性传染病的发热、疼痛等症状。艾叶还具有增强机体免疫力的作用。加之黄连、黄柏均为治痢之要药，与艾叶配伍治痢效果更强。

3. 治疗神经系统疾病 《肘后备急方·卷三·治卒发癫狂病方第十七》载："《斗门方》治癫痫，用艾于阴囊下谷道正门当中间，随年数灸之。"《肘后备急方·治卒得惊邪恍惚方第十八》曰："治卒中邪鬼，恍惚振噤方：灸鼻下人中，及两手足大指爪甲本，令艾丸在穴上各七壮。不止，至十四壮，愈，此事本在杂治中。"《肘后备急方·治中风诸急第十九》曰："①若身中有掣痛，不仁不随处者。取干艾叶一斛许，丸之，内瓦甑下，塞余孔，唯留一目。以痛处著甑目下，烧艾以熏之，一时间愈矣。②若口喎僻者。衔奏灸口吻口横纹间，觉火热便去艾，即愈。勿尽艾，尽艾则太过。若口左僻灸右吻，右僻灸左吻。又灸手中指节上一丸，喎右灸左也。又有灸口喎法在此后也。"

癫痫是指大脑神经元突发性异常放电，导致短暂的大脑功能障碍的一种慢性疾病。中风身中有掣痛，不仁不随处者，可能即为中风后偏瘫，而口喎僻者即为面瘫，也即面神经麻痹症。艾灸是利用艾火的热力透入选定穴位的肌肤，以起到温经散寒、疏通经络、调和气血的作用。现代研究表明，艾灸对心脑血管系统疾病有确切的疗效，艾灸天窗、百会穴对中风偏瘫患者有扩张脑血管，增加脑血流量的作用，起到改善脑循环，加速中风患者大脑功能和脑细胞代谢的恢复。艾灸还能使组织血细胞血供、氧供明显提高，促进微循环，有防止缺氧和延缓休克的作用。艾灸患处，燃烧过程中产生的温热作用能够缓解疼痛，此外，艾叶烟雾中含有很多艾叶挥发油，现代药理研究表明其挥发油也具有显著的镇痛作用。现代临床运用艾灸治疗面瘫也取得显著的疗效。

二、用于外科病证

1. 治疗背部痈肿 《肘后备急方·卷五·治痈疽妬乳诸毒肿方第三十六》载："《千金方》治发背痈肿已溃未溃方。香豉三升，少与水和，熟捣成泥，可肿处作饼子厚三分，已上有孔，勿覆孔上，布豉饼，以艾烈其上炙之，使温温而热，勿令破肉。如热痛，即急易之。患当减快得分稳，一日二度炙之。如先有疮孔中汁出，即瘥。"

本方首创隔豆豉灸，现代临床用于治一切痈疽既溃不敛，疮色黑暗。淡豆豉是由黄豆、青蒿、桑叶、藿香、佩兰、苏叶、麻黄等共同发酵而来，有疏风、清热、解表之性，具有较强的透发力，加之艾灸的消瘀散结之功，对痈肿脓未成者，灸治可促其消散；对于已成脓者，灸治可促进脓液吸收或脓熟破溃，并能促进疮口愈合。

2. 治疗疥癣 《肘后备急方·卷五·治疬癣疥漆疮诸恶疮方第三十九》载："王氏《博济》治疥癣满身作疮，不可治者。何首乌、艾等分，以水煎令浓。于盆内洗之，甚能解痛生肌肉。"

何首乌具有补益精血的功效，艾叶临床用于皮炎、湿疹、皮肤溃疡等皮肤病的治疗，并且药理研究表明艾叶煎剂具有显著的抗皮癣真菌作用。两药合用起到显著的止痛生肌的作用，治疗疥癣疗效显著。

3. 治疗白癞 《肘后备急方·卷五·治卒得癞皮毛变黑方第四十》载："疗白癞。艾千茎，浓煮，以汁渍曲作酒，常饮使醺醺。姚同。"

本方将艾做成酒剂，这是艾叶制成酒剂的最早记载，其主要成分为艾叶挥发油。白癞为诸麻风病分类之一种，因恶风侵袭皮肤血分之间，郁遏化火，耗伤血液而成；或因接触传染而发。本证相当于结核性麻风。现代临床研究表明，艾叶油口服治疗麻风病 15 例，疗效显著，其中治疗结核样型 5 例，有效率达 80%。

4. 治疗火眼 《肘后备急方·卷六·治目赤痛暗昧刺诸病方第四十三》载："《斗门方》治火眼。用艾烧令烟起，以碗盖之，候烟上碗成煤，取下，用温水调化，洗火眼，即瘥。更入黄连，甚妙。"

火眼为病原体侵犯结膜后，引起眼球结膜和眼睑结膜充血、分泌黏液或脓性分泌物、水肿等，严重者出现结膜下出血，即为眼结膜炎。本方收集艾燃烧后的烟灰，其主要为挥发油类成分，现代药理研究表明艾叶挥发油具有抗菌、抗病毒、抗炎等药理作用，对火眼具有良好的治疗作用。

5. 治疗吞钱 《肘后备急方·卷六·治卒误吞诸物及患方第五十一》载："吞钱。又方，浓煎艾汁，服效。""又方，取艾蒿一把，细锉，用水五升煎取一升，顿服，便下。"

钱币为难以消化的金属，这里猜测可能是通过艾叶汁松弛消化道括约肌，增加胃肠道的蠕动而使误吞的钱币排出，然而是否有这方面的作用值得进一步研究。

三、外物所伤病证

1. 治疗蛇入口不出方 《肘后备急方·卷七·治蛇疮败蛇骨刺人入口绕身诸方第五十七》曰:"蛇入人口中不出方。艾灸蛇尾即出。若无火以刀周匝割蛇尾,截令皮断,乃将皮倒脱即出。《小品》同之。"

用艾火的热刺激使蛇退出,但刺激蛇也有可能更往里面钻,甚至激怒蛇。

2. 治疗蝎螫人 在《肘后备急方·卷七·治卒蝎所螫方第六十二》曰:"蝎螫人。《新效方》蜀葵花、石榴花、艾心等份,并五月五日午时取,阴干,合捣,和水涂之,螫处,立定。"

蝎子尾部有锐利弯曲的尾针与毒腺相通,刺伤人体后,毒液随之进入人体,被刺之处出现大片红肿,有时可见水疱,患者自觉剧烈疼痛,或痒痛间作并伴有灼热感,亦可伴发红丝疔及淋巴结炎。轻者可无全身症状,但由于蝎毒主要为神经毒,所以严重者亦可出现明显的全身症状,如高热寒战、恶心呕吐、舌和肌肉强直、流涎、喘促、头痛昏睡,甚至抽搐及呕血、便血、咯血等,甚至可因呼吸肌麻痹而死亡。本方采用蜀葵花、石榴花、艾心三药等分,捣汁外涂,现代临床外用蜀葵花治疗痈肿疮疡;石榴花具有清热止血的功效;艾心为艾叶的顶部,现代研究表明艾叶具有解热、镇痛、镇静、增强机体免疫、清除过氧化物和自由基等作用。三者合用,对蝎毒所引起的发热、疼痛等症状有一定缓解作用,但对体内蝎毒的清除是否有作用,值得进一步研究。

3. 治沙虱毒 《肘后备急方·卷七·治卒中沙虱毒方第六十六》曰:"又疗沙虱毒方。以大蒜十片,著热灰中,温之令热,断蒜及热拄疮上,尽十片,复以艾灸疮上七壮,则良。"

沙虱在《肘后备急方》中描述:"山水间多有沙虱,其虫甚细不可见。人入水浴及汲水澡浴,此虫在水中著人。及阴雨日行草中,即著人,便钻入皮里。彼土有中之者不少……其虫著人肉不痛,不即觉者,久久便生子在人皮中,稍攻入则为瘘。初得之,皮上正赤如小豆黍米粟粒,以手摩赤上,痛如刺。过三日之后,令人百节强,疼痛寒热,赤上发疮。此虫渐入骨,则杀人。"根据葛洪对沙虱的描述,此沙虱即为恙虫,这是在流行病学史上首次提出恙虫病因学认识。现代研究发现,沙虱(恙虫)螫人吸血的时候,把一种病原体注入到人体内,从而使得人患病发热。该病原体即为立克次体,是一种比细菌还小的微生物。沙虱多见于我国广东、福建一带,其他地方罕见。沙虱体积极小,不到 1mm,不仔细观察根本发现不了。葛洪不但发现沙虱虫,还知道它是传染病的媒介。

沙虱螫刺时,皮肤上会出现一颗小红点,伴有疼痛。几天后便发热,周身疼痛，螫刺皮疹处逐渐肿胀，并且原发感染部位经常出现溃疡或焦痂及局部或全身淋巴结肿大。葛洪在《肘后备急方》中治疗沙虱毒第一个方即用艾灸，表明葛氏重视艾灸治疗沙虱毒。现代研究表明艾灸对由鼠传播的汉坦病毒引起的流行性出血热有治疗作用，并且艾灸还有解热、镇痛、抗病毒和提高机体免疫防卫等作用。由此推测艾灸也可通过解热、镇痛作用缓解沙虱毒发热、周身疼痛等症状，并可通过调节机体免疫，促进机体内环境的改善和稳定，发挥抑制立克次体的作用。

四、小结

晋代杰出医药学家葛洪所著《肘后备急方》，概括了东晋前应用艾叶治疗急症的成功经验和当时的新成果，其中还包含有他自己的创造。也可窥见，我国古代医家将艾叶广泛地运用于预防和治疗临床各科疾病，如用单味艾叶内服，或以艾叶为主另加它药配伍，或艾灸法，甚或用艾烟熏及外洗。书中所载的部分方剂也值得进一步开发应用，如单味艾叶煎服可用于心腹疼痛的治疗，可为防治心血管疾病药物的研发提供思路。现代也研发了艾叶防治传染性疾病的产品，如艾叶空气消毒剂和艾叶浴剂（防治感冒、感染及防治皮外科疾病、润肤止痒等）。因此，我们在总结、分析葛洪《肘后备急方》中艾叶的应用经验的同时，有必要加强艾叶临床应用方面的研究，尤其应重视艾叶在中风、癫痫、面瘫等神经系统疾病中的应用，以及白癜、疥癣等皮外科疾病及感冒、流感、瘟疫等病证的应用；也应加强对艾叶的开发研究，开展艾叶系列保健食品（助消化、抗肿瘤、抗衰老、防治心血管病）、艾叶保健用品（用于风湿类腰腿痛、关节炎、肩周炎等）等方面的开发研究。相信艾叶的临床应用范围将会越来越广，艾叶将会为人民健康发挥更大作用。

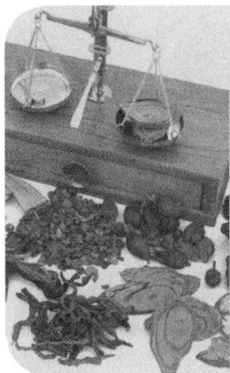

第二章
艾叶的品质研究

近年来，关于艾叶的品质研究时有报道，主要是以艾叶的挥发油含量、微量元素含量、水溶性及醇溶性浸出物含量、燃烧放热量等为指标。梅全喜教授团队也进行了一系列相关研究。最早得出了蕲艾挥发油含量比普通艾要高出一倍，醇溶性浸出物和燃烧放热量都比普通艾要高的结论。

第一节　采集时间对艾叶质量的影响

对艾叶采收最早记载的是《名医别录》，载："三月三日采，暴干，作煎，勿令见风。"唐《新修本草》亦有相同的记载。唐代《食疗本草》载："春初采，为干饼子……三月三日，可采作煎。"可见，在唐代及唐之前艾叶的采收季节多在三月三日或之前。

宋代《本草图经》载："初春布地生苗……三月三日，五月五日采叶暴干，经陈久方可用。"最早记载了艾叶的生长，并将艾叶采收期推至五月五日。

明代《本草品汇精要》载："春生苗，三月三日、五月五日取叶，暴干作煎，勿令见风。"《本草纲目》载："二月宿根生苗成丛……七八月叶间出穗，细花结实累累盈枝……霜后始枯……皆以五月五日连茎刈取，暴干收叶。"李时珍对艾叶的生长，从宿根生苗到出穗结实、最后枯死的全过程作了当时最详细的描述，尤其是所提出的采收时间及方法更为后世所沿用，至今在李时珍故乡湖北蕲州地区的艾叶采收仍是在端午节（五月五日）连茎割取，晒干后摘下叶片供药用。李时珍的父亲李闻言在其《蕲艾传》中说艾叶："产于山阳，采以端午。"李时珍转载《荆楚岁时记》载："五月五日鸡未鸣时，采似人形者揽而取之。"

明代朝鲜许浚著《东医宝鉴》亦载云:"端午日日未出时不语采者佳。"《本草蒙筌》载:"初春地生……每端午朝,天明多采。"说明了一天中的最佳采收时间。可见在明代已基本形成五月五日采艾叶的习惯,这一习惯已延续至今,今天在我国大部分地区民间都有五月五日,即端午节采艾扎成束,悬于门庭,辟邪防病的习惯。

现代文献对艾叶采集期要求也多有记载。《中药志》载:"4~7月花未开放前,割取全株,取下叶片或直接采下叶片,晒干或阴干。"《全国中草药汇编》载:"未开花前采叶片,晒干备用。"《中药大辞典》载:"春、夏二季,花未开,叶茂盛时采摘。"《中国药典》亦载:"夏季花未开时采摘。"由此可见,艾叶的采收期以花未开而叶茂盛时采收最好。从我国大部分地区气候来看,此时正是端午节前后。

也有资料介绍,不同用途的艾叶其采收方法及采收时间应不同,如一般作内服应用的艾叶要求在端午节前后采,而用作制艾绒的艾叶多要求是嫩艾,故提前到农历三四月份采收。如《药材学》载:采制:商品中有全草、艾叶、艾绒三种。通常于端午节前后割下地上部分,晒干即得全艾,应用较少;如将叶采下,晒干,或带有少许嫩梗者称"艾叶";立夏前后采取嫩叶及小嫩枝,晒至半干,放石臼中捣杵,晒1~2天再捣之,直至成绒,则称"艾绒"。广东等地区习惯割取地上部分,连同枝叶晒干入药,认为药效与艾叶相同。笔者在蕲春民间看到每年采收2次,即第一次在端午节采割后,艾又会长出两茬枝叶,虽没有第一茬茂盛,但亦有采收价值,故在9~10月份又采收一次。这种采收两季艾叶的做法,可提高艾叶的产量,扩大艾叶资源,具有一定的经济价值,值得提倡。在台湾艾叶的采集期又有所不同,据《常见药草图说》载:"(艾叶)台湾全年可采,大陆在花开前采集。"并介绍"除入药外,将其嫩叶混入米浆或面粉制成饼糕之类食品,老艾叶打绒则用于艾灸或制印泥用"。

艾叶的采收期是否以端午节采收为最好,为了探讨并验证这一问题,梅全喜教授团队以艾叶的主要成分挥发油为指标,分别对不同时期、不同时间采收的艾叶挥发油含量进行了比较研究。

一、不同采集期对艾叶(蕲艾)挥发油含量的影响

艾叶为菊科植物艾(*Artemisia argyi* Lévl. et Vant.)的干燥叶,全国各地皆产,唯以蕲春所产者为佳,习称"蕲艾",具有理气血、逐寒湿、温经止血作用,是中医临床常用药之一,主要有效成分是挥发油,药理实验证明艾叶油具有抗菌、平喘、镇咳、祛痰、抗过敏作用。梅全喜教授团队探讨了不同采

集期对挥发油含量的影响，现报告如下。

1. 方法与结果

（1）艾叶　本试验用艾叶经鉴定为 *Artemisia argyi* Lévl. et Vant. 的叶，采自蕲春县张塝镇小山坡，路旁、地边（栽培）及蕲州镇麒麟山四处，每处每次采鲜叶 0.5kg，采集日期为 1988 年 4 月 18 日、5 月 15 日、5 月 30 日、6 月 15 日、7 月 15 日和 8 月 15 日，将每次所采艾叶混匀后阴干，密闭保存，备用。

（2）仪器　挥发油测定装置。

（3）含量测定方法　称取艾叶 50g（准确至 0.01g），置烧瓶中加水 1000mL，浸泡 30 分钟，按《中国药典》（1985 年版）挥发油测定法甲法进行含量测定，不同采集期艾叶中挥发油含量测定结果见附表（表 2-1），表中数据为三次所测平均值。

2. 小结与讨论　关于艾叶的采集期历代本草中均有记载，一般要求在农历三月三日和五月五日（端午节）采，近代药学著作对艾叶的采集期也做了明确规定，基本上是 4 ~ 7 月份。从测定结果可以看出，4 月至端午节（6 月 18 日）前艾叶中挥发油含量逐渐升高，端午节前后若干天，艾叶中挥发油含量达到最高峰，其后挥发油含量逐渐下降，至花开期（8 月份）含量降至最低限，仅为高峰期含量的一半。因此，艾叶在花未开前采收是合理的。从表 2-1 中还可看出，艾的嫩茎也含有一定量的挥发油。因此，我们建议艾叶在端午前后 20 天内采收较为适宜，若作提取挥发油用，则可连同嫩茎一起采收。

表 2-1　不同采集组艾叶中挥发油的含量（*n*=3）

编号	药用部位	采集日期	挥发油含量（%）
1	叶	4 月 18 日	0.55
2	叶	5 月 15 日	0.64
3	叶	5 月 30 日	0.79
4	叶	6 月 15 日	1.00
5	叶	6 月 25 日	0.97
6	叶	7 月 15 日	0.58
7	叶	8 月 15 日	0.49
8	嫩茎	6 月 15 日	0.18

二、同一天中不同采集时间对艾叶挥发油含量的影响

对于艾叶的采集期，古代要求农历三月三日、五月五日采，现代多要

求 4 ～ 7 月份采，梅全喜教授团队曾以挥发油为指标对其进行了研究，结果表明以端午节（农历五月五日）前后几天采收为好。该研究发表后曾有人提出在最佳采集期内的同一天中以何时采为好呢？此问不无道理，在宋代《证类本草》中亦有"常以端午日鸡未鸣时采似人者"，明代《东宝医鉴》亦载"端午日日未出时不语采者佳"，而现代民间则要求在端午日午时大阳正中时采收。同一天中不同采集时间对艾叶质量是否有影响？同一天中何时采收为佳呢？梅教授团队以挥发油含量为指标对此进行研究探讨，现报告如下。

1. 材料与仪器

（1）实验材料　艾叶采自湖北省蕲春县张塝镇两处山坳中，于 1992 年端午节这天的 8 时（早晨太阳未照射到艾叶上）、13 时（中午）、20 时（晚上）分别采集三次，每次分别从两个山坳中同一地方各采取 1.5kg 鲜艾叶并合并均匀，在相同的条件下阴干，得到三个样品，此样品经湖北省蕲春县药检所中药室鉴定为 *Artemisia argyi* Lévl. et Vant. 的叶。

（2）仪器　挥发油测定装置。

2. 方法与结果

（1）艾叶挥发油含量测定方法　称取艾叶 50g（精确至 0.01g），置烧瓶中加水 1000mL，浸泡 30 分钟，按《中国药典》（1990 年版）附录挥发油测定法甲法进行含量测定。

（2）结果　同一天中不同时间采集的艾叶挥发油含量测定结果见下表，表 2-2 中数据均为三次测定结果平均值。

表 2-2　同一天中不同时间采集艾叶挥发油含量比较

样品编号	采集时间	挥发油含量（%）	各组间占相对百分比
1	8：00（早晨）	0.48	88.9%
2	13：00（中午）	0.54	100%
3	20：00（晚上）	0.44	81.5%

3. 小结与讨论　艾叶的主要成分是挥发油，药理试验表明艾叶油有抗菌、平喘、镇咳、祛痰、抗过敏等作用。以挥发油含量为指标比较同一天中不同时间采收艾叶的质量，其方法是可行的。

本实验结果表明，同一天中不同时间采集艾叶的挥发油含量是不一致的，以 13：00（正中午）采者含量最高，为 0.54%，8：00（早晨）采者含量次之，为 0.48%，20：00（晚上）采者含量最低，仅 0.44%，挥发油含量最低的晚上采者与最高的中午采者相差达 18.5%，说明同一天中不同时间采集对其质量是有一定影响的。本试验结果证明，民间要求艾叶在中午采和古代本草书籍所载艾叶在早晨采质佳是有一定科学道理的。因此，建议把端午节前后几天的中午作为艾叶的最佳采集时间，这对于保证和提高艾叶质量具有一定的意义。

第二节　产地对艾叶品质的影响

艾叶的产地记载，首见于《名医别录》，只载"生田野"，未注明生于何地。最早提出道地之说是在宋代，宋代苏颂《图经本草》载："艾叶，旧不著所出州土，但云生田野。今处处有之，以复道（及四明）者为佳，云此种灸病尤胜。"并附有"明州艾叶"图。考"复道"为河南省安阳市汤阴县所辖，今仍有称为"伏道"的地名，"明州""四明"为浙江宁波及鄞州区附近，可见在宋代是以此两地所产艾叶为佳。到了明代，艾叶的道地有了明显变化，蕲州所产艾叶逐渐以其质优效佳而为广大医药界所接受，蕲州也成为艾叶的道地产地。据明弘治年间（1488—1505）定稿的《本草品汇精要》载："生田野，今处处有之……道地：蕲州、明州。""蕲州"，即今湖北省蕲春县。其后，《本草蒙筌》收载了"蕲州艾叶"图，并描述了当时对蕲艾的重视程度："倘有收藏，不吝价买，彼处仕宦，亦每采此，两京送人，重纸包封，以示珍贵，名益传远，四方尽闻。"

明代李明珍在《本草纲目》中对艾叶的道地产地做了较为详细的描述，并首次提出了"蕲艾"一名，他说："艾叶，本草不著土产，但云生田野。宋时以汤阴复道者为佳，四明者图形。近代惟汤阴者谓之北艾，四明者谓之海艾。自成化以来，则以蕲州者为胜，用充方物，天下重之，谓之蕲艾。相传他处艾灸酒坛不能透，蕲艾一灸则直透彻，为异也。"从此，蕲艾之名，风靡全国。正是由于李时珍对蕲州艾叶的肯定，从而为蕲艾成为艾叶道地药材的地位奠定了基础。继李时珍之后的明清医家及本草医籍皆遵从时珍之说，十分重视和极为推崇蕲艾。明代《本草乘雅半偈》记载："（艾叶）生山谷田野，蕲州者最贵，四明者亦佳。""蕲州贡艾叶，叶九尖，长盈五七寸，厚约一分许，岂唯力胜，堪称美艾。"

清代仍推崇蕲州所产艾叶，如《本草备要》《本草从新》均载："宋时重汤阴艾，自明成化以来则以蕲州艾为胜。"《本草易读》载："处处有之，自明成化以来则以蕲州者为胜。"《得配本草》载："产蕲州者为胜。"《植物名实图考》载："今以蕲州产者良。"《本草害利》载："蕲州艾为上。"

到了近代，仍重视蕲艾。不少医药专著仍有"以湖北蕲春（蕲州）产者为佳"的记载，如1953年时逸人著《中国药物学》就注明："艾产于我国各地，以湖北蕲春产者最佳。"《中药志》载："药用艾叶以蕲艾为佳，蕲州即今湖北蕲春县，为李时珍故乡所在地。"此外，高等医药院校教材《中药学》、台湾出版的《本草药性大辞典》等也多有类似记载。由梅全喜主编的《蕲州药志》设有专章介绍蕲州特产，蕲艾就是第一个被介绍的蕲州特产。据《蕲州药志》介绍：蕲艾与普通艾在外观形态、挥发油及微量元素含量、挥发油成分的组成及燃烧放热量等方面均有很大的不同，蕲艾确有其独特之处。在民间对蕲艾更是十分重视，笔者祖籍湖北蕲春，先父梅锡圭(1914—1991)为蕲春名医，从20岁开始行医，在近60年的行医生涯中，对蕲艾尤为推崇和喜用。据先父介绍在民国年间各地中医均十分重视蕲艾，当遇有处方中需用艾叶治疗重症时多强调用蕲艾，因而常有外地中医和患者及药商来蕲采购蕲艾叶，而蕲春人去外地办事、访亲均习惯带上几包质好并用牛皮纸包装好的蕲艾叶送给亲朋好友。笔者自记事起就对蕲艾有很深的印象，风寒感冒用蕲艾煎水洗脚，产妇、幼儿用蕲艾煎水洗浴的习俗自幼熟知，在家乡农村几乎每家自留地头均种有蕲艾，每家的阁楼上均收藏有当年采收的艾叶，确如《蕲州药志》所载："在今日蕲春有家家栽种、户户收藏的习惯。"笔者大学毕业后，在蕲春李时珍医院和李时珍中医药研究所工作期间曾经常外出参加学术会议，每次都带些自采的蕲艾叶赠送给一些医药专家、教授，也颇受欢迎。今天，蕲艾已成为著名的"蕲春四宝"（蕲艾、蕲蛇、蕲龟、蕲竹）之一。在蕲春的种植面积已逐年扩大，产量不断增加，已有大量的蕲艾销往国内外，是蕲春外销量最大、最受欢迎的药材之一。

时至今日，艾叶全国大部分地区均有生产，但基本上仍有"产蕲春者质量为好"的认识。我国著名的蒿属植物分类学家林有润研究员曾多次深入蕲艾产地蕲州进行实地考察，并撰文介绍了对蕲州地区的蕲艾等蒿属植物的考定结果。他为蕲艾命名的学名为 *Artemisia argyi* Lévl. et Vant. cv. *qiai*。蕲艾与普通艾不同之处在于蕲艾植株高大，高可达 1.8～2.5m，植株含挥发油较多，气味浓郁，叶厚纸质，被密厚而长的毛，取干叶揉之可成绒团；野生的艾蒿植株高不及 1.5m，叶纸质或薄纸质，虽亦被毛，但毛短，取叶揉之常成粉末。由此可见，蕲艾的形状和质量确实优于普通艾叶。近年来，还有不少学者，包括笔者本人对不同产地艾叶挥发油、微量元素含量，燃烧放热量等项目进行比较研究，证实蕲春所产艾叶质量确比其他地产艾叶为优。

近年来，梅全喜教授团队对不同产地艾叶挥发油、微量元素含量，燃烧放热量等项目进行了跟踪比较研究，证实蕲春所产艾叶质量确比其他地产艾叶为优。研究如下。

一、12 个不同产地艾叶挥发油的 GC-MS 分析

2014 年，梅全喜教授团队为了跟踪研究艾叶的品质，在全国各地采集了 30 多个新鲜艾叶样品，选取其中有表性的湖北、湖南、广东、甘肃、河北、山西等 12 个不同产地的原生品种及移栽品种艾叶中的挥发油为指标，以 GC-MS 法分析挥发油含量，以期更好地对比不同产地艾叶的质量，同时为其药材鉴别、保健品开发等提供参考依据。

1. 仪器与材料

（1）仪器　Agilent 6890N-5975C 气质联用仪（美国 Agilent 公司），MULTIVAPTM118 氮吹仪（Organo-mation 公司），XW-80A 旋涡混合器（上海精科实业有限公司），A10 超纯水纯化系统（法国 Millipore 公司），JJ200 型电子天平（常熟市双杰测试仪器厂），RE-2000B 旋转蒸发仪（上海亚荣生化仪器厂），DZ-TW 型调温电热套（北京市永光明医疗仪器厂），挥油提取器（北京博美玻璃有限公司）。

（2）材料　实验用艾叶采集来源地、采集时间（均为 2014 年端午节前后 3 天）及鉴定结果见表 2-3，所有药材均经广东药学院（现广东药科大学）田素英副教授准确鉴定。

2. 方法与结果

（1）挥发油提取　分别称取不同产地来源的艾叶样品各 200g，分别加入 2000mL 蒸馏水，按照《中国药典》（2010 年版）一部附录中挥发油提取法 - 水蒸气蒸馏法提取挥发油。不同产地艾叶的挥发油得率见表 2-3。

表 2-3　12 个不同产地艾叶采集地、采集时间、鉴定结果及挥发油得率

样品编号	采集来源地	种属品种	采集时间	挥发油得率 /%	提取物性状
1	采自湖南宁乡老粮仓金石村艾叶种植基地	艾 *Artemisia argyi* Lévl. et Van.	2014-5-31	0.85	橙黄透明油状
2	采自河北安国明官店乡焦庄村和祁州镇东张庄村	艾 *Artemisia argyi* Lévl. et Vant.	2014-6-2	0.90	橙黄透明油状
3	购自河北安国药材市场	艾 *Artemisia argyi* Lévl. et Vant.	2014-6-2	0.90	橙黄透明油状
4	采自广东南雄（小叶，嫩）	艾 *Artemisia argyi* Lévl. et Van.	2014-4-2	0.20	橙黄透明油状
5	采自安徽合肥六安市裕安区十里桥	艾 *Artemisia argyi* Lévl. et Vant.	2014-6-2	0.80	橙黄透明油状
6	采自甘肃兰州	艾 *Artemisia argyi* Lévl. et Vant.	2014-6-2	0.65	橙黄透明油状

样品编号	采集来源地	种属品种	采集时间	挥发油得率/%	提取物性状
7	采自湖北蕲春蕲州镇红门楼村二组种植基地	艾 *Artemisia argyi* Lévl. et Vant.	2014-6-2	1.15	橙黄透明油状
8	采自湖北蕲春张榜基地（海拔160m）	艾 *Artemisia argyi* Lévl. et Vant.	2014-5-31	0.80	橙黄透明油状
9	采自湖北蕲春竹林湖王行健基地（海拔40m）	艾 *Artemisia argyi* Lévl. et Vant.	2014-6-2	0.75	橙黄透明油状
10	采自山西交城县向阳化工厂院内培栽品种（湖北蕲春移栽）	艾 *Artemisia argyi* Lévl. et Vant.	2014-6-2	1.25	橙黄透明油状
11	采自山西交城县向阳化工厂向山坡上（野生本地艾叶）	五月艾 *Artemisia indica* Willd	2014-6-2	1.06	蓝绿透明油状
12	采自广东南雄（大叶，老）	艾 *Artemisia argyi* Lévl. et Vant.	2014-5-28	0.35	橙黄透明油状

（2）GC-MS分析 色谱质谱条件：色谱柱为HP-5MS毛细管柱（30m×0.25mm，0.25μm），载气为高纯氦气，流速为1.0mL/min；进样方式为分流进样，分流比50∶1，进样量1μL，进样口温度为240℃，程序升温：70℃，以10℃/min的速度升温至95℃，保持2分钟，再以5℃/min的速度升温至125℃，保持3分钟，再以6℃/min的速度升温至180℃，再以20℃/min的速度升温至280℃，保持5分钟，质谱离子源温度为230℃，四极杆温度为150℃，离子源及电压为EI源70eV。采用全扫描采集数据，扫描范围：40～600amu。

（3）化学成分分析 不同产地的艾叶挥发油GC-MS分析结果见表2-4。

3.讨论

（1）药材性状对比 从艾叶药材品相来说，采自河北安国（3号样品）和湖北蕲春（7号样品）及蕲艾山西移栽品种（10号样品）为最佳，总体呈现叶片宽大肥厚，颜色均匀一致，翠绿偏深，被灰白色密绒毛，香气浓郁。其他艾叶品相一般，叶片偏小干皱，颜色均为深绿偏灰，有香气。

（2）挥发油含量对比 从表2-3中挥发油提取得率分析可知，蕲春艾叶含油量均较高，包括湖北蕲春（7号样品）、山西交城的蕲春移栽品种（10号样品）含量均达1.0%以上，湖北蕲春张榜基地（8号样品）及湖北蕲春竹林湖王行健基地（9号样品）含量均超过0.75%，其次是河北安国的艾叶（2、3号样品）、湖南宁乡（1号样品）及安徽六安（5号样品）含量均达0.8%以上，含量偏低的是产自广东南雄（4、12号样品）及甘肃兰州（6号样品）。因此从挥发油含

表2-4 12个不同产地艾叶挥发油化学成分相对百分含量

编号	化学成分	分子式	相对含量（%）											
			1	2	3	4	5	6	7	8	9	10	11	12
1	棕榈酸（n-hexadecanoic acid）	$C_{16}H_{32}O_2$	–	0.1	0.22	–	–	–	–	–	–	–	–	–
2	樟脑（camphor）	$C_{10}H_{16}O$	–	15.32	12.27	16.6	0.79	2.5	6.29	1.43	7.06	8.38	–	10.82
3	乙酸冰片酯（bornyl acetate）	$C_{12}H_{20}O_2$	–	–	–	–	0.21	0.49	–	–	–	2.08	–	–
4	异戊酸龙脑酯（bornyl isovalerate）	$C_{15}H_{26}O_2$	–	–	–	–	0.21	–	–	–	–	–	–	–
5	玫烯（camphene）	$C_{10}H_{16}$	0.31	2.4	1.83	0.7	0.8	0.78	0.72	–	–	1.68	–	–
6	乙酸松油酯（terpinyl acetate）	$C_{12}H_{20}O_2$	–	–	–	–	–	0.27	–	–	–	–	–	–
7	邻苯二甲酸二异丁酯（diisobutyl phthalate）	$C_{16}H_{22}O_4$	0.1	0.14	–	–	–	–	–	–	–	–	–	–
8	石竹烯（caryophyllene）	$C_{15}H_{24}$	2.73	0.7	1.14	1.2	1.72	0.54	0.68	–	–	1.58	0.95	–
9	2,4-二甲基苯乙酮（ethanone,2,4-dimethylphenyl-）	$C_{10}H_{12}O$	–	–	–	–	–	–	0.16	–	–	–	–	–
10	胡椒酮（p-menth-1-en-3-one）	$C_{10}H_{16}O$	–	–	–	–	–	0.48	0.11	–	–	–	–	–
11	假茴香油素（benzene,1,2,4-trimethyl-）	C_9H_{12}	–	–	0.3	–	–	–	–	–	–	–	–	–
12	2-甲基-5-（2-丙基）-2-环己烯-1-醇乙酸酯[2-cyclohexen-1-ol,2-methyl-5-（1-methyl-ethenyl）-,acetate]	$C_{12}H_{18}O_2$	–	–	–	–	–	–	–	–	–	0.31	–	–

续表

编号	化学成分	分子式	相对含量（%）											
			1	2	3	4	5	6	7	8	9	10	11	12
13	α-松油醇（α-terpineol）	$C_{10}H_{18}O$	1.14	–	4.59	1.12	–	6.25	2.3	–	5.49	6.47	0.24	–
14	L-香芹醇（carveol）	$C_{10}H_{16}O$	–	–	–	–	–	–	–	–	–	0.74	–	–
15	β-松油烯（β-terpinene）	$C_{10}H_{16}$	–	2.59	2.16	–	–	–	–	–	–	–	–	–
16	海茴香烯（crithmene）	$C_{10}H_{16}$	0.72	3.47	–	0.95	2.74	0.42	0.88	–	–	2.49	–	–
17	α-松油烯（α-terpinene）	$C_{10}H_{16}$	–	–	–	–	0.3	–	–	–	–	1.26	–	–
18	1,3,5-三甲苯（1,3,5-Trimethylbenzene）	C_9H_{12}	0.68	–	–	–	–	–	–	–	–	–	–	–
19	异龙脑（isoborneol）	$C_{10}H_{18}O$	–	0.63	–	–	0.31	–	–	–	–	–	–	–
20	β-蒎烯（β-Pinene）	$C_{10}H_{16}$	0.9	2.58	1.95	–	3.05	1.23	0.31	–	–	1.47	–	–
21	(1S)-(-)-冰片[1(-)-borneol]	$C_{10}H_{18}O$	–	–	–	–	–	–	–	–	–	5.94	–	9.98
22	左旋樟脑（1-camphor）	$C_{10}H_{16}O$	–	4.19	–	–	–	–	–	1.43	–	–	–	–
23	桉树脑（eucalyptol）	$C_{10}H_{18}O$	6.88	–	14.03	20.1	18.44	12.58	16.97	20.53	21.39	14.87	0.66	33.72
24	bicyclo[3.1.1]hept-2-en-6-one,2,7,7-trimethyl-	$C_{10}H_{14}O$	–	–	–	–	–	–	3.24	–	–	–	–	–
25	(1S)-(+)-3-蒈烯[(1S)-(+)-3-carene]	$C_{10}H_{16}$	–	–	2.86	–	–	–	–	–	–	–	–	–
26	香芹酚（carvacrol）	$C_{10}H_{14}O$	0.55	–	–	–	–	–	–	–	–	–	–	–
27	3-allyl-6-methoxyphenol	$C_{10}H_{12}O_2$	0.79	2.46	2.79	–	–	–	0.71	–	–	–	0.76	–

续表

编号	化学成分	分子式	相对含量（%）											
			1	2	3	4	5	6	7	8	9	10	11	12
28	4-烯丙基苯酚（4-allylphenol）	$C_9H_{10}O$	–	0.13	–	–	–	–	–	–	–	–	–	–
29	香桧烷酮（sabina ketone）	$C_9H_{14}O$	0.5	–	–	–	–	–	–	–	–	–	–	–
30	侧柏醇（thujyl alcohol）	$C_{10}H_{18}O$	0.45	–	–	–	–	–	–	–	–	–	–	–
31	γ-焦烯（γ-pyronene）	$C_{10}H_{16}$	–	–	0.13	–	–	–	–	–	–	0.15	–	–
32	桃金娘烯醇（myrtenol）	$C_{10}H_{16}O$	–	0.83	–	–	0.63	–	–	–	–	0.68	–	–
33	红没药醇（α-bisabolol）	$C_{15}H_{26}O$	–	–	–	–	–	–	–	–	–	–	0.79	–
34	邻三甲苯（hemimellitol）	C_9H_{12}	–	–	–	–	0.58	–	–	–	–	–	–	–
35	邻异丙基甲苯（2-isopropyltoluene）	$C_{10}H_{14}$	3.19	–	–	1.42	–	–	1.34	–	–	–	0.32	3.75
36	母菊（azulene, 7-ethyl-1, 4-dimethyl）	$C_{14}H_{16}$	–	–	–	–	–	–	–	–	–	–	0.42	–
37	侧柏酮（thujone）	$C_{10}H_{16}O$	36.4	0.42	–	7.99	–	–	23.83	11.16	14.92	5.68	0.28	–
38	反式-（-）-松香芹醇 [trans-（-）-pinocarveol]	$C_{10}H_{16}O$	–	–	–	–	0.74	–	–	–	–	–	–	–
39	D2-蒈烯（D2-carene）	$C_{10}H_{16}$	0.37	–	–	–	–	–	–	–	–	–	–	4.21
40	β-水芹烯（β-Phellandrene）	$C_{10}H_{16}$	1.66	–	–	–	–	1.59	–	–	–	–	–	–
41	松油烯-4醇（terpinen-4-ol）	$C_{10}H_{18}O$	2.1	–	–	3.21	–	–	–	–	–	–	1.9	–
42	异松油烯（terpinolene）	$C_{10}H_{16}$	–	1.14	–	–	1.05	0.88	–	–	–	1.17	–	–
43	4-甲基苄醇（4-methylbenzyl alcohol）	$C_8H_{10}O$	5.24	–	–	–	–	–	–	–	–	4.86	–	–

续表

编号	化学成分	分子式	相对含量（%）											
			1	2	3	4	5	6	7	8	9	10	11	12
44	间异丙基苯酚（m-isopropyl-pheno）	$C_9H_{12}O$	0.11	–	–	–	–	–	–	–	–	–	–	–
45	姜黄烯（curcumene）	$C_{15}H_{22}$	–	–	–	–	–	–	–	–	–	–	1.06	–
46	崖柏酮（tanacetone）	$C_{10}H_{16}O$	4.34	–	–	–	–	–	3.17	–	–	–	–	1.83
47	trans-carveyl acetate	$C_{12}H_{18}O_2$	–	0.18	–	–	–	–	–	–	–	0.24	–	–
48	氧化石竹烯（caryophyllene oxide）	$C_{15}H_{24}O$	5.24	0.74	0.98	11.9	1.45	2.26	1.57	–	–	0.79	–	18.53
49	4,6,6-三甲基二环[3.1.1]庚-3-烯-2-酮{bicyclo[3.1.1]hept-3-en-2-one,4,6,6-trimethyl-,(1S)-}	$C_{10}H_{14}O$	–	–	–	–	–	–	0.22	1.0	–	–	–	–
50	顺-香芹醇（cis-carveol）	$C_{10}H_{16}O$	2.85	0.92	1.38	–	2.69	0.52	2.72	1.16	2.53	2.84	–	–
51	反式-香芹醇（trans-carveol）	$C_{10}H_{16}O$	–	1.17	0.73	–	–	0.39	–	–	–	–	–	–
52	顺-2-甲基-5-（1-甲基乙烯基）-2-环己烯-1-醇乙酸酯[2-Cyclohexen-1-ol,2-methyl-5-(1-methylethenyl)-,acetate,cis-]	$C_{12}H_{18}O_2$	0.16	0.19	–	–	–	–	0.47	–	–	0.24	–	–
53	2,4,6-trimethyl-3-cyclohexene-1-carbaldehyde	$C_{10}H_{16}O$	–	–	–	–	1.11	–	–	–	–	–	–	–
54	紫苏醛（perilla aldehyde）	$C_{10}H_{14}O$	0.98	0.24	0.82	–	0.73	0.24	0.18	–	–	0.21	–	–
55	亚麻三烯（santolina triene）	$C_{10}H_{16}$	–	–	–	–	–	0.68	–	–	–	–	–	–

续表

编号	化学成分	分子式	相对含量（%）											
---	---	---	1	2	3	4	5	6	7	8	9	10	11	12
56	Phenol, 2 - ethyl - 4, 5 - dimethyl -	$C_{10}H_{14}O$	0.21	–	–	–	–	–	–	–	–	–	–	–
57	右旋香芹酮 [D (+) - carvone]	$C_{10}H_{14}O$	0.91	0.2	0.16	–	0.17	0.11	0.31	–	–	0.34	–	–
58	侧柏烯 (3 - thujene)	$C_{10}H_{16}$	0.11	0.67	0.68	–	0.51	0.49	0.12	–	–	–	–	–
59	1 - 辛烯 - 3 - 醇 (1 - octen - 3 - ol)	$C_8H_{16}O$	–	–	0.76	2.38	–	–	0.77	–	–	0.98	0.39	2.57
60	bicyclo [3.1.0] hexan - 3 - ol, 4 - methylene - 1 - (1 - methylethyl) -, 3 - acetate	$C_{10}H_{18}O$	2.23	–	–	–	–	–	–	–	–	–	–	–
61	1, 3 - cyclopentadiene, 1, 2, 5, 5 - tetramethyl-		–	–	–	–	12.38	–	–	–	–	–	–	–
62	2 - 甲基 - 3 - 苯基丙醛 (2 - methyl - 3 - phenylpropanal)	$C_{10}H_{12}O$	–	0.23	–	–	–	–	–	–	–	–	–	–
63	香芹烯 (D - limonene)	$C_{10}H_{16}$	–	–	–	–	–	–	0.39	–	–	–	–	–
64	左旋香芹酮 [(L (-) - carvone)]	$C_{10}H_{14}O$	–	–	–	–	–	0.11	–	–	–	–	–	–
65	反式 - 2 - 已烯醛 (trans - 2 - hexenal)	$C_6H_{10}O$	–	0.18	–	–	–	0.24	–	–	–	–	–	–
66	匙桉醇 (espatulenol)	$C_{15}H_{24}O$	–	–	–	1.94	–	–	–	–	–	–	–	–
67	α - 石竹烯 (α - caryophyllene)	$C_{15}H_{24}$	0.32	–	–	–	–	–	–	–	–	0.36	0.32	–
68	2 - cyclohexen - 1 - ol, 1 - methyl - 4 - (1 - methylethenyl) -, trans -	$C_{10}H_{16}O$	–	–	–	–	–	–	0.12	–	–	–	–	–

续表

编号	化学成分	分子式	相对含量（%）											
			1	2	3	4	5	6	7	8	9	10	11	12
69	顺式－β－松油醇（cis－β－terpineol）	C₁₀H₁₈O	–	5.81	–	0.86	–	1.63	1.34	6.16	2.91	–	0.23	1.59
70	cyclohexanol, 1－methyl－4－（1－methylethenyl）－, cis－	C₁₀H₁₈O	–	–	3.84	–	2	2.22	–	3.52	2.6	3.2	1.83	1.56
71	左旋－α－蒎烯（1S－α－pinene）	C₁₀H₁₆	–	–	–	–	–	1.49	–	–	–	–	–	–
72	（1R）－α－蒎烯（1R－α－pinene）	C₁₀H₁₆	0.44	1.09	2.14	–	3.84	–	0.63	–	–	1.46	–	–
73	龙脑（borneol）	C₁₀H₁₈O	1.4	6.59	–	7.83	–	3.84	–	4.37	4.73	5.6	0.29	–
74	萜品醇［（S）－p－menth－1－en－8－ol]	C₁₀H₁₈O	–	–	–	–	4.83	–	–	4.69	–	–	–	2.13
75	β－紫罗兰（β－ionone）	C₁₃H₂₀O	0.1	–	–	–	–	–	–	–	–	–	–	–
76	大根香叶烯B（germacrene B）	C₁₅H₂₄	–	0.14	–	–	–	–	–	–	–	–	–	–
77	顺－薄荷醇（cis－piperitol）	C₁₀H₁₈O	–	–	0.48	–	0.32	–	0.4	3.66	2.43	0.67	0.27	–
78	反式－薄荷醇（trans－piperitol）	C₁₀H₁₈O	0.19	0.66	–	–	–	–	–	–	2.43	–	–	–
79	桉叶烯（b－eudesmene）	C₁₅H₂₄	–	0.64	0.51	–	–	0.47	0.31	–	–	–	–	–
80	左旋－β－蒎烯［（1S）－（1）－β－pinene]	C₁₀H₁₆	–	–	–	–	–	–	–	–	–	1.47	–	–
81	10, 10－dimethyl－2, 6－dimethylenebicyclo [7.2.0] undecan－5 β－ol		–	–	0.3	–	0.49	0.51	–	–	–	0.27	–	–
82	环氧化蛇麻烯II（humuleneepoxide II）	C₁₅H₂₄O	0.31	–	–	2.21	–	0.29	0.1	–	–	–	1.58	–
83	桃金娘烯醇［（－）－myrtenol]	C₁₀H₁₆O	–	0.77	–	–	–	–	–	–	–	–	–	–

续表

编号	化学成分	分子式	相对含量（%）											
			1	2	3	4	5	6	7	8	9	10	11	12
84	(−)−4−萜品醇 [(−)−terpinen−4−ol]	C₁₀H₁₈O	−	2.68	7.34	−	7.46	6.47	3.76	7.09	11.09	6.33	−	2.85
85	印蒿酮（davanone）		−	−	−	−	−	−	−	9.97	11.61	−	41.47	−
86	5,11−愈创木二烯（5,11−guaia-diene）	C₁₅H₂₄	−	−	0.54	−	−	−	−	−	−	−	−	−
87	右旋大根香叶烯（germacrene−d）	C₁₅H₂₄	0.58	0.29	0.5	−	0.47	−	0.15	−	−	0.33	−	−
88	β−侧柏烯（b−thujene）	C₁₀H₁₆	−	−	−	−	−	1.59	0.32	−	−	1.32	−	−
89	β−金合欢烯（cis−β−farnesene）	C₁₅H₂₄	−	−	−	−	−	−	−	−	−	0.11	−	−
90	(+)−4−蒈烯 [(+)−4−carene]	C₁₀H₁₆	0.24	2.05	4.22	−	2.27	2.33	0.76	−	−	1.41	−	−
91	顺式−p−薄荷烷−2−烯（cis−p−menth−2−en−1−ol）	C₁₀H₁₈O	−	−	−	−	−	−	0.95	4.64	5.96	−	0.46	−
92	反式−p−薄荷烷−2−烯（trans−p−menth−2−en−1−ol）	C₁₀H₁₈O	−	−	−	−	−	4	−	3.83	−	−	0.35	−
93	5−(1,1−dimethylethyl)−1,3−cyclopentadiene		−	−	−	−	0.49	−	−	−	−	−	−	−
94	印蒿甲醚（davana ether）	C₁₅H₂₂O₂	−	−	−	5.82	−	−	−	−	−	−	2.81	−
95	亚甲基甲乙烯基环己醇（isocarveol）	C₁₀H₁₆O	0.33	−	−	−	−	−	−	−	−	−	−	−
96	β−新丁香三环烯（β−neoclovene）	C₁₅H₃₄	−	−	−	−	−	0.49	−	−	−	−	−	−
97	桉油烯醇 [(−)−spathulenol]	C₁₅H₂₄O	−	0.82	0.45	−	−	−	−	−	−	0.28	−	−

续表

编号	化学成分	分子式	相对含量（%）											
			1	2	3	4	5	6	7	8	9	10	11	12
98	乙酸 [bicyclo (2.2.1) heptan-2-ol, 1,7,7-trimethyl-, 2-acetate] (1,7,7-三甲基降冰片烷-2-YL)	$C_{12}H_{20}O_2$	-	0.48	0.29	4.63	-	0.49	0.85	-	-	-	-	-
99	Z, Z, Z-1,5,9,9-四甲基-1,4,7,-环十一碳三烯 (1,4,7,-cycloundecatriene, 1,5,9,9-tetramethyl-, Z, Z, Z-)	$C_{15}H_{24}$	-	0.19	0.23	-	0.25	-	-	-	-	-	-	-
101	2-甲基-3-苯基丙醛 (2-methyl-3-phenyl-propanal)	$C_{10}H_{12}$	1.11	-	0.24	-	-	-	-	-	-	-	-	-
102	bicyclo [3.1.1] hept-2-en-4-ol, 2,6,6-trimethyl-, acetate		-	0.21	0.47	-	0.59	-	0.69	-	-	-	-	-
103	1,6-dimethylhepta-1,3,5-triene		-	2.22	7.14	1.91	0.2	0.16	-	1.7	-	-	-	-
104	1-methyl-3-(1'-methylcyclopropyl) cyclopentene		-	-	-	-	-	-	0.42	-	-	-	-	-

量的研究结果可见湖北、山西、河北、湖南、安徽等地艾叶质量较好。

（3）挥发油颜色对比　12个挥发油样品中，除山西交城向阳化工厂向山坡上的野生本地艾叶（11号样品，为五月艾）挥发油颜色为蓝绿色透明油状外，其他11个艾叶油均呈橙黄透明油状，根据挥发油成分检测分析可知11号样品中具有两种颜色独特的化学成分，即印蒿酮（davanone）和母菊薁（1,4-dim-ethyl-7-ethylazulene），其中印蒿酮在11号样品挥发油中百分含量高达41.47%，是一种棕绿色黏稠液体，可用于香肠及各类猪肉加工食品，少量用于日用香精，提示该品种的艾叶具有较好的经济价值，可开发运用于食品加工中。而母菊薁也是德国洋甘菊挥发油呈现深蓝色的主要原因，是一种高效抗过敏物，在11号样品中百分含量较低，只有0.42%。

（4）挥发油成分对比　从表2-4中挥发油成分分析可知，不同产地采集的艾叶挥发油含量及成分相差较大，本实验采用水蒸气蒸馏法，提取的挥发油成分组成丰富，主要为一些小分子萜烯类化合物和有机酸酯类化合物。12种不同产地艾叶中，湖南宁乡（1号样品）、河北安国（2、3号样品）、湖北蕲春（7号样品）及山西交城蕲春艾叶移栽品（10号样品）成分丰富度均较高，含35～39个成分，而采自广东南雄的12号艾叶样品仅测出12个成分。

另外，各地艾叶中含量明显较高且普遍含有的成分有桉油精、樟脑、龙脑、松油醇（包括α-松油醇和顺式-β-松油醇）、侧柏酮、氧化石竹烯等，其中《中国药典》（2010年版）中规定，艾叶按干燥品计算，含桉油精（$C_{10}H_8O$）不得少于0.050%，由12种产地艾叶的挥发油检测结果可知，除河北安国明官店乡焦庄村和祁州镇东张庄村的艾叶（2号样品）未检测出桉油精，其他各地艾叶所含桉油精均达药典要求，且含量大部分高于12%，广东南雄艾叶（12号样品）含量最高，达33.72%；另外，除湖北蕲春蕲州镇红门楼村两组种植基地（7号样品）、安徽六安（5号样品）、广东南雄（12号样品）及河北安国（3号样品）外，其他产地艾叶均含有龙脑，且除采自山西交城向阳化工厂向山坡上的野生本地艾叶（11号样品，五月艾）外，其他含量均较高；侧柏酮含量方面，河北安国艾叶（3号样品）、安徽六安艾叶（5号样品）、甘肃兰州艾叶（6号样品）及广东南雄艾叶（12号样品）不含侧柏酮，其余各产地艾叶均含有侧柏酮，以湖南宁乡基地艾叶侧柏酮含量最高为36.41%，山西交城五月艾侧柏酮含量最低为0.28%。

从毒理学研究分析，樟脑具有较强毒性，表现在对卵巢、睾丸、神经、肝脏、心脏、胎儿、孕妇的明显毒性，对肾脏泌尿系统的潜在毒性和较小的遗传毒性，而湖南宁乡艾叶及山西交城五月艾未检出樟脑成分，其余各产地艾叶均含樟脑，含量最高达16.60%；侧柏酮具有一定的神经毒性，也是苦艾酒中致幻主要成分，同时还能引起F344/N大鼠和B6C3F1小鼠癫痫发作，因此推测也可能是引起痉挛惊厥等毒副作用的成分之一；从化学成分含量分析，国外从 20 世纪 60 年代，通过对动物实验研究，从而限制食品中侧柏酮的含量，建议对侧柏酮的每日允许摄入量为 0.11mg/kg，因此推算正常人（按 60kg 计算）每日摄入量应不超过 6.6mg。本实验 12 种艾叶样品均为新鲜干品，而研究显示陈艾及醋艾叶、艾叶炭、醋艾叶炭等艾叶炮制品中的挥发油含量显著低于生品艾叶，并且炮制品中的樟脑、侧柏酮等有毒成分含量显著降低，由此艾叶使用根据需要应尽量使用炮制品，新鲜艾叶食用前可用开水焯一下，除掉一些有毒的挥发性成分。

综上所述，12 个不同产地艾叶样品对比，药材性状方面表明购自河北安国的艾叶质量最佳；挥发油含量方面表明以湖北蕲春艾叶含量最高，并且成分种类均较多，表明蕲春艾叶仍保持其道地性；各产地挥发油色泽均透明，山西交城所产的五月艾因含较高的印蒿酮而呈蓝绿色，其他各产地艾叶挥发油均为橙黄透明；各产地艾叶挥发油中均含有较多的桉油精、松油醇、石竹烯等成分；有毒成分方面，安徽六安、甘肃兰州所产艾叶及山西交城的五月艾含樟脑和侧柏酮较低，其余各地艾叶样品含樟脑和侧柏酮均相对较高，表明地域对某些毒性成分有较大影响；蕲春艾叶移栽至山西交城，与原产地蕲艾、其他产地艾叶及山西交城产的本土艾叶（五月艾）进行比较，发现其挥发油含量（1.25%）、成分种类（37 个成分）均较高，有毒成分樟脑和侧柏酮同比均较低，优于原产地蕲艾，进一步印证了蕲春艾叶品种的优良，值得进一步深入研究探讨。

二、不同产地艾叶挥发油成分的比较研究

（一）三个不同产地艾叶挥发油含量比较

艾叶主要活性成分为挥发油类化合物，有平喘、祛痰、镇咳、抗菌、抗过敏等药理作用，梅全喜教授团队为探讨蕲艾的质量，早在 1989 年就采集了不同产地艾叶对其挥发油进行了含量测定。艾叶分别采自河南汤阴县、四川资阳市和湖北蕲春县。挥发油含量测定按《中国药典》（1985 年版）挥发油测定法甲法进行。结果见表 2-5。

表 2-5 不同产地艾叶挥发油含量比较（n=3）

产地	挥发油含量（%）	占最高含量的 %
湖北蕲春	0.83	100
河南汤阴	0.39	46.99
四川资阳	0.35	42.17

结果表明蕲艾挥发油含量高达 0.83%，河南及四川产艾叶挥发油含量仅

为蕲艾的一半。这是国内最早对蕲艾与其他产地艾叶品质的比较研究，也是最早提出蕲艾挥发油含量要比普通艾高出一倍的观点。从挥发油含量看，前人认为蕲艾质优是有一定道理的。

（二）不同产地、不同品种及不同贮藏年限艾叶挥发油含量比较

2018年，梅全喜团队再次收集了全国各地的艾叶品种，跟踪考察了不同产地、品种、移栽品及不用贮藏年限艾叶的品质差异，采用水蒸气蒸馏法提取艾叶挥发油，测定挥发油含量，采用顶空—固相微萃取联合气相色谱法分析各产地挥发油成分，分析比较不同产地蕲艾、蕲艾移栽品、本地艾、七尖艾与九尖艾及不同贮藏年限艾叶挥发油含量和成分差异，为后期艾叶的研究利用提供参考依据。

1. 仪器与试药

（1）仪器　DZTW型调温电热套，购自北京市光明医疗仪器厂，JJ500Y电子天平，购自昆山托普泰克电子有限公司，TSQ8000气相色谱—串联质谱仪（配电子电离源及Xcalibur数据处理系统）、TR－PESTICIDE色谱柱、手动固相微萃取（SPME）进样装置、20mL顶空瓶，购自美国ThermoFisher公司；NIST系列标准谱库，美国国家标准与技术研究院，固相萃取头（50/30μmDVB/CAR/PDMS），购自美国Supelco公司。

（2）试药　艾叶，采端午节前后艾叶以及端午节前后采摘的保留五年的陈艾，记录其采收时间，产地，性质等，记录见表2-6。所有药材均经广州中医药大学附属中山医院梅全喜教授准确鉴定。

2. 方法与结果

（1）水蒸气蒸馏法测定艾叶挥发油含量　参照《中国药典》（2015年版）挥发油提取方法，将8个艾叶样本依次编号，剪碎，精密称取200g，置于3000mL圆底烧瓶中，按料液比1:10加2000mL蒸馏水，连接挥发油测定器与回流冷凝管自冷凝管上端加水使充满挥发油测定器的刻度部分，并溢流入烧瓶时为止，浸泡4小时，置电热套中回流加热提取3小时，停止加热，放置片刻，开启测定器下端的活塞，将水缓缓放出后，收集挥发油。称重，计算挥发油产率。分析结果见表2-6。

表2-6　艾叶样品信息及挥发油得率

样品编号	采集时间	采集来源地	性质	挥发油颜色	挥发油得率/%
1	2018-06-18	湖南郴州安仁县	蕲艾移栽	青绿透明油状物	0.36
2	2018-06-18	湖南郴州安仁县	本地艾（小叶）	黄绿透明油状物	0.33
3	2018-06-20	山西交城向阳化工厂（2）	蕲艾移栽	浅黄绿透明油状物	1.00

续表

样品编号	采集时间	采集来源地	性质	挥发油颜色	挥发油得率 /%
4	2018-06-20	山西交城向阳化工厂（1）	本地艾	蓝色透明油状物	0.47
5	2018-06-21	湖北蕲春金麒麟	九尖艾	墨绿透明油状物	0.67
6	2018-06-21	湖北蕲春金麒麟	七尖艾	青绿透明油状物	0.40
7	2018-06-21	湖北艾医生健康科技有限公司	一年艾	豆绿透明油状物	0.54
8	2014-06-03	湖北蕲艾堂科技有限公司	五年陈艾	黄绿透明油状物	0.41

（2）顶空 - 固相微萃取艾叶挥发性成分　精密称取艾叶 0.5g，研碎，置于 20mL 固相萃取仪专用顶空瓶中，于 80℃下平衡 10 分钟，将 50/30μmDVB/CAR/PDMS 萃取头插入顶空瓶中，推出萃取头，顶空萃取 50 分钟，取出，立即插入色谱仪进样口（温度 250℃），解吸 5 分钟。

（3）气相色谱 - 质谱联用（GC-MS）分析条件

色谱条件：色谱柱：TR-PESTICIDE 色谱柱（30m×0.25mm，0.25μm）；程序升温：初始 40℃，保持 2 分钟，后以 5℃ /min 的速率到 200℃，保持 2 分钟，再以 10℃ /min 的速率到 250℃，保持 2 分钟；载气流速：流速 1.2mL/min，分流比 10∶1；进样口温度：250℃。

质谱条件：离子源：EI 离子源；离子源温度：280℃；电子轰击能量：70eV；传输线温度：280℃；扫描方式：全扫描，扫描范围：40 ～ 450amu。

按照 GC-MS 条件进样，得到不同产地艾叶挥发油总离子流图（图 2-1），采用峰面积归一化法定量，测得挥发油中各成分的归一化含量，通过 GC-MS 分析工作站 NIST 谱库定性搜索，并通过文献的比对和 CAS 号的查询来确定各个组分，共分析鉴定出 180 个成分，经化学工作站数据处理可导出各批次中组分相关数据信息表。分析结果见表 2-7。

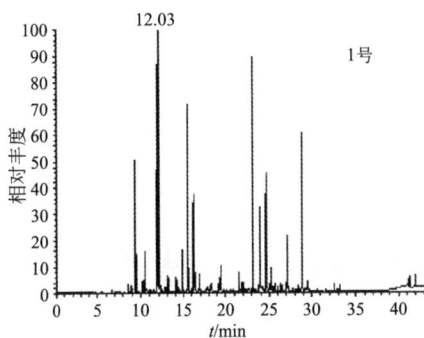

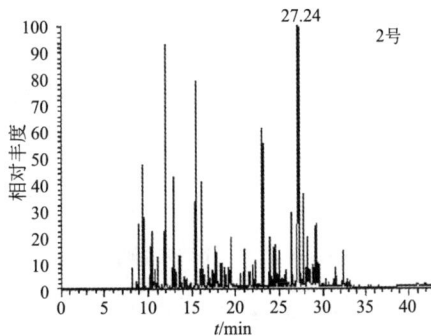

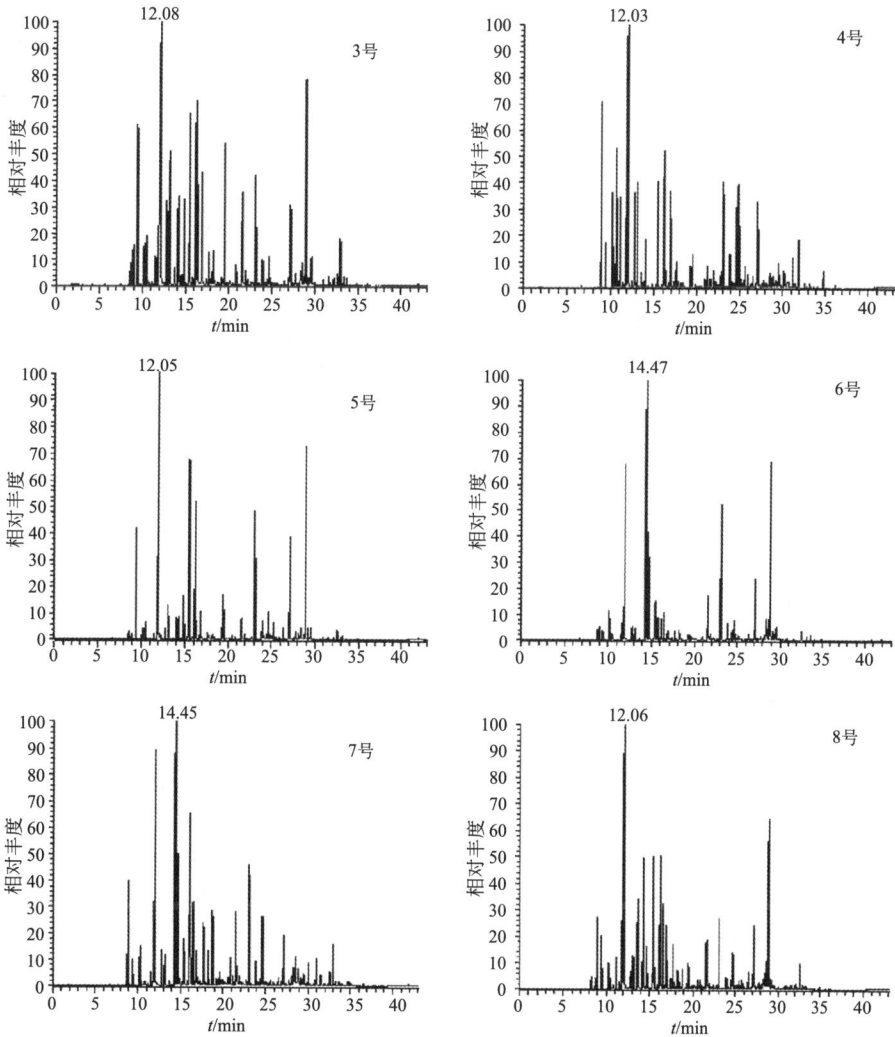

图 2-1 不同产地、不同品种及不同贮藏年限艾叶挥发性成分总离子流图

表 2-7 HS-SPME-GC-MS 分析艾叶挥发性成分结果

No.	组分	结构式	质量分数 /%							
			1 号	2 号	3 号	4 号	5 号	6 号	7 号	8 号
1	Eucalyplol	$C_{10}H_{18}O$	23.53	11.37	20.00	16.87	24.16	8.67	11.33	20.89
2	Caryophyllene	$C_{15}H_{24}$	14.21	5.05	2.89	3.66	5.72	6.28	3.82	2.45
3	Camphor	$C_{10}H_{16}O$	10.83	9.84	7.03	3.66	12.10	1.48	0.86	5.87
4	Neointermedeol	$C_{15}H_{26}O$	7.68	0.38	9.20	0.38	12.43	10.94	0.45	8.54

续表

No.	组分	结构式	质量分数 /%							
			1 号	2 号	3 号	4 号	5 号	6 号	7 号	8 号
5	Caryophyllene oxide	$C_{15}H_{24}O$	2.16	16.43	2.17	1.67	4.51	2.56	1.45	2.33
6	(E) -β-Famesene	$C_{15}H_{24}$	2.76	0.41	0.11	0.95	0.22	0.25	0.58	0.39
7	endo-Bomeol	$C_{10}H_{18}O$	3.80	3.39	8.47	4.95	7.30	1.11	9.12	5.90
8	Camphene	$C_{10}H_{16}$	4.27	3.11	4.18	1.23	4.18	0.34	0.64	1.51
9	D – Carvone	$C_{10}H_{14}O$	0.16	0.67	0.11	0.13	0.16	0.08	0.13	0.26
10	Bomyl acetate	$C_{12}H_{20}O_2$	0.80	1.24	3.96	0.97	1.60	0.21	0.17	0.76
11	Hexanedioic acid, bis (2 –ethylhexyl) ester	$C_{22}H_{42}O_4$	0.35	0.08	0.05	0.07	0.06	0.06	0.05	0.05
12	β – Pinene	$C_{10}H_{16}$	0.38	1.00	0.86	1.07	0.37	0.33	0.99	0.78
13	β –Selinene	$C_{15}H_{24}$	0.10	0.36	0.24	3.38	0.34	0.30	0.11	1.08
14	trans–Sabinene hydrate	$C_{10}H_{18}O$	0.59	0.49	4.47	3.64	1.27	0.53	1.29	1.11
15	Humulene epoxide 2	$C_{15}H_{24}O$	0.13	2.81	0.37	0.24	0.33	0.18	0.16	0.21
16	L–4–terpineol	$C_{10}H_{18}O$	0.60	0.30	2.57	0.53	0.72	1.04	2.64	3.10
17	Perilla aldehyde	$C_{10}H_{14}O$	0.53	0.62	0.24	0.82	0.75	0.29	0.29	0.26
18	α– Thujene	$C_{10}H_{16}$	0.05	0.10	0.47	0.63	0.11	0.35	0.77	0.36
19	Pinocarvone	$C_{10}H_{14}O$	0.12	0.48	0.12	0.05	0.11	0.11	0.22	0.13
20	Sabinene	$C_{10}H_{16}$	0.06	0.30	0.73	2.75	0.16	1.00	0.72	0.11
21	Hexahydrofamesyl acetone	$C_{18}H_{36}O$	0.26	0.08	0.28	0.21	0.37	0.37	0.39	0.77
22	Tricyelene	$C_{10}H_{16}$	0.27	0.18	0.29	0.05	0.29	0.01	0.03	0.08
23	Ascaridole	$C_{10}H_{16}O_2$	0.20	0.24	0.75	0.09	0.16	0.42	0.94	0.57
24	(–) -β- Bourbonene	$C_{15}H_{24}$	0.14	0.09	0.15	0.21	0.06	0.06	0.06	0.06
25	Thujone	$C_{10}H_{16}O$	0.20	0.11	1.93	0.02	0.82	41.30	24.78	5.48
26	Humulene	$C_{15}H_{24}$	1.54	1.33	0.57	0.74	0.65	0.61	0.40	0.36
27	α– Pinene	$C_{10}H_{16}$	0.21	1.51	0.82	6.47	0.21	0.44	2.69	2.02
28	Eugenol	$C_{10}H_{12}O_2$	0.86	0.61	2.76	0.49	1.07	2.51	2.50	2.06
29	Γ–Terpinene	$C_{10}H_{16}$	0.18	0.10	1.89	0.22	0.43	0.52	0.94	0.53
30	α– Terpinene	$C_{10}H_{16}$	0.11	0.08	0.90	0.18	0.23	0.22	0.38	0.26
31	Artedouglasia oxide D	$C_{15}H_{22}O_3$	–	–	–	0.44	–	–	–	–

No.	组分	结构式	质量分数 /%							
			1 号	2 号	3 号	4 号	5 号	6 号	7 号	8 号
32	2–Cyclohexen–1–ol,3–methyl–6–(1–methylethyl)–,acetate	$C_{12}H_{20}O_2$	–	–	–	–	–	–	–	0.09
33	2 – Hydroxycineol	$C_{10}H_{18}O_2$	–	–	–	0.10	–	–	–	0.11
34	Bicyclogermacrene	$C_{15}H_{24}$	0.26	0.99	–	2.05	–	–	0.13	–
35	1,5–Heptadien–4–ol,3,3,6–trimethyl–	$C_{10}H_{18}O$	–	0.87	–	0.44	–	–	–	3.75
36	. (+) –Nopinone	$C_9H_{14}O$	0.03	0.05	0.01	–	0.04	–	–	0.02
37	exo–2 – Hydroxycineole acetate	$C_{12}H_{20}O_3$	–	–	0.01	–	–	–	–	–
38	Spathulenol	$C_{15}H_{24}O$	0.19	–	0.32	2.90	0.98	–	0.45	–
39	Butanal,2–methyl–	$C_5H_{10}O$	0.01	0.02	0.00	–	–	–	–	–
40	γ – Terpinyl acetate	$C_{12}H_{20}O_2$	–	–	–	0.28	–	–	–	0.12
41	2–Isopropenyl–4a,8–dimethyl–1,2,3,4,4a,5,6,7–octahydronaphthalene	$C_{15}H_{24}$	–	1.25	0.18	0.23	0.20	0.30	0.27	0.34
42	3 – Octanone	$C_8H_{16}O$	–	0.06	–	–	–	–	–	–
43	1 – Octene	C_8H_{16}	–	0.01	0.01	0.02	–	–	–	–
44	trans – Carvcyl acetate	$C_{12}H_{18}O_2$	0.08	0.38	0.43	–	0.13	0.13	0.74	0.26
45	Artedouglasia oxide A	$C_{15}H_{22}O_3$	–	–	–	0.38	–	–	–	–
46	Isocaryophyllene	$C_{15}H_{24}$	–	–	–	–	0.02		–	
47	p – Cymenene	$C_{10}H_{12}$	0.02	–	0.02	–	0.02	–	0.02	0.01
48	. (–)-Verbenone	$C_{10}H_{14}O$	–	0.46	–	–	–	0.13	–	0.67
49	Benzenemethanol,α,α,4–trimethyl–	$C_{10}H_{14}O$	0.09	0.03	3.46	–	0.17	–	–	0.20
50	cis – Carvcol	$C_{10}H_{16}O$	0.20	1.36	0.72	0.26	0.26	–	0.37	1.70
51	1,3 –p-Menthadien–7–al	$C_{10}H_{14}O$	–	–	–	–	–	–	–	–
52	Isobornyl formate	$C_{11}H_{18}O_2$	0.12	0.12	0.17	–	0.12	–	–	–
53	2–Cyclohexen–1–ol,3–methyl–6–(1–methylethyl)–,acetate	$C_{12}H_{20}O_2$	–	0.04	0.05	0.07	–	–	–	–
54	β–Myrcene	$C_{10}H_{16}$	–	0.43	–	4.59	–	–	–	–
55	1–Nonene	C_9H_{18}	–	–	–	0.01	–	–	–	–
56	Isoborneol	$C_{10}H_{18}O$	–	0.10	0.20	0.04	0.08	–	–	0.06

续表

No.	组分	结构式	质量分数 /%							
			1 号	2 号	3 号	4 号	5 号	6 号	7 号	8 号
57	1 –Oclene,7–methyl–	C_9H_{18}	0.07	0.03	0.02	0.05	0.06	–	–	0.02
58	Methyl isocostate	$C_{16}H_{24}O_2$	–	–	–	0.11	–	–	0.59	0.21
59	Hexanedioic acid,diisooctyl ester	$C_{22}H_{42}O_4$	0.33	–	–	–	–	–	–	–
60	β–Cubebene	$C_{15}H_{24}$	0.05	–	0.01	0.11	0.03	0.01	0.03	–
61	7–epi–Silphiperfol–5–ene	$C_{15}H_{24}$	–	0.99	–	–	–	–	–	–
62	Silphiperfol –5 – cne	$C_{15}H_{24}$	–	0.36	–	–	–	–	–	–
63	trans–Sabinyl acetale	$C_{12}H_{18}O_2$	–	–	–	–	–	0.10	0.31	–
64	Laciniat afuranone H	$C_{15}H_{22}O_3$	–	–	–	0.10	–	–	–	–
65	β–Ionone	$C_{13}H_{20}O$	0.11	–	–	–	–	–	–	–
66	2 – Isopropyl –5– methyl– 9–methylene–bicyclo–1– decene(4.4.0)	$C_{15}H_{24}$	–	0.06	–	–	–	–	–	–
67	Isocamphopinone	$C_{10}H_{16}O$	–	–	–	0.02	–	–	–	–
68	Benzene, 2–butenyl–	$C_{10}H_{12}$	–	–	–	–	–	–	–	0.02
69	cis–Muurola–4(15),5–diene	$C_{15}H_{24}$	0.13	–	–	–	0.08	–	–	–
70	Isoascaridol	$C_{10}H_{16}O_2$	–	0.05	0.11	–	–	0.04	0.09	0.05
71	5,5 – Dimethyl – 1 – vinylbicyclo [2. 1. 1] hexane	$C_{10}H_{16}$	–	–	–	0.01	–	–	–	–
72	cis– p – Menth – 1 – en – 3 –ol	$C_{10}H_{18}O$	–	–	0.11	–	–	–	–	–
73	trans – p– Menth – 1 –en –3 – ol	$C_{10}H_{18}O$	–	–	0.17	0.14	0.10	–	0.12	–
74	Dihydroactinidiolide	$C_{11}H_{16}O_2$	0.21	0.09	0.04	–	0.12	0.10	0.10	0.10
75	α – Cubebene	$C_{15}H_{24}$	0.04	0.07	–	–	0.04	0.01	–	–
76	β–Copaene	$C_{15}H_{24}$	0.08	–	0.05	0.10	0.04	–	0.03	0.03
77	10–Epigazaniolide	$C_{15}H_{18}O_2$	–	1.06	–	–	–	–	–	–
78	10,10– Dimethyl –2,6– dimethy– lenebicy– clo [7.2.0] undecan –5β –ol	$C_{15}H_{24}O$	–	0.24	–	–	0.15	0.31	0.07	–
79	Longifolenaldehyde	$C_{15}H_{24}O$	–	0.46	–	–	–	–	0.26	–

续表

No.	组分	结构式	质量分数 /%							
			1 号	2 号	3 号	4 号	5 号	6 号	7 号	8 号
80	Germacrene D-4-ol	$C_{15}H_{26}O$	–	–	–	0.04	–	–	–	–
81	Epicedrol	$C_{15}H_{26}O$	–	–	–	–	–	–	–	0.11
82	β–Sesquiphellandrene	$C_{15}H_{24}$	–	0.40	–	–	–	–	–	–
83	Silphiperfola–4,7(14)–diene	$C_{15}H_{22}$	–	0.28	–	–	–	–	–	–
84	α–Calacorene	$C_{15}H_{20}$	0.02	0.04	0.01	–	–	–	0.02	–
85	Santolina triene	$C_{10}H_{16}$	–	0.47	–	0.03	–	–	–	0.34
86	Phenol, 2-ethyl –4 ,5 –dimethyl–	$C_{10}H_{14}O$	–	–	–	–	–	–	0.06	–
87	Cubebol	$C_{15}H_{26}O$	–	0.21	–	0.23	–	–	–	–
88	Germacrcne D	$C_{15}H_{24}$	4.44	–	0.96	2.69	1.01	0.74	2.02	1.37
89	1 – Octen – 3 – yl –acetate	$C_{10}H_{18}O_2$	0.11	0.25	0.16	0.04	0.05	–	–	–
90	Alloaromadendrene	$C_{15}H_{24}$	–	–	–	0.33	–	–	–	–
91	3,6 – Heptadien –2 –ol, 2,5,5 – trimethyl–, (E)–	$C_{10}H_{18}O$	–	0.74	–	–	–	–	–	1.11
92	Cadina –3,5 – diene	$C_{15}H_{24}$	0.02	–	–	–	–	–	–	–
93	Isobomyl propionate	$C_{13}H_{22}O_2$	–	–	–	–	0.20	–	–	0.20
94	2 – Cyclohexen–1–ol,1–methyl– 4–(1–methylethyl)–, trans–	$C_{10}H_{18}O$	0.05	–	0.22	0.10	0.06	–	–	0.67
95	cis–2 – p – Menthen – 1 – ol	$C_{10}H_{18}O$	–	0.09	0.30	0.13	–	0.17	0.36	0.46
96	γ – Muurolene	$C_{15}H_{24}$	0.17	–	–	–	–	–	–	–
97	Isogermacrene D	$C_{15}H_{24}$	–	–	0.02	–	–	–	–	–
98	β–MethylallyIbenzene	$C_{10}H_{12}$	–	–	–	–	–	–	0.01	–
99	1 – Oeten–3–ol	$C_8H_{16}O$	–	1.47	1.19	0.70	0.69	0.41	0.16	0.41
100	2,4 (10) – Thujadiene	$C_{10}H_{14}$	–	0.04	0.01	0.01	–	0.04	0.03	0.14
101	Costal	$C_{15}H_{22}O$	–	–	–	0.15	–	–	–	–
102	Neothujyl acetale	$C_{12}H_{20}O_2$	–	–	–	–	–	0.02	–	–
103	trans –β –Ocimene	$C_{10}H_{16}$	–	–	0.02	0.20	–	–	–	–
104	Albene	$C_{12}H_{18}$	–	0.03	–	–	–	–	–	–
105	Copacne	$C_{15}H_{24}$	0.34	0.59	0.33	0.54	–	0.23	0.24	–
106	γ – Cadinene	$C_{15}H_{24}$	0.19	0.12	–	0.09	0.10	–	0.08	–

No.	组分	结构式	质量分数 /%							
			1 号	2 号	3 号	4 号	5 号	6 号	7 号	8 号
107	Cyclopentaneacctic acid,3-oxo-2-(2-pentenyl)-, methyl ester, [1α,2α(Z)]-	$C_{13}H_{20}O_3$	–	–	0.18	–	–	–	–	–
108	α- Campholenal	$C_{10}H_{16}O$	–	0.14	–	0.06	–	–	–	–
109	β-Thujone	$C_{10}H_{16}O$	0.03	0.25	–	–	0.08	4.27	4.39	1.38
110	Sabinol	$C_{10}H_{16}O$	–	–	–	–	–	0.63	1.68	–
111	Junenol	$C_{15}H_{26}O$	–	–	–	0.10	–	–	–	–
112	Chrysanthenone	$C_{10}H_{14}O$	1.35	–	2.07	–	1.64	0.04	0.21	0.16
113	7-Isopropenyl-1,4a-dimethyl-4.4a,5,6,7,8-hexahydro-3H-naphthalen-2-one	$C_{15}H_{22}O$	0.05	–	0.14	–	0.12	0.15	–	0.11
114	α-Selinene	$C_{15}H_{24}$	–	–	0.12	–	–	0.10	–	–
115	δ -Cadinene	$C_{15}H_{24}$	0.26	–	0.06	0.66	0.11	0.06	0.15	0.09
116	Aromandendrene	$C_{15}H_{24}$	–	0.06	–	0.06	–	–	–	–
117	α- Gurjunene	$C_{15}H_{24}$	–	–	–	0.50	–	–	–	–
118	(–) - Globulol	$C_{15}H_{26}O$	–	0.19	–	–	–	–	–	–
119	Benzenebutanal, γ ,4-dimethyl-	$C_{12}H_{16}O$	0.12	–	–	–	0.05	0.01	–	–
120	Pulcspnone	$C_{10}H_{14}O$	–	–	–	–	–	–	–	0.06
121	Carvacrol	$C_{10}H_{14}O$	0.01	–	–	–	–	–	0.13	0.15
122	α— Farnesene	$C_{15}H_{24}$	0.27	–	–	0.27	0.18	–	–	–
123	β- Calacorene	$C_{15}H_{20}$	–	–	–	0.03	–	–	–	–
124	trans - Chrysanthenyl acetate	$C_{12}H_{18}O_2$	0.05	–	–	–	0.08	–	–	–
125	Lavandulyl isobutyrate	$C_{14}H_{24}O_2$	–	–	–	–	–	0.29	–	–
126	Lavandulyl isovalerate	$C_{15}H_{26}O_2$	0.73	–	–	–	0.64	0.16	–	–
127	β-Santalene	$C_{15}H_{24}$	–	0.02	–	–	–	–	–	–
128	Sabina ketone	$C_9H_{14}O$	0.03	–	–	–	–	0.04	0.08	–
129	Isothujol	$C_{10}H_{18}O$	–	–	–	–	–	–	0.03	–
130	β- Elemene	$C_{15}H_{24}$	–	0.69	–	–	–	0.02	–	0.02
131	15,16-Dinoriab- 12 - ene, 8,13 - epoxy -	$C_{18}H_{30}O$	–	–	0.20	0.06	–	0.21	0.16	0.06

续表

No.	组分	结构式	质量分数 /%							
			1 号	2 号	3 号	4 号	5 号	6 号	7 号	8 号
132	α–Bisabolol	$C_{15}H_{26}$	–	–	–	0.17	–	–	–	0.02
133	5–Hexen–2–one,5–methyl–3–meth–ylene–	$C_8H_{12}O$	–	–	0.01	–	–	–	0.02	0.01
134	Bicyclosesquiphellandrene	$C_{15}H_{24}$	0.07	–	–	–	–	–	–	–
135	Artemisia ketone	$C_{10}H_{16}O$	–	2.90	–	2.84	–	–	–	0.28
136	Viridiflorol	$C_{15}H_{26}O$	–	0.33	–	0.10	–	–	–	–
137	cis–Chrysantbenol	$C_{10}H_{16}O$	–	–	–	0.11	–	–	–	2.05
138	(E) – 1 –(6,10– Dimethyl–undeca–5,9 –dien–2 –yl)–4 –methylbenzene	$C_{20}H_{30}$	–	–	–	0.56	0.08	0.06	0.09	0.09
139	2 – Butanone, 3 – methyl –	$C_5H_{10}O$	0.01	–	0.00	–	–	–	–	–
140	Sclarcolide	$C_{16}H_{26}O_2$	–	–	–	–	0.05	0.04	0.02	0.02
141	Myrtcnal	$C_{10}H_{14}O$	0.10	0.22	–	–	0.16	–	0.18	0.19
142	α–Thujcnal	$C_{10}H_{14}O$	0.01	–	–	–	–	0.07	0.05	–
143	Terpinolene	$C_{10}H_{16}$	0.05	–	0.39	0.13	0.11	0.10	0.18	0.19
144	3 – Octanol	$C_8H_{18}O$	0.10		0.02	0.15	0.08	0.05	–	–
145	Butanal,3–methyl –	$C_5H_{10}O$	0.01	0.02	0.00	–	0.01	0.01	–	–
146	Palustrol	$C_{15}H_{26}O$	–	–	–	0.10	–	–	–	–
147	1 –Butanol,2–methyl–,acetate	$C_7H_{14}O_2$	–	0.01	–	–	–	–	–	–
148	α– Curcumene	$C_{15}H_{22}$	–	0.87	–	–	–	–	–	–
149	Hexanal	$C_6H_{12}O$	0.02	–	–	–	–	–	–	–
150	cis — Chrysanthenol acetate	$C_{12}H_{18}O_2$	–	–	–	–	–	–	2.12	0.60
151	epi–β– Caryophyllene	$C_{15}H_{24}$	–	0.31	–	–	–	–	–	–
152	cis–Chrysanthenyl propionate	$C_{13}H_{20}O_2$	–	–	–	–	–	–	0.07	0.05
153	Lepalol	$C_{10}H_{14}O_2$	–	0.37	–	–	–	–	–	–
154	Nerolidol	$C_{15}H_{26}O$	–	0.36	–	–	–	–	–	0.59
155	2 – Butcnoic acid, 3–methyl – , 3–methyl –2–butenyl ester	$C_{10}H_{16}O_2$	–	–	–	0.13	–	–	–	–
156	α– Phellandrene, dimer	$C_{20}H_{32}$	–	–	–	0.01	–	–	–	–
157	. (+) –3 –Thujanol	$C_{10}H_{18}O$	–	–	–	–	–	0.03	–	–

No.	组分	结构式	质量分数 /%							
			1 号	2 号	3 号	4 号	5 号	6 号	7 号	8 号
158	Cedrol	$C_{15}H_{26}O$	0.07	–	–	–	–	–	–	–
159	Isobomyl 3 – methylbutanoate	$C_{15}H_{24}O_2$	–	–	0.08	–	–	–	–	0.26
160	Silphiperfol–6–en–5–one	$C_{15}H_{22}O$	–	0.20	–	–	–	–	–	–
161	11,11 – Dimethyl – 4,8 – dimethylenebicy-clo [7.2.0] undecan–3–ol	$C_{15}H_{24}O$	0.28	0.49	0.41	–	0.66	1.00	0.51	0.55
162	α–Terpinyl acetate	$C_{12}H_{20}O_2$	–	–	–	0.68	–	–	–	–
163	Lepalone	$C_{10}H_{12}O_2$	–	0.67	–	–	–	–	–	–
164	(1R,7S,E) –7–Isopropyl–4, 10 –dime- thylenecyclodcc–5– enol	$C_{15}H_{24}O$	–	2.18	0.17	–	0.68	0.53	–	0.09
165	(4R,4aS,6S) –4,4a – Dimethyl – 6 – (prop–1 –en–2 – yl) - 1,2,3,4,4a,5, 6,7 –octahydronaphthalene	$C_{15}H_{24}$	–	0.07	–	0.01	.	0.03	0.03	0.07
166	Phthalic acid,diisobutyl ester	$C_{16}H_{22}O_4$	0.21	0.21	–	0.16	0.28	0.19	0.06	0.10
167	Dibulyl phthalate	$C_{16}H_{22}O_4$	0.05	0.03	0.02	0.03	0.03	0.02	–	–
168	Propanoic acid,2–methyl–, 1,7,7–tri–methylbicyclo [2.2.1] hept–2–yl ester, exo–	$C_{14}H_{24}O_2$	–	–	0.05	–	–	–	–	0.16
169	Isospathulenol	$C_{15}H_{24}O$	–	1.73	–	0.44	–	–	–	–
170	p–Menth–1–en–3–one	$C_{10}H_{16}O$	–	–	–	0.03	–	–	–	0.10
171	2,3–Dehydro–1,8–cineole	$C_{10}H_{16}O$	0.05	–	0.08	–	0.06	0.03	0.03	0.05
172	δ –Terpineol, acetate	$C_{12}H_{20}O_2$	–	–	–	–	–	–	–	–
173	Benzene,1,2,4–trimethyl–	C_9H_{12}	0.05	–	0.01	–	0.03	–	0.12	0.12
174	α–Terpineol	$C_{10}H_{18}O$	0.63	0.66	–	3.48	1.13	0.39	0.86	2.42
175	α–Phellandrene	$C_{10}H_{16}$	–	–	0.12	2.47	0.06	0.05	0.08	–
176	p–Cymene	$C_{10}H_{14}$	6.22	1.77	–	2.74	4.31	1.32	2.94	3.29
177	Propanal, 2–methyl–3–phenyl–	$C_{10}H_{12}O$	0.29	0.02	–	0.02	0.23	0.15	–	–
178	Bicyclo [3.1.1] hept–2–en–4– ol,2,6,6–trimethyl–,acetate	$C_{12}H_{18}O_2$	–	0.06	–	–	–	0.06	–	–
179	Elemene isomer	$C_{15}H_{24}$	–	–	–	0.04	–	–	–	–
180	(E)–1–(6,10–Dimethylundec– 5–en–2–yl)–4–(F)methylbenzene	$C_{20}H_{32}$	–	–	0.05	0.34	–	0.02	0.02	–

（4）结果分析

艾叶挥发油物性状及含量分析：本研究发现，各样品艾叶挥发油提取得率的顺序：①山西蕲艾移栽品（3号）；②蕲艾九尖艾（5号）；③蕲艾一年艾（7号）；④山西本地艾（4号）；⑤蕲艾五年艾（8号）；⑥蕲艾七尖艾（6号）；⑦湖南本地艾（2号）；⑧湖南蕲艾移栽（1号）。由于3号山西蕲艾移栽品种的挥发油颜色不正常，估计其是可能受存放、处理及含测方法不当所致，所以虽然其含量高，但综合分析其品质并不是最好的。其他品质挥发油含量以九尖艾最高，湖南所产艾叶挥发油提取得率最低。山西和湖南所产艾叶中，蕲艾移栽品种的挥发油含量高于本地艾叶。挥发油颜色除4号（山西本地）品种外其余为绿色透明油状液体，都具有芳香气味，其中5号九尖艾颜色最深为墨绿色，3号山西蕲艾移栽品种颜色最浅为浅黄绿色。4号样品因其含有倍半萜薁类化合物 α–Gurjunene（α–古芸烯）和 Alloaromadendrene（香树烯）而呈蓝色。

顶空固相微萃取艾叶挥发油成分分析：结果显示，8个样品艾叶所含成分有很多相同，但其含量相差较大，经化学工作站数据处理及面积归一化法计算各组分相对含量，按各峰的质谱图经 NIST 质谱库检索，确定各个成分，8个不同品种的艾叶挥发性成分初步鉴定了180种化合物。1号艾叶共分离出107种化合物，鉴定得到82种化合物，占总成分95.62%，其中主要成分为桉油精（23.53%）、石竹烯（14.21%）、樟脑（10.83%）、Neointermedeol（7.68%）、樟脑萜（4.27%）、冰片（3.80%）、β–金和欢烯（2.76%）、Caryophyllene–oxide（2.16%）、α–石竹烯（1.54%）等；2号品种艾叶共分离出117种化合物，鉴定得到93种化合物，占总成分91.69%，其主要成分为 Caryophylleneoxide（16.43%）、桉油精（11.37%）、樟脑（9.84%）、石竹烯（5.05%）、冰片（3.39%）、樟脑萜（3.11%）、Humuleneepoxide2（2.81%）、α–蒎烯（1.51%）、α–石竹烯（1.33%）、乙酸冰片酯（1.24%）、β–蒎烯（1.00%）等；3号品种化合物共分离出101种化合物，鉴定得到80种化合物，占总成分的92.33%，其主要成分为桉油精（20.00%）、Neointermedeol（9.20%）、冰片（8.47%）、樟脑（7.03%）、反式–Sabinenehydrate（4.47%）、樟脑萜（4.18%）、（–）–4–萜品醇（2.57%）、Caryophyl–leneoxide（2.17%）、侧柏酮（1.93%）、γ–松油烯（1.89%）等；4号品种艾叶共分离出122种化合物，鉴定得到96种化合物，占总化合物的90.61%，其主要成分有桉油精（16.87%）、α–蒎烯（6.47%）、冰片（4.95%）、樟脑（3.66%）、石竹烯（3.66%）、反式–Sabinenehydrate（3.64%）、β–Selinene（3.38%）、桧烯（2.75%）、Caryophylleneoxide（1.67%）、樟脑萜（1.23%）、β–蒎烯（1.07%）等；5号品种艾叶共分离出93种化合物，鉴定得到77种化合物，占总化合物的 96.47%，其主要化合物有桉油精（24.16%）、Neointermedeol（12.43%）、樟脑（12.10%）、冰片（7.30%）、石竹烯（5.72%）、Caryophylleneoxide（4.51%）、樟脑萜（4.18%）、乙酸冰片酯（1.60%）、反式 -Sabinenehydrate（1.27%）、丁香酚（1.07%）；6 号品种化合物共分离出 92 种化合物，鉴定得到 77 种化合物，占总成分的 95.83%，其主要成分有侧柏酮（41.30%）、Neointer-medeol（10.94%）、桉油精（8.67%）、石竹烯（6.28%）、Caryo-phylleneoxide（2.56%）、丁香酚（2.51%）、樟脑（1.48%）、冰片（1.11%）、（－）-4- 萜品醇（1.04%）、桧烯（1.00%）等；7 号品种艾叶共分离出 108 种化合物，鉴定得到 79 种化合物，占总成分的 89.34%，其主要成分有侧柏酮（24.78%）、桉油精（11.33%）、冰片（9.12%）、石竹烯（3.82%）、α - 蒎烯（2.69%）、（－）-4- 萜品醇（2.64%）、丁香酚（2.50%）、Caryo-phylleneoxide（1.45%）、反式 -Sabinenehydrat-e（1.29%）等；8 号品种艾叶共分离出 110 种化合物，分离得到 87 种化合物，占总成分的 94.18%，其主要成分有桉油精（20.89%）、Neointermedeol（8.54%）、冰片（5.90%）、樟脑（5.87%）、侧柏酮（5.48%）、（－）-4- 萜品醇（3.10%）、石竹烯（2.45%）、Caryophylleneoxide（2.33%）、丁香酚（2.06%）、α - 蒎烯（2.02%）、樟脑萜（1.51%）、反式 -Sabinenehydrate（1.11%）、β -Selinene（1.08%）等。8 个样品艾叶挥发油中都测出桉油精、石竹烯、十氢二甲基甲乙烯基萘酚、樟脑、冰片、石竹烯氧化物、樟脑萜、乙酸冰片酯、丁香酚等 30 种化合物。桉油精为评价艾叶的指标性成分，《中国药典》（2015 年版）规定艾叶按干燥品计算，含桉油精（$C_{10}H_{80}O$）不得少于 0.050%，桉油精不仅具有良好的抗菌消炎、平喘、镇咳祛痰等的药理作用，还可用作香料和防腐剂。研究显示，8 个样品中桉油精含量均符合标准，含量由高到低：5 号 > 1 号 > 8 号 > 3 号 > 4 号 > 2 号 > 7 号 > 6 号，其中九尖蕲艾中的相对百分含量最高达 24.16%，其次为湖南蕲艾移栽品种相对百分含量达 23.53%，桉油精相对百分含量最少的是 6 号七尖蕲艾含量为 8.67%。

共有峰主成分分析：将 8 个样品艾叶的 30 个共有峰的数据导入 SPSS.22 软件中，以共有峰的相对含量为特征值，将数据进行标准化处理后，进行主成分分析（PCA），发现由于变量因素太多，样本量太少，进 KMO 和 Bartlett 的球形检验时显示该矩阵不是正定矩阵。因此对其变量因子进行逐一淘汰。筛选出桉油精、侧柏酮、樟脑、樟脑萜、丁香酚、α - 侧柏烯、桧烯七个成分，其 KMO 为 0.601，Bartlett 的球形检验 $P=0.038 < 0.05$，具有显著性。说明这七个成分适合做主成分分析。主成分的特征值和贡献率是选择主成分的主要依据，由表 2-8 可知，7 个成分前 2 个因子特征值 > 1，总方差的贡献率达 80.688%，说明前 2 个因子在影响艾叶挥发性质量评价指标中起主导作用，能够客观地反映艾叶挥发性成分所代表的品质，因此提取前 2 个因子进行主成分分析。

表2-8　艾叶中主成分特征值及贡献率

主成分	特征值	方差/%	累积/%
1	4.249	60.706	60.706
2	1.399	19.983	80.688
3	0.830	11.863	92.551
4	0.249	3.563	96.114
5	0.206	2.948	99.062
6	0.055	0.785	99.847
7	0.011	0.153	100.000

通过总因子 F 得分来评价艾叶挥发油品质：本研究通过 SPSS.22 进行 PCR 分析，得到 8 个艾叶样品总因子 F 得分，结果见表 2-9。因子综合得分按由大到小的自序为 1 号 =5 号＞ 3 号＞ 8 号＞ 2 号＞ 6 号＞ 7 号＞ 4 号，九尖艾和蕲艾湖南移栽品综合得分相同且最高，且蕲艾栽培品种和本地品种相比，蕲艾移栽品种的因子综合得分均高于本地品种，五年陈艾因子综合得分高于一年蕲艾，因此可知蕲艾的移栽品种质量优于本地艾叶品种，蕲艾品种中以九尖艾为优，艾叶陈放优于新艾。

表2-9　不同产地艾叶挥发油成分主成分因子得分

编号	F1	F2	F
1 号	2.01	−0.84	1.3
2 号	0.75	−0.56	0.42
3 号	0.81	0.15	0.65
4 号	−4.19	−1.57	−3.54
5 号	1.99	−0.82	1.3
6 号	−0.67	1.88	−0.04
7 号	−1.42	1.4	−0.72
8 号	0.72	0.37	0.63

3. 讨论　艾叶为我国常用中药，其挥发油在药理作用上有着主导作用，艾叶挥发油的质量决定艾叶药理作用的强弱，而提取工艺影响着艾叶挥发油的质量。目前，国内外对挥发油的提取多采用水蒸气蒸馏法，CO_2 超临界流体萃取法，超声波辅助萃取，顶空 – 固相微萃取。固相微萃取是在固相萃取的基础上发展起来的，它集萃取、净化、浓缩、进样功能于一体，具有操作简单、所需时间短、无需溶剂、用样量少、选择性强、容易实现自动化及

易于与色谱、电泳等高效分离检测手段联用等优点。本实验采用水蒸气蒸馏法测定8个艾叶样品的挥发油含量，结果显示九尖艾挥发油含量最高，本地品种与蕲艾移栽品种相比，蕲艾移栽品种的挥发油含量均较高。采用HS-SPME-GS-MS对来自湖北、湖南、山西的8个样品艾叶，进行艾叶挥发油成分分析，共分离鉴定出180个成分，有30个共有成分，以桉油精、樟脑、石竹烯、樟脑萜、冰片、Neointermedeol等为主要成分。通过PCA分析，发现艾叶品种中以九尖艾和湖南移栽品种为好，各地蕲艾移栽品种与本地品种相比，以蕲艾移栽品种为好，与其道地性相印证。本实验评价桉油精含量和PCA分析，九尖艾综合质量优于其他艾叶，进一步科学验证了明代《本草乘雅半偈》中"蕲州贡艾叶，叶九尖，长盈五七寸，厚约一分许，岂唯力胜，堪称美艾"的记载。古人"七年之病，求三年之艾"，陈艾灸火"温而不燥，润能通经"。《本草纲目》载："凡用艾叶需用陈久者，治令细软，谓之熟艾。若生艾灸火则易伤人肌脉。"陈艾有其自身优点，含挥发油少，燃烧缓慢，火力温和，燃着后烟少，艾灰不易脱落，使用时不易伤其皮肤和血管，临床上多采用陈艾而不用新艾。本实验通过PCA分析，发现五年陈艾的综合得分高于一年生艾叶，说明五年陈艾综合质量优于一年艾。不同产地的艾叶有多种相同化学成分，但含量差异较大；同一产地艾叶挥发油含量、品质也存在较大差异，建议在选育优势品种，全面开发艾叶资源时，应区分不同品种艾叶；在评价艾叶挥发油品质时应全面考察而不是只考察单一指标性成分桉油精，为进一步深入研究提供科学依据。

三、不同产地艾叶中微量元素含量的比较

艾叶中有的微量元素是艾叶理血的活性成分，梅全喜教授团队为探讨蕲艾的质量，早在1989年就对不同产地艾叶中微量元素含量进行了比较研究，方法是取艾叶样品粉末1000mg，加入10mL硝酸，置于高压釜中，在150℃左右硝化2小时，过滤，滤液转移至100mL容量瓶中，用蒸馏水稀释至刻度，用等离子发射光谱法和原子吸收光谱法进行测定，结果见表2-10。

表2-10　不同产地艾叶微量元素含量测定（mg/kg）

产地	Ni	Co	Al	Cr	Se	Cu	Zn	Fe	Mn	Ca	Mg
湖北蕲春	5.0	1.2	11.0	1.4	16.0	13.8	58.0	1050	345	3410	3550
河南汤阴	3.4	1.5	6.7	2.2	22.0	15.5	61.0	1230	140	2430	2400
四川资阳	5.5	1.6	6.1	7.0	24.0	16.0	156.0	2430	330	1130	2950

由表 2-10 的结果表明，蕲艾中 Ca、Mg、Mn、Al、Ni 5 种微量元素含量较高；四川产艾叶中 Co、Cr、Se、Fe、Zn 等含量较高；而河南产艾叶中除 Cu 含量较高外，其余均较低。蕲艾中含量较高的几种微量元素如 Mg、Ca、Mn 等均与理血作用有关，艾叶属理血药，故从理血作用讲，蕲艾的质量当比其他地所产艾叶为优。

四、不同产地艾叶浸出物含量比较

1. 实验材料 陕西产艾叶由中国中医研究院（现中国中医科学院）中药研究所胡世林提供，河北安国产艾叶由安国市药检所湛景山提供，河南产艾叶由河南省安阳市药检所陈刚提供，湖北蕲春产艾叶系自采。以上四种艾叶经蕲春县药检所鉴定均为 *Artemisia argyi* 的叶。

2. 方法及结果 水溶性成分浸出物，醇溶性成分浸出物均按《中国药典》（1990 年版）附录（47）浸出物测定法冷浸法进行，前者所用溶剂为蒸馏水，后者所用溶剂为 95% 乙醇，实验结果见表 2-11。

表 2-11　不同产地艾叶浸出物含量比较

	蕲艾	陕西艾	安国艾	河南艾
水溶性浸出物含量	4.087%	4.554%	4.184%	4.159%
醇溶性浸出物含量	2.201%	1.483%	2.495%	1.142%

3. 讨论 水溶性成分浸出物以陕西艾为高，安国艾及河南艾次之，蕲艾最低，从这一角度，入汤、散、丸等内服制剂所用艾应以陕西艾为佳，而醇溶性成分浸出物则以安国艾和蕲艾为高，约为河南艾、陕西艾的三倍。因醇溶性成分含量高，燃烧所放出热量亦高，因此，对作"艾灸"所用艾应选择河北安国艾和蕲艾为宜。对河北安国艾和蕲艾还有待进一步比较研究。

五、不同产地艾叶燃烧放热量的比较

梅全喜教授团队为了进一步探讨艾叶质量，早在 20 世纪 90 年代就率先在国内第一个选择与制作灸用艾条性能有关的燃烧放热量（比热值）为指标进行比较研究，现报告如下。

1. 材料与仪器

（1）材料　样品 I（蕲艾）：采自湖北蕲春县张塝镇；样品 II：产地河北安国市，系河北省安国市药检所湛景山提供；样品 III：产地四川资阳市，中国中医研究院中药研究所提供；样品 IV：产地河南汤阴县，由河南省安阳市药检所陈刚提供。以上 4 个品种艾叶均采于 1991 年端午节期间，经鉴别均为 *Artemisia argyi* 干燥叶。

（2）仪器 氧弹式热量计 GR3500（长沙仪器厂）；电脑热量测量处理仪（韶光电器厂）；微量分析天平 TG332A（上海天平仪器厂）。

2. 方法与结果 将艾叶干燥后研成粉末，压片，将热量计用二级标准苯甲酸标定，将艾叶粉末片置标定好的热量计上进行燃烧，用比较法测出艾叶的燃烧放热量（比热值），测试环境是在恒温室内进行，温度（20±2）℃。结果列于表 2-12。

表 2-12 不同产地艾叶燃烧放热量比较

产地	燃烧放热量（J/g）	占相对百分比（%）
湖北蕲春艾叶	18139.0	100
河北安国艾叶	17419.3	96.03
四川资阳艾叶	16136.4	88.96
河南汤阴艾叶	17463.4	96.28

3. 小结与讨论 艾叶是制作灸法所用的艾条、艾炷必需的原料，而艾条、艾炷质量的好坏与其燃烧时释放的热量有密切关系。本文测定结果表明，湖北蕲春产艾叶燃烧放热量最高，四川资阳产艾叶最低（仅为蕲艾的 88.96%），河南汤阴和河北安国艾叶的燃烧放热量分别占蕲艾的 96.28% 和 96.03%。因此，用蕲艾制作艾条在燃烧时释放出的热量将比其他产地艾叶制作的艾条要高，热穿透力强，临床治疗效果好。这与李时珍在《本草纲目》中对蕲艾的描述"他处艾灸酒坛不能透，蕲艾一灸则直透彻，为异也"是相吻合的。

日本学者小林和子曾研究了艾叶中的有机成分对艾叶燃烧温度 – 时间曲线的影响，结果发现艾叶中没有庚三十烷（$C_{37}H_{76}$）存在（将其提取出来），艾叶的燃烧将发生困难。不同产地艾叶燃烧时释放出的热量不同是否与其生长地理环境、气候不同而导致艾叶内含有机成分不一致有关？还有待于进一步研究。

六、不同产地艾叶总黄酮、重金属和硒元素的含量比较研究

梅全喜教授团队为探讨艾叶的质量，对来源于 16 个不同产地的艾叶进行总黄酮、重金属和硒元素的含量进行测定，为探讨不同产地艾叶的质量、了解艾叶重金属和硒元素含量情况、完善现有的质量标准提供参考。

1. 仪器与材料

（1）仪器 UV-2550 紫外 – 可见分光光度计（日本岛津公司）；KQ5200E 型超声波清洗器（昆山市超声仪器有限公司）；JP-300A 高速多功能粉碎机（永康市久品工贸有限公司）；BS224S 型电子天平（德国赛多利斯公司）；iCAPQ 电感耦合等离子体质谱仪（美国赛默飞世尔科技公司）；Mars6 微波消

解仪（美国 CEM 公司）；超纯水机（明澈 D24UV 纯水机）。

（2）材料　芦丁对照品（批号：100080－200707，中国药品生物制品检定所）；Pb、Cd、Hg、As、Cu、Se 单元素标准溶液（批号分别为：GSB04–1740–2004、GSB04–1721–2004、GSB04–1729–2004、GSB04–1714–2004、GSB04–1725–2004、GSB04–1751–2004，国家有色金属及电子材料分析测试中心），浓度均为 1000μg/mL；调谐溶液（批号：1323770，TuneBiCAPQ，含 Ba、Bi、Ce、Co、In、Li、U 元素，美国赛默飞世尔科技公司），浓度为 10μg/L；内标为 Ge、In、Bi（Ge：GSB04–1728–2004，国家有色金属及电子材料分析测试中心；In：GSBG62041–90，Bi：GSBG62072–90，国家钢铁材料分析测试中心钢铁研究总院），浓度均为 1000μg/mL；Au（批号：GSBG62068–90，国家钢铁材料分析测试中心钢铁研究总院）浓度为 1000μg/mL；质量分数为 65% 的硝酸（批号：K46202756503，德国 Merck）；Ar（纯度 99.99%）；水为超纯水；甲醇、无水乙醇、NaOH、$NaNO_2$、Al（NO_3）$_3$ 等试剂均为分析纯。

16 批艾叶于 2014 年 5 月 31 日至 6 月 2 日采集于湖北、湖南、河南、重庆等地，经广东药学院（现广东药科大学）中山校区田素英副教授作性状鉴别，并经广州中医药大学附属中山医院陈小露硕士作 DNA 条形码鉴定。样品来源信息详见表 2–13。

2. 方法与结果

（1）艾叶总黄酮的含量测定

1）对照品溶液的制备：精密称取芦丁对照品（供 UV 法测定，本品含量为 92.5%）20.2mg，置于 100mL 容量瓶中，加甲醇溶解并定容至刻度，摇匀，即得浓度为 0.187mg/mL 的芦丁对照品溶液。

2）供试品溶液的制备：将艾叶（13 号样）粉碎得艾绒，取艾绒约 0.4g，精密称定，置于具塞锥形瓶中，精密加入 60% 乙醇 100mL，称定重量，超声处理（功率 200W，频率 40kHz）60 分钟，取出，放冷，再称定重量，用 60% 乙醇补足减失的重量，摇匀，滤过，取续滤液作为供试品溶液。

3）测定波长的选择：精密吸取对照品溶液 3.0mL、供试品溶液 2.0mL，分别置于 25mL 容量瓶中，各加 60% 乙醇至 10mL，加入 5%$NaNO_2$ 溶液 1.0mL，摇匀，放置 6 分钟；加入 10%Al（NO_3）$_3$ 溶液 1.0mL，摇匀，放置 6 分钟；加入 4% NaOH 溶液 10mL，用 60% 乙醇定容至刻度，摇匀，放置 15 分钟。以相应试剂为空白，在 200 ～ 800nm 波长范围内进行全波长扫描，结果对照品和供试品均在 507nm 附近有最大吸收峰，故选择 507nm 作为总黄酮的测定波长。

4）标准曲线的绘制：分别精密吸取芦丁对照品溶液 0mL、1.0mL、2.0mL、3.0mL、4.0mL、5.0mL、6.0mL、7.0mL，置于 25mL 容量瓶中，各加 60%

乙醇至 10mL，加入 5% $NaNO_2$ 溶液 1.0mL，摇匀，放置 6 分钟；加入 10% Al（NO_3）$_3$ 溶液 1.0mL，摇匀，放置 6 分钟；加入 4%NaOH 溶液 10mL，用 60% 乙醇定容至刻度，摇匀，放置 15 分钟。以相应试剂为空白，在 507nm 处测定吸光度。以吸光度（A）为纵坐标，浓度（C）为横坐标，绘制标准曲线。经计算，得回归方程为 $A=0.0136C-0.0056$（$r=0.9999$），结果表明，芦丁浓度在 7.48 ～ 52.36μg/mL 范围内和吸光度呈良好的线性关系。

表 2-13　艾叶样品来源信息

编号	样品名称	拉丁名	产地	来源
1	艾	*Artemisia argyi* Lévl. et Vant.	广东	中山石岐区延龄市场
2	艾	*Artemisia argyi* Lévl. et Vant.	湖南	宁乡老粮仓金石村
3	艾	*Artemisia argyi* Lévl. et Vant.	河北	安国
4	艾	*Artemisia argyi* Lévl. et Vant.	安徽	六安裕安区十里桥
5	艾	*Artemisia argyi* Lévl. et Vant.	甘肃	兰州
6	艾	*Artemisia argyi* Lévl. et Vant.	河南	驻马店李新店
7	艾	*Artemisia argyi* Lévl. et Vant.	山东	济南
8	蕲艾	*Artemisia argyi* Lévl. et Vant. cv. qiai	山西	交城（从湖北蕲春引种栽培）
9	艾	*Artemisia argyi* Lévl. et Vant.	浙江	杭州
10	艾	*Artemisia argyi* Lévl. et Vant.	浙江	宁波
11	艾	*Artemisia argyi* Lévl. et Vant.	云南	昆明西郊
12	艾	*Artemisia argyi* Lévl. et Vant.	湖北	丹江口市汉江村
13	蕲艾	*Artemisia argyi* Lévl. et Vant. cv. qiai	湖北	蕲春管窑镇
14	蕲艾	*Artemisia argyi* Lévl. et Vant. cv. qiai	湖北	蕲春蕲州独山野外
15	蕲艾	*Artemisia argyi* Lévl. et Vant. cv. qiai	湖北	蕲春漕河镇
16	五月艾	*Artemisia indica* Willd.	重庆	南川区东城街道

　　5）精密度试验：精密吸取对照品溶液 3.0mL，共 6 份，置于 25mL 容量瓶中，按照"4）标准曲线的绘制"项下操作，分别测定吸光度，结果 *RSD* 为 0.79%，表明仪器精密度良好。

　　6）稳定性试验：精密吸取供试品溶液 2.0mL，按照"4）标准曲线的绘制"项下操作，每隔 10 分钟测定 1 次吸光度，分别于显色后 0 分钟、10 分钟、20 分钟、30 分钟、40 分钟、50 分钟测定其吸光度，结果 *RSD* 为 1.55%，表明供试品溶显色后在 50 分钟内吸光度基本保持稳定。

　　7）重现性试验：取同一批艾叶样品（13 号样）6 份，每份约 0.4g，精密称定，按"2）"项下制备供试品溶液，精密吸取供试品溶液 2.0mL，按照"4）标准曲线的绘制"项下操作，分别测定吸光度，计算艾叶中总黄酮的含量，结果总黄酮的平均质量分数为 7.05%，*RSD* 为 1.09%，表明重现性良好。

8）加样回收率试验：取已知总黄酮含量的艾叶（13 号样）6 份，每份约 0.2g，精密称定，每份分别加入一定量的芦丁对照品，按"2）"项下制备供试品溶液，精密量取供试品溶液 2.0mL，按照"4）标准曲线的绘制"项下操作，分别测定吸光度，计算回收率。结果平均回收率为 99.63%，*RSD* 为 1.06%，表明该方法准确性良好。结果见表 2-14。

9）16 批艾叶总黄酮含量的测定：分别取购买或采集于不同产地的 16 批艾叶，每份约 0.4g，精密称定。按"2）"项下制备供试品溶液，精密量取供试品溶液 2.0mL，按照"4）标准曲线的绘制"项下操作，分别测定吸光度，计算样品中总黄酮的含量，结果见表 2-15。

表 2-14　艾叶总黄酮含量测定加样回收率实验

取样量 /g	样品中量 /mg	加入量 /mg	测得量 /mg	回收率 /%	平均回收率 /%	*RSD*/%
0.2004	14.13	13.88	28.20	101.37		
0.2007	14.15	13.88	28.01	99.86		
0.2003	14.12	13.88	27.74	98.13	99.63	1.06
0.2003	14.12	13.88	27.88	99.14		
0.2003	14.12	13.88	27.97	99.78		
0.2002	14.11	13.88	27.92	99.50		

（2）艾叶重金属及硒元素的含量测定

1）ICP-MS 工作条件：射频功率 1550W；采样深度 5.00mm；载气流速 1.1L/min；辅助气流速 0.800L/min；冷却气流速 14.00L/min；蠕动泵转速 40.0r/min；雾化室温度 2.70℃；数据采集模式为跳峰采集；积峰时间：1.2s；重复次数：3 次。

2）测定方法：艾叶重金属含量测定：参照《中国药典》（2010 年版）一部附录Ⅸ B，重金属含量用 ICP-MS 法进行测定；参照《中国药典》（2010 年版）一部附录Ⅸ B，硒元素含量用 ICP-MS 法进行测定。16 批艾叶重金属及硒元素的含量测定结果见表 2-15。

表 2-15　艾叶总黄酮、重金属和硒元素的含量测定结果

编号	总黄酮含量（%）	重金属含量（mg/kg）					Se 含量（mg/kg）
		Pb	Cd	Hg	As	Cu	
1	8.59	1.0	0.34	0.02	0.4	21.7	0.37
2	2.84	5.0	1.40	0.04	0.4	10.5	0.36
3	7.15	3.3	0.21	0.03	1.0	11.0	0.38

续表

编号	总黄酮含量（%）	重金属含量（mg/kg）					Se 含量（mg/kg）
		Pb	Cd	Hg	As	Cu	
4	2.93	3.7	1.01	0.05	0.4	15.2	0.33
5	11.59	0.5	0.04	0.004	0.3	10.3	0.13
6	11.03	1.9	0.49	0.01	0.2	14.6	0.20
7	8.72	4.9	0.19	0.04	1.2	18.0	0.45
8	11.39	2.4	0.06	0.04	0.6	9.8	0.84
9	11.83	3.7	0.33	0.02	0.5	16.4	0.26
10	11.53	3.7	0.61	0.005	0.3	16.2	0.24
11	4.67	3.6	0.45	0.02	0.7	25.3	0.35
12	11.26	4.4	0.27	0.02	0.4	9.5	0.31
13	7.05	3.3	0.21	0.03	0.5	13.6	0.25
14	13.33	3.0	0.36	0.02	0.3	17.0	0.29
15	14.67	2.4	0.92	0.03	0.3	13.1	0.23
16	7.11	2.6	0.52	0.04	0.3	12.6	0.36

3. 讨论 梅全喜教授早在 20 世纪 90 年代就对蕲艾与不同产地艾叶的挥发油含量、醇溶性浸出物含量、微量元素及燃烧放热量等多个方面进行了比较研究，结果均表明湖北蕲春所产蕲艾具有优势。这次进行的不同产地艾叶总黄酮的含量测定结果表明，各地所产的艾叶总黄酮含量有较大差异，其中以湖北蕲春所产艾叶总黄酮含量相对较高，最高可达 14.67%，8 号样品为山西交城从湖北蕲春移栽蕲艾根茎种植品种，为移栽后的第二年采样，其黄酮含量仍然较高（11.39%），表明不同地区的气候、土壤等生态环境对艾叶中总黄酮含量影响较大，适宜的生态环境有助于该类成分含量的提高，但品种也是至关重要的，这可在一定的程度上为蕲艾的道地性提供佐证；同一产地如湖北蕲春艾叶总黄酮含量有一定的差异，提示总黄酮的含量还受到艾叶具体生长情况的影响。13 个产地艾叶总黄酮的含量超过 7%，占产地的 81.25%，说明黄酮类是艾叶中含量较高的一类成分，而目前相关的化学成分分析及药理研究却并不多，药理作用方面仅证实艾叶中的总黄酮类有抗氧化作用，5,7-二羟基 -6,3′,4′ - 三甲基黄酮有抑制血小板聚集的作用，《中国药典》（2010年版）艾叶项下的指标性成分也并未对黄酮类做出规定，因此深入研究艾叶中黄酮类化学成分及相关的药理作用，可为完善现有的质量标准提供参考，并为艾叶的开发利用提供新的思路。

《中国药典》（2010 年版）并未对艾叶的重金属含量做出限定，故选择

《药用植物及制剂外经贸绿色行业标准》中铅、镉、汞、砷、铜的限量作为评价标准，限定 Pb ≤ 5.0mg/kg，Cd ≤ 0.3mg/kg，Hg ≤ 0.2mg/kg，As ≤ 2.0mg/kg，Cu ≤ 20.0mg/kg。艾叶重金属含量测定结果与之比较，可知各地所产艾叶铅、汞、砷的含量没有超标，而镉的含量严重超标，有 10 个产地的镉含量超标，超标率为 62.5%，镉含量最高的艾叶产自湖南宁乡老粮仓金石村艾叶种植基地，含量是限量的 4.7 倍；2 个产地铜的含量超标，超标率为 12.5%。重金属元素不为人体所必需，而且通常对人体有害，通过服用被污染的药材进入体内，因不能被肝脏分解代谢而积存在大脑、肾脏等器官，超出人体的调节限度就会对人体正常的代谢产生明显的毒性，损伤人体正常的功能。目前艾叶已经受到重金属污染，今后为保证艾叶药材的质量，应积极推行中药材生产质量管理规范（GAP），避免艾叶在种植、采收、炮制加工、运输、贮藏等过程中被污染，同时应尽快完善药典中艾叶项下的检查项，增加对重金属含量的限定，特别注意镉含量超标的问题，避免污染严重的艾叶进入市场。

不同产地艾叶硒元素含量测定结果表明，16 产地的艾叶硒元素的含量在 0.13～0.84mg/kg 间，含量有较大的差异，其中以山西交城从湖北蕲春移栽蕲艾根茎种植品种的含量最高，而湖北蕲春本地所产的蕲艾的硒含量并不算高，这可能与不同地区的土壤中硒元素的含量及不同气候下艾叶的生长情况不同有关。而对于艾叶所表现出的抗氧化、抗肿瘤及免疫增强作用与硒元素含量的关系并不明确，有待于进一步研究。

七、不同产地艾叶药材的 GC-MS 分析

现代研究表明，艾叶的挥发性成分具有抗菌、抗病毒、抗炎镇痛等药理作用。其中，桉油精和龙脑为艾叶挥发性成分的主要活性成分，桉油精具有较好的抗菌、消炎的药理作用，作为气体进入鼻腔和支气管可改善呼吸道功能，而龙脑则具有开窍醒神、抗菌抗病毒的功效，可用来预防呼吸系统疾病。此外，中药材一般都具有道地性，其质量也与药材产地和来源密不可分，不同生产环境下培育出来的中药材的品质也不一，艾叶全国各地都产，但各地所产的质量有较大差异，艾叶的质量对于以艾叶为主要成分的产品质量及临床疗效的影响也是明显的。本章对不同产地艾叶药材的质量进行分析，建立不同产地艾叶药材的指纹图谱，对不同产地艾叶药材中的桉油精和龙脑的含量进行测定，为艾叶药材质量的评估提供依据。

1. 实验材料

（1）仪器　Agilent7000D-8890 三重四极杆气相色谱质谱联用仪（美国 Agilent 公司，配有 7697A 顶空进样器）色谱柱，AgilentHP-5MS 毛细管柱（30m×250μm×0.25μm，Agilent，美国 Agilent 公司），万分之一电子分析天

平（梅特勒－托利多仪器有限公司），Sartorius 纯水机［赛多利斯（上海）贸易有限公司］，DA 型数控超声波清洗器（东莞市科桥超声波设备有限公司）。

（2）样品与试剂

样品：共收集了 7 个不同省份的 12 批次艾叶药材，经深圳市宝安中医院梅全喜教授鉴定后药材符合《中国药典》（2020 年版）标准，鉴定为菊科植物艾（*Artemisia argyi* Lévl.et Vant.）的干燥叶，具体样品信息见表 2-16，外观性状见图 2-2。

试剂：正己烷为色谱纯级，购自德国 Merck 公司。

表 2-16　各批次艾叶药材样品信息表

编号	产地	编号	产地
S1	湖北省孝感市大悟县	S7	河南省洛阳市
S2	湖北省黄冈市蕲春县	S8	河南省焦作市
S3	湖北省孝感市	S9	河南省南阳市宛城区
S4	湖北省随州市	S10	山东省某区
S5	贵州省黔西南布依族	S11	广东省某区
S6	陕西省铜川市宜君县	S12	甘肃省某区

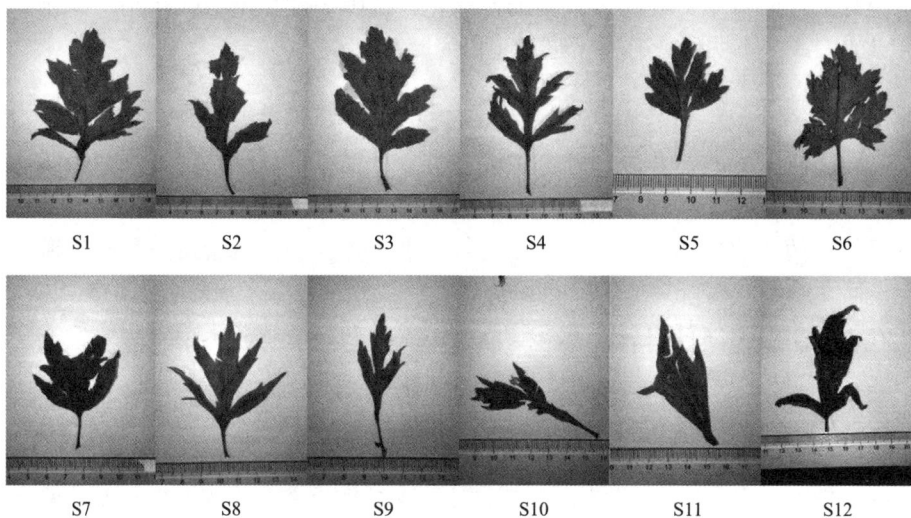

图 2-2　不同产地艾叶药材外观性状

2. 实验方法

（1）溶液的制备

1）供试品溶液的制备：取艾叶药材粉末约 2g，过三号筛，精密称定，置于具塞三角烧瓶中，加入正己烷 30mL，密塞，摇匀，称定重量，放置超声30 分钟，取出放冷至室温，随后用正己烷补足减失的重量，再次摇匀，取上层清液，有机微孔滤膜（0.22μm）滤过，即得。

2）对照品溶液的制备：分别精密称取桉油精、龙脑适量，各置于 10mL容量瓶中，制备成混合对照品溶液，得到浓度分别为 0.92mg/mL、0.50mg/mL的储备溶液。再分别吸取以这 2 种对照品储备液适量，逐级稀释，最终配制成含桉油精 8.33μg/mL，龙脑 15.35μg/mL 的混合对照品溶液。

（2）指纹图谱 GC-MS 条件及方法

1）GC-MS 条件：色谱条件为 Agilent HP-5MS 毛细管柱（30m×250μm×0.25μm，Agilent 公司）；升温程序为初始温度为 50℃，保持 2 分钟，以 4℃/min升高温度至 110℃，保持 4 分钟，以 10℃/min 升高温度至 230℃，保持 2 分钟，以 30℃/min 升高温度至 250℃，保持 2 分钟，后运行温度 260℃，后运行时间 3 分钟。载气为高纯氦气（He）；分流进样，分流比 5∶1，流速 1.0mL/min，进样量 1μL；总流速 14 mL/min，柱流速 1mL/min，压力 43.6kPa；进样口温度250℃。质谱条件为溶剂延迟 5 分钟，电子轰击（EI）离子源，电子能量 70eV；四极杆温度 150℃，离子源温度 230℃；Scan 全扫描，扫描范围 40～500amu。

2）指纹图谱方法：方法学考察

精密度考察：取艾叶药材样品（S1）适量，按照 GC-MS 条件项连续进样 6 次，以 11 号峰（龙脑）为参照峰，计算各峰的相对峰面积和相对保留时间的 RSD 值。

稳定性考察：取艾叶药材样品（S1）适量，制备成 6 份供试品溶液，在室温放置 0 小时、2 小时、4 小时、8 小时、12 小时、24 小时，按照 GC-MS条件项进行测定，以 11 号峰（龙脑）为参照峰，计算各峰的相对峰面积和相对保留时间的 RSD 值。

重复性考察：取艾叶药材样品（S1）适量，平行制备 6 份供试品溶液，按照 GC-MS 条件下进行测定，以 11 号峰（龙脑）为参照峰，计算各峰的相对峰面积和相对保留时间的 RSD 值。

GC-MS 指纹图谱的建立及相似度的评价方法：取不同产地共 12 批次艾叶药材样品，按"供试品溶液的制备"项下方法制备供试品溶液，按 GC-MS条件进行测定，将所得的 GC-MS 指纹图谱数据以 TXT 的格式导入"中药色谱指纹图谱相似度评价系统 2012 版"软件分析。将 S1 设置为参照图谱，时间窗为 0.1 分钟，经多点校正全谱峰进行匹配，可得到参照峰 R 及与 12 批次艾叶药材 GC-MS 的叠加图谱，标定共有峰，进行相似度分析。

（3）GC-MS 含量测定条件及方法学考察

1）GC-MS 条件：色谱条件为"GC-MS 条件项"；质谱条件为溶剂延迟

5分钟，电子轰击（EI）离子源，电子能量70eV；四极杆温度150℃，离子源温度230℃；SIM选择离子模式扫描，扫描范围40～500amu，SIM选择的特征离子见表2-17。

表 2-17　艾叶检测离子信息

序号	化学成分	目标离子	参比离子1（m/z）	参比离子2（m/z）
1	桉油精	43	71	81
2	龙脑	95	110	139

2）方法学考察

专属性考察：取艾叶药材（S1）供试品溶液、混合对照品溶液和空白溶液各1份，按本章GC-MS条件项下进样，色谱图见图2-3。结果表明艾叶中龙脑、桉油精出峰位置无明显干扰，专属性良好。

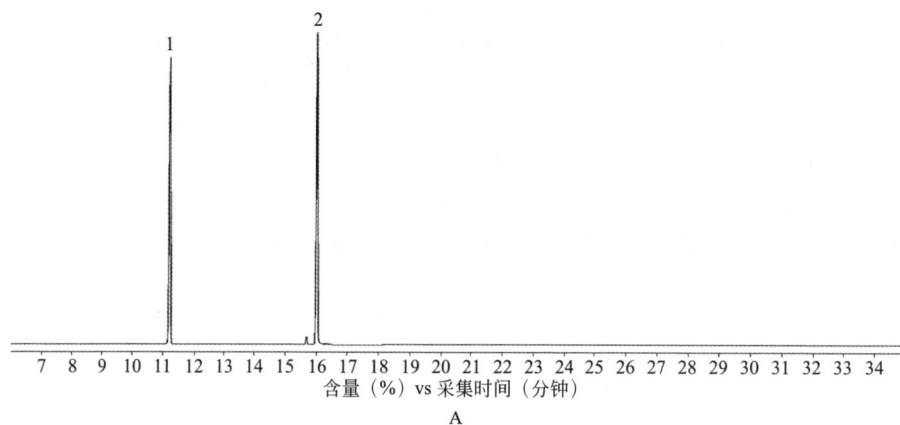

A

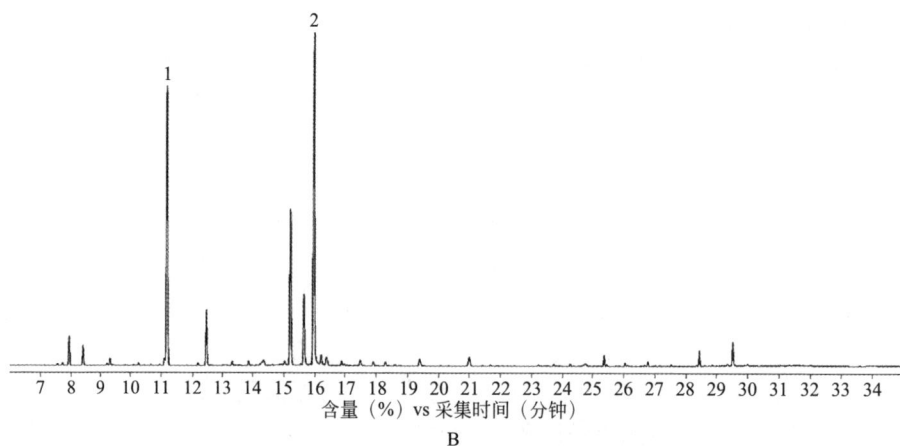

B

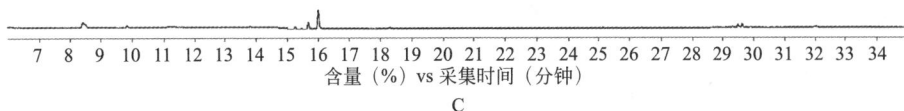

7 8 9 10 11 12 13 14 15 16 17 18 19 20 21 22 23 24 25 26 27 28 29 30 31 32 33 34
含量（%）vs 采集时间（分钟）

C

图 2-3 对照品溶液（A）、供试品溶液（B）、空白溶液（C）色谱图

线性考察：精密量取"对照品溶液的制备"项下储备液，按"GC-MS 条件项"的分析条件进行进样，以对照品浓度为横坐标（X），以峰面积为纵坐标（Y），由此绘制标准曲线和计算标准曲线的线性回归方程。逐级稀释各化合物对照品溶液，以信噪比（S/N）为 10 作为该化合物的定量限（LOQ）。结果显示各化学成分在相对应的浓度范围内线性良好，相关系数均大于 0.99，所得的具体结果见表 2-18。

表 2-18　龙脑、桉油精的线性考察关系结果

化合物	回归方程	线性范围（μg/mL）	R	LOQ（μg/mL）
桉油精	$Y=223684.3364X+3309539.0045$	15.35 ～ 920.00	0.9966	3.07
龙脑	$Y=837835.9857X+4751432.4030$	8.33 ～ 500.00	0.9975	2.50

精密度、稳定性、重复性：精密吸取桉油精、龙脑储备液，用正己烷稀释得到混合对照品溶液，按"GC-MS 条件项"连续进样 6 次，记录龙脑、桉油精峰面积并计算 RSD 值，结果分别是 4.32% 和 5.53%，说明仪器精密度良好。取艾叶供试品（S1）适量，制备成 6 份供试品溶液，在室温放置 0 小时、2 小时、4 小时、8 小时、12 小时、24 小时后进样分析，记录龙脑、桉油精峰面积，结果分别是 3.84% 和 3.90%，说明供试品在 24 小时内较为稳定。取艾叶供试品（S1）适量，平行制备 6 份供试品溶液，计算龙脑、桉油精面积，结果分别是 2.97% 和 2.08%，说明此方法重复性良好。所得具体数据见表 2-19。

表 2-19　龙脑、桉油精精密度、稳定性、重复性、回收率、RSD 考察结果

化合物	稳定性，RSD/%，$n=6$	重复性，RSD/%，$n=6$	精密度，RSD/%，$n=6$	回收率，$n=6$	
				均值 /%	RSD/%
桉油精	3.84	2.97	5.53	98.65±6.80	5.12
龙脑	3.90	2.08	4.32	99.57±3.97	2.78

加样回收率：平行制备已知样品含量的艾叶药材供试品溶液 6 份，按 1∶1 的比例加入混合对照品溶液，按"GC-MS 条件项"的分析条件进行进样，记录各化合物峰面积并计算含量，计算得到桉油精的加样回收率为（98.65%±6.80）%，RSD 为 5.12%，龙脑的加样回收率为（99.57%±3.97）%，

RSD 为 2.78%。因此，此方法具有良好的准确度。

3. 实验结果

（1）方法学考察结果

精密度考察：连续进样 6 次后，以 11 号峰（龙脑）为参照峰，计算各峰的相对峰面积 *RSD* 均小于 5%，相对保留时间 *RSD* 均小于 1%，说明仪器精密度良好，符合要求。

重复性考察：进样 6 次后，以 11 号峰（龙脑）为参照峰，计算各峰的相对峰面积 *RSD* 均小于 5%，相对保留时间 *RSD* 均小于 1%，说明建立的方法重复性良好，符合要求。

稳定性考察：进样 6 次后，以 11 号峰（龙脑）为参照峰，计算各峰的相对峰面积 *RSD* 均小于 5%，相对保留时间 *RSD* 均小于 1%，说明艾叶药材提取液稳定性良好，符合要求。

（2）指纹图谱相似度评价结果　按前文"实验方法"项下制备 12 批次不同产地艾叶药材供试品溶液，按本章"GC-MS 条件项"进行测定，将所得的 GC-MS 指纹图谱数据以 TXT 格式导入"中药色谱指纹图谱相似度评价系统 2012 版"软件分析，并记录结果。12 批次艾叶药材经多点校正全谱峰匹配后，确定了 22 个共有峰，生成共有模式图谱 R，见图 2-4。结果显示各批次艾叶的指纹图谱除了 S12，其他相似度均大于 0.9，具体结果见表 2-20，说明除了 S12，其他产地的艾叶药材挥发性成分的组成成分较为一致。

表 2-20　12 批次艾叶 GC-MS 指纹图谱相似度（*r*）

编号	S1	S2	S3	S4	S5	S6	S7	S8	S9	S10	S11	S12	R
S1	1	0.91	0.93	0.91	0.95	0.93	0.92	0.97	0.926	0.946	0.952	0.653	0.976
S2	0.91	1	0.874	0.866	0.935	0.864	0.85	0.89	0.936	0.931	0.912	0.584	0.939
S3	0.93	0.874	1	0.947	0.908	0.929	0.974	0.942	0.885	0.935	0.957	0.647	0.967
S4	0.91	0.866	0.947	1	0.943	0.92	0.965	0.914	0.943	0.949	0.941	0.625	0.962
S5	0.95	0.935	0.908	0.943	1	0.914	0.92	0.951	0.958	0.965	0.953	0.6	0.971
S6	0.93	0.864	0.929	0.92	0.914	1	0.926	0.919	0.889	0.966	0.967	0.593	0.955
S7	0.92	0.85	0.974	0.965	0.92	0.926	1	0.946	0.878	0.938	0.939	0.644	0.962
S8	0.97	0.89	0.942	0.914	0.951	0.919	0.946	1	0.884	0.942	0.962	0.636	0.969
S9	0.926	0.936	0.885	0.943	0.958	0.889	0.878	0.884	1	0.941	0.918	0.59	0.952
S10	0.946	0.931	0.935	0.949	0.965	0.966	0.938	0.942	0.941	1	0.977	0.606	0.98
S11	0.952	0.912	0.957	0.941	0.953	0.967	0.939	0.962	0.918	0.977	1	0.615	0.98
S12	0.653	0.584	0.647	0.625	0.6	0.593	0.644	0.636	0.59	0.606	0.615	1	0.689
R	0.976	0.939	0.967	0.962	0.971	0.955	0.962	0.969	0.952	0.98	0.98	0.689	1

（3）含量测定结果　准确称取 12 批次不同产地艾叶药材样品，按"供试品制备方法项"制备供试品溶液，按"GC–MS 条件项"进样分析并计算桉油精、龙脑的含量，结果见表 2-21。结果表明，不同产地艾叶药材中桉油精、龙脑的含量存在明显差异，桉油精的含量为 0.0398% ～ 0.1268%，龙脑的含量为 0.0165% ～ 0.0615%。从桉油精和龙脑的总含量来看，湖北蕲春（S3）的艾叶药材的总含量是最高的，总含量为 0.1883%，甘肃（S12）所产艾叶药材的总含量最低，总含量为 0.0548%。

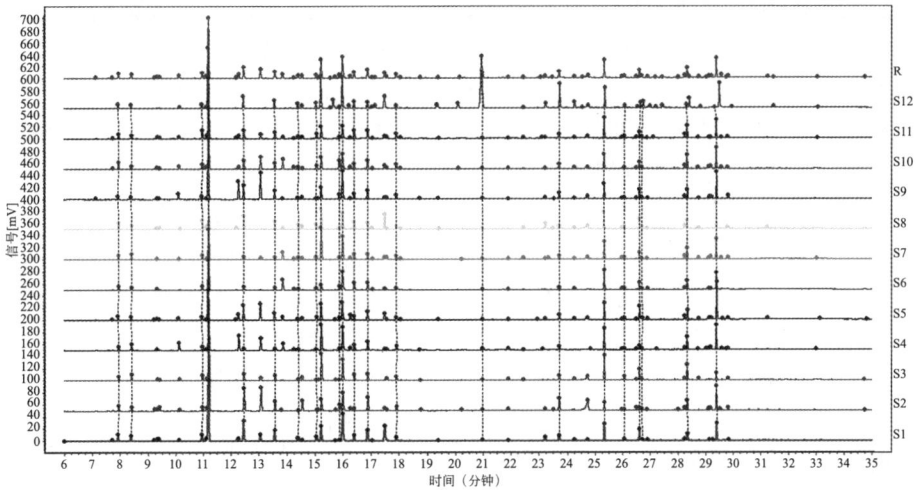

图 2-4　12 批次艾叶药材 GC-MS 指纹图谱

表 2-21　12 批艾叶药材样品中桉油精、龙脑的含量测定结果（%）

批次	桉油精	龙脑	总含量
S1	0.0953	0.0345	0.1298
S2	0.1155	0.0330	0.1485
S3	0.1268	0.0615	0.1883
S4	0.0578	0.0255	0.0833
S5	0.0450	0.0158	0.0608
S6	0.0870	0.0285	0.1155
S7	0.0803	0.0338	0.1141
S8	0.0585	0.0173	0.0758
S9	0.0675	0.0375	0.1050
S10	0.0788	0.0165	0.0953
S11	0.0608	0.0165	0.0773
S12	0.0398	0.0150	0.0548
平均值	0.0761	0.0280	0.1041

4. 讨论

（1）GC-MS 条件的优化

1）色谱条件的优化：本实验分别考察了升温程序、分流比、进样口温度对艾叶药材样品色谱峰的影响，通过比较不同条件下的总离子流图，最终确定了"GC-MS 条件项"的分析条件，对不同条件下的总离子流图进行了汇总。

2）质谱条件的优化：在含量测定部分，本实验采用了 GC-MS-SIM 的方法，与 GC-MS-SCAN 扫描模式对比，SIM 扫描模式将时间更多地侧重于检测已经选定的质荷比离子的离子流，因此可以提高仪器的分析灵敏度，相对于 SCAN 模式，SIM 模式检测艾叶中成分时，只有特定的质量数的离子可以被仪器检测到，建立的方法较为简便、灵敏度较高，因此本实验选择了 SIM 模式方法对艾叶进行含量测定。

（2）提取方法的选择优化　通过前期文献调研显示，艾叶药材挥发性成分可以通过加热回流法、水蒸气蒸馏法和超声提取法提取。水蒸气蒸馏法耗时长，在提取过程中对艾叶挥发性成分桉油精损耗较大，超声提取法与加热回流法提取的化学成分相差不大，但超声提取法操作更加简便、高效，因此选择超声提取法作为本实验的提取方法。此外，分别用二氯甲烷和正己烷作为提取溶剂对艾叶药材挥发性成分的提取做了对比，发现正己烷作为提取溶剂时的总离子流图基线较平稳，故最终选择正己烷作为提取溶剂。

（3）指纹图谱和含量测定的结果分析　艾叶 GC-MS 指纹图谱结果显示，不同产地艾叶药材的指纹图谱相似度在 0.584 ~ 0.98，其中甘肃（S12）所产艾叶药材的相似度与其他相似度相差较大，其他产地批次艾叶药材相似度均在 0.9 以上，为了进一步得出哪个产地的艾叶药材质量最好，本实验对艾叶药材《中国药典》（2020 年版）中规定的质控成分桉油精和龙脑进行含量测定，结果显示其中湖北蕲春（S3）所产艾叶药材的龙脑、桉油精的总含量最高。此外，在收集的 12 批艾叶药材样品中，7 批艾叶药材龙脑含量达到《中国药典》（2020 年版）要求，另外 5 批龙脑样品含量未达标，可能因为不同产地气候、土壤、运输过程等外部条件的不同导致所含化学成分有所差异。

本实验建立了 12 批次不同产地艾叶药材的 GC-MS 指纹图谱，除甘肃所产艾叶药材外，其他产地的艾叶药材的挥发性成分组成较为一致。指纹图谱相似度结果只能把甘肃所产艾叶药材区分开，其他产地的相似度均在 0.9 以上，只看相似度结果难以区分，故本章进一步对 12 批次不同产地艾叶药材进行含量测定，结果表明来源湖北蕲春的艾叶药材的总含量最高，质量最好，这与我的导师梅全喜教授之前的研究结果基本上是一致的。以上结果表明不同来源的艾叶药材的化学含量也存在差异，因此对中药材产地的把控在质量控制中也尤为重要。本研究通过建立艾叶药材指纹图谱方法和含量测定方法对 12 批来源不同的艾叶药材质量进行综合分析，对艾叶药材质量标准的提升有实际意义。

不同产地艾叶药材 GC-MS 分析中建立了 12 批次不同产地艾叶药材的 GC-MS 指纹图谱，除了甘肃所产艾叶要 CIA 外，其他产地的艾叶药材的挥发性成分组成较为一致，进一步对 12 批次不同产地艾叶药材进行含量测定，结果表明来源湖北蕲春的艾叶药材的有效成分总含量最高，总含量为 0.1883%，质量最好，甘肃（S12）所产艾叶药材的有效成分总含量最低，总含量为 0.0548%。

八、GC-MS 测定不同产地艾叶 4 种挥发性成分的含量

艾叶始载于《名医别录》，为菊科植物艾的干燥叶，性温，味辛、苦，具有温经止血、散寒止痛的功效，外用祛湿止痒。现代研究表明，艾叶含有挥发油、有机酸、黄酮、多糖、萜类等化学成分，其中，挥发性成分具有抗菌、抗炎镇痛、镇咳平喘、抗过敏等药理活性，为艾叶的主要活性成分，常用于艾叶药材的质量评价。1,8- 桉叶素、崖柏酮、樟脑、龙脑为艾叶中主要挥发性成分，具有抑菌、抗炎和镇痛等活性。因此针对艾叶中的这 4 个主要的挥发性活性成分建立一套科学的含量测定方法尤为重要。

据研究发现艾蒿对气候和土壤的适应性强，在我国及邻近亚洲国家均有分布，但由于气候、水文、土壤等外部条件的不同，也导致不同地方出产的艾叶中所含化学成分有所差异。目前，市场上出现的比较有名的品种主要有蕲艾（湖北蕲春）、海艾（浙江宁波）、北艾（河南汤阴）、祁艾（河北安国）、川艾（四川资阳）等。此外，近年来国内一些产地如安徽、湖南等地对艾叶也进行了规模化栽培。课题组前期也曾对不同产地艾叶挥发性成分进行定性比较分析，然而对不同产地艾叶中主要挥发性成分进行含量测定研究尚未开展。因此对多个不同产地艾叶中的主要挥发性成分进行定量比较研究，对于药材的质量评估具有重要意义。

综上所述，本文利用超声提取法提取采自河南、四川、河北、浙江、安徽、吉林、湖北、山西等地 16 批艾叶的挥发性成分，以气相色谱法测定药材中 4 种主要挥发性成分的含量，并对其测定结果进行比较分析，为艾叶药材综合质量评价提升提供了参考依据。

1. 仪器与材料

（1）仪器 7890B-5977B 型气相色谱 – 质谱联用仪（安捷伦科技有限公司）、XPE205DR 型十万分之一电子分析天平（梅特勒 – 托利多仪器有限公司）、P300H 型超声波清洗仪（ELMA 公司）、Tube Mill 100 型研磨机（艾卡

仪器设备有限公司）、HH–S28 数控恒温水浴锅（天宏实验仪器厂）。

（2）试剂　1,8- 桉叶素（纯度：> 98%，批号：201109）、崖柏酮（纯度：> 98%，批号：201205）、樟脑（纯度：> 98%，批号：210506）、龙脑（纯度：> 98%，批号：210423）均购于上海融禾医药科技有限公司，正己烷（分析纯，广东光华科技股份有限公司，批号 20210402），超纯水。

（3）样品　分别收集了 9 个产地 16 批艾叶样品，样品经深圳宝安纯中医治疗医院梅全喜教授鉴定为菊科植物艾 Artemisia argyi 的干燥叶，样品信息见表 2-22。

表 2-22　16 批艾叶样品信息

编号	产地	采收年份	编号	产地	采收年份
S1	河南省南阳市邓州市	2020	S9	浙江省宁波市海曙区	2019
S2	河南省南阳市邓州市	2020	S10	浙江省宁波市海曙区	2020
S3	河南省南阳市邓州市	2020	S11	安徽省阜阳市太和县	2020
S4	四川省成都市简阳市	2020	S12	安徽省阜阳市太和县	2020
S5	四川省成都市简阳市	2020	S13	吉林省四平市梨树县	2020
S6	四川省成都市简阳市	2020	S14	湖北省黄冈市蕲春县	2020
S7	四川省德阳市旌阳区	2020	S15	湖北省黄冈市蕲春县	2020
S8	河北省邯郸市馆陶县	2020	S16	山西省吕梁市交城县	2020

2. 方法与结果

（1）色谱条件　色谱柱：HP-5 毛细管柱（30m×320μm×0.25μm）；升温程序：初温 90℃，保持 5 分钟，以 3℃ /min 速率升温至 117℃，以 5℃ /min 速率升温至 137℃；进样口温度 200℃；载气：氦气；流速：1.0mL/min；分流比：5∶1；溶剂延迟：4 分钟；倍增管电压：1258.4V；离子源温度：230℃；四极杆温度：150℃；电子能力：70eV；接口温度：250℃；质量范围：50 ～ 500m/z；电子源：EI 源；进样量：1μL。

（2）对照品溶液的制备　分别取 1,8- 桉叶素、崖柏酮、左旋樟脑、龙脑对照品适量，精密称定，置于 10mL 容量瓶中，加正己烷溶解并定容至刻度，摇匀，得到浓度分别为 2005.00μg/mL、1926.00μg/mL、1989.00μg/mL、2085.00μg/mL 的对照品储备液；再精密量取对照品储备液 2.5mL，置于 20mL 容量瓶中，加正己烷稀释，摇匀，得到浓度分别为 250.625μg/mL、240.750μg/mL、248.625μg/mL、260.625μg/mL 的混合对照品溶液。

（3）供试品溶液的制备　取艾叶粉末（过三号筛）约 0.4g，精密称定，置于具塞玻璃试管中，加入正己烷 4mL，密塞，摇匀，称定重量，超声 30 分钟，取出放冷，再称定重量，用正己烷补足减失的重量，摇匀，取上清液，用 0.45μm 微孔滤膜滤过，取续滤液，即得。

（4）方法学考察

1）线性关系考察：精密量取对照品储备液用正己烷逐级稀释成系列浓度的混合对照品溶液，按"色谱条件"项下的色谱条件进行分析，以峰面积为纵坐标（Y），对照品的浓度为横坐标（X），绘制标准曲线，得到线性回归方程。逐级稀释对照溶液，以信噪比为 10 时相应对照品溶液浓度作为该分析成分的定量限。结果显示，各化合物在 2.3594 ～ 255.4125μg/mL 范围内具有良好的线性关系，相关系数 $r > 0.9999$，定量限为 1.8875 ～ 2.0433μg/mL。详细结果见表 2-23。

表 2-23　艾叶 4 种挥发性成分的线性关系考察结果

成分	回归方程	r	线性范围（μg/mL）	定量限（μg/mL）
1,8- 桉叶素	$Y=356742.8437\,X=125567.6650$	1.0000	2.4561 ～ 245.6125	1.9649
崖柏酮	$Y=334380.9743\,X=301751.7212$	0.9999	2.3594 ～ 235.9350	1.8875
樟脑	$Y=436260.4731\,X=190041.4451$	0.9999	2.4365 ～ 243.6525	1.9492
龙脑	$Y=438916.1108\,X=889760.3656$	0.9999	2.5541 ～ 255.4125	2.0433

2）专属性考察：取空白溶液、对照品溶液和供试品溶液各 1 份，按"色谱条件"项下色谱条件进样分析，色谱图见图 2-5。结果显示，空白溶液在 1,8- 桉叶素、崖柏酮、樟脑、龙脑出峰位置无干扰，专属性良好。4 种挥发性成分的理论塔板数分别为 75106（1,8- 桉叶素）、126242（崖柏酮）、209707（樟脑）、122858（龙脑），符合《中国药典》（2020 年版）要求（理论塔板数按龙脑峰计算应不低于 50000）。

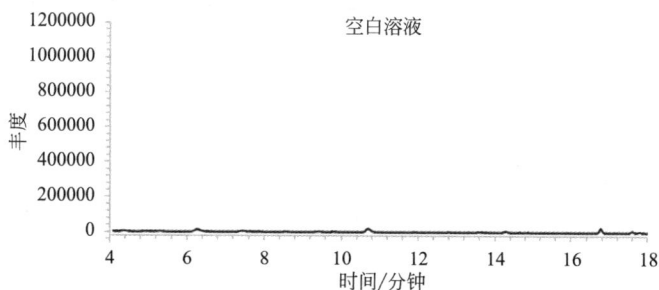

图 2-5　艾叶 GC 色谱图（一）

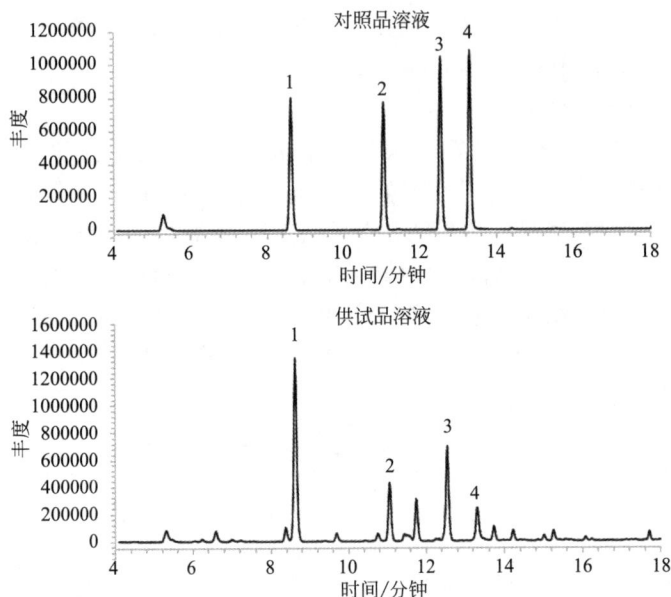

图 2-5　艾叶 GC 色谱图（二）
1.1,8- 桉叶素；2. 崖柏酮；3. 樟脑；4. 龙脑

3）精密度考察：取艾叶样品（S2）1 份，按"供试品制备方法"项下的方法制备供试品溶液，按"色谱条件"项下色谱条件进样 6 次，记录峰面积并计算 1,8- 桉叶素、崖柏酮、樟脑、龙脑的峰面积 RSD 值。结果显示，上述 4 种成分的峰面积 RSD 值分别为 2.64%、2.30%、3.57%、3.62%，说明仪器的精密度良好。

4）重复性考察：取同一批次艾叶样品（S2），按"供试品制备方法"项下的方法平行制备 6 份供试品溶液，按"色谱条件"项下色谱条件进样分析，记录峰面积，分别计算 6 份供试品溶液中 1,8- 桉叶素、崖柏酮、樟脑、龙脑峰面积 RSD 值。结果显示，上述 4 种成分的峰面积 RSD 值分别为 2.16%、2.46%、2.74%、2.71%，说明该方法重复性良好。

5）稳定性考察：取艾叶（S2）供试品溶液，于制备后 0 小时、4 小时、8 小时、12 小时、16 小时、20 小时、24 小时，按"色谱条件"项下色谱条件进样测定，记录各指标性成分的峰面积，并计算峰面积 RSD 值。结果显示，1,8- 桉叶素、崖柏酮、樟脑、龙脑峰面积 RSD 值分别为 2.56%、2.30%、3.92%、3.77%，说明供试品溶液在 24 小时稳定。

6）加样回收率：精密称取艾叶样品（S2）约 0.2g，平行 6 份，按 1∶1 比例精密加入相应的对照品，按"供试品制备方法"项下方法制备供试品加标溶液,按"色谱条件"项下色谱条件进样分析,计算得到上述 4 种成分的加样回收率为 87.67%～105.09%,平均加样回收率为 96.02%～99.32%,*RSD* 为 4.23%～5.65%(n=6),结果符合要求。

(5)样品含量测定 取 16 批艾叶样品,按照"供试品制备方法"项下方法制备供试品溶液,按"色谱条件"项下色谱条件进样分析,采用外标法计算样品中 4 种挥发性成分的含量。16 批艾叶样品的 4 种挥发性成分含量测定结果见表 2-24。

表 2-24　16 批艾叶样品 4 种挥发性成分的含量测定结果(%)

编号	1,8- 桉叶素	崖柏酮	樟脑	龙脑	总含量
S1	0.1666	0.0066	0.0519	0.0333	0.2584
S2	0.1289	0.2020	0.0164	0.0199	0.3672
S3	0.1247	N/A	0.0146	0.0174	0.1567
S4	0.1180	0.1958	0.0028	0.0110	0.3276
S5	0.1916	0.0076	0.0335	0.0288	0.2615
S6	0.0540	0.0051	N/A	0.0209	0.0800
S7	0.1064	N/A	0.0302	0.0444	0.1810
S8	0.1418	N/A	0.0318	0.0369	0.2105
S9	0.0702	0.0167	0.0174	0.0280	0.1323
S10	0.1098	0.0683	0.0359	0.0377	0.2517
S11	0.1490	0.0275	0.0341	0.0426	0.2532
S12	0.0842	0.0169	0.0167	0.0138	0.1316
S13	0.0816	N/A	0.0562	0.0546	0.1924
S14	0.2074	0.0669	0.0884	0.0375	0.4002
S15	0.1364	0.0805	0.0433	0.0198	0.2800
S16	0.0980	N/A	0.0032	0.0045	0.1057
平均值	0.1231	0.0434	0.0298	0.0282	0.2244

注：N/A 表示该方法下并未检测出该成分。

3. 讨论

(1)色谱条件的优化 本实验通过对三种色谱柱(HP-5、HP-5 MS UI、DB-5 MS)进行考察,发现 HP-5 毛细管柱对艾叶各种挥发性成分的分离较好,基线较平稳,故选择的色谱柱为 HP-5 毛细管柱。通过考察两种进样口温度(200℃、250℃),发现进样口温度对艾叶中挥发性成分分析的影响不大,为了节能,选择的进样口温度为 200℃。对不同分流比(5∶1、20∶1)进行考察，发现分流比为 5：1 时，艾叶中各挥发性成分峰响应高，分离度良好，基线平稳，因此选择的分流比为 5：1。

（2）提取方法的优化　前期通过文献调研发现对艾叶中挥发性成分的提取主要用到的方法有水蒸气蒸馏法、加热回流法。然而，超声提取法是一种利用超声波的机械作用、热学作用及空化作用，通过破坏药材细胞，增大物质分子运动的速度和频率，促使提取溶剂快速渗透进入药材细胞内，使细胞内化学成分的释放、扩散和溶解加快的提取方法，具有提取效率高、节能、简便等优点，广泛应用于多种中草药。例如，冬虫夏草中核苷、长叶轮钟草果实中挥发油等活性成分的提取。本实验通过比较水蒸气蒸馏法、加热回流法、超声提取法对艾叶中挥发性成分的影响，发现水蒸气蒸馏法样品用量大，耗能大，较难提取艾叶中的活性成分樟脑、龙脑，而加热回流法与超声提取法对艾叶各种成分的提取相差不大，同时超声提取法具有简便、快速等优点，故本节最终采用超声提取艾叶中的挥发性成分。此外，本文对不同料液比（1：10、1：20、1：40）和不同提取时间（30 分钟、60 分钟）进行考察，结果显示料液比和提取时间对艾叶中挥发性成分的影响不大，考虑到节省试剂，提高提取效率，最终选择的料液比为 1：10，选择的提取时间为 30 分钟。本文提取方法与前期文献对比有机溶剂使用量和提取时间均明显减少。

（3）不同产地艾叶样品 4 种挥发性成分比较　中药的产地与疗效之间存在着密切的关系，《本草衍义》中记载："凡用药必须择土地所宜者，则药力具，用之有据。"现代同样认为中药材在不同地区所受气候、水土、日照、生态环境等外在因素存在差异，外在因素不断影响着药材内部活性成分的积累，进而也就形成具有优良品种的"道地药材"。本文通过对 16 批艾叶中 4 种挥发性成分的含量进行分析，结果显示不同批次艾叶中 4 种挥发性成分存在明显差异，四者的含量分别为 0.0540%～0.2074%（1,8- 桉叶素）、0～0.2020%（崖柏酮）、0～0.0884%（樟脑）、0.0045%～0.0546%（龙脑）。将上述 4 种挥发性成分的平均含量进行排序，由大到小依次为 1,8- 桉叶素、崖柏酮、樟脑、龙脑。

16 批艾叶样品中 1,8- 桉叶素（桉油精）的含量均符合《中国药典》要求（按干燥品计算桉油精不得少于 0.050%）；10 批艾叶龙脑的含量达到《中国药典》要求（按干燥品计算龙脑不得少于 0.020%），另外 6 批样品龙脑含量未达标。对不同产地艾叶样品中 1,8- 桉叶素、龙脑的平均含量进行比较分析，结果显示 16 批艾叶中湖北蕲春的 1,8- 桉叶素平均含量最高（0.1719%），吉林梨树的平均含量最低（0.0816%），与湖北蕲春艾叶相差 1 倍；16 批艾叶中龙脑的含量测定结果显示，吉林梨树所产艾叶的平均含量最高（0.0546%），山西交城所产艾叶的平均含量最低（0.0045%），与吉林梨树艾叶相差 11 倍。

从总体含量来说，4 种挥发性成分总含量以道地产区湖北蕲春所产艾叶最高，平均含量为 0.3401%，与课题组前期研究的结论一致，而山西交城艾叶的最低，为 0.1057%。一年陈艾（S9）中挥发性成分的含量较同一产地新采收艾叶（S10）含量低，推测为样品存储过程中部分挥发性成分流失所造成的。上述结果表明产地对药材中化学成分含量的影响显著，而中药活性成分又是药物发挥疗效的物质基础，因此应加强对多个不同产地药材中活性成分的研究，为中药材市场质量情况提供科学数据。

综上所述，本文建立了快速简便的艾叶挥发性成分含量分析方法，同时选取了艾叶中 4 种主要挥发活性成分，对其含量进行全面系统的分析，结果表明 16 批艾叶中以湖北蕲春的 4 种挥发性成分含量最高（0.3401%）。该研究结果有助于艾叶综合质量标准的提升。

九、不同产地艾叶中 8 种活性成分的 HPLC 比较分析

近年来，对于艾叶的研究主要集中在挥发性成分，而非挥发性成分的研究较少。艾叶中的非挥发性成分，如有机酸、黄酮等具有抗菌、抗氧化、降糖、保肝等作用，是一类富含活性的化学成分，故应针对艾叶多种非挥发活性成分进行定量分析。此外，前期文献多采用常规色谱柱对艾叶的活性成分进行分析，分析时间通常需要 60 分钟，而超高效液相色谱法对于艾叶中活性成分的分析虽然耗时较短，但设备高昂，普及率不高。核壳快速分析技术是一种新型的色谱填料技术，可使用较高的流速实现样品多种化学成分在常规液相色谱上的快速分离，具有亚 2μm 色谱柱的高柱效和超高分辨率的优点。

因此，本文利用核壳快速分析技术建立了一种快速定量分析艾叶中 8 个活性成分的 HPLC 分析方法，对 14 批不同产地的艾叶中的活性成分含量进行了比较分析，为艾叶质量标准的提升提供了参考依据。

1. 仪器与材料

（1）仪器　Agilent 1260 型高效液相色谱仪（安捷伦科技有限公司）；Agilent Poroshell 120 EC–C$_{18}$ 色谱柱（4.6mm×100mm，2.7μm）；XPE205DR 型十万分之一电子分析天平（梅特勒－托利多仪器有限公司）；P300H 型超声清洗机（艾尔玛仪器有限公司）；Milli–Q Advantage A10 超纯水仪（默克密理博公司）。

（2）材料

试剂：甲酸（HPLC 级，阿拉丁试剂有限公司），乙腈（HPLC 级，萨恩化学技术有限公司），无水甲醇（AR 级，成都科隆化学品有限公司）。

对照品：新绿原酸（批号：201203，纯度：99.41%）、绿原酸（批号：210308，纯度：99.54%）、隐绿原酸（批号：210327，纯度：98%）、3,4-

二咖啡酰奎宁酸（批号：210420，纯度：98%）、3,5- 二咖啡酰奎宁酸（批号：210316，纯度：98%）、4,5- 二咖啡酰奎宁酸（批号：201124，纯度：98.82%）、棕矢车菊素（批号：200930，纯度：98.97%）、异泽兰黄素（批号：201226，纯度：98.93%）均购于上海融禾医药科技发展有限公司。

样品：艾叶分别收集于四川省、河南省、浙江省、安徽省、湖北省、河北省、吉林省，经深圳市宝安纯中医治疗医院梅全喜教授鉴定为菊科植物艾 *Artemisia argyi* Lévl. et Vant. 的干燥叶（表 2-25）。

表 2-25 艾叶的样品信息

编号	产地	采收时间	编号	产地	采收时间
S1	四川省成都市简阳市	2020-06	S8	浙江省宁波市海曙区	2019-07
S2	四川省成都市简阳市	2020-06	S9	浙江省宁波市海曙区	2020-07
S3	四川省成都市简阳市	2020-06	S10	安徽省阜阳市太和县	2020-06
S4	四川省德阳市旌阳区	2020-06	S11	安徽省阜阳市太和县	2020-06
S5	河南省南阳市邓州市	2020-06	S12	湖北省黄冈市蕲春县	2020-06
S6	河南省南阳市邓州市	2020-06	S13	河北省邯郸市馆陶县	2020-06
S7	河南省南阳市邓州市	2020-06	S14	吉林省四平市梨树县	2020-06

2. 方法与结果

（1）色谱条件　色谱柱：Agilent Poroshell 120 EC-C$_{18}$（4.6mm×100mm，2.7μm）；流动相:0.05% 甲酸水溶液（A）- 乙腈（B）；梯度洗脱（0 ～ 3 分钟，12%B;3 ～ 4 分钟，12% ～ 15%B;4 ～ 15 分钟，15% ～ 16%B;15 ～ 25 分钟，16% ～ 50%B；25 ～ 28 分钟，50% ～ 90%B；28 ～ 30 分钟，90%B）；流速：1.0mL/min；柱温：25℃；检测波长：330nm；进样量：1μL。按上述色谱条件进行分析，色谱图见图 2-6。结果显示，新绿原酸、绿原酸、隐绿原酸、3,4- 二咖啡酰奎宁酸、3,5- 二咖啡酰奎宁酸、4,5- 二咖啡酰奎宁酸、棕矢车菊素、异泽兰黄素峰与相邻色谱峰的分离度均在 1.78 以上，符合《中国药典》（2020 年版）要求（分离度应＞1.5），艾叶样品中各成分分离度良好。

（2）溶液的制备

1）对照品的制备：精密称取新绿原酸、绿原酸、隐绿原酸、3,4- 二咖啡酰奎宁酸、3,5- 二咖啡酰奎宁酸、4,5- 二咖啡酰奎宁酸、棕矢车菊素、异泽兰黄素对照品适量，置于 20mL 容量瓶中，加 80% 甲醇溶解并稀释至刻度，摇匀，制备对照品储备液；再精密量取对照品储备液 1mL，置于 10mL 容量瓶，加 80% 甲醇稀释至刻度，摇匀，制成浓度分别为 52.81μg/mL、58.60μg/mL、49.91μg/mL、52.43μg/mL、52.31μg/mL、51.64μg/mL、51.78μg/mL、

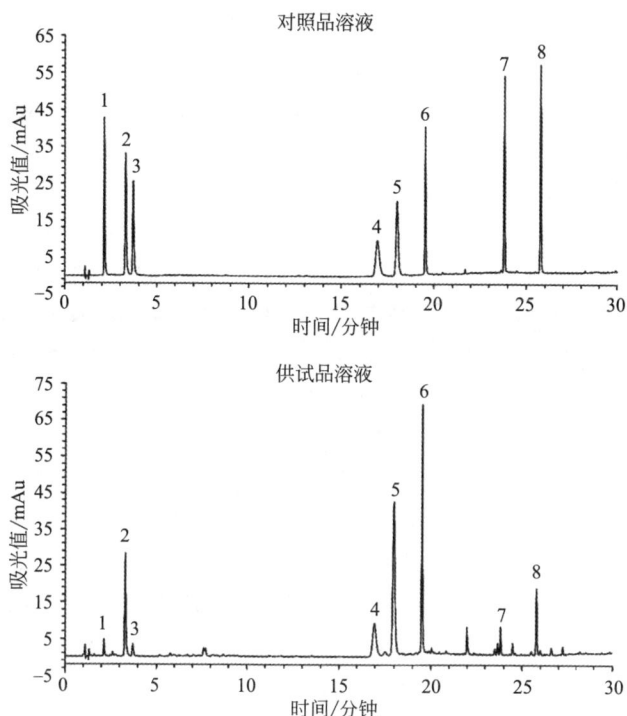

图 2-6　艾叶 HPLC 色谱图
1.新绿原酸；2.绿原酸；3.隐绿原酸；4.3,4- 二咖啡酰奎宁酸；5.3,5- 二咖啡酰奎宁酸；
6.4,5- 二咖啡酰奎宁酸；7.棕矢车菊素；8.异泽兰黄素

56.45μg/mL 的对照品溶液。

2）供试品的制备：精密称取艾叶（过三号筛）约 0.1g 于具塞玻璃试管中，加入 80% 甲醇 4mL，称量后超声（400W,60kHz）20 分钟，放冷后称量，用 80% 甲醇补足减失的量，摇匀，取上清液，过 0.45μm 有机滤膜，取续滤液，即得。

（3）方法学考察

1）精密度考察：精密吸取混合对照品溶液适量，按"色谱条件"项下色谱条件连续进样 6 次，记录色谱图并计算各成分峰面积 RSD 值。结果显示，混合对照品溶液中的新绿原酸、绿原酸、隐绿原酸、3,4- 二咖啡酰奎宁酸、3,5- 二咖啡酰奎宁酸、4,5- 二咖啡酰奎宁酸、棕矢车菊素、异泽兰黄素峰面积 RSD 值在 0.34% ～ 0.61%，表明仪器精密度良好。

2）重复性考察：取同一批次的艾叶（S11）6 份，按"供试品的制备"项下方法制备供试品溶液，按"色谱条件"项下色谱条件进行分析。结果显示，6 份样品中新绿原酸、绿原酸、隐绿原酸、3,4- 二咖啡酰奎宁酸、3,5- 二咖

啡酰奎宁酸、4,5- 二咖啡酰奎宁酸、棕矢车菊素、异泽兰黄素平均含量（质量分数，*RSD*）分别为 0.024%（3.14%）、0.229%（2.89%）、0.026%（3.44%）、0.210%（3.83%）、0.474%（3.24%）、0.387%（3.28%）、0.030%（3.23%）、0.073%（3.40%），符合《中国药典》（2020 年版）要求（*RSD* 值应 ≤ 4%），表明该方法具有良好的重复性。

3）稳定性考察：按"供试品的制备"项下操作，制备艾叶供试品溶液，于配制后 0 小时、4 小时、8 小时、12 小时、16 小时、20 小时、24 小时按"2.1"项下色谱条件依次进样分析。结果显示，样品中的新绿原酸、绿原酸、隐绿原酸、3,4- 二咖啡酰奎宁酸、3,5- 二咖啡酰奎宁酸、4,5- 二咖啡酰奎宁酸、棕矢车菊素、异泽兰黄素峰面积 *RSD* 值在 0.78% ～ 2.31%，保留时间 *RSD* 值在 0.04% ～ 0.93%，表明供试品溶液在 24 小时内稳定。

4）加样回收率：精密称取艾叶 0.1g，平行 6 份，按已知成分含量 1∶1 的比例精密加入相应对照品溶液，按"供试品的制备"项下制备样品溶液，再按"色谱条件"项下色谱条件进样分析，记录各分析物的峰面积，并计算其含量及加样回收率。艾叶中各指标成分的平均加样回收率为 98.22% ～ 101.80%，*RSD* 为 2.36% ～ 4.98%（*n*=6），表明本方法准确度好。

5）线性关系：精密量取对照品储备液，用 80% 甲醇逐级稀释到合适的浓度，按"色谱条件"项下色谱条件分析，然后以对照品的浓度 *X*（μg/mL）为横坐标，以峰面积 *Y* 为纵坐标，绘制标准曲线，得到线性回归方程，并逐级稀释对照品溶液，以信噪比 10 时相应对照品溶液浓度作为该分析成分的定量限。结果显示，各分析物在 3.9690 ～ 468.8μg/mL 范围具有良好的线性关系，相关系数 *r* > 0.9992，定量限为 0.1036 ～ 1.2582μg/mL。详细结果见表 2-26。

表 2-26　艾叶 8 种活性成分的回归方程、相关系数、线性范围和定量限

分析物	回归曲线	*r*	线性范围（μg/mL）	定量限（μg/mL）
新绿原酸	$Y=2.7969\,X-6.4016$	0.9999	4.2250 ～ 422.5	0.1056
绿原酸	$Y=2.7352\,X-10.9733$	1.0000	4.6880 ～ 468.8	0.2344
隐绿原酸	$Y=2.8282\,X-5.3259$	0.9999	3.9930 ～ 399.3	0.2995
3,4- 二咖啡酰奎宁酸	$Y=2.8998\,X-27.2294$	0.9993	4.1940 ～ 419.4	1.2582
3,5- 二咖啡酰奎宁酸	$Y=3.2942\,X-29.3300$	0.9995	4.1850 ～ 418.5	0.8370
4,5- 二咖啡酰奎宁酸	$Y=2.8449\,X-29.6165$	0.9994	4.1310 ～ 413.1	0.4131
棕矢车菊素	$Y=3.7895\,X-3.4598$	1.0000	4.1420 ～ 414.2	0.1036
异泽兰黄素	$Y=3.2553\,X-17.3170$	0.9999	4.5160 ～ 451.6	0.4156

（4）不同产地艾叶样品测定　取 14 批艾叶样品按"供试品的制备"项下方法制备供试品溶液，按"色谱条件"项下的色谱条件进样分析，记录峰面积，用外标法计算艾叶中 8 种成分的含量，结果见表 2-27。

表 2-27　艾叶 8 种活性成分的含量测定结果

编号	新绿原酸（%）	绿原酸（%）	隐绿原酸（%）	3,4-二咖啡酰奎宁酸（%）	3,5-二咖啡酰奎宁酸（%）	4,5-二咖啡酰奎宁酸（%）	棕矢车菊素（%）	异泽兰黄素（%）	总含量（%）
S1	0.083	0.305	0.050	0.345	0.772	0.642	0.055	0.268	2.520
S2	0.066	0.331	0.060	0.201	0.404	0.499	0.063	0.190	1.814
S3	0.028	0.135	0.031	0.213	0.278	0.318	0.035	0.120	1.158
S4	0.030	0.069	0.021	0.089	0.227	0.170	0.082	0.051	0.739
S5	0.082	0.354	0.065	0.189	0.907	0.507	0.068	0.180	2.352
S6	0.044	0.224	0.042	0.224	1.466	0.714	0.048	0.248	3.010
S7	0.049	0.143	0.045	0.095	0.329	0.186	0.058	0.187	1.092
S8	0.027	0.091	0.080	0.083	0.246	0.192	0.050	0.190	0.959
S9	0.019	0.059	0.019	0.096	0.197	0.210	0.053	0.198	0.851
S10	0.061	0.210	0.063	0.349	0.885	1.025	0.051	0.183	2.827
S11	0.031	0.223	0.031	0.225	0.485	0.425	0.036	0.105	1.561
S12	0.019	0.059	0.017	0.078	0.170	0.138	0.052	0.261	0.794
S13	0.049	0.191	0.041	0.141	0.354	0.341	0.045	0.180	1.342
S14	0.017	0.049	0.014	0.050	0.104	0.078	0.012	0.082	0.406
均值	0.043	0.175	0.041	0.170	0.487	0.389	0.051	0.175	1.530

3. 讨论

（1）色谱条件的优化　本实验利用核壳快速分析技术对艾叶 8 种活性成分进行含量分析，前期通过查阅文献发现艾叶非挥发性成分的分析常常需要加入一定的甲酸，故本文通过考察不同浓度的洗脱溶剂（0.05% 甲酸 - 水、0.1% 甲酸 - 水、0.2% 甲酸 - 水）对艾叶 8 种成分的影响。结果表明，以 0.05% 甲酸 - 水作为洗脱溶剂进行梯度洗脱时，各成分分离度均大于 1.78（符合 2020 年版《中国药典》要求），峰形较优，能准确测定艾叶中 8 种成分。此外，本实验通过考察不同的柱温对分析物的影响，结果发现其对艾叶中 8 种成分的分析影响不明显，故本实验选择的柱温为 25℃。而检测波长的选择，本文通过对比几种不同的检测波长（254nm、290nm、330nm），最终选择的检测波长为 330nm，该检测波长下，各色谱峰响应值较高，基线平稳。

（2）实验结果的分析　中药材产地通过气候、环境等外在条件不断影响着中药活性成分的积累，进而影响中药的药效，因此也就形成了具有优良品种的"道地药材"。本文针对8个不同产地艾叶中8种主要活性成分进行含量测定，结果显示，8种活性成分的含量分别为0.017%～0.083%（新绿原酸）、0.049%～0.354%（绿原酸）、0.014%～0.080%（隐绿原酸）、0.050%～0.349%（3,4-二咖啡酰奎宁酸）、0.104%～1.466%（3,5-二咖啡酰奎宁酸）、0.078%～1.025%（4,5-二咖啡酰奎宁酸）、0.012%～0.082%（棕矢车菊素）、0.051%～0.268%（异泽兰黄素），与文献报道的艾叶非挥发性成分含量结果基本一致。将上述8种成分的平均含量进行排序，由大到小依次为3,5-二咖啡酰奎宁酸、4,5-二咖啡酰奎宁酸、绿原酸、3,4-二咖啡酰奎宁酸、异泽兰黄素、棕矢车菊素、新绿原酸、隐绿原酸。其中3,5-二咖啡酰奎宁酸、4,5-二咖啡酰奎宁酸、绿原酸、3,4-二咖啡酰奎宁酸、异泽兰黄素5种活性成分的含量较高，占艾叶8种活性成分的90%以上为主要成分。

现代研究表明，绿原酸、奎宁酸等有机酸类化合物广泛存在于植物中，具有抗氧化、美白、抗菌、抗癌、降血糖、免疫调节等药理活性。上述结果显示8个不同产地艾叶中有机酸类化合物差异明显，可能与不同产地的生长环境有关，其中含量最高的产地为安徽太和，平均值为2.007%，其次是河南邓州，为1.888%，吉林四平所产艾叶中有机酸的含量最低，为0.312%。异泽兰黄素等黄酮类成分可抑制IgE导致的超敏反应，是植物中一类重要的活性成分。上述结果显示，湖北蕲春所产艾叶中2种黄酮类成分平均含量最高，为0.313%，与课题组前期对不同产地艾叶中总黄酮含量比较结论一致。而河南邓州产的"宛艾"比"蕲艾"中黄酮类成分略低，为0.263%，吉林四平的含量最低，为0.094%，表明优良的品种与适宜的生态环境有助于艾叶中黄酮类成分的积累。

综上所述，艾叶的非挥发性成分可分为有机酸、黄酮两大类，其中3,5-二咖啡酰奎宁酸、4,5-二咖啡酰奎宁酸、绿原酸、3,4-二咖啡酰奎宁酸、异泽兰黄素是艾叶的主要成分。有机酸类成分以安徽太和所产艾叶最高，黄酮类成分以湖北蕲春的样品最高。

本节所建立的HPLC分析方法可用于测定艾叶中8种活性成分的含量，该分析方法具有分析速度快、有机溶剂用量少、易推广的特点。通过对14批不同产品艾叶样品分析，其中有机酸类化合物以安徽太和的样品平均含量最高，黄酮类化合物以湖北蕲春的样品最高。该研究结果有助于艾叶产业化质量标准的提升。

第三节　蕲艾的历史地位与现代研究进展

艾叶是临床常用中药之一，自古以来皆以湖北蕲州产者为佳，谓之蕲艾，誉为道地药材。

一、蕲艾的历史地位

艾叶用于治病的历史十分悠久，至今约 2 千年，成书不晚于战国时期，《五十二病方》中记载有用艾叶治疗"颓（痨）"和胸养（痒）"的方法。

艾叶作为药物，始载于梁代陶弘景的《名医别录》，曰："生田野，三月三日采，暴干。"其后，历代本草医籍对艾叶均有记载，但未强调艾叶的产地，直到宋代才对艾叶的产地有了选择，据《图经本草》记载："艾叶，旧不著所出州土，但云生田野，今处处有之，以复道者为佳，云此种灸病尤胜"，并附有明州艾叶图。《证类本草》也复述了《图经本草》中相似的内容。可见当时的艾叶是以复道（河南汤阴）和明州产者质量较好。到了明代，优质艾叶的产地有了变化，蕲州艾叶逐渐以其质优效佳而为医药界所接受，蕲州也成了艾叶的道地产地。这一事实可从明代的一些本草书籍中的记载得到证实。据明弘治年间《本草品汇精要》记载："生田野，今处处有之……道地蕲州、明州。"《本草蒙筌》也有记载："端午节临，仅采悬户，辟疫而已。其治病症，遍求蕲州所产独茎、圆叶、背白有芒者，称为艾之精英。倘有收藏，不吝价买，彼处仕宦，亦每采此，两京送人，重纸包封，以示珍贵，名益传远，四方尽闻。"

真正使蕲州艾叶扬名，并将其命名为"蕲艾"的还是李言闻、李时珍父子。李氏父子，世居蕲州，相传他们曾多次上麒麟山（今蕲州镇郊）采集艾叶标本，并在家园里亲自种植。据《本草纲目》记载：李时珍的父亲李言闻著有《蕲艾传》一书，书中称赞蕲艾"生于山阳、采以端午，治病灸疾，功非小补"。李时珍在《本草纲目》中指出："艾叶本草不著土产，但云生田野，宋时以汤阴复道者为佳，四明者图形……自成化以来则以蕲州者为胜，用充方物，天下重之，谓之蕲艾。相传他处艾灸酒坛不能透，蕲艾一灸则直透彻，为异也。"从此，蕲艾之名，风靡全国。此时，蕲艾作为艾叶道地药材的地位已无可争辩地确定了。

在明代不仅是本草医籍对蕲艾质优有肯定的记载，其他文献古籍也有相关赞誉性叙述。被誉为集十六世纪以前古代农学大成的《群芳谱》有云："艾叶，以蕲州者为胜，谓之蕲艾，相传蕲州白家山产，又置寸板上灸，气彻于背，他山艾五，汤阴艾三分，以故世皆重之。"蕲艾不但可以作为礼品赠送，而且在明代已成为贡品。据明《本草乘雅半偈》记载："蕲州贡艾叶、叶九尖，长盈五、七寸，厚约一分许，岂唯力胜，堪称美艾。"

到了清代，一些本草依然肯定蕲艾为艾中之优质品。清代汪昂撰《本草备要》时指出："宋时重汤阴艾，自明成化以来，则以蕲州艾为胜，云灸酒坛，一灸便透。"清代吴仪洛撰的《本草从新》亦有类似记载。汪昂在《本草易读》中又指出："处处有之，自明成化以来，则以蕲州者为胜。相传他处艾灸酒坛不能透，蕲艾一灸则直透为异耳。五月五日采之。"《得配本草》亦载："产蕲州者为胜。"

到了近代和现代，对于道地药材的使用不太重视，因而艾叶的使用正如《中国道地药材》所载："现时所用之艾，多就地取材。"但仍有医药专著强调蕲艾的优质，如 1950 年时逸人著《中国药物学》就注明："艾产于我国各地，以湖北蕲春产者最佳。"高等医药院校教材《中药学》、台湾地区出版的《本草药性大辞典》等也多有类似记载。

综上所述，蕲艾自明代闻名以来，即被视为道地药材，历经明、清，到现代五百多年的临床应用，一直盛誉不衰，视为道地药材，灸家珍品。

二、蕲艾与普通艾的区别

蕲艾自明代以来即被视为珍品，到底与普通艾有何区别？

在外观形态方面，林有润等发现蕲春栽培的蕲艾，植株高大，可达 1.8 ~ 2.5m，含挥发油较多，香气浓郁，叶厚纸质，密被厚而长的毛，取干叶揉之可成绒团、质柔软，而普通艾高不及 1.5m，叶纸质或薄纸质，虽亦被毛，但毛短，取干叶揉之常成粉末，特将其定名为 *Artemsia argyi* cv qiai。

在化学成分方面，朱亮锋等对蕲艾（采自湖北蕲州）和艾（采自陕西秦岭）的精油化学成分研究，发现蕲艾挥发油含量较高（1.06%），约为普通艾（0.54%）的两倍。精油中有 17 种相同的化学成分，其总含量较为接近，艾为 78.3%，蕲艾为 79.6%，然而部分成分在蕲艾中含量较高，如乙酸乙酯（蕲艾 27.2%、艾 23.0%）、1,8- 桉叶油素（蕲艾 22.0%、艾 15.5%）、反式 - 葛缕醇（蕲艾 7.7%、艾 2.0%）；另外部分成分则艾的含量比蕲艾高，如 1,4- 桉叶油素、樟脑、松油烯 -4 醇等。在两者不同的成分中差异较悬殊的有蕲艾含侧柏酮（15.6%）和异侧柏酮（2.7%），而在艾中却未见有此类成分；艾中含芳樟醇（3.7%）和优葛缕酮（2.4%），但在蕲艾中却未发现。

梅全喜等对产于湖北蕲州的蕲艾和河南汤阴、四川资阳的艾叶中挥发油和无机元素含量进行了比较研究，发现蕲艾的挥发油含量最高，达 0.83%，河南及四川较低，为 0.39% 和 0.35%。无机元素含量：蕲艾中 Ca、Mg、Mn、Al、Ni 等含量较高，而四川艾叶中 Co、Cr、Se、Fe、Zn 含量较高，河南产的除 Cu 含量较高，其余均最低。与理血作用有关的 Mn、Ca、Mg、Zn 四种元素，蕲艾有 Mn、Ca、Mg 三种无机元素比四川、河南艾的高，从其理血作用看，蕲艾比其他地产的质量为好。王剑、梅全喜等比较了蕲艾与陕西艾、河北安国艾及河南艾的水溶性浸出物含量和醇溶性浸出物含量，结果表明水溶性浸出物以陕西艾最高，蕲艾最低，分别为 4.55% 和 4.087%，而醇溶性浸出物则以河北安国艾和蕲艾含量最高，分别为 2.495% 和 2.201%，因而入汤散剂内服以陕西艾好，而制作艾条则以蕲艾与河北艾为好。通过对不同采集期挥发油含量的测定发现，蕲艾从 4 月到端午节（6 月 18 日）逐渐上升，端午节前后达到最高峰，约 1.00%，其后挥发油含量逐渐下降，至花开期（8 月份）最低，不足高峰期的一半，蕲艾的嫩茎也含有一定量的挥发油（约 0.18%）。

艾叶是制作艾条、艾炷的主要原料，而艾条、艾炷的质量与其燃烧时释放的热量有密切关系。梅全喜开展的研究结果表明，蕲艾的燃烧放热值最高，达 18139J/g，四川艾最低，为 16136.4J/g，仅为蕲艾的 88.06%，河北和河南艾则介于两者之间，从燃烧放热值看蕲艾也比其他艾质量为好。

在临床应用方面，李时珍医院原副院长陈棣生曾用胶艾汤治疗一位不全流产患者，先用普通艾叶 2 剂收效不显，后又亲自为其采鲜蕲艾叶煎服，1 剂而愈，可见蕲艾功效胜于诸艾。以道地药材蕲艾为主，配以散寒、除湿、补肾、活血、止痛等多种中草药的"李时珍中药保健腰带"，治疗腰痛患者 800 余例，总有效率达 93.50%，复发率 36.36%，而对照组有效率 16.2%，复发率 91.67%，该产品已获国家专利。以蕲艾为原料的"蕲州艾条"，对风湿、肢体麻木、头晕失眠、脘腹疼痛、哮喘、呕吐、闭经、脱肛、子宫脱垂等多种疾病有显著疗效，有人用此治疗支气管哮喘 50 例，总有效率达 94% 以上，治疗产后排尿异常 54 例，总有效率达 92% 以上。

近年来，随着世界性的中医热、针灸热兴起，艾叶及其粗加工艾绒、艾条出口销量大增；更有研究表明艾叶中含有抗肿瘤及抗衰老的微量元素硒的量高于一般药用植物；艾叶中还含有对心血管疾病有显著疗效的鞣质类成分。此外，我国民间有用艾叶洗浴预防和治疗感冒、妇女产后感染及新生儿感染、止痒等习俗。因此研究艾叶系列保健食品（抗肿瘤、抗衰老、防治心血管病）、艾叶保健浴剂（防治感冒、感染及润肤止痒）和艾叶牙膏（脱敏止血）等，其前景是广阔的。作为一种道地药材，蕲艾不仅质优，而且资源也极为丰富，蕲州是世界著名的医药学家李时珍的故乡，开发利用蕲艾资源，其意义重大，有必要加强这方面的工作。

三、蕲艾的现代研究进展

本文从蕲艾的化学成分、药理作用及其机制、相关产品应用、质量标准及道地性着手，综述了近年来关于蕲艾的研究成果，为进一步研究提供思路。

1. 蕲艾的化学成分　近年来的多项研究发现蕲艾的多项成分指标如挥发油、总黄酮、鞣酸含量、醇溶性浸出物与无机元素含量等方面总体优于其他艾叶，彰显了蕲艾药材的道地性结果，见表2-30。

（1）挥发油　分离蕲艾挥发油得到的主要共有化合物有桉油精、侧柏酮、樟脑萜、冰片和石竹烯等，其中侧柏酮为蕲春艾叶特有。梅全喜教授团队采用水蒸气蒸馏法提取多个不同产地艾叶中挥发油，通过评价桉油精含量和主成分PCA分析发现：①蕲艾叶的挥发油及油中桉油精的含量最高，并且成分种类均较多；②蕲艾当中以九尖艾的综合质量最优，进一步科学验证了明代卢之颐《本草乘雅半偈》中"蕲州贡艾叶，叶九尖，长盈五七寸，厚约一分许，岂唯力胜，堪称美艾"的记载；③蕲春艾叶移栽至外地后，其挥发油含量亦保持较高水平，表明蕲春艾叶仍保持其道地性；④临床艾灸多选用的是陈艾而非新艾，PCA得分结果显示五年陈艾综合质量（桉油精含量）优于一年艾。另有研究分别对不同部位（叶、茎、花）、不同采收期（5～10月）的蕲艾精油含量分析发现，6月份采摘的蕲艾叶片挥发性成分含量最高。在对不同产地野生蕲艾桉油精含量的分析发现，蕲春赤龙湖蕲艾叶桉油精含量最高。

（2）总黄酮　梅全喜教授团队采用UV法测定了16批不同产地艾叶的总黄酮含量，结果显示，产自湖北蕲春的艾叶总黄酮含量相对较高，最高达14.67%，高出平均水平61%；卢金清教授等用HPLC法进一步对艾叶中三种主要黄酮苷元的分析发现，蕲艾总黄酮含量高出平均水平50%，且其中山奈酚、棕矢车菊素和异泽兰黄素含量亦显著优于其他产地艾叶，体现出蕲艾良好的道地药材特性。在对不同产地野生蕲艾芦丁含量分析发现，清水河村的野生蕲艾叶芦丁含量最高。

（3）鞣酸　洪宗国教授团队利用正交法确定提取艾叶鞣酸的最佳条件后，分析发现河北安国、江西樟树、山东鄄城、安徽霍山所产的艾叶中鞣酸含量均小于蕲艾。而雷琼等研究结果表明浙江杭州和陕北吴堡的鞣酸含量显著高于蕲艾。总体来说，蕲艾道地品种优势明显，具有广泛开发和利用价值。

（4）其他　以上三种是目前蕲艾中研究较多的主要药用成分。除此之外，艾叶中还有苯丙素类、萜类、多糖类成分、维生素、蛋白质、叶绿素和一些无机元素等。已有研究发现蕲艾富含的 Ca、Mg、Mn、Al、Ni、Se 等无机元素，相比其他产地艾叶占据优势。

表 2-30　不同产地艾叶主要成分含量比较

	挥发油	总黄酮	鞣酸
湖北蕲春（蕲艾）	1	1	1
河南汤阴（北艾）	–	0.60	–
河南南阳（宛艾）	0.78	0.86	1.10
山西交城	0.92	0.98	–
河北安国（祁艾）	0.78	0.84	0.63
湖南宁乡	0.74	0.24	–
湖南郴州	0.68	–	–
安徽六安	0.70	0.36	0.22
甘肃兰州	0.57	0.998	–
广东南雄	0.24	–	–
江苏南通	0.55	0.89	–
浙江台州	0.76	0.50	–
浙江杭州	0.63	0.92	1.26
浙江宁波	–	0.996	–
云南楚雄	0.46	0.39	–
四川资阳	–	0.63	–
江西樟树		0.54	0.44
山东鄄城	–	–	0.22
陕西	0.71	0.95	1.03
重庆南川	–	0.61	–

注：以上数据为综合归纳近年所发表的不同产地艾叶提取物含量相关文献后统计得出，以蕲艾各成分含量为1，更直观地比较出各产地含量差异。

2. 蕲艾的药理作用及相关机制　艾叶具有广泛的药理作用。现代药理学研究表明，蕲艾及其活性成分表现出优异的抗炎、抑菌、抗氧化作用，在调节免疫、保护肝脏、抑制肿瘤甚至抗海洋水产病害方面均有效果。

（1）抗炎作用　刘大会教授团队确证了蕲艾对溃疡性结肠炎的治疗作用，筛选发现蕲艾的乙酸乙酯部位及其主要黄酮类成分异泽兰黄素的抗炎活性较高。该部位提取物能够有效抑制炎性因子表达、保护肠道屏障，从而在溃疡性结肠炎的体内外模型中均能起到一定疗效。另有报道称，以异泽兰黄素为有效成分的艾蒿提取物已作为治疗胃炎的药物在韩国上市。

（2）抑菌作用　蕲艾挥发油对不同微生物的抑菌效果为金黄色葡萄球菌＞

大肠杆菌＞黑曲霉菌＞青霉菌。不同时间菌体内外蛋白质和核酸含量的变化结果表明，蕲艾挥发油可增加细菌细胞膜的通透性，并对细菌核酸合成有一定抑制作用。

（3）增强免疫　有研究发现，正常小鼠灌胃蕲艾挥发油后，其脾脏指数和胸腺指数明显上升，并能显著抑制小鼠迟发型超敏反应，提示蕲艾挥发油能提高小鼠免疫器官重量以及淋巴细胞增殖能力。另有研究表明侧柏酮能明显促进人 γδT 细胞增殖并上调其穿孔素的表达，这也可能是蕲艾增强免疫功能的机制之一。

（4）抗氧化作用　许俊洁等报道蕲艾挥发油随着浓度的增加其清除自由基的能力迅速提高，并优于同等剂量下维生素 E 的效应。天然的蕲艾挥发油具有毒副作用小、可使用剂量无严格限制等优点，且在一定浓度下抗氧化活性上明显优于人工合成的抗氧化剂，这为开发新的天然无害抗氧化剂提供了新的思路和资源。

（5）抗肝纤维化作用　蕲艾具有保护肝脏、抗肝纤维化的功能。临床试验结果表明，蕲艾和阿德福韦酯联用能明显减轻慢性乙型肝炎肝纤维化患者的肝纤维化程度，改善肝脏功能，且无明显的不良反应。动物实验数据表明，蕲艾提取液可降低肝纤维化大鼠血清透明质酸（HA）、层黏蛋白（LN）、三型胶原（PC Ⅲ）和四型胶原（Ⅳ–C）的水平，提高其血清超氧化物歧化酶（SOD）水平，降低丙二醛（MDA）的含量。细胞实验数据表明，蕲艾含药血清可降低肝星状细胞 TGF–β1、Cyclin D1、Smad3 和抗凋亡基因 Bcl–2 的表达，上调 Smad7 的表达，抑制细胞增殖与活化，促进细胞凋亡，降低细胞外基质合成，从而达到抗肝纤维化的作用。

（6）抗肿瘤作用　野艾叶与蕲艾的不同提取物对肿瘤细胞的作用结果发现，蕲艾的乙酸乙酯提取物和正丁醇提取物在 100μg/mL 浓度下对人肝癌 SMMC–7721 细胞、人胃癌 SGC–7901 细胞、人宫颈癌 Hela 细胞的抑制率均大于 50%。蕲艾的鞣酸提取物可抑制人肝癌 HepG–2 细胞的增殖。蕲艾具有一定的抗肿瘤效应，但其具体机制还有待进一步研究。

（7）抗海洋水产病害　中国科学院海洋研究所王斌贵团队从新鲜蕲艾中分离出 12 株内生真菌，筛选发现两株抗水病害菌活性显著、代谢产物丰富的目标菌株拟康宁木霉菌 QA–3（T.koningiopsis）和绿木霉菌 QA–8（T.virens），并在真菌菌株发酵提取物中分离发现若干化合物具有开发成抗水产病害菌药物的潜在价值，为后续天然产物在抗水产病害菌方面的研究提供一定的参考价值。

3. 蕲艾相关产品应用

（1）艾绒　蕲艾不仅质量好，且易制成艾绒，出绒率高。蕲艾制成的艾条和艾炷易燃持久，渗透力强，燃烧的气味芬香不呛鼻。艾绒在临床上主要用于艾灸，目前较普遍认为温热效应是产生艾灸疗效的主要原因。多项研究表明湖北蕲春艾绒样品的平均燃烧热值（手工绒＞机械绒＞黄金绒）均高于国内其他产地艾绒。梅全喜教授团队研究发现，取蕲艾条悬灸大椎、肾俞结合认知康复训练治疗缺血性卒中后轻度认知功能障碍具有明显优势。

（2）复方蕲艾卫生巾方　复方蕲艾卫生巾方由蕲艾、土茯苓、益母草、苦参等七味中药组方而成。方中蕲艾温经止血、止痛，益母草活血调经，土茯苓解毒除湿，苦参杀虫止痒，全方可用于妇科痛经、外阴瘙痒、宫颈糜烂等疾病的治疗。梅全喜教授团队通过现代药理学方法证实，复方蕲艾卫生巾方和蕲艾单味药均具有较好的抗炎镇痛效果，两者均可显著缓解冰醋酸和热板引起的小鼠疼痛，减轻二甲苯引起的耳郭肿胀，调节冰醋酸引起的毛细血管通透性改变。

（3）复方蕲艾巴布剂　复方蕲艾巴布剂是从传统黑膏药改进而来，在民间运用广泛。该方由蕲艾、龙血竭等数十味药材组成，具有较好的通经活络、消瘀导滞的作用。针对传统黑膏药使用不便、皮肤剥离疼痛、基质易干涸且污染环境等问题，洪宗国教授团队对其进行巴布剂改造并加入蕲春艾叶挥发油和龙血竭乙醇提取物，制备成复方蕲艾巴布剂。改进后的剂型在保持传统功效的基础上，减少了挥发性药物如蕲艾精油在生产过程中的损失。

（4）沐浴膏和抗菌洗剂　中药浴剂是一种深受广大群众欢迎的剂型，在民间早就有用蕲艾煎水洗浴治疗多种疾病的习俗。湖北蕲春李时珍医药集团有限公司选用蕲艾为主药研发出了艾婴康婴儿型蕲艾沐浴膏和艾阴洁皮肤黏膜抗菌洗剂，前者用于婴幼儿沐浴时清洁和滋润皮肤、祛痱止痒，后者用于成年人外阴和阴道的清洗抗菌。卢金清教授团队提取蕲艾、蛇床子、苦参、地肤子中的有效活性成分，采用现代工艺复配成艾参露洗剂，用以治疗皮肤癣菌病，抗菌实验研究表明该洗剂对于红色毛癣菌、石膏样小孢子菌、絮状表皮癣菌均有较明显的抑制效果。

（5）蕲艾精油的剂型创新　蕲艾精油的水不溶性与高挥发性使其应用受到限制。将蕲艾精油微胶囊化或制成纳米水凝胶后，其稳定性显著提高，粒径均匀，成球率高，大大提升了蕲艾精油的附加价值。如在纺织科技领域，有研究采用浸扎法将蕲艾挥发油微胶囊整理到中空橘瓣型纺粘水刺非织造布中得到复合非织造布；在化工领域，由于纳米水凝胶良好的生物相容性，蕲艾精油可用作抗菌凝胶化妆品；在医药材料的使用中，纳米水凝胶的热响应特性可能使它们在体温下被用作抗菌凝胶，并在低温下转化为液体状态进行储存和运输。这些改进产品对大肠杆菌和金黄色葡萄球菌具有较强的抗菌活性，可作为抗菌材料使用，有效提高蕲艾挥发油的应用范围，创造更高的经济效益。

除了上述的产品应用，蕲艾还被制作成各类的生活用品，如艾皂、灸疗器材、食品及饲料添加剂、洗浴熏蒸、清洁喷雾及当代女性比较喜爱的艾面膜等。有数据统计，截至 2020 年，湖北蕲春县将新鲜艾叶与干艾叶进行开发，已推出不同领域系列产品 18 个品系 1000 余种产品，拥有专利 38 项，药准字号产品 3 个，消字号 5 个，其他批准文号 6 个。

4. 蕲艾的道地性 药材的道地性是由气候、地形、土壤和环境等多种因素共同作用的结果，蕲春县位于大别山南麓，属亚热带大陆季风气候，地势北高南低，北有大别山的屏障作用，南受长江水体的调节，具有四季分明，温和多雨，日照充足和无霜期较长的特点，土壤以微酸性黄棕壤为主，独特的自然条件为艾草生长提供了理想环境。

已有研究对蕲艾的种植建议如下。①育苗条件：用于生产的蕲艾种苗的根状茎长度应在 5cm 以上，直径大于 2.5mm，且避免使用根状茎的基部，并根据苗高、地径、叶片数量和大小、须根数、叶绿素 SPAD 值将蕲艾种苗分级。②施肥配比：综合不同比例有机肥和化肥配施处理下蕲艾的农艺性状、产量及品质指标，建议在蕲艾生产上采用 17% ～ 33% 比例的有机肥与化学肥料配施，其中，钾肥推荐施用量为 120 ～ 180kg/hm²，以促进蕲艾产业的提质增效。③种植时期和垄作模式：蕲艾宜在年前秋冬季采用垄幅宽度 60 ～ 80cm 的双行垄作生态种植模式，该条件下蕲艾叶片中总挥发油和总黄酮含量较高，主要药效成分得以控制。因此蕲艾 GAP 基地的建设是保障药材品质一致性的必要条件。

梅全喜教授团队通过 DNA 条形码技术对不同产地艾叶及其近缘种或混伪品进行鉴定研究，发现来自湖北蕲春县的 7 份艾叶样品其 ITS2 序列和 *psbA-trnH* 序列与来自其他 10 个省市的艾叶基本一致，整个艾叶正品样本表现出良好的单系性，与艾叶混伪品能够很好地区分。

此外，在最新的研究中，有学者采用 Illumina 高通量测序技术分析了蕲艾（湖北蕲春）、北艾（河南汤阴）、宛艾（河南南阳）、海艾（浙江宁波）和祁艾（河北安国）共 5 种艾叶样本。测序结果表明，蕲艾的内生真菌群落结构的丰富度最高，其次是北艾。进一步分析艾叶内生真菌组成显示担子菌群在蕲艾中占据显著优势，相对丰度达 64.72%。由于内生菌对植物的保护、植物激素和其他植物化学物质的产生及营养等方面具有重要的作用，提示蕲艾内生真菌群落结构的高丰富度可能与其道地性密切相关，但有待进一步研究。

5. 总结 中药材的质量依赖于产地的自然条件，使用道地药材被认为是保证中药药效的重要前提。大量研究证明蕲艾的品质优于其他产地艾叶，现已成为中国国家地理标志产品。扩展蕲艾影响力必须依靠药材的道地性和高品质。蕲艾所含化学成分与其药用效果密切关联，因此明确蕲艾中各成分含量，把控质量标准，并进一步探究其作用机制是非常有必要的。

"养生蕲春，从艾出发"。作为从资源优势转化为产业优势的代表性产品，蕲艾由药草品种发展成为蕲春县区域的经济产业支柱，为中医药传承创新发展交出了满意的答卷。近年来，蕲艾的规模化种植和生产加工、打造完善艾产业链、以龙头企业带动群众企业前行等一系列举措，不仅提高了蕲艾产业的附加值，更为蕲艾产品标准的制定提供了良性的竞争环境。在推进蕲艾产业发展的过程中，需要充分利用蕲春现有的各项资源优势，进一步创新发展理念、创新科研机制，加强行业的监督管理，加大蕲艾的文化传播，全面规划蕲艾产业发展的蓝图。

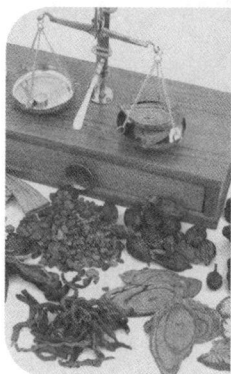

第三章
艾叶的鉴别研究

艾叶是一种传统中药,为菊科植物艾 *Artemisia argyi* Lévl.et Vant. 的干燥叶,收载于 1963 年及以后各版《中国药典》。主要用于少腹冷痛、月经不调、宫冷不孕、吐血、衄血、崩漏及皮肤瘙痒等病症。同时它又是著名艾灸疗法的主要原材料,以及大量药品保健品的原料药材。由于至今缺乏系统的艾叶品质鉴定分析方法,商品艾叶鱼目混珠,医疗保健用及灸用原材料艾叶的质量良莠不齐,梅全喜教授团队关于艾叶的对比鉴别进行了一些探讨。

第一节 艾叶及其常见代用品生药学对比研究

艾叶为菊科植物艾的干燥叶,具理气血,逐寒湿,温经,止血,安胎作用。虽然《中国药典》收载的艾叶只有一种,但艾叶所在的菊科蒿属植物在我国有 170 种以上。由于地域、交通等种种原因,其同属多种植物在不同地区也作艾叶药用,它们外部形态相近,但功效及用途各有侧重,因此很有必要对它们加以鉴别区分。

一、艾叶常见代用品、植物基原与分布

艾叶临床应用广泛,临床上出现了多个代用品,这些代用品均为菊科蒿属(Artemisia Linn. 以下缩写为 A.,科、属在下文中不再重复)艾组中的植物,广泛分布在全国多个地方。艾叶常见代用品的植物基原与分布情况见表 3-1。

表 3-1　艾叶代用品的植物基原与分布表

植物名	来源	主要化学成分	分布
朝鲜艾	艾组真艾系艾的变种（*A. argyi* var. *gracilis* Pamp.）	挥发油、芳樟醇、优葛缕酮、蒿酮、酸、黄酮类	除极干旱与高寒地区外，几遍及全国
蕲艾	艾组真艾系艾的栽培种（*A. argyi* cv. *qiai*）	挥发油、反式葛缕醇、侧柏酮、异侧柏酮、酸、黄酮类	主要分布于湖北、湖南、河南省
蒙古蒿	艾组艾系蒙古蒿（*A. mongolicus* ex Bess. Nakai）	叶含挥发油 0.70%，从中鉴定出樟烯、月桂烯、榄香醇等 50 种成分、萜酸	东北、华北、西北各省区，南至江淮、川、黔、湘、闽
魁蒿	艾组艾系魁蒿（*A. princeps* Pamp.）	叶含挥发油 0.45%，从中鉴定出樟烯、香桧烯、亚油酸等 56 个成分。香豆素、二甲基马栗树皮素、西脱肠草素、东食蓉素、异秦皮定、魁蒿内酯。酮类糖式、4,5- 二 -O- 咖啡酰奎宁酸	辽宁、内蒙古、甘肃、陕西、四川、贵州、云南以东各省区
红足蒿	艾组艾系红足蒿（*A. rubripes* Nakai）	全草含异泽兰素、4'- 去甲异泽兰素、中国蓟醇、乙酸达玛二烯醇酯、乙酸降香粘烯醇酯、23- 环木菠萝烯 -3β，25- 二醇 24- 二醇、乙酸三去甲环木菠萝醇酸酯和咖啡酸等	东北、华北、华东各省区
野艾蒿	艾组野艾蒿系野艾蒿（*A. lavandulaefolia* DC.）	叶含挥发油 0.70%～0.95%，从中鉴定出三环萜、α- 侧柏酮等 56 个成分	黑龙江、吉林、辽宁、内蒙古、河北、山西、陕西、甘肃、山东、江苏、安徽、江西、河南、湖北、湖南、广东、广西、四川、贵州、云南

二、艾叶及其常见代用品的植物形态比较

1. 艾　艾为多年生草本或亚灌木，有浓郁香气，主根略粗长，侧根多，常有横卧地下根状茎及营养枝。全株被灰白色蛛丝状柔毛，高 80～250cm。茎直立，有纵沟槽，单生或上部少量短分枝。叶互生，厚纸质，上面绿色，被灰白色短柔毛，并有白色腺点与小凹点，下面密被灰白色蛛丝状密绒毛。基生叶有长柄，花期凋萎。茎下部叶近圆形或宽卵形，羽状深裂，每侧有裂片 2～3 枚，裂片椭圆形或倒卵状长椭圆形，每裂片有 2～3 枚小裂齿，叶柄短于 1cm。茎中部叶片卵形、三角状卵形或近菱形，长 5～8cm，宽 4～7cm，羽状深裂至半裂，每侧裂片 2～3 枚，顶又常 3 裂，裂片条状披针形或披针形，先端渐尖，边缘具粗锯齿，叶基楔形渐狭成短柄，有稀疏的蛛丝状毛和腺点，假托叶无或极小。茎上部叶片长椭圆形或狭披针形，无柄，

浅裂或 3 浅裂、3 深裂、不裂。头状花序多数，排列成穗状或复穗状，花后下倾，长 3mm，直径 2.5 ～ 3（3.5）mm，无柄；总苞卵形，密被绒毛，总苞片 3 ～ 4 层，边缘膜质；花紫色，全为管状花，外围花雌性不育，中央的花能育，花冠顶端 5 裂，雄蕊 5 枚，聚药，基部 2 裂，尖锐，子房下位，柱头 2 裂，裂片先端呈画笔状。瘦果长圆形，无毛。

2. 常见代用品与艾的植物形态区别

（1）蕲艾　植物形态植株高大，可达 1.8 ～ 2.5m，叶片比普通艾大而厚，叶厚纸质，被密厚而长的毛，茎中部叶羽状浅裂，裂片边缘为密锐齿，齿尖延长为芒，上部叶不分裂。香气浓郁，干叶揉之可成绒团。

（2）野艾蒿　植物形态根状茎稍粗，营养枝细而短。茎成小丛，少单枝，分枝斜向上，茎上部有斜升的花序枝；叶纸质，密集有白色腺点与小凹点，基生叶、下部叶二回羽状全裂或第一回全裂、第二回深裂，中部叶卵形、长圆形，有小型羽裂的假托叶，叶一至二回羽状全裂或第二回深裂，裂片椭圆形、长卵形，边缘常微反卷，叶柄长。上部叶全裂，条形，全缘；苞片边缘反卷；头状花序极多，在分枝上半部成穗状或复穗状排列；总苞矩圆形，4～5 层，花紫红色；瘦果长卵形或倒卵形。

（3）朝鲜艾　植物形态茎中部叶片宽卵形，第一回羽状深裂，近羽状全裂，中裂片又多 3 裂。

（4）蒙古蒿　植物形态茎中部叶第一回羽状全裂，侧裂片通常 2 ～ 3 对，再次羽状全裂，稀深裂，顶裂片又常 3 裂，边缘不反卷，上面近无毛，下面除中脉外被白色短绒毛。有假托叶。

（5）红足蒿　植物形态茎中部叶第一回羽状全裂，每侧裂片 3 ～ 4 枚，裂片披针形、线状披针形，再次羽状深裂或全裂，每侧具 2 ～ 3 枚小裂片或为浅裂齿，先端锐尖，常稍反卷，上面近无毛、无白色腺点，下面除中脉外被灰白色密绒毛。假托叶条状。

（6）魁蒿　植物形态根状茎直立或斜上升，偶有营养枝。茎少数成丛或单生直立，中部以上多开展或为斜升的分枝。叶上表面无白色腺点、无毛，下部叶一至二回羽状深裂，每侧有裂片 2 枚，裂片矩圆形，再次羽状浅裂，顶端急尖，假托叶抱茎。苞片披针形至条形，花黄色或紫色。

三、艾叶及其常见代用品的药材性状鉴别比较

1. 艾叶　干燥叶多皱缩，卷曲，破碎，有短柄。完整叶片展平后呈卵状椭圆形，羽状深裂，裂片椭圆状披针形，边缘有不规则的粗锯齿，上表面灰绿色或深黄绿色，有稀疏的柔毛及腺点，下表面密生灰白色绒毛，质柔软。气清香，味苦。

2. 常见代用品与艾叶的性状区别

（1）蕲艾　叶大而厚，长 2.5 ～ 11cm，宽 1.5 ～ 8cm，上表面黄绿色，白色腺点多，下表面绒毛厚。香气浓郁，味苦。

（2）朝鲜艾　完整叶呈长卵形，中部叶近羽状全裂，长 3 ～ 8cm，宽 1.5 ～ 8cm，中裂片又多 3 裂。有些嫩叶不裂，条状披针形，全缘。上表面绿棕色，密生白色柔毛，白色腺点极少，基部有假托叶。气清香，味苦。

（3）野艾蒿　完整叶呈卵形，长 3 ～ 7cm，宽 2 ～ 7（11）cm，二回羽状全裂，裂片条状披针形，有些嫩叶不裂，条形或条状披针形，顶端尖。上表面被短柔毛，密生白色腺点，下表面密生灰白色短绒毛。气特异，味微苦。

（4）蒙古蒿　完整叶片阔卵形，羽状深裂，长 4 ～ 9cm，宽 3 ～ 7cm，侧裂片多为 2，浅裂或不裂，中裂片常再 3 裂，侧裂片条形或条状披针形。上表面黄绿色，有极稀柔毛，无白色腺点。叶柄长 0.5 ～ 3（6）cm，基部有 2 ～ 4 对条状披针形侧裂或假托叶。气特异，味微苦。

（5）魁蒿　完整叶羽状深裂，长 2 ～ 8cm，宽 3 ～ 7cm，侧裂片常 2 对，裂片矩圆形，顶端急尖，叶边缘有疏齿或无。上表面黄绿色，具稀柔毛。叶柄长 0.3 ～ 0.5cm，基部有假托叶。气微香，味微苦。

（6）红足蒿　叶展平后长 2 ～ 8cm，宽 3 ～ 7cm，一至二回羽状全裂，裂片条形或条状披针形，全缘或具少数锯齿，主脉无毛。叶基部有条状假托叶。气微香，味微苦。

四、艾叶及其常见代用品的显微鉴别比较

1. 叶表面显微特征

（1）艾　上下表面均被腺毛和非腺毛。非腺毛在下表皮密布，附着棕黄色角质层，顶细胞 1 个，展为两臂呈 "T" 字形，或 "V" 字形，两端细尖，极长且扭曲，相互交织形成一绒毛层，长度悬殊。柄细胞 1 ～ 6 个，多为 3 个，壁薄，时见细胞核。腺毛着生于表皮凹陷处，淡黄色，柄部单细胞，头部 2 ～ 3 对细胞，顶面观细胞成对生并似鞋底形，侧面观成对叠生，2 或 3 层，角质层与细胞的距离甚大。表皮细胞长方形、椭圆形，垂周壁波状弯曲，近叶脉处表皮细胞沿叶脉伸长，壁平直。栅表比 5.5。上表皮腺毛密度 30.5 个 /mm^2。气孔长圆形，为不定式，仅在叶下表皮，密度 282 ～ 435 个 /mm^2。

（2）蕲艾　"T" 字形非腺毛在上表皮少见，柄细胞 1 ～ 5 个，顶细胞有两种形态，一种较小壁薄；另一种较粗大壁厚，中部可见细胞腔。上下表皮均可见腺毛，明显较艾叶多。表皮细胞长方形或多角形，垂周壁较深波状弯

曲。栅表比 4.1。气孔近圆形或长圆形，为不定式，密度小于艾叶。

（3）朝鲜艾　非腺毛在上表皮极多，柄细胞 1～3 个，顶细胞长短悬殊。腺毛在上表皮较艾叶少，仅于近叶脉处可见，下表皮偶见。表皮细胞长方形、椭圆形，垂周壁浅波状弯曲。栅表比 5。气孔长圆形或近圆形，为不定式，上下表皮均可见，密度小于艾叶。

（4）野艾蒿　非腺毛柄细胞 1～3 个，多为 1 个，淡黄色，内有大量油珠状小颗粒。上下表皮均可见腺毛，下表皮尤多。表皮细胞近方形、多角形或长方形，垂周壁浅波状弯曲。栅表比 5.4。气孔长圆形，不等式或不定式，上表皮近叶脉处亦偶见，密度小于艾叶。

（5）蒙古蒿　上表面非腺毛稀少，柄细胞 2～3 个，偶见 5 个。仅下表皮有腺毛。上表皮近叶脉处有较多单列性非腺毛，柄细胞 5～10 个，顶细胞细长弯曲呈鞭状，常断落。表皮细胞细长，上表皮垂周壁浅波状弯曲或稍平直，下表皮细胞垂周壁较深波状弯曲。栅表比 6.2。气孔长圆形，不等式或不定式，密度为明显较艾叶小。

（6）魁蒿　上下表皮均有腺毛、非腺毛。非腺毛柄细胞 1～3 个，细胞内常有颗粒状内含物，顶细胞两端较艾叶钝圆。表皮细胞长方形或近方形，垂周壁微波状弯曲。栅表比 4.2。气孔近圆形，不定式，密度小于艾叶。

（7）红足蒿　上下表皮均有腺毛、非腺毛。非腺毛柄细胞 2～4 个，多 3 个。上表皮细胞长方形或长方椭圆形，垂周壁稍平直或微波状弯曲，无气孔；下表皮细胞不规则多角形，垂周壁波状弯曲。栅表比 4.2。气孔近圆形，不定式，密度较艾叶大。

2. 叶横切面组织构造特征

（1）艾　上、下表皮细胞各一列，排列整齐紧密，角质层薄，并有大量腺毛、非腺毛。栅栏、海绵组织各占一半。栅栏组织细胞 1 列，不通过叶脉，排列疏松，局部有细胞间隙。草酸钙簇晶 6～9～12μm，棱晶 2～7μm，可见淀粉粒。叶脉明显向下突起，叶柄横切面略成"D"字形，维管束多 5 个，中间的最大，半月形，外韧型，上下方均有纤维束，表皮内厚角细胞 3～4 层。

（2）蕲艾　上表皮非腺毛极少或无。草酸钙簇晶少，直径 11～17μm，棱晶直径 8～10μm。叶柄横切面略呈"D"字形，叶柄、主脉均较艾叶粗大。叶柄维管束 5～9 个，多 7 个，中间的最大，不规则圆形，外韧型，束外纤维群较大，纤维多至 9 层，壁厚，表皮下厚角细胞 3～4 列。

（3）朝鲜艾　表皮角质层较厚。上下表皮腺毛、非腺毛极多。叶肉中栅栏组织排列不整齐，海绵组织细胞间隙大。叶脉薄壁细胞中仅见棱晶，长 6～12μm，无草酸钙簇晶。叶柄、主脉均较艾叶细小，叶柄横切面略呈"D"

字形，近轴侧有叶片延伸的两翅，维管束 3 ~ 5 个，多 3 个，其外纤维群有纤维 4 ~ 8 层，壁较薄，表皮下厚角细胞 2 ~ 3 列。

（4）野艾蒿　表皮角质层较厚。上下表皮均有较多腺毛、非腺毛。栅栏组织细胞排列紧密，海绵细胞间隙小。草酸钙簇晶直径 6 ~ 10μm，棱晶直径仅 2 ~ 4μm。叶柄横切面略呈"V"字形，近轴侧有叶片延伸的两翅。叶柄维管束 3 ~ 5 个，多 5 个，中间一个大，两侧的较小，表皮下有厚角细胞 2 ~ 3 层，其外纤维群有纤维 4 ~ 8 层，纤维壁较薄。

（5）蒙古蒿　上表皮角质层较厚，无腺毛，非腺毛亦很少。栅栏组织、海绵组织细胞间隙大。仅见棱晶，长 2 ~ 6μm，无草酸钙簇晶。叶柄横切面略呈"V"字形，近轴侧有叶片延伸的两小翅，维管束 3 ~ 7 个，多 5 个，无纤维群，表皮下有厚角细胞 1 ~ 2 层。

（6）魁蒿　角质层较厚。栅栏组织、海绵组织细胞排列紧密，间隙小。草酸钙簇晶直径 6 ~ 10μm。叶柄近轴侧有叶片延伸的两翅，维管束 7 ~ 11 个，多 7 个，中间一个较大，外侧纤维 4 ~ 8 层，壁较厚，表皮下有厚角细胞 3 ~ 4 层。

（7）红足蒿　表皮角质层较薄。上下表皮均可见腺毛、非腺毛。栅栏组织 2 列细胞，叶肉中无草酸钙结晶。叶柄横切面略呈扇形，维管束 6 ~ 9 个，多 9 个，无纤维群，表皮下有厚角细胞 1 ~ 2 层。

五、艾叶及其常见代用品的理化鉴别比较

1. 燃烧放热值情况　梅全喜等最早对蕲艾、祁艾、川艾、北艾的燃烧放热量（比热值）进行了比较研究，结果蕲艾、祁艾、川艾、北艾的燃烧放热量（J/g）分别为 18139、17419.3、16136.4、17463.4。林锦明等用差动热分析仪对艾（*Artemisia argyi* Lévl. et Vant.，湖北蕲春）叶、野艾蒿（*A. lavandulae folia* DC.，福建漳州）、魁蒿（*A. princeps* Pamp.，重庆）的差热进行了分析鉴别及燃烧热比较，结果显示，艾叶热谱与其同属植物野艾蒿、魁蒿的热谱曲线均有明显的差别，而且每个样品均有其各自的特征峰形。据此，我们可以对它们进行鉴别；对艾叶、野艾蒿、魁蒿进行了燃烧热测定，其数值分别为 18076.8J/g、18030.9J/g、18265.4J/g、18035.3J/g、16356.6J/g，可见野艾蒿的燃烧热值最高，艾叶次之。这个结果为把野艾蒿作为烧灸常用料品提供了客观的佐证。

2. 光谱分析　陈宗良等对艾（*Artemisia argyi* Lévl. et Vant.）叶、细叶艾（应为小叶艾，即野艾蒿，*A. lavandulaefolia* DC.）的乙酸乙酯的提取液在 400 ~ 200nm 波长处（岛津 UV-260）测定紫外光谱。结果艾叶在（250.0±1）nm、（295.0±1）nm 处有吸收；细叶艾在（250.0±1）nm、（300.0±1）nm 处

有吸收。程存归等利用傅里叶变换红外光谱仪，借助 OMN I 采样器测定艾、野艾及细叶艾的红外光谱，经过 Kubelka-Munk 函数转换后，使红外光谱吸收峰的吸光度与药材中的有效成分成正比，结果发现它们的红外光谱吸收差别较大，可以红外光谱吸收的外貌及吸光度值对它们进行区别鉴定。

3. 指纹图谱 于凤蕊等采用 Agilent Eclipse XDB-C18（250mm×4.6mm，5μm）色谱柱，以乙腈（B）-0.2% 磷酸（A）为流动相，进行梯度洗脱，采用 DAD 检测器检测，检测波长 330mm，参比波长 420nm，流速：1.0mL/min，柱温：25℃。结果：建立了艾叶饮片 HPLC 指纹图谱，采用该方法共检测了不同产地 10 批艾叶饮片，共标定 12 个共有特征指纹峰，建立的 HPLC 指纹图谱为艾叶的质量控制提供更全面的信息。

4. 成分比较 （1）挥发油 梅全喜等对湖北的蕲艾、河南的汤阴艾和四川的川艾进行了挥发油含量的比较研究，结果蕲艾挥发油含量为 0.83%，汤阴艾和川艾分别为 0.39% 和 0.35%，得出了蕲艾的挥发油含量比普通艾要高出一倍的结论。这个结论得到了众多研究者的论证，中国科学院华南植物研究所朱亮峰等对湖北的蕲艾和秦岭北坡的普通艾的挥发油含量及挥发油成分进行了比较研究，结果表明挥发油含量蕲艾为 1.06%，艾为 0.54%，且艾叶的挥发油中含芳樟醇、优葛缕酮（蕲艾无），蕲艾的挥发油中含侧柏酮、异侧柏酮（艾叶无）。中南民族大学洪宗国等也分析了端阳采集的蕲艾（湖北蕲春）、川艾（四川省）和北艾（河南省）挥发油，结果显示，蕲艾、北艾与川艾出油率分别为 1.06%、0.48% 与 0.52%；蕲艾、北艾和川艾色谱图中可辨认的峰数分别为 35 个、33 个和 45 个，最高峰均出现在保留时间 14.037 分钟，为 1,8- 桉叶油素，蕲艾与北艾相同组分更多，说明这 2 个品种的相似性更大；且从结果看出，若将保留时间在 1 分钟前、12～24 分钟与 24 分钟后分别定为前馏分、中馏分与后馏分，蕲艾、北艾与川艾的中馏分峰数分别为 21 个、23 个、21 个，归一化含量之和分别为 87.67%、80.73% 与 72.25%，该馏分为平喘镇咳的有效馏分，由此可看出 3 个品种治疗气管炎、支气管哮喘的药效大小，由此可验证蕲艾在诸艾中的药效优势。有人用同样方法测定了河北安国祁艾与陕西的魁蒿出油率均为 0.45%。尹庚明等提取富集艾叶的挥发性成分，经气相色谱 – 质谱联机（GC-MS）分析，鉴定出 39 种化合物，主要是 1,8-桉树脑、异蒿属（甲）酮、2- 莰酮（樟脑）、2- 莰醇（冰片）、石竹烯、A-荜澄茄烯等。汪国华等对艾叶油中主要成分桉油精进行了色谱鉴别得到 5 个清晰的紫红色斑点的色谱图。

（2）无机元素 梅全喜等用等离子发射光谱法和原子吸收光谱法对蕲艾、艾叶中的无机元素含量进行测定，结果表明蕲艾中 Ca、Mg、Mn、Al、Ni5 种无机元素含量较高；四川产艾叶中 Co、Cr、Se、Fe、Zn 等含量较高；而河南产艾叶中除 Cu 含量较高外，其余均较低，艾中含量较高的几种无机元素如 Mg、Ca、Mn 等均与理血作用有关，艾叶属理血药，故从理血作用讲，蕲艾的质量当比其他地所产艾叶为优。靳然等采用电感耦合等离子质谱（ICP-MS）对 16 个不同产地艾叶无机元素进行了含量测定，艾叶中无机元素含量最高的是 K，其次是 Ca、Mg、Fe。

（3）总黄酮　研究人员对艾叶、蕲艾、魁蒿的总黄酮含量进行了测定，结果显示总黄酮含量艾叶 2.25%、蕲艾 2.00%、魁蒿 1.37%。梅全喜带领他的研究生李皓翔等对全国各地的艾叶黄酮含量测定结果也表明，蕲艾的黄酮含量是最高的。

（4）鞣酸　洪宗国等对祁艾、蕲艾、霍山艾中的鞣酸进行含量比较，结果鞣酸含量分别为祁艾 8.43%、蕲艾 13.29%、霍山艾 2.92%，含量是湖北蕲春艾叶最高。

艾叶临床应用广泛，分布在全国各地，并且其所在的菊科蒿属植物在我国分布的约有 180 种和 44 个变种，其中有作"艾叶"用药记载的约有 30 种，其所含成分不同，功效各有侧重，因此有必要对其混淆品、代用品进行鉴定。由于时间关系，本文对艾叶常见代用品进行生药学鉴别比较。艾叶与本文中代用品的区别主要表现在叶片：分裂情况、毛茸、假托叶；茎分枝；花序；气孔密度；栅表比；表皮细胞垂周壁及毛茸；维管束（叶柄、主脉）；化学成分的种类及含量，依据这些指标和数据可以很好地区分艾叶的质量及艾叶与代用品，为临床合理使用中药提供依据。

第二节　艾叶的 DNA 条形码鉴定研究

由于艾属植物形态特征的相似性，使艾叶难以快速地鉴定，艾叶的近缘种及混伪品比较多，主要有野艾蒿 *Artemisia lavandulifolia* DC.、奇蒿 *Artemisia anomala* S. Moore.、魁蒿 *Artemisia princeps* Pamp.、五月艾 *Artemisia indica* Willd.、宽叶山蒿 *Artemisia stolonifera*（Maxim.）Kom.、毛华菊 *Dendranthema vestitum*（Hemsl.）Ling、野菊 *Chrysanthemum indicum* L. 等。目前，根据《中国药典》（2015 年版）记载，以艾叶入药的中成药有 112 种，艾属植物及其混伪品的混用情况给艾叶的临床用药安全造成一定的影响。由于同科属的植物形态以及药材特征相似，而依靠传统的性状、显微和理化鉴别不能很好地区分，不利于药材流通管理规范化以及用药安全，需要寻找一种快速、准确的分子鉴定方法，以确保临床用药安全。Jeong Hoon LEE 研究发现，采用 *trnL-F* 序列鉴定艾叶及其韩国所产的 17 种蒿属植物均不能很好地区分，

Wang Tiejuan 等指出，*trnL-F* 序列在蒿属植物间有着高度的一致性，因此在分析系统发育时具有一定的局限。Mi Young LEE 等研究发现，采用 Fb 和 R7 这两对引物对艾叶进行扩增，艾叶的序列长度为 254bp，利用该引物可以区分艾叶以及韩国所产的四种蒿属植物，但是不能区分艾叶与魁蒿。刘美子等对 9 种常见蒿属药用植物的 4 条候选 DNA 条形码序列（ITS2、*rcbL*、*matK*、*psbA-trnH*）进行 PCR 扩增和测序，研究发现 ITS2 序列可以作为鉴定蒿属药用植物的潜在条形码。高婷等对 *matK*、*rbcL*、*psbA-lrnH*、ITS 和 ITS2 五种候选序列进行筛选，研究发现在 494 个属的 2315 个菊科植物物种的 3490 份序列中，ITS2 与其他几个候选的 DNA 条形码序列比拟，综合评价目标最优，并可以将 97.4% 的序列准确判定到属，76.4% 的序列准确判定到种。研究结果表明，ITS2 序列是鉴定菊科植物的理想条形码。在植物种鉴定方面，陈士林等提出将 ITS2 作为药用植物标准 DNA 条形码，并建立了以 ITS2 为主，*psbA-trnH* 为辅的药用植物类药材 DNA 条形码鉴定体系。梅全喜教授采用 ITS2 序列和 *psbA-trnH* 序列对艾叶及其近缘种和混伪品进行研究，结果如下。

1. 材料与方法　本研究通过实地采集、药材市场购买等方式收集艾叶及其混伪品共 16 个物种 146 份样本。其中艾叶 56 份基原样本，分别采自湖北、湖南、浙江、江苏、河北、河南、广东、云南、甘肃、辽宁、黑龙江等省。实验材料经广东药科大学田素英副教授鉴定，凭证标本保存于中国中医科学院中药研究所。另从 GenBank 下载 1 条序列 MeliaazedarachL.（GenBank 登录号：JF421516），样本信息见表 3-2。

（1）样品 DNA 提取、PCR 扩增和测序　采用 DNA 条形码标准操作流程提取艾叶及其近缘种混伪品的 DNA，用酒精擦拭药材及原植物表面，取每个样本约 20 ~ 30mg，用高通量组织球磨仪（45Hz，120s）研磨后，经核分离液（2%PVP，20mL/L EDTA，100mmol/L、pH=8.0 的 Tris-HCl 和 0.7mol/L NaCl）洗涤 3 次（800μL/ 次），再采用试剂盒（TiangenBiotechCo., China）提取每个样本的总 DNA。其中，ITS2 引物：正向引物 ITS2F:5-ATGCGATACTTGGTGTGAAT-3；ITS3R：5'-GACGCTTCTCC-AGACTACAAT-3'；*psbA-trn*H 引物：*trn*H（5-CGCGCATGGTGGATTCACAATCC-3'）and *psbA*（5'-GT-TATGCATGAACGTAATGCTC-3'）。

总基因组 DNA PCR 扩增采用美国 Bio-Rad PTC-200PCR 仪（BioRad 实验室有限公司，美国）。反应体系 25μL：2×Taq PCR MasterMix 12.5μL，正反向引物（2.5μmol/L）各 1.0μL，模板 DNA 1.0 ~ 3.0μL，其余用 ddH$_2$O 补至 25μL。根据文献所述条件进行 PCR 扩增。将测序得到的 PCR 扩增产物经 1% 琼脂糖电泳检测并纯化后，使用 ABI3730XL 测序仪进行双向测序。

表 3-2 艾叶及其混伪品的样品信息

拉丁名	产地	序列数	样品号	GenBank 号	
				ITS2	*psbA*
Artemisia argyi	宁波	10	A01001–10	KU855072–81	KU855207–16
	杭州	5	A01011–15	KU855082–86	KU855217–21
	昆明	3	A01016–18	KU855087–89	KU855222–24
	沈阳	1	A01019	KU855090	KU855225
	抚顺	1	A01020	KU855091	KU855226
	大连	6	A01021–26	KU855092–97	KU855227–32
	本溪	1	A01027	KU855098	KU855233
	南京	5	A01028–32	KU855099–103	KU855234–38
	宁乡	1	A01033	KU855104	KU855239
	神农架	2	A01034–35	KU855105–06	KU855240–41
	蕲春	7	A01036–42	KU855107–13	KU855242–48
	湖北丹江口	1	A01043	KU855114	KU855249
	哈尔滨	3	A01044–46	KU855115–17	KU855250–52
	河南确山县	1	A01047	KU855118	KU855253
	河南泌阳县	1	A01048	KU855119	KU855254
	安国药材市场	3	A01049–51	KU855120–22	KU855255–57
	广东南雄	1	A01052	KU855123	KU855258
	广州	1	A01053	KU855124	KU855259
	兰州	3	A01054–56	KU855125–27	KU855260–62
Artemisia lavandulifolia	南宁	5	A02001–05	KU855155–59	KU855295–99
Artemisia indica	重庆	1	A03001	KU855141	KU855281
	南宁	5	A03002–06	KU855142–46	KU855282–86
	香港	1	A03007	KU855147	KU855287
	中山	3	A03008–10	KU855148–50	KU855288–90
	宁乡	2	A03011–12	KU855151–52	KU855291–92
	山西交城县	2	A03013–14	KU855153–54	KU855293–94
Artemisia capillaris	北京	6	A04001–06	KU855134–39	KU855269–74
	烟台	1	A04007	KU855140	KU855275
Artemisia anomala	重庆	10	A05001–10	KU855062–71	KU855197–206

续表

拉丁名	产地	序列数	样品号	GenBank 号	
				ITS2	*psbA*
Artemisia annua	南宁	3	A06001–03	KU855054–56	KU855189–91
	神农架	3	A06004–06	KU855057–59	KU855192–94
	桂林	2	A06007–08	KU855060–61	KU855195–96
Artemisia aurata	昆明	6	A07001–06	KU855128–33	KU855263–68
Artemisia maximowicziana	哈尔滨	2	A08001–02	KU855160–61	KU855300–01
	黑龙江大庆	3	A08003–05	KU855162–64	KU855302–04
Artemisia vexans	昆明	6	A09001–06	KU855340–45	KU855320–25
Artemisia tangutica	广州	4	A10001–04	KU855176–79	KU855316–19
Artemisia princeps	台湾	4	A11001–04	KU855165–68	KU855305–08
Artemisia igniaria	南阳	5	A12001–05	KU855335–39	KU855276–80
Artemisia stolonifera	云南文山	4	A13001–04	KU855172–75	KU855312–15
Artemisia sieversiana	神农架	3	A14001–03	KU855169–71	KU855309–11
Dendranthemavestitum	大连	3	A15001–03	KU855185–87	KU855331–33
	北京	1	A15004	KU855188	KU855334
Dendranthemaindicum	大连	5	A16001–05	KU855180–84	KU855326–30

（2）数据处理　所有的测序峰图用 CondonCode Aligner V5.1.3（Codon-CodeCo.，USA）进行质量分析和校对拼接，去除低质量区，将所得 ITS2 序列采用基于隐马尔科夫模型 HMMer 注释方法去除所得序列的 5.8S 端和 28S 端，从而获得 ITS2 间隔区序列。将所有序列用 MAGA6.0 进行序列比对分析，并基于 K2P（Kimura2–Parameter）模型对种内及种间遗传距离进行分析，采用遗传距离法验证种间差异明显大于种内变异。基于 MAGA6.0 采用邻接法（neighbor joining，NJ）、最大简约法（maximumparsimony，MP）、最大似然法（maximumlikelihood，ML）构建艾叶及其混伪品的系统聚类树，采用 Bootstrap 重复 1000 次进行检验。

2. 结果

（1）DNA 提取及 PCR 扩增结果分析　艾叶及其近缘种以及混伪品的 16 个物种 146 份样本均能成功提取 DNA。采用 ITS2、*psbA-trnH* 序列通用引物均能成功扩增所有样本 DNA。双向测序峰图质量较好，测序成功率为 100%，经注释拼接后能得到高质量的 ITS2 序列及 *psbA-trnH* 序列。所有经注释拼接后能得到的 ITS2 序列及 *psbA-trnH* 序列均提交至 GenBank 数据库，见表 3-3。

表3-3 艾叶及其近缘种混伪品的序列信息及 K2P 遗传距离

拉丁名	样品数	ITS2				psbA-trnH				ITS2+psbA-trnH			
		序列长度	G+C含量(%)	种内遗传距离(平均值)	种间遗传距离(平均值)	序列长度	G+C含量(%)	种内遗传距离(平均值)	种间遗传距离(平均值)	序列长度	G+Cc含量(%)	种内遗传距离(平均值)	种间遗传距离(平均值)
A. argyi	56	225	56.4	0	0.005~0.086 (0.032)	362	24.9	0~0.008 (0.002)	0~0.022 (0.007)	587	37	0~0.005 (0.001)	0.002~0.046 (0.017)
A. lavanduli folia	5	225	55.3	0~0.009 (0.005)	0.018~0.056 (0.029)	362	24.9	0	0~0.020 (0.004)	587	36.5	0~0.003 (0.002)	0.005~0.046 (0.013)
A. indica	14	225	56.9	0	0.005~0.081 (0.020)	362	25.1	0~0.003 (0.001)	0~0.020 (0.005)	587	37.2	0~0.002 (0.001)	0.002~0.042 (0.011)
A. capillaris	7	226	59.2	0~0.004 (0.002)	0.061~0.113 (0.082)	362~363	24.6	0	0.020~0.022 (0.020)	588~589	37.9	0~0.002 (0.001)	0.035~0.055 (0.043)
A. anomala	10	225	56.4	0	0.027~0.080 (0.045)	362	24.6	0	0.008~0.022 (0.014)	587	36.8	0	0.017~0.040 (0.026)
A. annua	8	225	54.7	0	0.023~0.076 (0.047)	353	25.2	0	0.003~0.017 (0.009)	578	36.7	0	0.014~0.039 (0.024)
A. aurata	6	225	56.9	0	0.005~0.071 (0.026)	362	24.6	0	0.003~0.017 (0.005)	587	37	0	0.003~0.037 (0.013)
A. maximowicziana	5	228	55.7	0~0.009 (0.004)	0~0.0081 (0.040)	362	25	0~0.003 (0.002)	0~0.020 (0.010)	590	36.9	0~0.003 (0.002)	0~0.040 (0.021)
A. vexans	6	225	57.3	0	0.005~0.076 (0.028)	362	24.9	0	0~0.020 (0.004)	587	37.3	0	0.002~0.041 (0.013)
A. tangutica	4	225	55.2	0	0.014~0.066 (0.031)	366	24.6	0	0~0.020 (0.005)	591	36.2	0	0.007~0.037 (0.014)
A. princeps	4	225	55.5	0	0.014~0.092 (0.034)	360~362	24.8	0	0~0.020 (0.005)	585~587	36.6	0	0.005~0.046 (0.016)
A. igniaria	5	225	54.3	0	0.014~0.113 (0.049)	362	25.1	0	0~0.022 (0.008)	587	36.3	0	0.007~0.055 (0.023)
A. stoloni fera	4	225	55.1	0	0.005~0.102 (0.046)	362	24.9	0	0~0.020 (0.006)	587	36.4	0	0.002~0.050 (0.021)
A. sieversiana	3	227	55.6	0	0~0.076 (0.050)	362	25.1	0	0~0.017 (0.010)	589	36.8	0	0~0.039 (0.025)
D. vestitum	4	225	53.3	0	0.009~0.092 (0.038)	367	24.6	0	0~0.022 (0.005)	592	35.5	0	0.003~0.050 (0.017)
D. indicum	5	225	53.3	0	0.009~0.091 (0.062)	367	24.6	0	0~0.022 (0.010)	592	35.5	0	0.003~0.048 (0.029)

（2）遗传差异分析　将艾叶及其混伪品近缘种的 ITS2 序列及 *psbA-trnH* 序列的序列长度、GC 含量、K2P 遗传距离进行分析，见表 3-3、图 3-1。艾叶及其 12 种近缘种混伪品的 ITS2 序列比对长度为 225bp，而其余三种茵陈蒿、东亚栉齿蒿、大籽蒿的 ITS2 序列比对长度分别为 226bp、228bp、227bp。艾叶 ITS2 序列的平均 GC 含量 56.4%，而混伪品毛华菊、野菊的 ITS2 的平均 GC 含量最低，为 53.3%。艾叶共 56 条 ITS2 序列，其基原植物样本分别采自湖北、湖南、浙江、江苏、河北、河南、广东、云南、甘肃、辽宁、黑龙江 11 个省，暂未发现变异位点。另外五月艾、奇蒿、黄花蒿、黄金蒿、藏东蒿、甘青蒿、魁蒿歧茎蒿、宽叶山蒿、大籽蒿、毛华菊、野菊这 12 个种的混伪品也暂未发现变异位点。野艾和东亚栉齿蒿均具有 2 个变异位点，而茵陈蒿具有 1 个变异位点，见图 3-1。单核苷酸多态性（SNP）是一种高效、快速的鉴定方法。在多序列比对后，茵陈蒿具有 10 个 SNPs，奇蒿和黄花蒿均具有 3 个 SNPs，歧茎蒿具有 2 个 SNPs，东亚栉齿蒿、魁蒿、毛华菊、野菊均具有 1 个 SNPs。

对艾叶及其近缘种混伪品的 *psbA-trnH* 序列进行分析，艾叶及其 9 种近缘种混伪品的 *psbA-trnH* 序列的比对长度为 362bp，茵陈蒿、魁蒿分别均有 1、2 处插入或缺失毛华菊和野菊的 *psbA-trnH* 序列比对长度为 367，为这 16 个种中序列长度最长的。对于 *psbA-trnH* 序列，艾叶的平均 GC 含量为 24.9%，56 份艾叶样品的 *psbA-trnH* 序列种内存在 5 个变异位点，五月艾、茵陈蒿、东亚栉齿蒿 *psbA-trnH* 序列均有 1 个变异位点。在多序列比对后，茵陈蒿 *psbA-trnH* 序列具有 5 个 SNPs，分别在 79bp、112bp、142bp、261bp、338bp 位点处。奇蒿在 114bp、363bp 位点处具有 2 个 SNPs。黄花蒿在 114bp 位点处存在一个 SNP，同时在 13bp 处存在一个碱基缺失。甘青蒿在 309bp 处存在 4 个碱基的插入。见图 3-1。

（3）遗传距离和 Barcoding Gap 分析　基于 ITS2 序列的 K2P 模型的种内遗传距离分析表明，艾叶及其 12 种近缘种混伪品的 ITS2 序列种内最大遗传距离为 0，见表 3-3。遗传距离结果表明，除了东亚栉齿蒿和大籽蒿，艾叶 ITS2 序列种内最大遗传距离均小于其他近缘种混伪品的种间最小 K2P 距离，也就是说，基于遗传距离分析方法利用 ITS2 序列能够使得艾叶与其他 13 种近缘种混伪品区分开。

基于 *psbA-trnH* 序列的 K2P 模型的种内遗传距离分析表明，其中 13 个种样品的 *psbA-trnH* 序列的最大种内遗传距离为 0。艾叶 *psbA-trnH* 序列的种内及种间遗传距离分别为 0 ~ 0.008、0 ~ 0.022。茵陈蒿、奇蒿、黄花蒿以及黄金蒿的最大种内遗传距离小于其最小种间距离。

基于 ITS2+*psbA-trnH* 序列的 K2P 模型的种内遗传距离分析表明，艾叶的最大种内遗传距离为 0.005，小于其种间小遗传距离 0.002。

A

Species	GenBank No.	Sample No.
A. argyi	KU855074	56
A. lavandulifolia	KU855155	1
	KU855156	3
	KU855158	1
A. indica	KU855141	14
A. capillaris	KU855134	5
	KU855139	2
A. anomala	KU855062	10
A. annua	KU855054	8
A. aurata	KU855128	6
A. maximowicziana	KU855160	3
	KU855164	1
	KU855162	1
A. vexans	KU855340	6
A. tangutica	KU855176	4
A. princeps	KU855165	4
A. igniaria	KU855335	5
A. stolonifera	KU855172	4
A. sieversiana	KU855169	3
D. vestitum	KU855185	4
D. indicum	KU855180	5

B

Species	GenBank No.	Sample No.
A. argyi	KU855209	30
	KU855225	11
	KU855244	7
	KU855247	4
	KU855240	1
	KU855258	1
A. lavandulifolia	KU855295	5
A. indica	KU855281	4
	KU855282	10
A. capillaris	KU855269	6
	KU855271	1
A. anomala	KU855197	10
A. annua	KU855189	8
A. aurata	KU855263	6
A. maximowicziana	KU855300	2
	KU855302	3
A. vexans	KU855320	6
A. tangutica	KU855316	4
A. princeps	KU855305	2
	KU855306	2
A. igniaria	KU855276	5
A. stolonifera	KU855312	4
A. sieversiana	KU855309	3
D. vestitum	KU855331	4
D. indicum	KU855326	5

图 3-1 艾叶及其近缘种混伪品的变异位点（A：ITS2；B：*psbA-trnH*）
（不同的高亮颜色表示 SNP 位点）

　　Barcoding Gap 分析结果表明，如果最小种间变异大于最大种内，那么两个物种可以进行有效的区分。艾叶及其 13 种近缘种及混伪品 ITS2 序列的种内及种间的距离为 0.001，因此利用 ITS2 序列能够对艾叶及其混伪品进行明显的区分。14 个物种全下降至 1∶1 以上，存在一个 barcodegap。而对于 *psbA-trnH* 序列，除茵陈蒿、奇蒿、黄花蒿及黄金蒿之外的其他近缘种的 *psbA-trnH* 序列种内种间距离在 1∶1 以下或 1∶1，没有形成遗传距离，因此利用 *psbA-trnH* 序列不能区分艾叶及其混伪品。对于 ITS2 + *psbA-trnH* 序列，艾叶及其近缘种及混伪品的 ITS2+*psbA-trnH* 序列的种内种间距离在 1∶1 以下，表明 ITS2 + *psbA-trnH* 序列并不能区分艾叶及其近缘种混伪品。见图 3-2。

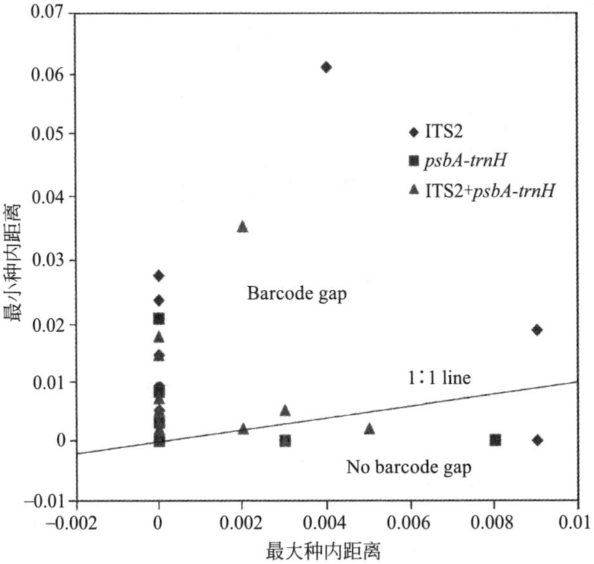

图 3-2　艾叶及其近缘种混伪品的种内及种间遗传距离

综上，基于遗传距离和 Barcoding Gap 分析结果表明，利用 ITS2 序列能够对艾叶及其近缘种进行鉴别区分，而 *psbA-trnH* 序列以及 ITS2+ *psbA-trnH* 序列则不能进行很好的区分。

（4）系统进化树分析　基于艾叶及其近缘种混伪品的 ITS2、*psbA-trnH*、ITS2 ＋ *psbA-trnH* 序列，以邻接法、最大简约法、最大似然法估计构建系统聚类树。各系统进化树之间存在明显的差异。基于 ITS2 序列构建的 NJ 树、MP 树、ML 树，其结果是一致的，见图 3-3。从图 3-3 可以看出，56 条艾叶 ITS2 序列独自聚为一支，表现出良好的单系性，与其混伪品能够很好地区分。同时，除了东亚栉齿蒿和大籽蒿，混伪品之间也都能各自单独聚为一支，单系性良好，能够很好地与艾叶区分开。结果表明，基于 ITS2 序列构建的 NJ 树、MP 树、ML 树能够准确鉴定艾叶及其混伪品（图 3-3）。但是基于 *psbA-trnH* 序列构建的 NJ 树、MP 树、ML 树不能对艾叶及其混伪品进行很好的鉴别区分。而基于 ITS2 ＋ *psbA-trnH* 序列构建的 NJ 树、MP 树、ML 树结果表明，基于 ITS2 ＋ *psbA-trnH* 序列构建的 ML 树能够对艾叶及其混伪品进行比较好的区分，而 MP 树和 NJ 树则不能区分艾叶及其混伪品因此，系统进化树分析的结果表明，基于 ITS2 序列构建的系统聚类树能够很好地区分艾叶及其混伪品。

3. 讨论　菊科蒿属植物包含了 300 多个种，分布极其广泛，大多数分布在北半球，在亚洲、澳大利亚及中南美洲也均有分布。蒿属植物主要为耐

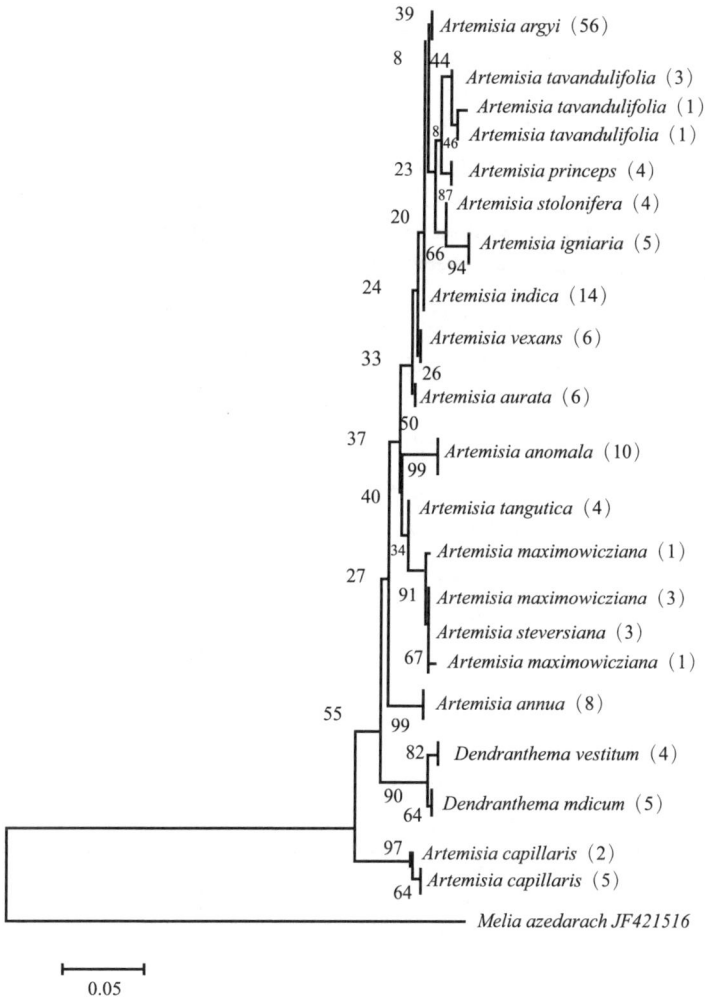

39 *Artemisia argyi*（56）
8 44 *Artemisia tavandulifolia*（3）
Artemisia tavandulifolia（1）
8 46 *Artemisia tavandulifolia*（1）
23 *Artemisia princeps*（4）
87 *Artemisia stolonifera*（4）
20 *Artemisia igniaria*（5）
66 94
24 *Artemisia indica*（14）
Artemisia vexans（6）
33 26 *Artemisia aurata*（6）
50
37 *Artemisia anomala*（10）
99
40 *Artemisia tangutica*（4）
34 *Artemisia maximowicziana*（1）
27 91 *Artemisia maximowicziana*（3）
Artemisia steversiana（3）
67 *Artemisia maximowicziana*（1）
Artemisia annua（8）
55 99
82 *Dendranthema vestitum*（4）
90 *Dendranthema mdicum*（5）
64
97 *Artemisia capillaris*（2）
Artemisia capillaris（5）
64
Melia azedarach JF421516

0.05

Bootstrap重复1000次进行检验，分支扩展树（≥50%）

图 3-3　基于 ITS2 序列构建的艾叶及其近缘种的 NJ 树讨论

寒草本植物和灌木类，这一类植物富含挥发油活性成分。其中分布在中国的蒿属植物有 186 种（82 种为中国特有物种），而其中，67 种和 8 个变种为药用植物。大多数蒿属药用植物富含多糖、黄酮、三萜、皂苷类化合物。常见的比较有名的蒿属药用植物有黄花蒿、艾叶、龙蒿、茵陈蒿等。青蒿素是从菊科植物黄花蒿（青蒿）的地上部分提取出来的抗疟药物，是我国发现的第一个被国际公认的天然药物。艾叶多作为艾灸的原料用于中医临床，而茵陈蒿广泛用于中医临床肝病的治疗。也有很多蒿属植物作为植被用于防风固沙。

蒿属植物具有丰富的物种，物种类型多样、复杂的遗传关系，由于蒿属植物的植物形态的相似性，因此鉴定蒿属植物是一个难题。艾叶与其近缘种和混伪品的植物形态及药材形态的相似性，使得艾叶难以与混伪品区分。本实验基于分子生物学采用 ITS2、psbA-trnH 及 ITS2 + psbA-trnH 序列对艾叶及其近缘种混伪品进行鉴别。对于理想的条形码序列，DNA PCR 应当容易扩增，基于序列的识别应该是准确、快速、成本低，并且对于不是分子生物学专业的人也可以进行相关操作。在本实验中，艾叶及其近缘种混伪品的高质量的 ITS2 及 psbA-trnH 序列均能成功提取得到。ITS2 序列的遗传变异在种内种间表现出单独和非重叠分布，而 psbA-trnH 和 ITS2 + psbA-trnH 序列没有这种变异。因此，ITS2 序列是鉴定来自各产地的 146 份样品的艾叶及其近缘种混伪品的理想条形码。利用 SNP 位点鉴别可以将东亚栉齿蒿和大籽蒿进行区分，而利用遗传距离和系统聚类树则不能进行区分。基于 ITS2 条形码技术可以将艾叶及其 15 种近缘种及混伪品进行鉴别区分，而 psbA-trnH 和 ITS2 + psbA-trnH 序列在种的水平上没有足够的变异位点来鉴别区分，因此基于 psbA-trnH 和 ITS2 + psbA-trnH 序列不能区分艾叶及其近缘种混伪品。本试验研究结果与刘美子等指出的 ITS2 为鉴定菊科蒿属植物的最佳条形码的结果一致。

蕲艾 *Artemisia argyi* Lévl. et Van.var.argyi '*qiai*'（命名人林有润）产自湖北蕲春县，是艾叶的栽培品种，该品种植株高大，高 150 ~ 250cm，香气浓烈；叶厚纸质，被毛密而厚，适合作为艾灸条的原料。本实验的材料中来自湖北蕲春县的 7 份样品，其 ITS2 序列与来自其他 10 个省市的艾叶一致，暂未发现变异位点。对于 psbA-trnH 序列，其中只有两个位点的信息与艾叶不一致，因此利用 ITS2 序列和 psbA-trnH 序列均不能区分蕲艾与其他艾叶。

4. 结语 艾叶是中医临床医学常用的一味重要中药，但是由于民间常有其他蒿属植物作艾叶使用，其药材的混用不利于药材流通管理规范化及用药安全。本节利用 DNA 条形码技术鉴定药材及其近缘种混伪品。所有艾叶及其近缘种混伪品的 DNA 均能成功提取得到，并且全部 ITS2 序列和 psbA-trnH 序列也均能成功进行扩增和拼接得到。研究发现，利用 ITS2 序列鉴定艾叶及其近缘种混伪品的能力比 psbA-trnH 和 ITS2 + psbA-trnH 序列的效果更好。其中来自全国 11 个省市的艾叶 56 份基原样本，其 ITS2 序列暂未发现变异位点。艾叶的最大种内距离（0）小于其与混伪品间的最小种间距离（0.005）。将所有样品的 ITS2 序列基于以邻接法、最大简约法、最大似然法估计构建系统聚类树的结果表明，56 条艾叶 ITS2 序列独自聚为一支，表现出良好的单系性，与其混伪品能够很好地区分。因此，ITS2 序列可用于鉴定其近缘种及其混伪品，是基于分子条形码技术鉴定的理想序列。

第三节 艾绒的鉴别与选择

近年来，艾灸在家庭保健中的应用越来越广泛。同时，市场上的灸疗产品鱼龙混杂。怎样选到优质的艾灸产品？让我们从制作各种艾灸产品的原料——艾绒说起。

在过去，人们将采集到的艾叶充分晒干后，放入石臼或打筒中反复春捣，使之细碎如棉絮状，再筛去灰尘、粗梗和杂质，就成了淡黄色、洁净柔软的艾绒。捶打的遍数越多，除去的杂质也越多，留下的艾绒就越少、越纯净。当然，现在已经不再采用这种传统的制作方法了，因为效率太低。现在是用专业的艾绒提取机（粉碎机）来自动制绒、除杂质。

（一）"三年之艾"为上品

艾绒的质量直接影响施灸的效果，而艾绒的质量首先与艾叶的新陈有密切关系。

凡采收一年之内的艾叶称为新艾。它性燥、烟大、味烈、燃烧速度快、火力暴猛，不仅易灼伤皮肤，而且易伤及经脉、耗损元气，不能长期灸用。因此，养生治疗尽可能不用或少用新艾。

艾叶存放两年时间以上者，谓之陈艾。它火力温和、温度平缓、烟少、渗透力强、热能堆积效果明显。研究证明，艾叶在长期的存放过程中，由于氧化的作用，化学成分发生变化，叶绿素转化为叶黄素，挥发油中的有害物质醛类发生醇化、酯化而减少，气味由烈转纯。

陈艾和新艾在燃烧时的红外线成像也有极大差异。陈艾在燃烧时产生的红外线以近红外为主，与人体皮肤的红外谱峰一致，能激活人体细胞中的线粒体，令细胞保持最高的活跃状态，能改善人体细胞的微循环，提高机体免疫能力。

所以说，陈艾是艾灸中的上品，古人有"犹七年之病，求三年之艾"之说。但陈艾也是有一定的时间限制，并不是越陈越好，一般 3～5 年的陈艾较好，超过 6 年的质量下降。

（二）选购艾疗产品三要点

艾绒一般不直接用于灸疗，需制成艾条、艾炷。如何鉴别艾绒也就是其艾疗产品的质量，以下几点原则供参考。

1. 务必挑选"三年艾" 上文说过，用来养生治病的艾绒最好由 3 年以上

（6年以下）的艾叶制成。不过大多数人都是直接购买艾疗产品，看不到加工过程，难以判断艾绒的年份。这里有两个基本鉴别法。

（1）闻气味　陈艾制作的艾绒气味并不强烈，新艾则气味很浓，比较刺鼻。因此，千万不要认为"香味不强烈"的艾绒是质量不好的，相反，气味很浓，甚至有霉味的才是应当拒绝使用的。

（2）看色泽　陈艾制作的艾绒颜色发黄，类似干燥的黄土，纯度越高就越黄，而新艾制作的艾绒则黄中夹杂浅绿，尤其是当年的艾叶做的艾绒，绿色就更多一些。

2. 不必追求"极品艾"　艾绒的质量还与纯度有关，一般出售时会标注5∶1、8∶1、10∶1、20∶1，甚至30∶1、40∶1等。5∶1是指5kg艾叶制作出1kg艾绒，以此类推，比例越高说明纯度越大、杂质越少。在辨别时，可以用手指搓一下艾绒，感觉一下其中的杂质含量。纯度高的艾绒像棉花一样柔软，感觉不出有杂质，而纯度差的一搓就会发现细小的硬物。

用于养生保健的艾绒至少要3∶1，日本常用的比例是8∶1或10∶1。如果是用于皮肤直接灸，则要求10∶1以上，否则会很疼，最好是20∶1～30∶1的精纯"黄金绒"（土黄色或金黄色）。现在也有用黄金绒做艾条的。

但是，艾绒并不是越纯越好。因为艾绒越精细，其火力越柔和，但艾灸毕竟是对穴位进行温烤，需要一定的火力，过于精细的艾绒火力柔和，反而效果不好。现在有所谓的40∶1或50∶1的极品艾条，其灸疗效果不一定好。

3. "轻烟白雾灰成形"　另外，观察艾绒的燃烧情况也是鉴别其质量的重要方法。质量好的艾绒燃烧时冒出的烟比较白，不呛人，烧完后灰烬形状固定，将灰烬弄碎后，中间呈白色。质量差的艾绒燃烧时烟很大，发黑，并且有响声（这是杂质燃烧时爆裂发出的声音），艾烟比较呛人，令人流泪，烧完后灰烬形状不规则，中间不白而偏黑。

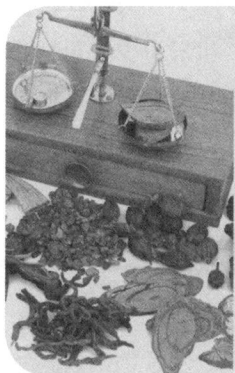

第四章
艾叶的炮制与制剂研究

大多数中药在临床使用前必须经过特定的炮制处理，才能达到降低或消除毒副作用的目的，从而符合临床治疗需要，充分发挥药效达到最佳治疗效果。艾叶的炮制与制剂为提高艾叶疗效、降低不良反应、方便使用等发挥了重要作用。

第一节　艾叶的炮制

药物炮制是中药应用于临床治疗非常重要的一个环节，对于各类药材不同的药性和治疗要求均有相应的炮制方法。艾叶亦是如此，不同的炮制方法和炮制效果将直接影响艾叶的临床疗效，因此，炮制对艾叶质量的影响是不言而喻的。历代医家对艾叶的炮制都十分重视。艾叶的药用历史较早，故其炮制方法也有较早的记载，艾叶的炮制主要分为净制与切制、炮炙、制艾绒三大类，现将这三大类炮制方法的历史沿革介绍如下。

一、艾叶净制与切制的历史沿革

古代文献中最早提及艾叶须净制的是宋代的《太平惠民和剂局方》，载有"去枝梗""拣净"等净制方法，至明代后期医家龚廷贤在前人的基础上提出了还须"去筋梗""去根"，《证治准绳》也提出了"揉去尘土，择净枝梗"等净制要求。现代对艾叶净制要求仍未超出上述范围，如《中国药典》（2010 年版）亦载有"除去杂质及梗，筛去灰屑"的净制要求。

在切制上，唐代最早记载了"捣令细"及"先炒细擘"，也就是炒后用手将其擘开的炮制方法。宋代则有"细锉""切""杵成茸""碾末"等方法，随后又有"捣烂""打烂"等方法。在宋代寇宗奭还提出了"和米粉少许可捣为末"，明代李时珍也介绍了"入茯苓三五片同碾，即时可作细末"等将艾叶碾细的方法。至清代又有"浸捣"的方法。现代文献和实际应用中已无切制这一炮制工序要求，但用全草入药者则仍需切制，如《药材学》载："切制、炮制……全草——切成 1cm 以下之厚片，如太硬可先洗之，稍润软再切，切后晒干。"在广东等少数地区习惯以带叶茎枝入药，仍须进行切制。

二、艾叶炮制的历史沿革

最早记载艾叶炮炙方法的是汉代的《华氏中藏经》，根据其成书年代推测，汉代临床应用的就有艾叶炮制品。但汉代记载艾叶的炮制方法比较单一，仅"炒法"一种。至唐代除沿用炒法外，又出现了一些其他制法，如制炭、熬、炙、焙干等。宋代是艾叶炮制革新鼎盛期，除继承上述的炮制方法外，还发展了"米醋煎""糯米炒""醋蒸""焙干""醋炒""硫黄制"等炮制新方法，且在炮制程度上也有所记载，如炒制的"微炒""炒黄""炒焦"等，创建了若干炮制工艺，发展了艾叶的炮制理论。金元时期增加了盐炒法，但临床上以醋制艾叶为主要炮制品，其炮制工艺更为合理完善。明代在艾叶炮制的发展上处于全盛期，新增"酒制""酒醋制""香附酒醋制""枣制""米泔制""盐制"6 种炮制方法。明代对艾叶的炮制质量也有明确要求，如制炭须"存性"。并有了"炒令香熟""炒黑"等炒制程度的记载。清代在炮制方法上几乎没有大的发展，大多数是沿用唐、宋时期的炮制方法，常采用的是制炭法、酒洗、硫黄制等方法；但在炮制理论、炮制与药性作用等方面提出了一些新的见解。

三、熟艾炮制的历史沿革

熟艾即艾绒，把艾叶制成绒在灸法中应用在我国历史比较早，现存的文献中以《庄子·盗跖》最早提及，如孔子对柳下季说："丘所谓无病自灸也。"《孟子·离娄》里也提到"今人欲王者，犹七年之病，求三年之艾也"。这里的"艾"显然是指艾灸。但艾绒制作最早的记载见于唐代《备急千金要方》，谓"凡用艾叶，须用陈久者，治令细软，谓之熟艾"，说明熟艾是由生艾加工制成的细软艾绒。事实上早在唐之前的梁代就将艾叶加工成灸治疾病的艾绒。陶弘景《本草经集注》载艾叶："捣叶以灸百病。""捣叶"即是将艾叶捣制成绒的一种原始的制绒方法。其后的制熟艾方法与此大同小异，多是"捣令碎""杵成茸""捣烂""揉捣如绵""捣成绒"等。但不同时代其具体制绒有所不同，如明代艾绒的制法是"拣取净叶，扬去尘屑，加入石臼内木杵捣熟，罗去渣，取白者，再捣，至柔烂如绵为度"。至清代艾叶常用的制绒法是"用粉糊浆透，日干，杵去粉并叶屑，则成白绒，谓之熟艾"。现代的制绒方法则是取净叶，碾成细绒，筛去灰屑即成。

古代大多文献记载都是在熟艾的基础上进一步炮制而入汤丸散剂，当然用得最多的当是用于艾灸，现代则只将熟艾作为制作艾灸所用艾条、艾炷的原料使用，极少用艾绒入汤散丸剂药用的。

四、四制艾叶炮制的历史沿革

中药炮制中的四制法是指用四种辅料对一味药材进行复合炮制，以调和药性、增强疗效或减少副作用的一种比较独特的炮制方法。

1. 四制艾叶的起源和方法　采用四制法炮制的中药主要有香附、益母草、艾叶等。这种方法起源时间至少是明代，最早炮制的中药是香附。从现有的资料看成书于16世纪末至17世纪初的几本重要的医籍如《仁术便览》《万病回春》《寿世保元》和《证治准绳》等书中都有记载四制香附，四制益母草的记载则最早见于明末的岭南本草专著《生草药性备要》。

四制艾叶是岭南地区极具特色的一种炮制方法，它的出现较晚，我们认为是从民间应用演化而来的。最早在湘西少数民族民间疗法中，有将艾叶与酒、醋、姜、蜂蜜同用的习惯。在广东、福建等地受岭南医学影响，民间有"四汁制艾"（以姜汁、酒、醋、盐水分次炮制）的用法，用于妇科寒湿证，强调调和气血。四川部分中医流派在治疗崩漏时，使用酒醋盐姜分步炮制艾叶，称其为"复方艾叶"。而在福建闽南地区部分老药工传承"四制艾绒"工艺，通过酒蒸、醋淬、盐渍、姜汁炒四步处理艾叶后制成艾绒，用于灸疗虚寒重症。这些应该都是四制艾叶炮制方法的原始基础，是没有文字记载的。我们能查到的最早记载是中国中医研究院中药研究所编写的《中药炮制经验集成》（1963年版），该书收载了广东的"制艾叶"，是采用酒、醋、盐和姜汁四种辅料炮制的，虽然其名称没有四制艾叶，但按其介绍的炮制辅料及工艺看就是四制艾叶，而且书中标注的这种制法的来源就是广东，这是目前我们能找到的四制艾叶炮制最早的记载。上世纪80年代出版的《广东省中药炮制规范》（1984年版）在"艾叶"项下列有"四制艾叶"条目，详细介绍了四制艾叶的炮制方法、辅料用量，并介绍了四制艾叶的性状为"多卷曲皱缩，微黑色，具微芳香气"，炮制作用为"本品生用性燥，适于寒湿之症。四制后温而不燥，能增强逐寒、止痛、安胎的作用"。其后王孝涛教授主编的《历代中药炮制方法汇典》（现代部分）、1993年广东科技出版社出版的广东炮制专著《实用中药炮制》、2015年《四川省中药饮片炮制规范》、陈伟民等主编《中药饮片炮制技术》等都有收载。不同书籍和地方炮制规范中所记载的四制艾叶炮制方法均是在艾叶中加入酒、醋、盐、姜汁四种辅料进行蒸制，只是在加入四种辅料的比例和蒸制时间上略有不同（见表4-1）。

现有的资料多认为，由于岭南的气候特点和岭南人的体质，在临床用药上多使用蒸制后的药物以避免伤阴和去除药物燥性，四制艾叶是在这个基础上发展起来的。艾叶经四制后可以增强药效，缓和辛燥峻烈之性，降低毒性，艾叶经过四种辅料炮制后逐寒祛瘀止痛的作用更强。梅全喜教授认同这些观点，但他还同时认为四制艾叶应该是综合多种辅料的特性，适用于复杂病证，在针对复杂病证时其复合辅料就能各自发挥其长处，如对寒热错杂型妇科病崩漏伴血瘀（发挥醋制止血、酒制活血作用），下焦虚寒兼气滞之宫寒不孕伴脾胃湿阻（发挥盐制入肾、姜制温中作用），虚实夹杂之更年期综合征（发挥四制调和寒热，避免温燥太过作用）等。因此，临床上对于寒热错杂的妇科出血、虚寒夹瘀的痛经等复杂证型的病证应用四制艾叶会有比较显著的疗效。

表 4-1　不同书籍和地方炮制规范收载四制艾叶的情况对比表

序号	作者	专著及标准名称	炮制方法	出版社及出版时间
1	中医研究院中药研究所	中药炮制经验集成	艾叶1斤，酒、醋各1两，食盐2钱，生姜2两磨汁。取艾叶洗净，加入上药及水适量润透，蒸1小时为度。	人民卫生出版社，1963
2	广东省卫生厅	广东省中药饮片炮制规范（1984）	取净艾叶，加入盐、醋、姜和酒混合液拌匀，吸尽后，蒸2小时，取出，晒干。每艾叶100kg，用盐2kg，醋、酒各10kg，生姜10kg榨汁。	广东省卫生厅，1984
	王孝涛	《历代中药炮制方法汇典》（现代部分）	取艾叶，每500克加入盐、醋、姜、酒混合液120克，（2%盐水30克，醋30克，生姜汁30克，酒30克）拌匀或仅用姜、酒，拌匀吸尽后，蒸2小时，晒干即得。	江西科技出版社，1989
3	张镜潮，何镜华，蓝水中.	《实用中药炮制》	每10kg艾叶，用酒、醋、生姜汁各0.6kg，盐0.2kg，取酒、醋、姜汁和盐水的混合液，加入净艾叶中，拌匀，闷润至混合液被吸干，置蒸具内，与沸水锅上蒸一小时，取出，晒干	广东科出版社，1993
4	四川省食品药品监督管理局	四川省中药饮片炮制规范（2015年版）	取艾叶，除去杂质及梗，筛去碎屑，加入盐、醋、姜汁和酒混合液拌匀，待艾叶吸尽后，蒸约2h，取出，晒干。每100kg，用盐2kg，醋10kg，酒10kg，生姜10kg榨汁	四川科技出版社，2015
5	陈伟民、王秋红	中药饮片炮制技术	介绍了按《广东省中药饮片炮制规范（1984年版》》收载方法进行炮制的具体操作步骤及详细流程图，并总结"净艾叶的颜色越黄，则炮制品颜色越易变黑。而颜色偏绿的艾叶，则需要蒸制后闷过夜其颜色才可以达到微黑色。"	中山大学出版社，2025

2. 四制艾叶的炮制研究与质量标准 中国中医科学院硕士研究生王丽霞对四制艾叶的质量标准进行了评价研究。选取产地为河南，湖北，山东的 15批艾叶饮片，按照 2015 年版《四川省中药饮片炮制规范》中四制艾叶的炮制方法，制成了四制艾叶。对以上不同产地收集的 15 批艾叶药材建立艾叶超高效液相指纹图谱方法，并采用化学计量学分析方法对艾叶四制前后指纹图谱数据进行综合处理分析，研究四制前后艾叶指纹图谱的总体变化。在艾叶和四制艾叶的指纹图谱中共标定了 15 个共有峰，通过对艾叶及四制艾叶的高效液相指纹图谱的比较和分析，发现两者在色谱峰数目上无明显差异，但一些峰的峰面积发生了显著变化，并对艾叶和四制艾叶中的新绿原酸、绿原酸、隐绿原酸、异绿原酸 A～C、棕矢车菊素和异泽兰黄素进行了含量，结果发现艾叶四制后绿原酸和异绿原酸 B 的含量无明显变化，棕矢车菊素和异泽兰黄素含量下降；而新绿原酸、隐绿原酸和异绿原酸 C 含量显著升高（P<0.01），平均升高率分别达到 32.50%，66.83% 和 329.39%；异绿原酸 A 含量显著降低（P<0.01），平均降低率达 51.25%。

艾叶四制后桉油精和龙脑的色谱峰消失，因此不能将挥发性成分桉油精和龙脑含量作为四制艾叶质量控制成分；艾叶与四制艾叶的水分总灰分酸不溶灰分含量变化不显著且四制前后艾叶中的水分，总灰分和酸不溶灰分均符合药典中艾叶项下规定。

通过对艾叶四制前后药效成分进行定性、定量等多方面的研究，建立了四制艾叶的质量评价方法，其中主要是增加了特征图谱和含量测定。

特征图谱：采用超高效液相色谱法建立了四制艾叶的特征图谱分析方法，在特征图谱中共确定了 15 个特征峰，其中参照物色谱峰为异绿原酸 C（S）峰，并对其他主要色谱峰进行了鉴定和指认，从整体上对四制艾叶的全貌进行定性鉴别。

含量测定：照高效液相色谱法（通则 0512）测定，本品含绿原酸不得少于 0.15%，异绿原酸 B 不得少于 0.14%，异绿原酸 A 不得少于 0.23%，异绿原酸 C 不得少于 0.30%。

此外，还证实了四制艾叶炮制过程中存在着成分之间的相互转化，但成分之间的相互转化与艾叶四制过后功效的改变是否具有联系以及艾叶四制后其所含的毒性及刺激性成分如侧柏酮等是否降低，也值得进一步的研究探讨。

3. 四制艾叶的临床应用及药效实验 四制艾叶是极具特色的地方炮制饮片，目前在岭南地区和四川等省份仍在使用，四制艾叶多用于更年舒片、健身安胎丸等成方制剂中，临床应用亦有报道。

张志刚等人用四制艾叶为主药的方剂进行中药熏蒸联合椎体成形术治疗

胸腰椎压缩性骨折的疗效观察发现，疗效显著，有助于降低术后并发症，减轻术后疼痛，促进患者早期康复。陈少敬采用以四制艾叶为主药的药物汤液结合竹罐疗法治疗类风湿关节炎患者，取得较好疗效。温娅娟等人采用四制艾叶粉、苍术粉、花椒粉等中药制作成中药包，在术后热敷骶尾部治疗混合痔术后疼痛取得较好疗效。有人经过体外抑菌试验研究发现，四制艾叶对巴氏杆菌具有良好的杀菌效果，MBC ≤ 100.0mg/mL。

有鉴于此，梅全喜教授认为目前四制艾叶的研究与应用还不够深入和广泛，四制艾叶的化学成分变化、药理作用及增效减毒的机制机理都还没有弄清楚，临床应用更是很少。因此，有必要加强这方面的工作，建议在深入研究摸清四制艾叶机制机理并明确其在疑难杂症临床应用范围的基础上制定出完善的四制艾叶质量标准，按此标准生产出"四制艾叶"优质饮片在临床上推广应用，让这个独特的中药炮制品发挥出应有的治疗作用。

第二节　艾叶的制剂研究

艾叶制剂最早见于东汉张仲景《金匮要略》，其中"妇人妊娠病脉证并治"篇中载有胶艾汤，以艾叶配阿胶、芍药、当归、干地黄等制成汤剂内服，治疗妇人冲任虚损所致的崩中漏下，月经过多。其后，东晋葛洪在《肘后备急方》中介绍了治疗白癜风的酒剂"艾酒"，制作方法是"艾千茎，浓煮，以汁渍麹作酒"。再后，艾叶的制剂就比较普遍了，先后有丸剂、散剂、外用膏剂、灸剂、熏洗剂、香囊剂等多种传统制剂。到了现代，随着其药理、药化和临床研究以及中药剂型改革工作的深入开展，艾叶剂型不断增多，而且许多新的剂型也都用于艾叶制剂，比如注射剂、胶囊剂、气雾剂、片剂等，从而为提高艾叶疗效、降低不良反应、方便使用等发挥了重要作用。现将艾叶制剂分为传统制剂和现代制剂两大部分综合介绍如下。

一、艾叶的传统制剂

1. 汤剂　汤剂是用单味艾叶或以艾叶为主的复方药物加水煎煮或浸泡后，去渣制成的液体制剂，是艾叶应用最早也是最多的剂型，如《金匮要略》记载的胶艾汤，以艾叶为主，配以阿胶、川芎、当归、芍药、甘草、干地黄煎制而得，主要治疗妇女崩漏下血，下面仅介绍有代表性的几个。

（1）独艾汤　单独用艾叶煎煮制成汤剂内服治病，此方散见于历代各种医药书籍中，为数不少，仅东晋《葛洪肘后备急方》中就有3个。

1）处方与制服法：熟艾，如鸡子大三枚，水五升，煮取二升，顿服之。

功能主治：散寒止痛、止血。用于胸胁腹内绞急切痛，不可抑按，或即吐血，或鼻中出血或下血。

2）处方与制服法：白艾成熟者三升，以水三升，煮取一升，去滓，顿服之。

功能主治：散寒止痛。用于卒心痛。

3）处方与制服法：干艾三斤，以水一斗，煮取一升，去滓顿服取汗。

功能主治：散寒解表。用于伤寒时气。

（2）胶艾汤

处方：艾叶三两，阿胶二两，川芎二两，当归三两，芍药四两，甘草二两，干地黄二两。

制服法：以上六味，加水五升、清酒三升，合煮，煮取三升，滤过去滓，内阿胶令其熔化后服用，每服一升，每日三次，温服。

功能主治：养血止血，调经安胎。用于妇女崩漏下血。

（3）熟艾汤（《妇人大全良方》）

处方：熟艾一两半，黄连（一方是白术）、石榴皮、当归各三两，阿胶二两。

制服法：以上药物加水六升，煮取二升，温分三服。

功能主治；和血清热，止痛止痢。用于妊娠腹痛，下痢赤白，不可忍。

（4）当归艾叶汤（《蒲辅周医疗经验》）

处方：当归一两，生艾叶五钱，红糖二两。

制服法：以上三味加水煎煮，熬取三碗，分三次温服，每月经期内服。

功能主治：温经散寒，行血止痛。用于经行腹痛、下腹凉、手足不温属血寒者。此方为当代著名中医蒲辅周先生在农村用之有效的经验方，多年痛经、月经不调服之，经痛即可消失。

2. 丸剂

（1）香艾丸（《圣济总录》）

处方：艾叶（炒）、陈橘皮（汤浸去白，焙）各等分。

制服法：上二味捣罗为末，酒煮，烂饭和丸，如梧桐子大，每服二十丸，空心服。

功能主治：理气燥湿，止痛止痢。用于气痢腹痛，睡卧不安。

（2）四生丸（《妇人大全良方》）

处方：生艾叶、生荷叶、生柏叶、生地黄各等分。

制服法：上药研烂，作丸如鸡子大，每服一丸，水三盏，煎至一盏，去滓温服，无时候。

功能主治：凉血止血。用于血热妄行之吐、衄血。

（3）艾附暖宫丸（《寿世保元》）

处方：艾叶炭三两，香附六两（醋炙），当归三两，吴茱萸二两（甘草水炙），续断一两五钱，川芎二两，白芍二两，黄芪二两，地黄一两，肉桂五钱。

制服法：上述药物共碾为细粉，过80～100目细罗，取炼蜜与上药粉搅拌均匀，呈湿润团块，制成每丸重三钱的丸剂，用蜡纸包封，每次一丸，日服一至二次，温开水送服。

功能主治：理气补血，暖宫调经。用于由寒凝气滞引起的月经失调、行经腹痛、腰酸痛及赤白带下。

（4）艾附丸（《蒲辅周医疗经验》）

处方：艾叶、四制香附各等份。

制服法：以上二药等份为细末，红糖熬膏为丸，每次服三钱，白开水送下。

功能主治：温经理气止痛。用于妇科痛经，月经不调，属胞宫有寒，肝气不疏。此方简验便廉，是蒲辅周老中医在农村常用之效方。

（5）艾煎丸（《现代本草纲目》）

处方：人参、川芎、菖蒲各30g，艾叶120g（糯米饮调作饼焙干），山茱萸、当归各22g，熟地黄、白芍各45g。

制服法：研末，酒调为丸，如梧桐子大，每服50丸，温酒或开水下，常服补荣卫，固经脉。

主治：补荣卫，固经脉，除胀满。用于崩伤淋沥，小肠满腹。

3. 膏剂

（1）艾煎膏（《御药院方》）

处方：艾叶二两，醋一斤。

制用法：将艾叶同醋于银锅内同煎数沸，滤去滓，慢火熬成膏，每用薄薄在衬纸上，贴患处，一日一两次。

功能主治：理气血、敛湿疮、杀虫止痒。头面风热小疮，多痒少痛，出黄汁。

（2）椒艾膏（《理瀹骈文》）

处方：艾叶一碗，胡椒三十颗。

制用法：上药捣烂，调水取汁熬膏敷脐，每日一次。

功能主治：温经散寒，祛风止咳。用于痘出不快，烦渴闷乱，卧睡不安，咳嗽者。

（3）神阙穴贴腹膏（《中国针灸》）

处方：艾叶5g，荜澄茄1.5g，吴茱萸1g，川椒、干姜、香附各15g，细辛、公丁香各 10g。

制用法：将上药研细末，与少量独头蒜泥混合而成中药膏。将神阙穴局部消毒后，取药膏适量敷于其上，用麝香壮骨膏固定，2 天换药 1 次，10 天为一疗程。

功能主治：温中化湿，止痛止泻。治疗慢性非特异性溃疡性结肠炎。

4. 酒剂

（1）艾酒（《葛洪肘后备急方》）

处方：艾（整株）。

制服法：艾切段，加水煎煮，去渣浓缩，以煎汁渍曲作酒，尝饮使醺醺。

功能主治：活血祛瘀，祛风止痒。用于白癞。

（2）艾叶酒（《妇人大全良方》）

处方：生艾叶一斤，酒五升。

制服法：取艾叶加酒煎煮至约三升，去渣，再煮至二升，分三次服。

功能主治：温经止血。用于妊娠卒下血及子淋。

5. 灸剂　灸剂系指将艾叶捣碾成绒状，或另加其他药料捻制成烟卷状或其他形状，借熏灼穴位或其他患部达到治疗目的的外用药剂，是我国发明的、利用"温热刺激"的一种物理疗法。按其形状可分为艾头、艾炷、艾条三种，均以艾绒为原料制得。使用艾叶灸剂可温通经脉、散寒止痛、调和气血、补正固阳、救逆固脱，用于治疗一切寒性或虚寒性疾患，如呕吐、泄泻、脘腹痛、哮喘、中风脱症等疾病。

制法：取艾叶（干），拣去杂质，筛去灰尘，置石臼或铁研船内捣碾成绵绒状，除去叶脉，即可按下列要求制成一定形状的制品，其原料以蕲艾质量为好。

（1）艾条（《药剂学》）

处方：艾绒 50g。

制用法：取长、宽各 30cm 桑皮纸，铺上长、宽各约 20cm 的一层艾绒，用竹片将艾拍平，然后将桑皮纸边缘向内折叠，用铁丝或竹针作轴，由折叠的一边卷起，卷至接近边缘时，再接一张桑皮纸卷紧，用浆糊封口，也可用机器卷制，包装即得。将一端点燃，在距穴位 3 ～ 4cm 处灸之，以局部皮肤红润温热为度，一般灸 10 ～ 20 分钟。

功能主治：温通经脉、散寒止痛、调和气血、补正固阳、救逆固脱。用于一切寒性或虚寒性疾患，如呕吐、泄泻、脘腹痛、哮喘、中风脱症等疾病。

（2）止痛雷火针（《中国医学大辞典》）

处方：蕲艾绒 30g，雄黄 6g，乳香、没药、丁香、白芷、阿魏各 3g，麝香 1g。

制用法：上为末，匀摊于桑皮纸上，如艾条法卷紧如筒，外用绵纸封固。点燃后隔青布7层，于痛处灸之。

功能主治：散寒止痛。用于寒湿所致痹痛，关节痛、腹痛、腰痛等。

附注：近年来有关单位已研制出了温灸器，使用时，将一定量的艾绒置于温灸器内，点燃后灸患处。温灸器应用简便，作用强，可代替艾条使用。

（3）药艾条（《中药药剂学》）

处方：艾叶20000g，桂枝1250g，高良姜1250g，广藿香500g，降香1750g，香附500g，白芷1000g，陈皮500g，丹参500g，生川乌750g。

制用法：以上十味，艾叶碾成艾绒，其余粉碎成细粉，过筛，混匀。先取艾绒20g，均匀平铺在一张长28cm、宽15cm白棉纸上，再均匀散布上述粉末8g，将棉纸两端折叠约6cm，卷紧成条，黏合封闭，低温干燥，制成1000支。直接灸法，红晕为度，一次适量，一日1～2次。

功能主治：行气血，逐寒湿。用于风寒湿痹，肌肉酸麻，四肢关节疼痛，脘腹冷痛。

6. 熏洗剂　熏洗剂是以艾叶等药物加水煎煮后，趁热先熏患处，稍冷后再洗患处的一种传统剂型。

（1）治蚌疽方（《外科真诠》）

处方：艾叶30g，防风18g，大戟15g。

制用法：上药加水1000mL煎煮，先熏，待温再洗患处。

功能主治：解毒消肿。用于痈疽初起。

（2）治绣球风方（《疡医大全》）

处方：艾叶、吴茱萸、蛇床子各30g，芒硝15g。

制用法：将艾叶、吴茱萸、蛇床子加水1500～2000mL，煎煮至沸，再煮10分钟，加入芒硝，先熏后洗。

功能主治：除湿、杀虫、止痒。用于治疗绣球风等。

（3）治寒湿腿痛方（《疡医大全》）

处方：艾叶120g，川椒3g，透骨草30g。

制用法：上药加水适量，煎煮至2500mL，先熏后洗。

功能主治：散寒除湿，止痛。用于痹痛及寒湿腿痛。

7. 香囊（袋）剂　香囊（袋）剂是用单味艾叶或以艾叶为主的复方药物装入布制囊（袋）中，敷于患处或通过香气接触机体的一种剂型。

（1）艾菊护膝（《当代实用临床效验方》）

处方：陈艾叶100g，野菊花50g，制乳没各20g，川牛膝15g，风寒者加藁本、紫苏各15g，跌仆扭伤者加土鳖虫、苏木各15g。

制用法：先将艾叶置电动冲钵中打成绒状，再将其余药物粉碎成粗粉，混合均匀后喷麝香风湿油 10mL，搅拌捶饼，装入缝制好的护膝袋中封口，外封塑料袋。用时去掉塑料袋，将护膝带绑到膝关节，药袋对准疼痛部位。

功能主治：散寒除湿，祛风止痛，用于膝关节炎，屈伸不利、局部红肿等症。

（2）艾叶熨剂（《现代本草纲目》）

处方：艾叶 60g。

制用法：将艾叶入锅内加烧酒炒热，用布包熨肚脐上，冷则再烘。

功能主治：祛湿、止痛。用于急性胃肠炎。

（3）通鼻灵枕（《光明中医》）

处方：艾叶 200g，辛夷 40g。

制用法：将上药拣净杂质，揉碎成绒状，用棉布包缝成枕，两天换一次。

主治：祛湿散寒，通鼻窍。用于新生儿及婴儿鼻塞。

8. 散剂　散剂系指将单味艾叶或以艾叶为主的复方药材经粉碎、均匀混合而制成的干燥粉末状制剂，有内服散剂和外敷散剂。

（1）艾叶散（《现代本草纲目》）

处方：艾叶、黄芩、赤芍各 30g，当归 45g，地榆 15g。

制服法：研为散，每服 9g，水煎服。

功能主治：活血化瘀，祛湿止痢。用于治久血痢，小腹急痛不可忍。

（2）艾叶苍白散（《现代本草纲目》）

处方：艾叶 180g（杵如绵，扬去尘末并梗，酒煮 1 小时），白术、苍术各 90g（俱米泔水浸，晒干炒），当归身 60g（酒炒），砂仁 30g。

制服法：上药共为末，每早服 9g，白汤调下。

功能主治：活血、祛湿、止带。用于妇人白带淋沥。

（3）大便下血方（《现代本草纲目》）

处方：蜜炒椿根皮 75g，炒蕲艾、炒黄芩各 6g。

制服法：将上药共研细末，每服 9g，1 日 1 次，黄酒送下，无论虚实均可奏效。服药期间，忌食油腻、生冷、椒、酒等辣物。

主治：清热燥湿，涩肠止泻，止血。用于大便下血。

二、艾叶的现代制剂

随着现代科学技术的发展，一些新的制剂技术和给药系统也在中药制剂中得到研究与应用，因此，有了艾叶的现代制剂。

1. 合剂　合剂是指单味艾叶或以艾叶为主的复方药物用水或其他溶剂，采用适宜方法提取制成的口服液体制剂。合剂是在汤剂的基础上改进和发展起来的一种中药剂型。

（1）艾叶合剂（《中药大辞典》）

处方：艾叶 500g（鲜品 1000g），调味剂及防腐剂适量。

制法：艾叶洗净、切碎，放入 4000mL 水中浸泡 4～6 小时，煎煮，过滤，约得滤液 3000mL，加入调味剂、防腐剂搅拌均匀，分装即得。

用法用量：每次 30～60mL，每日 3 次内服。

功能主治：消炎、平喘、止咳。用于慢性支气管炎。

（2）艾地合剂（《时珍国医国药》）

处方：艾叶 400g，地榆 600g，5% 尼泊金乙酯醇溶液 10mL。

制法：取艾叶（以蕲艾为好）水蒸气蒸馏，收集蒸馏液 300mL 备用，将艾叶渣与地榆合并加水煎煮 2 次，第一次 1.5 小时，第二次 1 小时，合并二次煎液，滤过，滤液浓缩至近 700mL，与蒸馏液合并，缓缓加入尼泊金乙酯醇溶液，边加边搅拌均匀，分装于 200mL 投药瓶中即成。

性状：棕褐色溶液，味苦涩。

用法用量：每日 2 次，每次 20mL，小儿酌减。

功能主治：消炎止痢。用于细菌性痢疾。

（3）艾叶汁（《食物补疗大法》）

处方：鲜艾叶 500g，橘子 500g，苹果 500g，防腐剂适量。

制法：以上三种用果汁机榨汁，将三种汁合并一起，搅拌均匀，将防腐剂用少量蒸馏水溶解后，加入上述液汁中，搅匀分装即成。

用法用量：以上液汁分 20～25 次服完，每次取液汁加少量温开水冲服，每日 1～2 次。

功能主治：活血化瘀，软化血管。用于预防脑出血。

2. 注射液 将艾叶反复蒸馏后配以氯化钠溶液，按照注射液的制剂要求制成灭菌溶液。使用艾叶注射液，可以更有效地发挥艾叶的药效作用，已应用于临床的艾叶注射液可以治疗支气管哮喘、迁延性肝炎、慢性肝炎和肝硬化等。

（1）艾叶注射液（Ⅰ）（《中药制剂汇编》）

处方：艾叶 250g，注射用氯化钠 0.8g。

制法：取艾叶粗粉，加水湿润后，用水蒸气蒸馏，收集粗馏液 400mL，将粗馏液再次蒸馏，收集精馏液 100mL，加注射用氯化钠液，搅拌使溶，过滤、灌封、灭菌。

用法用量：肌内注射，每次 2mL；穴位注射，每次 1～2mL。

功能主治：温经散寒，止咳平喘。用于支气管哮喘。

（2）艾叶注射液（Ⅱ）

处方：艾叶 1000g，九节茶、飞龙掌血各 500g。

制法：按一般蒸馏法配制，先分别蒸馏，再取艾叶重蒸馏液 2000mL 及九节茶、飞龙掌血重蒸馏液各 1000mL 混合，再加入氯化钠、吐温 -80 摇匀，分装于 500mL 盐水瓶中，5 磅热压灭菌 30 分钟。放置 24 ～ 48 小时，取出，以棉花或滤纸初滤，再用 3 号垂熔漏斗过滤，分装熔封，灭菌即得。

用法用量：肌内注射，每日 1 ～ 2 次，每次 2 ～ 4mL。

功能主治：活血化瘀，散寒除湿，温经止痛。用于挫伤扭伤。

3. 片剂 片剂原先是一种常用的西药制剂，使用起来非常方便，所以目前也广泛应用于中草药制剂。

（1）艾叶片（野艾片）（《抗癌中草药制剂》）

处方：艾叶。每片含艾叶浸膏 0.6g，相当于艾叶生药 5g。

制法：按一般中草药片剂的制法。

用法用量：口服，每次 2 ～ 3 片，每日 3 次。

功能主治：散寒除湿，温经止血，抗癌。临床主要用于消化道肿瘤及乳腺癌等。

附注：此艾叶品种为野艾蒿，在部分地区等同艾叶入药。

（2）乳增宁片（《新编中成药手册》第二版）

处方：艾叶、淫羊藿、柴胡、川楝子、天冬、土贝母。每片含干浸膏 0.3g。

制法：按一般中草药片剂的制法。

用法用量：口服，一次 4 ～ 6 片，一日 3 次。20 日为一疗程，疗程间隔 5 天，连服 3 个疗程。

功能主治：疏肝解郁，调理冲任。用于治疗肝郁气滞、冲任失调引起的乳痛症及乳腺增生等症。

4. 胶囊剂 将以艾叶为主药的中药复方经过提取、浓缩、制成颗粒或粉末状装入胶囊中制成胶囊剂。

乳增宁胶囊（《中国药典》2010 年版一部）

处方：艾叶、淫羊藿、柴胡、川楝子、天冬、土贝母。

制法：以上六味，加水煎煮三次，合并煎液，滤过，滤液浓缩至适量，趁热加入三倍量乙醇，搅拌均匀，静置，滤过，滤液减压回收乙醇，并浓缩至适量，加干燥的磷酸氢钙与淀粉的混合细粉适量，混匀，置 80℃减压干燥，冷却，粉碎，加硬脂酸镁适量，混匀，加淀粉适量，混匀，装入胶囊，制成 1000 粒，即得。

用法用量：口服。一次 4 粒，一日 3 次。

功能主治：疏肝散结，调理冲任。用于冲任失调、气郁痰凝所致乳癖，症见乳房结节、一个或多个、大小形状不一、质柔软，或经前胀痛、或腰酸乏力、经少色淡；乳腺增生病见上述证候者。

5. 灌肠剂 灌肠剂是指专门用于直肠灌注的艾叶的液体制剂，以达到治疗疾病的目的。

（1）复方白及灌肠剂（《中国医院药学杂志》）

处方：白及15g，艾叶炭15g，桂枝15g。

制法：桂枝、艾叶炭煎汤200mL，与白及面混合。

用法用量：待38℃左右时保留灌肠，尽量使药液在体内保留2小时以上，每日1次，3周为一疗程。

功能主治：止痛止血、涩肠止泻、消肿生肌。用于结肠炎、溃疡性肠炎、慢性结直肠炎、放射性肠炎、直肠术后吻合口炎等结直肠部位的炎症及溃疡。

6. 洗剂 洗剂系指将艾叶用适宜方法提取制成供皮肤或腔道涂抹或清洗用的液体制剂。洗剂有消毒、消炎、止痒收敛、保护等局部作用。

艾阴洁（艾阴洁皮肤黏膜抗菌洗剂）

处方：蕲艾叶、苦参、百部、蛇床子、地肤子等。

制法：将中药在低温下提取、浓缩精制，纯化制成艾苦浸膏，以植物原液的形式，pH值4.0～4.5仿真酸碱度，复配以薄荷脑、冰片，在洁净卫生的环境下灌装于铝罐中。

用法用量：

（1）外阴清洗抗菌 用前将铝罐摇晃数次。将铝罐倒置，罐底朝上，喷头朝下，按压阀门，将抗菌洗剂泡沫涂抹在外阴上，数分钟后用干净毛巾擦干或用清水洗净再擦干即可。

（2）成年女性阴道清洗抗菌 使用前将导管与铝罐喷头连接好，将导管插入阴道，按压阀门1至2次（每次会喷出1～2mL），抗菌洗剂泡沫即喷涌而出，充满阴道。数分钟后站起，用干净毛巾擦干外阴或用清水洗净外阴再擦干即可。

功能主治：祛湿止痒。用于外阴的清洗抗菌和成年已婚女性阴道的清洗抗菌。

7. 颗粒剂 将以艾叶为主药的中药复方经过提取、浓缩、制成颗粒剂。

虎杖艾叶冲剂（《南京医科大学学报》）

处方：虎杖，艾叶。

制法：按照颗粒剂的制法将虎杖、艾叶浓缩制成颗粒状冲剂。

用法用量：每日3次，每次5g，同时服用维生素B、维生素C及一般护肝药，疗程1～3个月。

功能主治：利湿退黄，清热解毒。用于病毒性肝炎。

8. 喷雾剂 喷雾剂系指将艾叶提取物或艾叶细粉装于密闭容器中，借助于手动泵的压力或其他方法将内容物以雾状等形态喷出的制剂。与气雾剂不同的是它不含有抛射剂，也不必使用耐压容器。艾叶的喷雾剂通常用于空气的消毒。

（1）艾叶、苍术喷雾剂（《中医药导报》）

处方：艾叶、苍术各300g。

制法：将中药艾叶、苍术各取300g，分别用水浸泡后煎煮30分钟，滤过后浓缩制成每4mL含生药750mg的溶液450mL，然后再将两种药液等比例混合备用。

用量：按8mL/m³喷雾。

功能主治：消毒杀菌。用于各种场所的空气消毒（如医院、商场、影剧院、候机候车厅等人员密集处）。

（2）艾板连喷雾剂（《护士进修杂志》）

处方：艾叶，板蓝根，黄连。

制法：取艾叶、板蓝根、黄连三药用量比例为10：5：1，分别用95%、75%、75%的乙醇浸泡72小时后过滤，制成艾板连喷雾剂。

功能主治：消毒杀菌。用于医院病室空气消毒。

9. 茶剂 将艾叶或以艾叶为主药的复方按茶叶或袋泡茶的制作工艺制成茶剂。

（1）艾叶茶（Ⅰ）（《中国药茶》）

处方：艾叶幼苗。

制法：春季采集幼苗晒干，制成粗粉，包装在滤纸袋（泡袋）中，加外包装即成。

用法用量：每次3g（一袋），每日3～4次，沸水冲泡，代茶频饮。

功能主治：温经散寒，止痛。用于妇女行经腹痛、产后寒腹痛等。

（2）艾叶茶（Ⅱ）（百度百科）

处方：艾叶5g，红茶3g，白糖10g。

用法：用200mL开水泡饮，冲饮至味淡。

功能主治：温经散寒。用于寒冷季节或寒性体质的人群，寒证引起的腹痛、痛经等不适症状。

10. 艾叶油制剂 艾叶的主要成分是挥发油，取新鲜艾叶或干艾叶置于挥发油提取器中，充分湿润均匀，用水蒸气蒸馏法将大部分挥发油蒸出，再制成其他剂型使用。

（1）艾叶油胶囊（《中国药典》1977年版）

处方：艾叶油75mL，淀粉适量。

制法：取艾叶油，加淀粉适量，拌匀，过筛，分装于胶囊内即得，共制成1000粒。本品为橘红色或乳白色胶囊，每粒含艾叶油0.075mL。

用法用量：口服，每次 2 粒，每日 3 次。

功能主治：平喘、镇咳、祛痰、消炎。用于支气管哮喘、慢性气管炎。

（2）艾叶油气雾剂（《中国药典》1977 年版）

处方：艾叶油 3000mL，柠檬香精 50mL，糖精钠 200g，乙醇 2860mL，二氟二氯甲烷 8kg，装 1000 瓶。

制法：取艾叶油、柠檬香精和 7% 糖精钠乙醇溶液混合成透明溶液，分装入特制气雾剂瓶中，封口，压装二氟二氯甲烷，即得。

用法用量：每次喷 2～3 下，一日 3 次。

功能主治：平喘、镇咳、祛痰和消炎。用于支气管哮喘和慢性支气管炎。

（3）艾叶油糖衣片（《中草药学》）

处方：艾叶油 25g，淀粉、轻质碳酸镁适量。

制法：先取淀粉与轻质碳酸镁等量制成空白颗粒，喷入艾叶油使每片含艾叶油 25mg，混匀密封 4～6 小时，加硬脂酸镁压片，包糖衣，共制1000 片。

用法用量：预防每次 4～6 片，治疗每次 6～8 片，每日 3 次内服。

功能主治：平喘、消炎、止痒。用于支气管哮喘、荨麻疹、过敏性皮炎等。

（4）艾叶挥发油 β-环糊精包合物口含片（《黑龙江医药科学》）

处方：艾叶油 β-环糊精包合物，葡萄糖粉，淀粉糊，甘露醇，柠檬酸，滑石粉。

制法：取一定量的艾叶挥发油 β-环糊精包合物、葡萄糖、甘露醇和柠檬酸适量按等量递加法混匀过筛（80～100 目），加入黏合剂（淀粉糊）制软材，过筛制湿颗粒，45℃干燥 2 小时后，整粒，加入少量滑石粉，压片。

功能主治：止咳、平喘、祛痰、消炎。用于慢性支气管炎、肺气肿、支气管哮喘等。

（5）辛艾乳剂（《当代实用临床效验方》）

处方：艾叶油、辛夷油各 1mL，西黄芪胶 1g，蒸馏水适量。

制法：先将西黄芪胶加蒸馏水适量，让其吸水充分膨胀，加入艾叶油、辛夷油研磨乳化均匀，然后加水稀释成 100mL，搅拌均匀。

用法用量：点鼻，每次 3～5 滴，每日 3～4 次。

功能主治：抗过敏，消炎。用于各种鼻炎。

12. 其他艾叶保健品制剂　在保健品的开发方面，现在国内市场上已开发出艾叶系列保健食品、减肥食品、保健浴剂和牙膏、化妆产品，如艾蒿按摩膏、艾蒿沐浴露、艾蒿保湿水等及保健药枕、保健腰带等。

（1）蛇艾卫生巾（《湖北中医杂志》）

成分：蛇床子、艾叶。

制用法：提取蛇床子、艾叶成分，加入到卫生巾材料中制成，作卫生巾配带，每天 4～6 小时。

功能主治：除湿止痒、抑菌杀虫、活血止痛。用于妇科疾病。

（2）艾蒿牙膏（《河北化工》）

处方：艾蒿提取液、甘油、十二烷基硫酸钠、碳酸钙、磷酸三钙、羧甲基纤维素钠、糖精钠。

制用法：按牙膏的制备方法制成艾蒿牙膏，每天早晚二次刷牙。

功能主治：消炎止血。用于牙周炎、牙龈出血、牙龈肿痛及口臭等口腔疾病。

（3）蕲艾活肤皂

处方：脂肪酸钠，蕲艾、野菊花提取物，甘油，乙二胺四乙酸二钠，2,6-二叔丁基 -4- 甲基苯酚，制成香皂。

用法：沐浴时将蕲艾皂涂抹于手心或浴花上或毛巾上，加适量水轻搓至产生丰富泡沫，涂抹全身后用清水冲净即可。

功能主治：清洁肌肤污垢，调整皮肤油脂分泌，防止油脂堆积。用于痤疮、毛囊炎、湿疹及皮肤瘙痒等皮肤性问题。

（4）蕲艾精油

处方：蕲艾精油、薄荷脑、樟脑、桉油、丁香酚。

用法：外用，涂擦于患处。

功能主治：抗菌抗病毒、平喘镇咳祛痰、抗过敏、止血与抗凝血、免疫增强、护肝利胆、解热镇静、抑制心脏收缩及降压等。用于按摩时皮肤涂搽。

艾叶在我国民间习用已有几千年的历史，随着艾叶新剂型的开发研究，人们对艾叶的需求越来越大。然而目前，人工栽培艾叶还不够广泛，我们应当充分利用其适应性强、耐寒、耐旱的特性，广泛人工栽植，既可使这一资源优势得以充分发挥，又可获得可观的经济效益。几千年来的临床应用表明，艾叶在预防流感等传染病方面有显著疗效，未来应重点研究其在预防流感、禽流感等瘟疫的作用机制，寻找出药效物质基础，并在此基础上研发出有效的艾叶新制剂推广应用，为保障广大人民群众的身体健康而发挥更重要、更积极的作用。

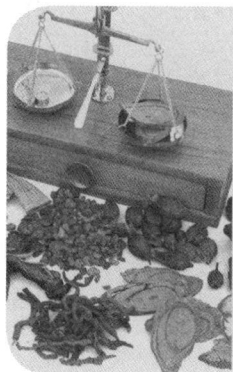

第五章

艾叶的化学成分与药理药效研究

艾叶药用历史悠久，始载于《名医别录》，虽然在民间应用已有几千年的历史，但对其药效成分进行科学分析和利用，则始于近代。近几十年来，随着艾叶在药理作用方面的研究广泛开展，对其化学成分的研究也进一步深入，特别是提取分离技术及气相色谱质谱联用、液相色谱质谱联用等技术日益成熟，人们对艾叶化学成分及药理作用的研究更是全面深入。

第一节　艾叶化学成分研究进展

近年来研究发现，艾叶的化学成分主要有挥发油，其次还有黄酮类、鞣质类、三萜类、桉叶烷类、多糖类及微量元素等。为了对艾叶临床应用价值和药理作用有更深的理解，现将艾叶化学成分的研究情况综述如下。

一、艾叶化学成分

1. 挥发油类成分　艾叶的主要成分是挥发油。张喜云等测得艾叶挥发油含量为0.75%。尹庚明等采用常温下氮气吹扫 – 固体吸附剂吸附和水蒸气蒸馏两种方法，提取富集艾叶的挥发性成分，经气相色谱 – 质谱联机（GC–MS）分析，鉴定出39种化合物，主要包括1,8– 桉树脑（p-Cineole）、异蒿属（甲）酮（Isoarte–misiaketone）、2– 莰酮（樟脑，Camphor）、2– 莰醇（冰片，Bame–ol）、石竹烯（Caryophylene）、α– 荜澄茄烯（α–Cubebene）等。汪国华等对艾叶油中主要成分桉油精进行了色谱鉴别，得到 5 个清晰的紫红色斑点的色谱图。

艾叶挥发油的成分复杂，而且其含量及主要成分随着不同的产地、不同品种、不同采收时间等有很大的差异。梅全喜等对端午节当天早晨、中午、晚上采集的艾叶分别进行了挥发油含量测定，结果其含量分别为 0.48%、0.54%、0.44%，故认为端午节前后的中午为艾叶最佳采集时间。王莉等采用微波法测定了 9 月、11 月及 2 年前的陈艾叶的挥发油含量，结果显示，含量分别为 1.50%、1.00%、0.75%。洪宗国等比较研究了蕲艾、北艾和川艾挥发油的化学组分，结果表明，出油率分别为 1.06%、0.53% 和 0.49%，从相同组分的多寡判断，蕲艾与北艾的相似度更高。郭承军首次在野艾挥发油中分离出 1- 甲基 -7- 异丙基萘，在艾叶挥发油中分离出艾醇。

艾叶挥发油化学成分复杂，种类繁多。近年来随着提取分离技术及气相色谱质谱联用等技术的日益成熟，艾叶挥发油成分已经由最初十几种到现在检测出来的多达 100 种，其挥发油成分主要有 α- 蒎烯、β- 蒎烯、水芹烯、柠檬烯、1,8- 桉叶素、蒿醇、龙脑、樟脑、石竹烯、氧化石竹烯、丁香酚、香芐醇、蓝桉醇、青蒿酮、侧柏酮、乙酸龙脑酯、薄荷醇、马鞭草烯、松油醇等。随着科研工作者对艾叶的研究不断发展和深入，目前已检测到的艾叶挥发油类成分可分为以下几类：①单萜类：以莰烯、α- 蒎烯、3- 蒈烯等为代表；②单萜类衍生物：以桉树脑、松油醇、1,8- 桉叶素、3,3,6- 三甲基 1,5- 庚二烯 4- 醇、莳酮、紫苏醛等为代表，这是挥发油的主要组成部分；③倍半萜类及其衍生物：主要有石竹烯、柏木烯、异戊酸冰片酯等，也有少量的醛、酮、酚类化合物。

艾叶分布广泛，来源丰富，在亚洲各地均有生产，但是由于气候、水文、土壤的差异，不同产地艾叶的挥发油含量及其主要成分有着明显的差异，见表 5-1。

由表 5-1 可知，亚洲各地出产的艾叶挥发油含量有所不同，而湖北蕲春所产艾叶挥发油得率较高，同时蕲艾植株高大，叶片宽大肥厚，被密厚而长的毛，香气浓郁，质量好，因此艾叶产地最好的是湖北蕲春，这些在一定程度上论证了蕲艾的道地性。

艾叶采集期对艾叶挥发油收率也有一定的影响，关于艾叶的采集期历代本草以及近代文献记载都是在端午节左右，曰"产于山阳，采以端午"，采集时间一般是每年的 4～7 月。梅全喜等研究发现，蕲艾从四月中旬到端午节挥发油含量不断上升，端阳节前后若干天达到最高值，然后逐渐下降。而在同一天中不同时间采集蕲艾的挥发油收率也不同，正午时采集的蕲艾挥发油收率要高于早上和晚上所采集的。同时，炮制对艾叶挥发油成分影响也较大，张甜甜等对艾叶及其炮制品中挥发油成分进行对比研究，发现艾叶经炮制后挥发油在成分组成上发生了较大变化。醋炒品中检出了 17 个生品中没有的新成分，清炒品检出了 17 个新成分，清炒拌醋品中检出了 15 个新成分，生拌醋品中检出了 13 个新成分。醋炒品、清炒品与清炒拌醋品中有而生拌醋品中无的新成分有 1 个，醋炒品、清炒拌醋品与生拌醋品中有而清炒品没有的成分有 2 个。醋炒品、清炒品和清炒拌醋品中特有的成分各有 5 个，生拌醋品中特有成分有 3 个。另外，生品中的广藿香烷经炮制后消失，醋炒品与清炒拌醋品中产生了新成分蓝桉醇，清炒品与生拌醋品中产生了新成分愈创木烯。因此，炮制及辅料醋对艾叶挥发油有较大的影响，且不同炮制方法（加热与加醋）的影响也有一定的差异。

表 5-1　不同产地艾叶挥发油化学成分

产地	提取方法	挥发油得率（%）	含量最高成分（占全部挥发油百分含量%）
陕西杨凌	固相微萃取法	—	桉油精（49.09）
山东济南	水蒸气蒸馏法	0.650	桉树脑（19.77）
甘肃河西走廊	水蒸气蒸馏法	0.750	7-乙基-1,4-二甲基-甘菊环烯（17.34）
大连	水蒸气蒸馏法	0.560	1,8-桉叶素（19.67）
上海	水蒸气蒸馏法	0.330	1,8-桉叶素（26.12）
沈阳	水蒸气蒸馏法	0.290	1,8-桉叶素（15.53）
首尔	水蒸气蒸馏法	0.400	甘菊环（23.95）
广西桂平	水蒸气蒸馏法	—	β-石竹烯（18.21）
湖南	水蒸气蒸馏法	—	桉树脑（17.53）
贵州	水蒸气蒸馏法	0.200	表蓝桉醇（8.79）
湖北蕲春	水蒸气蒸馏法	1.230	1,8-桉叶素（25.625）
安徽霍山	水蒸气蒸馏法	0.296	3-侧柏酮（15.05）
江西樟树	水蒸气蒸馏法	0.479	1,8-桉叶素（22.92）
山东鄄城	水蒸气蒸馏法	0.394	1,8-桉叶素（11.59）
河北安国	水蒸气蒸馏法	0.675	1,8-桉叶素（26.09）
湖南株洲	水蒸气蒸馏法	1.050	邻苯二甲酸酐-1,3-异丙呋喃二酮（42.1）

注："-"表示没有进行相关检测。

2. 黄酮类成分　近年来研究发现，黄酮类化合物具有丰富的生物活性：抗肿瘤，降压降脂，降胆固醇，抗炎、镇痛和免疫调节、抗脂质过氧化、抗衰老等。中药艾叶富含黄酮类化合物，吴崇明首次从艾叶中分离得到 2 个黄酮化合物：5,7-二羟基-6,3',4'-三甲氧基黄酮（Eupatilin，异泽兰黄素）

和 5- 羟基 –6,7,3',4' – 四甲氧基黄酮。王锦军等对艾叶化学成分进行研究，分离得到 4 个黄酮类化合物：芹菜素、山奈酚、木犀草素、槲皮素，并进行含量测定，测得艾叶中槲皮素、山奈酚、木犀草素、芹菜素分别为 0.754mg/g、0.841mg/g、1.629mg/g、0.79mg/g。唐生安等以发现新的生物活性成分为目的，采用溶剂萃取、常压硅胶色谱和凝胶色谱分离，制备高效液相色谱纯化等分离纯化方法及核磁共振法等从艾叶乙酸乙酯萃取物中分离得到 5,7,3' – 三羟基 –3,6,4' – 三甲氧基黄酮醇（矢车菊黄素）、5,3' – 二羟基 –3,6,7,4' – 四甲氧基黄酮醇（紫花牡荆素）、5,7– 二羟基 –6,3',4' – 三甲氧基黄酮（异泽兰黄素）、5,7,4' – 三羟基 –6,3' – 二甲氧基黄酮（棕矢车菊素）4 个黄酮类化合物。

江丹等为研究中药艾叶的地道性，测定了不同产地艾叶中的总黄酮含量并对结果进行了比较，结果表明，所测不同产地艾叶中的总黄酮得率分别为湖北蕲春 3.900%，安徽霍山 3.609%，山东郓城 3.419%，江西樟树 2.045%，河北安国 1.054%，湖北蕲春的总黄酮含量最高，体现蕲艾地道品种优势，有广泛开发和利用价值。

艾叶所含的 5,7– 二羟基 –6,3',4' – 三甲基黄酮对血小板聚集有极显著的抑制作用，对艾叶的止血作用不利，这与其温经止血作用相矛盾。现代药理研究表明艾叶炒炭后止血作用较生艾叶强，提示艾叶经炮制后化学成分发生了变化。任淑娟等采用紫外分光光度法测定生品艾叶及其炮制品进行研究，发现炒炭后艾叶总黄酮含量降低 74.36%，这在一定程度上阐明了艾叶经炒炭后止血作用增强的原因。另外，艾叶的采集时间对黄酮含量也有一定影响，在一年中随着艾叶的生长，其总黄酮的含量增加，于 8 月份达到最大值（11.25%），之后开始慢慢下降。因此，目标成分如果是黄酮类，其最佳采收时间则为每年的 8 月份。

3. 萜类、桉叶烷类成分 现代研究表明，三萜类是一类生物活性很强的化合物，具有抗炎、保肝活性、抗菌抗病毒、抗肿瘤、降压和降胆固醇及免疫调节作用。据研究报道，艾叶三萜类成分有 α– 香树脂、β– 香树脂、α 及 β– 香树脂的乙酸酯、羽扇烯酮、粘霉烯酮、羊齿烯酮、24- 亚甲基环木菠萝烷酮、西米杜鹃醇和 3β– 甲氧基 –9β，19– 环羊毛甾 –23（E）烯 –25，26- 二醇，无羁萜等。艾叶还含桉叶烷类化学成分：柳杉二醇、魁蒿内酯、1-氧 –4β– 乙酰氧基桉叶 –2,11（13）– 二烯 –12,8β 内酯、1 氧 –4α– 乙酰氧基桉叶 –2,11(13)– 二烯 –12,8β – 内酯等。此外，艾叶中还含有 β– 谷甾醇、豆甾醇等甾醇类化合物。但是，目前基于这几类化学成分的药效作用机制研究很少，应进一步完善。

4. 微量元素 有人对中国产艾蒿及日本产艾蒿的微量元素进行了比较研

究，在它们的不同部位分别检出了 K、Si、Ca、Cl、Sc（钪）、P、Mg 和 Pe。王剑等对栽培的蕲艾和野生蕲艾的微量元素含量进行了对比研究，结果发现除 Ca、Ni 以野生蕲艾略高，其他 Zn、Cu、Fe、Mn、Mg、Cr、Co、Al 均以栽培蕲艾为高。杨志孝等对泰山产的艾叶煎煮液中的 8 种微量元素（K、Na、Ca、Mg、Cu、Fe、Zn、Mg）进行了含量测定，结果发现除了 K、Na 的溶出率较高，其余元素的溶出均较低。

梅全喜等对不同产地艾叶中微量元素进行比较，发现艾叶含有镍（Ni）、钴（Co）、铝（Al）、铬（Cr）、硒（Se）、铜（Cu）、锌（Zn）、铁（Fe）、锰（Mn）、钙（Ca）、镁（Mg）等，且这些微量元素因艾叶产地不同而其含量也有差异，Ca、Mg、Al、Ni 等 5 种微量元素以湖北蕲春产的蕲艾为高，而 Co、Cr、Se、Fe、Zn 等含量则以四川所产的艾叶为高，河南产艾叶除了 Cu 含量较高，其他微量元素含量均较低。研究采用电感耦合等离子质谱（ICP-MS）对 16 个不同产地艾叶微量元素的含量进行测定。结果表明，艾叶中微量元素含量最高的是 K，其次是 Ca、Mg、Fe，不同产地艾叶样品微量元素含量差别不大。

5. 其他类成分　艾叶发挥止血作用的物质基础中，鞣质类占了很重要的一部分。虽然鞣质类药理作用不小，但对其结构成分的研究却很少，对其研究主要集中于药理作用方面。多糖也是艾叶化学成分的重要组成部分，但目前对其结构成分的研究也较少，主要在提取工艺以及药理方面，艾叶多糖具有很好的抗氧化能力和很强的抗肿瘤活性和免疫促进作用。艾叶还含有蛋白质、氨基酸、维生素、脂肪、胡萝卜素等营养性成分，民间将其应用于畜牧业方面，前景较好。

艾叶药用历史悠久，应用广泛，疗效显著。近几十年来，提取分离鉴定分析技术日益成熟，艾叶的化学成分研究进展较快，已明确的化学成分有挥发油类、黄酮类、三萜类、桉叶烷类、微量元素及鞣质、多糖等化合物，其活性成分主要为挥发油和黄酮类，具有抗菌、抗病毒、祛痰、止咳平喘、抗过敏、止血等药理作用。艾叶广泛分布于亚洲各地，药源丰富，毒性低，具有高度的开发利用价值及具有很高的医药价值。虽然其化学成分领域的研究较为完善，但由于艾叶分布广泛，应用较多，而目前对其药材及化学成分的质量控制研究较少；另外，缺乏系统性的研究及基于确切成分的作用机制的研究少，导致目前艾叶的相关制剂研究比较落后，如在临床应用上，艾叶主要用于灸法治疗或者是汤剂等直接应用，近年来以艾叶为原料所研制的保健腰带与保健药枕，以及以艾叶提取物研制的产品如艾叶药皂、洁尔阴洗液等进入市场，但是艾叶的开发利用还不够深入。今后应进一步对艾叶进行深度开发，研究其有效部位及其作用机制；同时，需加强对其化学成分质量控制的研究；针对其活性成分开发新的剂型与高效低毒的新药，以充分发挥艾叶的应用潜力与市场潜力，将会产生重大的经济效益与社会意义。

二、艾叶挥发性成分与非挥发性成分指纹图谱分析

现代研究表明，艾叶的化学成分可分为挥发性与非挥发性成分两大类。其中挥发性成分主要有桉油精、樟脑、冰片等，具有抗病毒、抗过敏等药理活性；非挥发性成分包含绿原酸、二咖啡酰奎宁酸、异泽兰黄素等，具有抗氧化、抗炎和抗真菌等作用，这两类活性成分均与艾叶的临床功效有密切的关联。前期多集中于对药材挥发性成分进行分析，如采用气相色谱技术对艾中主要活性成分进行定量分析或对其进行综合指纹图谱分析，为艾叶的质量评价提供了依据。然而仅仅采用挥发性成分对艾叶进行质量评估，无法全面反映艾叶的内在质量，非挥发性成分作为艾叶的重要活性成分应纳入其质量评价指标范围，同时分析艾叶中挥发性和非挥发性成分是一种综合全面的艾叶药材质量评价思路，能克服前期艾叶单一挥发性成分分析方法评估产品质量的不足，充分反映药材的整体质量情况。因此，建立艾叶中挥发性成分和非挥发性成分的分析方法对艾叶的综合质量评价水平提升具有实际意义。

中药材的质量与其道地性存在着密不可分的关系，不同生长条件下孕育出的药材品质不一，因此历史上也就存在着"动植形生，因方舛性，春秋节变，感气殊功，离其本土，则质同而效异"的说法，而艾叶也因时代的变迁、地理位置的差异、种植条件的变化演化成多种质量不一的药材，严重影响临床用药的安全性、有效性。因此，本研究拟采用 GC 和 HPLC 技术建立艾叶药材挥发性成分和非挥发性成分指纹图谱分析方法，并利用中药指纹图谱相似度评价系统对 22 批不同产地艾叶样品进行综合质量评价，为艾叶药材的质量标准提升提供实验依据。

1. 仪器与材料

（1）仪器　7890B–5977B 型气相色谱 – 质谱联用仪、1260 型高效液相色谱仪、1290 型高效液相色谱和 6530 型四级杆 – 飞行时间串联质谱仪均购于安捷伦科技有限公司；XPE205DR 型十万分之一电子分析天平（梅特勒 – 托利多仪器有限公司）；P300H 型超声波清洗仪（ELMA 公司）；Tube Mill 100 型研磨机（艾卡仪器设备有限公司）。

（2）材料　绿原酸对照品（批号 DST190906–021，纯度 99.09%）、新绿原酸对照品（批号 DST191028–015，纯度 99.78%）、隐绿原酸对照品（批号 DST190908–035，纯度 99.24%）均购于成都德思特生物技术公司；山奈酚对照品（批号 150724，纯度 98.0%）购于上海融禾医药科技有限公司；3,5- 二

咖啡酰奎宁酸对照品（批号 111894-201102，纯度 98.0%）购于中国食品药品检定研究院。无水甲醇为分析纯，购于成都科隆化学品有限公司；乙腈为色谱纯，购于科鲁德化工股份有限公司；甲酸为色谱纯，购于阿拉丁试剂有限公司。

22 批艾叶样品经深圳市宝安纯中医治疗医院梅全喜教授鉴定为菊科植物艾 *A.argyi* 的干燥叶，具体样品信息见表 5-2。

表 5-2　艾叶的样品信息

编号	产地	采收时间	编号	产地	采收时间
S1	河南省南阳市邓州市	2020-06	S12	河北省邯郸市馆陶县	2020-06
S2	河南省南阳市邓州市	2020-06	S13	河北省邯郸市馆陶县	2020-06
S3	河南省南阳市邓州市	2020-07	S14	浙江省宁波市海曙区	2020-07
S4	河南省南阳市邓州市	2020-06	S15	浙江省宁波市海曙区	2019-06
S5	四川省成都市简阳市	2020-06	S16	浙江省宁波市海曙区	2020-07
S6	四川省成都市简阳市	2020-06	S17	湖北省黄冈市蕲春县	2020-06
S7	四川省成都市简阳市	2020-06	S18	安徽省阜阳市太和县	2020-06
S8	四川省成都市温江区	2020-06	S19	安徽省滁州市明光市	2020-06
S9	四川省德阳市旌阳区	2020-06	S20	山西省吕梁市交城县	2020-07
S10	四川省德阳市旌阳区	2020-06	S21	吉林省四平市梨树县	2020-06
S11	河北省邯郸市馆陶县	2020-06	S22	吉林省四平市铁东区	2020-06

2. 方法与结果

（1）艾叶挥发性成分 GC 指纹图谱分析

1）供试品的制备：将艾叶样品粉碎，过三号筛。称取艾叶粉末 0.5g 于 20mL 顶空进样瓶中，加盖密封，待测。

2）色谱条件：HP-5 毛细管柱（30m×320μm×0.25μm）；程序升温：色谱柱的初始温度为 90℃，保持 5 分钟后，以 3℃/min 的速率升至 117℃，再以 5℃/min 升至 140℃；进样口温度：200℃；载气：99.999% He；载气流速：0.8mL/min；分流比：5:1；顶空进样；溶剂延迟：4 分钟；倍增管电压：1358.4V；离子源温度：230℃；四级杆温度：150℃；电子能量：70eV；接口温度：250℃；质量范围 *m/z*：50～500；电子源：EI 源；标准谱库 NIST MS Search 2.3。

3）稳定性考察：取艾叶药材，按"供试品的制备"项下方法制备供试品，分别于制备后 0 小时、3 小时、6 小时、9 小时、12 小时按"色谱条件"项下色谱条件进样分析，记录色谱图，以 1,8-桉叶素作为参照峰，计算其他共有色谱峰的相对保留时间及相对峰面积。结果显示，艾叶供试品中共有色谱峰的

相对保留时间 *RSD* 小于 1%，相对峰面积 *RSD* 小于 4%，表明供试品在 12 小时内稳定性良好。

4）重复性考察：取同一批艾叶样品 6 份，按"供试品的制备"项下方法制备供试品，再以"色谱条件"项下色谱条件进样分析，记录色谱图，以 1，8- 桉叶素作为参照峰，计算其他共有色谱峰的相对保留时间及相对峰面积。结果显示，艾叶供试品中共有色谱峰的相对保留时间 *RSD* 小于 1%，相对峰面积 *RSD* 小于 2%，表明该方法的重复性良好。

5）共有峰的鉴定：22 批艾叶药材按"供试品的制备"项下方法制备供试品，再按"色谱条件"项下色谱条件进行测定，得到艾叶药材的 GC 色谱图，见图 5-1。将 22 批艾叶样品的 GC-MS 数据导入国家药典委员会 2012 年版"中药指纹图谱相似度评价系统"，以 S1 样品图谱为参照图谱，采用平均数法，时间窗设为 0.1 分钟，经多点校正后，自动峰匹配，得到 22 批艾叶药材 GC 指纹图谱叠加图，见图 5-2。通过标准谱库（NIST）核对质谱数据，并结合文献报道，对 22 批艾叶样品的共有色谱峰进行化学成分鉴定（表 5-3），结果显示 22 批艾叶样品中均含有莰烯（峰 1）、1,8- 桉叶素（峰 2）、4- 侧柏醇（峰 3）、3,3,6- 三甲基 -4- 羟基 -1,5- 庚二烯（峰 4）、2- 甲基 -5- 丙烷 -2- 基双环［3.1.0］己烷 -2- 醇（峰 5）、崖柏酮（峰 6）、α- 侧柏酮（峰 7）、左旋樟脑（峰 8）、龙脑（峰 9）。

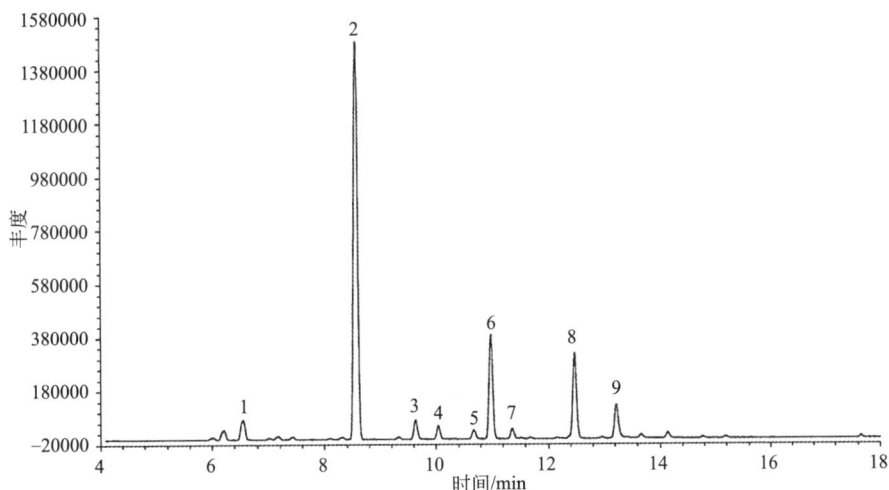

1. 莰烯；2.1,8-桉叶素；3.4-侧柏醇；4.3,3,6-三甲基-4-羟基-1,5-庚二烯；
5.2-甲基-5-丙烷-2-基双环[3.1.0]己烷-2-醇；6.崖柏酮；7.α-侧柏酮；8.左旋樟脑；9.龙脑

图 5-1　艾叶 GC 色谱图

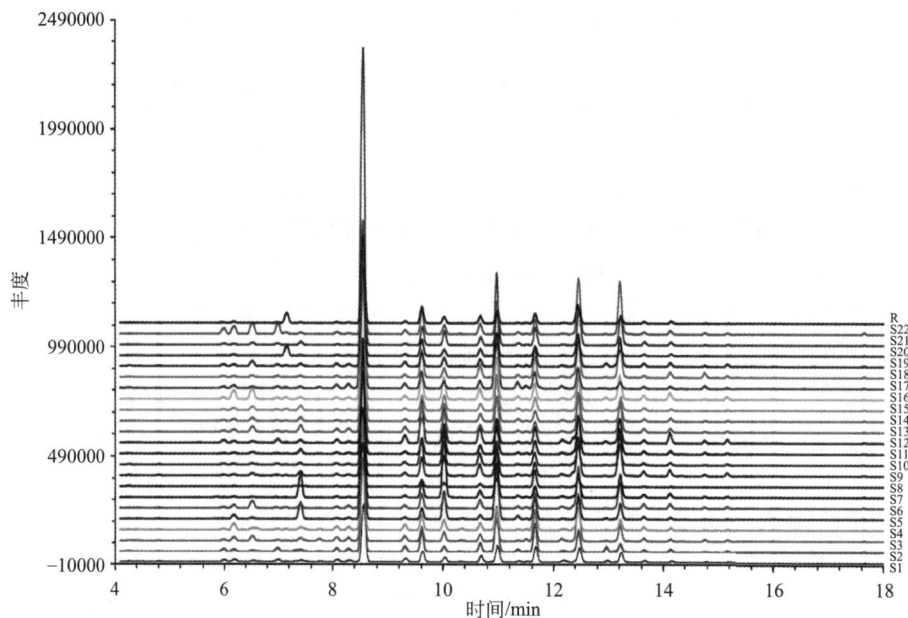

图 5-2　22 批艾叶 GC 指纹图谱

表 5-3　艾叶挥发性成分质谱鉴定

色谱峰号	t_R/min	质谱数据（m/z）		化合物
		M⁺	碎片离子	
1	6.544	136	121, 93, 91, 79, 41, 39	莰烯
2	8.576	154	111, 108, 84, 81, 71, 43	1,8-桉叶素
3	9.621	154	121, 111, 93, 81, 71, 69	4-侧柏醇
4	10.034	154	93, 85, 55, 43, 41, 39	3,3,6-三甲基-4-羟基-1,5-庚二烯
5	10.659	154	136, 93, 91, 77, 71, 43	2-甲基-5-丙烷-2-基双环〔3.1.0〕己烷-2-醇
6	10.989	152	110, 81, 69, 68, 67, 41	崖柏酮
7	11.365	152	110, 95, 81, 68, 67, 41	α-侧柏酮
8	12.474	152	108, 95, 81, 69, 55, 41	左旋樟脑
9	13.215	154	110, 95, 67, 55, 43, 41	龙脑

　　6）相似度分析：利用以上得到的 22 批艾叶药材 GC 指纹图谱叠加图，生成艾叶对照指纹图谱（R），见图 5-2。以艾叶对照指纹图谱（R）对 22 批艾叶样品进行相似度评价，分析结果见表 5-4。结果显示，22 批艾叶的相似度在 0.936～0.997，表明不同产地艾叶样品的挥发性成分具有较好的一致性。

表 5-4　22 批艾叶样品挥发性成分相似度评价结果

样品编号	相似度	样品编号	相似度	样品编号	相似度
S1	0.990	S9	0.980	S17	0.970
S2	0.975	S10	0.943	S18	0.970
S3	0.980	S11	0.995	S19	0.997
S4	0.979	S12	0.956	S20	0.988
S5	0.981	S13	0.994	S21	0.981
S6	0.984	S14	0.997	S22	0.957
S7	0.936	S15	0.997		
S8	0.972	S16	0.997		

（2）艾叶非挥发性成分 HPLC 指纹图谱分析

1）对照品的制备：分别取绿原酸、新绿原酸、隐绿原酸、山柰酚、3,5- 二咖啡酰奎宁酸对照品适量，精密称定，置于容量瓶中，加 80% 甲醇溶解，过 0.45μm 有机滤膜，即得。

2）供试品的制备：取艾叶粉末（过三号筛）约 0.1g，精密称定，置于具塞玻璃试管中，精密加入 80% 甲醇 4mL，称量后超声（400W，60kHz）20 分钟，放冷后称量，用 80% 甲醇补足减失的量，摇匀，取上清液，过 0.45μm 有机滤膜，取续滤液，即得。

3）色谱条件：色谱柱：Agilent Zorbax SB–C$_{18}$（4.6mm×250mm，5μm）；流动相：0.2% 甲酸（A）– 乙腈（B）；梯度洗脱（0 ~ 15 分钟，10% ~ 20%B；15 ~ 30 分钟，20% ~ 25%B；30 ~ 50 分钟，25% ~ 55%B；50 ~ 55 分钟，55% ~ 100%B；55 ~ 60 分钟，100%B）；流速：1mL/min；柱温：25℃；检测波长：330nm；进样量：10μL。

4）质谱条件：ESI 负离子检测模式；毛细管电压 3500V，碎裂电压 120V；干燥氮气温度 350℃，雾化器压力 35psi，气体流速 8L/min；柱后按 1∶1 分流进入质谱；扫描范围 m/z 50 ~ 1200；碰撞能量 10 ~ 40eV。

5）精密度试验：取艾叶样品粉末适量，按"供试品的制备"项下方法制备供试品溶液，再以"色谱条件"项下色谱条件连续进样 6 次，记录色谱图，以 3,5- 二咖啡酰奎宁酸作为参照峰，计算其他共有色谱峰的相对保留时间及相对峰面积。结果显示，艾叶供试品溶液中共有色谱峰的相对保留时间 RSD 小于 1%，相对峰面积 RSD 小于 2%，表明仪器精密度良好。

6）稳定性试验：取艾叶样品粉末适量，按"供试品的制备"项下方法制备供试品溶液，分别于制备后 0 小时、4 小时、8 小时、12 小时，以"色谱条件"项下色谱条件进样分析，记录色谱图，以 3,5- 二咖啡酰奎宁酸作为参照峰，计算其他共有色谱峰的相对保留时间及相对峰面积。结果显示，艾叶供试品溶液中共有色谱峰的相对保留时间 *RSD* 小于 1%，相对峰面积 *RSD* 小于 2%，表明供试品溶液在 12 小时内稳定性良好。

7）重复性试验：取同一批艾叶样品粉末 6 份，按"供试品的制备"项下方法制备供试品溶液，再以"色谱条件"项下色谱条件进样分析，记录色谱图，以 3,5- 二咖啡酰奎宁酸作为参照峰，计算其他共有色谱峰的相对保留时间及相对峰面积。结果显示，艾叶供试品溶液中共有色谱峰的相对保留时间和相对峰面积 *RSD* 均小于 1%，表明该方法的重复性良好。

8）共有峰的鉴定：根据各样品 HPLC 色谱图，确定了 10 个共有峰，通过与混合对照品色谱图进行比较，确定 1 号峰为新绿原酸，2 号峰为绿原酸，3 号峰为隐绿原酸，5 号峰为 3,5- 二咖啡酰奎宁酸，8 号峰为山柰酚。通过和文献对比质谱数据对其他 5 个色谱峰进行鉴定，确定 4 号峰为 3,4- 二咖啡酰奎宁酸，6 号峰为 4,5- 二咖啡酰奎宁酸，7 号峰为 3,4,5- 三咖啡酰奎宁酸，9 号峰为棕矢车菊素，10 号峰为异泽兰黄素，结果见图 5-3 和表 5-5。

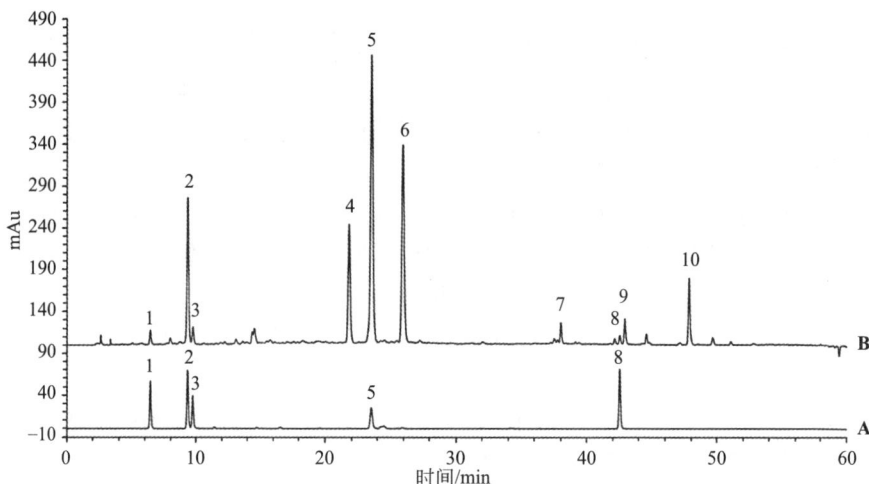

1. 新绿原酸；2. 绿原酸；3. 隐绿原酸；4. 3,4-二咖啡酰奎宁酸；5. 3,5-二咖啡酰奎宁酸；
6. 4,5-二咖啡酰奎宁酸；7. 3,4,5-三咖啡酰奎宁酸；8. 山柰酚；9. 棕矢车菊素；10. 异泽兰黄素

图 5-3　混合对照品溶液（A）与供试品溶液（B）的 HPLC 色谱图

表 5-5　艾叶非挥发性成分质谱鉴定

峰号	t_R/ 分	理论值 m/z	实测值 m/z	误差 ppm	MS^2	分子式	化合物
1	6.914	353.0878	353.0849	-8.21	191、179	$C_{16}H_{18}O_9$	新绿原酸
2	10.049	353.0878	353.0877	-0.28	191	$C_{16}H_{18}O_9$	绿原酸
3	10.395	353.0878	353.0855	-6.51	191	$C_{16}H_{18}O_9$	隐绿原酸

峰号	t_R/分	理论值 m/z	实测值 m/z	误差 ppm	MS²	分子式	化合物
4	23.361	515.1195	515.1154	-7.96	353、335、191、179、173、161、135	$C_{25}H_{24}O_{12}$	3,4- 二咖啡酰奎宁酸
5	24.998	515.1195	515.1154	-7.96	353、191、179、135	$C_{25}H_{24}O_{12}$	3,5- 二咖啡酰奎宁酸
6	27.666	515.1195	515.1151	-8.51	353、191、179、173、135	$C_{25}H_{24}O_{12}$	4,5- 二咖啡酰奎宁酸
7	39.080	677.1512	677.1486	-3.84	515、353、191、179	$C_{34}H_{30}O_{15}$	3,4,5- 三咖啡酰奎宁酸
8	43.408	N/A	N/A	N/A	N/A	N/A	山柰酚
9	43.811	329.0667	329.0650	-5.17	314	$C_{17}H_{14}O_7$	棕矢车菊素
10	48.734	343.0823	343.0800	-6.70	313、298	$C_{18}H_{16}O_7$	异泽兰黄素

注：N/A 未检测到样品中成分质谱数据，仅通过保留时间和对照品核对进行的鉴定。

9）指纹图谱的建立及相似度评价：将 22 批艾叶样品按"供试品的制备"项下方法制备供试品溶液，再按"色谱条件"项下色谱条件进样分析，得到 22 批艾叶样品的 HPLC 色谱图，见图 5-4。将 22 批艾叶的色谱数据导入国家

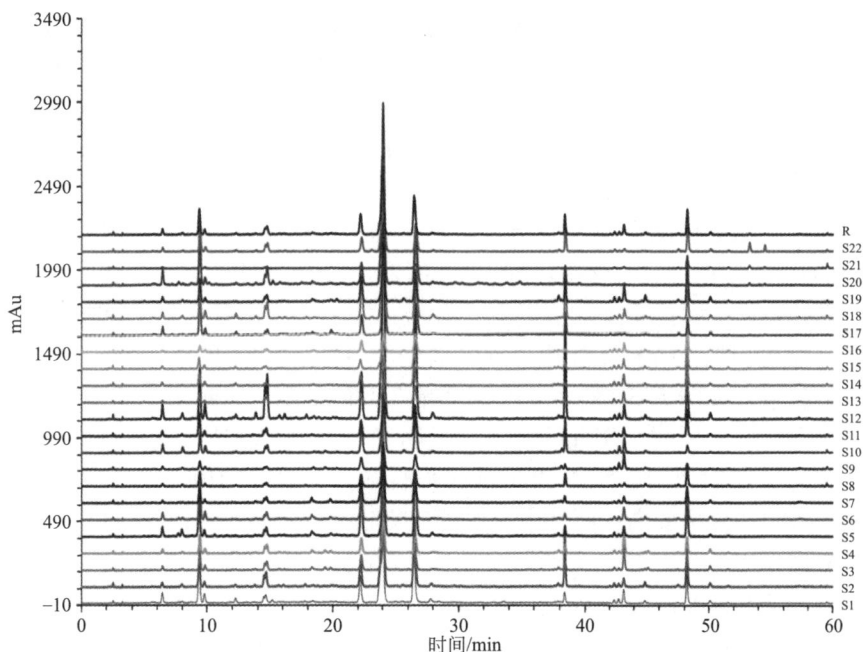

图 5-4　22 批艾叶样品的 HPLC 指纹图谱

药典委员会 2012 年版 "中药指纹图谱相似度评价系统"，以 S1 样品图谱为参照图谱，采用平均数法，时间窗设为 0.1 分钟，经多点校正后，自动峰匹配，标定 10 个共有峰，生成艾叶对照指纹图谱（R）。以艾叶对照指纹图谱（R）对 22 批艾叶样品进行相似度评价，分析结果见图 5-4 和表 5-6。结果显示，22 批艾叶的相似度在 0.902 ～ 0.991，表明试验分析的不同产地艾叶样品的非挥发性成分具有较好的一致性。

表 5-6　22 批艾叶样品非挥发性成分相似度评价结果

样品编号	相似度	样品编号	相似度	样品编号	相似度
S1	0.991	S9	0.950	S17	0.982
S2	0.986	S10	0.985	S18	0.989
S3	0.955	S11	0.967	S19	0.984
S4	0.968	S12	0.967	S20	0.970
S5	0.982	S13	0.922	S21	0.902
S6	0.926	S14	0.932	S22	0.980
S7	0.971	S15	0.945		
S8	0.988	S16	0.908		

10）不同产地艾叶的综合质量评价：现代研究表明，艾叶中的活性成分主要包含挥发性及非挥发性成分两大类，具有抗病毒、抗过敏、抗氧化和抗炎等药理活性，与艾叶的临床功效密切关联。本研究将同一批次艾叶挥发性成分的 9 个共有峰峰面积相加，得到艾叶挥发性成分的总峰面积以表示其所含挥发性成分的含量。如图 5-5A 所示，不同产地艾叶的挥发性成分含量存在一定的差异，其中以湖北蕲春所产艾叶挥发性成分含量最高，质量最好，四川简阳、河北馆陶、浙江海曙、安徽明光、吉林铁东 5 地所产艾叶挥发性成分的平均含量在 11 个不同产地艾叶挥发性成分含量平均值以上，质量较好；而其余产地则位于平均值以下。将同一批次艾叶非挥发性成分的 10 个共有峰峰面积相加，得到艾叶非挥发性成分的总峰面积以表示其所含非挥发性成分的含量。如图 5-5B 所示，不同产地艾叶的非挥发性成分含量差异明显，安徽太和、河南邓州、湖北蕲春、安徽明光、山西交城所产艾叶非挥发性成分平均含量在 11 个不同产地艾叶非挥发性成分含量平均值以上，质量较好，其中安徽太和含量最高；而其余地区所产艾叶则位于平均值以下。

3. 讨论

（1）艾叶挥发性成分 GC 分析

分析方法优化：前期文献多采用蒸馏法等对艾叶挥发性成分提取后行 GC 分析，然而该类提取方法需要使用大量的溶剂和样品，同时样品制备耗能大，

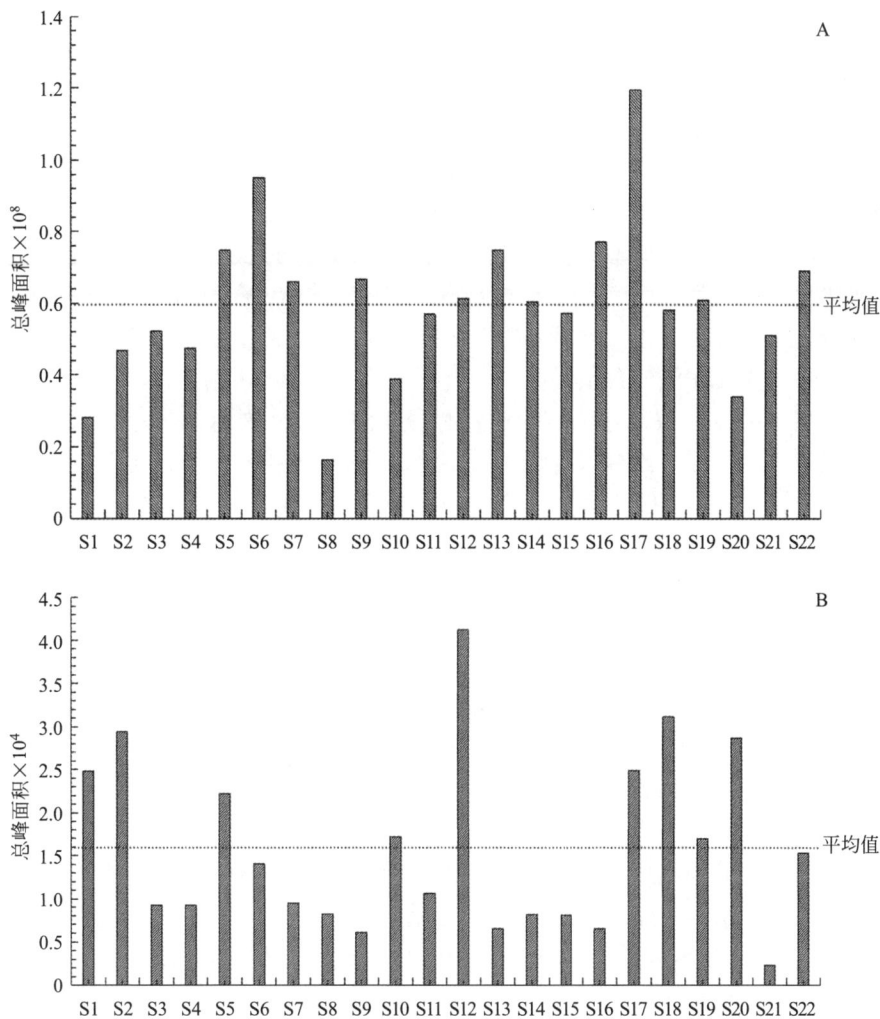

图 5-5　不同产地艾叶挥发性成分（A）与非挥发性成分（B）的总峰面积比较

提取时间长，本研究为解决上述样品提取的不足，利用顶空进样气质联用技术建立艾叶中挥发性成分测定分析方法。由于艾叶中所含的挥发性成分沸点差距较大，同时含有酸性挥发性成分，为了尽可能使较多的化合物得到分离，本研究采用弱极性适用于酸性挥发性成分分析的 HP-5 毛细管气相色谱柱。此外，通过考察进样口温度（200℃、250℃）、载气流速（0.8mL/min、1mL/min）及分流比（1:1、1:5、1:20），最终确定进样口温度为200℃，载气流速为0.8mL/min，分流比为1:5。

　　艾叶样品测定：通过对 22 批不同产地艾叶的挥发性成分分析，结果显示艾叶样品中均含有莰烯、1,8-桉叶素、4-侧柏醇、3,3,6-三甲基-4-羟基-1,5-庚二烯、2-甲基-5-丙烷-2-基双环［3.1.0］己烷-2-醇、崖柏酮、α-侧柏酮、左旋樟脑、龙脑，其中 1,8-桉叶素为样品主要挥发性成分，占总峰面积的 30% 以上，该结果与前期文献报道结果一致，说明本文所建立的气相分析方法可以较好地反映艾叶的主要挥发性成分。利用 2012 年版"中药指纹图谱相似度评价系统"对 22 批艾叶样品挥发性成分指纹图谱进行相似度评价，结果显示各产地不同批次艾叶样品的相似度均大于 0.930，说明随着艾叶规范化种植的发展，不同省份规范化基地艾叶样品挥发性成分具有较好的一致性。通过比较上述 11 个不同产地艾叶的挥发性成分含量，发现湖北蕲春所产艾叶的挥发性成分含量最高，艾叶挥发性成分具有抗菌抗病毒、抗过敏、止咳平喘的活性，与艾叶药材的药效有密切的关系，故湖北蕲春所产艾叶挥发性成分质量最好。该结果印证了《本草纲目》"艾叶……自成化以来，则以蕲州者为胜，用充方物，天下重之，谓之蕲艾"、《本草乘雅半偈》"蕲州贡艾叶"等说法，也与前期报道结果一致。

（2）艾叶非挥发性成分 HPLC 分析

分析方法优化：前期文献报道使用 80% 甲醇或纯甲醇超声提取艾叶中的非挥发性成分。本研究对比 80% 甲醇和纯甲醇超声提取艾叶成分，发现 80% 甲醇提取率较高，因此选用 80% 作为提取溶剂。通过考察不同料液比（1∶40、1∶50、1∶60）、不同提取时间（5 分钟、20 分钟、40 分钟、60 分钟）。最终确认的提取条件为艾叶粉末（过三号筛）约 0.1g，采用 4mL 80% 甲醇超声提取 20 分钟。

在前期艾叶 HPLC 分析方法基础上，对流动相（0.1% 乙酸-乙腈、0.2% 乙酸-乙腈、水-乙腈、0.1% 甲酸-乙腈、0.2% 甲酸-乙腈），柱温（25℃、30℃、35℃）和检测波长（330nm、290nm）进行了比较。结果表明 0.2% 甲酸-乙腈对样品主要成分色谱峰的分析时间适中，分离效果好，故选择的洗脱溶剂为 0.2% 甲酸-乙腈；柱温对样品分离的影响不明显，故选择柱温为 25℃；检测波长为 330nm 时，各色谱峰响应值较高，故选择该波长为检测波长。

艾叶样品测定：通过对 22 批艾叶样品非挥发性成分分析，结果显示样品均含有新绿原酸、绿原酸、隐绿原酸、3,4-二咖啡酰奎宁酸、3,5-二咖啡酰奎宁酸、4,5-二咖啡酰奎宁酸、3,4,5-三咖啡酰奎宁酸、山奈酚、棕矢车菊素、异泽兰黄素，这些成分是具有抗炎、抗肿瘤、抗氧化和抑菌等作用的活性成分，其中 3,5-二咖啡酰奎宁酸占总峰面积的 25% 以上。利用 2012 年版"中药指纹图谱相似度评价系统"对 22 批不同产地艾叶进行 HPLC 指纹图谱相似度分析，结果显示 22 批艾叶的相似度均大于 0.902，表明不同产地艾叶样品的非挥发性成分也具有较好的相似性，说明目前艾叶规范化种植基地的建设，促进了不同产地艾叶样品的质量均一性。通过比较上述 11 个不同产地艾叶具有药理作用的非挥发性成分的含量，发现安徽太和所产艾叶的非挥发性成分平均含量最高，质量最好。

（3）小结　综上所述，本研究针对艾叶挥发性与非挥发性两大类活性成分，建立了科学合理的指纹图谱分析方法，并利用质谱鉴定了药材的主要色谱峰，包括挥发性成分 9 个和非挥发性成分 10 个；通过对 22 批不同产地艾叶样品进行了指纹图谱相似度评价，结果显示 22 批样品成分具有较好的相似性，其中湖北蕲春所产艾叶挥发性成分质量最好，这也印证了我国古代医籍本草中强调的以"湖北蕲春所产质量为优"的观点。而非挥发性成分以安徽太和所产艾叶最好。本文报道的艾叶指纹图谱分析方法为艾叶的综合质量评价提升提供了实验依据。

三、艾叶中的天然抗氧化活性成分筛选与评价

艾（*Artemisia argyi* Lévl. et Vant）是菊科蒿属的多年生草本植物，是传统的药食两用植物资源，在我国具有悠久的药用和食用历史。《诗经》曰："彼采艾兮，一日不见，如三岁兮。"早在 3000 多年前就已用鲜艾入膳，陈艾入药，形成了我国独特的艾草药食文化。市场对艾的需求量巨大，其中 2021 年产量已超过 8.5 万吨。前期研究表明艾叶具有抗氧化、免疫调节和抗炎等多种生物活性，其中抗氧化活性尤为突出，但其具体抗氧化活性成分和作用机制尚不清楚。另外，前期对植物艾抗氧化研究主要集中于药用部位艾叶的研究，对其根和茎的部位研究鲜见报道。因此，为了充分利用艾的植物资源，推动艾产业的健康发展，有必要对药用植物艾不同部位的抗氧化活性成分活性进行深入研究。

近年来，从天然产物资源中发掘抗氧化活性成分已成为研究开发热点，国内外一些学者开发的离线或在线抗氧化筛选高效液相色谱法也得到了广泛应用。其中，离线抗氧化筛选高效液相色谱法将样品和自由基溶液混合孵育反应后注入 HPLC，根据目标化合物峰面积下降情况得到潜在抗氧化活性成分，该方法虽然对仪器要求不高，便于推广，但整个实验步骤复杂，分析时间长。在线抗氧化筛选高效液相色谱法则很好地提升了分析和筛选效率，去掉了离线孵育步骤。然而，以上两种方法都需要经过样品提取（如热回流提取、超声提取等）才能进行下一步分析。中药样品的传统提取方法存在有机溶剂消耗多，样品用量多，提取时间长等一系列缺点，并且一些天然抗氧化活性成分在提取过程中可能会发生结构和活性变化。

因此，本研究开发了一种自动化程度高、实时在线、快速简便的在线微提取耦合液相色谱抗氧化分析新方法（OLME–HPLC–ABTS），将样品提取、色

谱分离、成分筛选和活性检测步骤融合到一次色谱分析中，实现了天然产物中天然抗氧化活性成分的"在线提取－快速筛选－活性评价"三位一体联动。该方法大幅缩短了测定时间，降低了有机溶剂用量，提高了分析自动化程度，且避免了天然产物在提取分离过程中的成分和活性变化。同时，为了进一步评估本研究发现的活性成分抗氧化能力，采用绿原酸为抗氧化活性评价参照物，快速区分单一抗氧化成分对复杂样品抗氧化活性的贡献。此外，在该方法的基础上，本研究还提出了一种抗氧化活性的校准定量新方法，可有效避免成分含量对单一组分抗氧化能力评价的影响，使得本筛选方法更为客观实用。

1. 材料和方法

（1）试剂和材料

试剂：除 ABTS［2,2-联氮－二（3-乙基－苯并噻唑-6-磺酸）二铵盐］（分析纯）、过硫酸钾（分析纯）、硅藻土（化学纯）、酸洗硅藻土（化学纯）外，实验所用试剂均为色谱级。

对照品：新绿原酸，隐绿原酸，绿原酸，3,4-二咖啡酰奎宁酸，3,5-二咖啡酰奎宁酸，4,5-二咖啡酰奎宁酸，棕矢车菊素和异泽兰黄素 8 个对照品均购自上海融禾医药科技发展有限公司，纯度均为 98% 以上。

样品：艾样品收集于河南省邓州市，经梅全喜教授鉴定为菊科植物艾 *Artemisia argyi*，干燥后选取叶、根和茎三个部位。

（2）标准溶液的配制　制备新绿原酸、隐绿原酸、绿原酸、3,4-二咖啡酰奎宁酸、3,5-二咖啡酰奎宁酸、4,5-二咖啡酰奎宁酸、棕矢车菊素和异泽兰黄素 8 个对照品的混合对照品溶液和绿原酸对照品储备液。上述溶液在 4℃下保存备用，HPLC 进样前均通过 0.22μm 过滤膜过滤。

（3）离线样品溶液制备　精密称取艾的叶、根和茎部位样品粉末各约 0.10g，置于 15mL 离心管中，分别加入 80% 甲醇 4mL，超声（功率 380W，频率 37kHz）提取 20 分钟，加入 80% 的甲醇以补偿损失的重量。样品溶液在注入 HPLC 之前通过 0.22μm 过滤膜过滤。

（4）在线样品提取池制备　精密称取艾的叶、根和茎部位样品粉末与酸洗硅藻土混合物（1∶30）约 5mg，将混合物填充于洁净的空预柱内（3.0mm×4.0mm，Phenomenex，USA），两端用滤膜密封，装入配套的预柱套内，构成样品在线提取池。将准备好的样品在线提取池与空白预柱通过一个六通阀接入液相色谱系统，用流动相进行在线提取。

（5）ABTS+ 溶液制备　称取 ABTS 和过硫酸钾适量，用水溶解，配制终浓度为含 7mM ABTS 和 5mM 过硫酸钾的水溶液，4℃避光反应 12 小时。用无水乙醇将原溶液稀释至紫外吸光度约为 1.0（750nm），即得 ABTS+ 溶液。

（6）在线微提取耦合液相色谱抗氧化分析系统　在线微提取耦合液相色

谱抗氧化分析系统的组成可分为三部分（图 5-6）。A 部分：在 "（4）在线样品提取池制备" 条件下制备的在线样品提取池和空白提取池与六通阀连接。萃取溶剂为流速为 1.0mL/min 时的流动相。在样品分析之前，将流路连接到空白提取池，以平衡 HPLC 系统，而在样本分析中，在线样本提取池通过六向值连接到在线提取系统中。B 部分：HPLC 分离在 Poroshell 120 SB-Aq 柱上进行，柱温度为 25℃。流动相为 0.1% 甲酸（A）– 甲醇（B），梯度洗脱（0 ～ 4 分钟，20%（B）；4 ～ 8 分钟，20% ～ 35%（B）；8 ～ 11 分钟，35% ～ 37%（B）；11 ～ 16 分钟，37% ～ 55%（B）；16 ～ 18 分钟，55%（B）；18 ～ 22 分钟，55% ～ 90%（B）；22 ～ 23 分钟，90%（B），检测波长 330nm。C 部分：待测样品经 HPLC 分离后，与另一液相泵泵出的 ABTS+ 溶液（0.5mL/min）进行混合，并在 3m×0.25μm 的 PEEK 管中进行反应，再进入紫外检测器，抗氧化活性成分在 750nm 处检测为负峰。

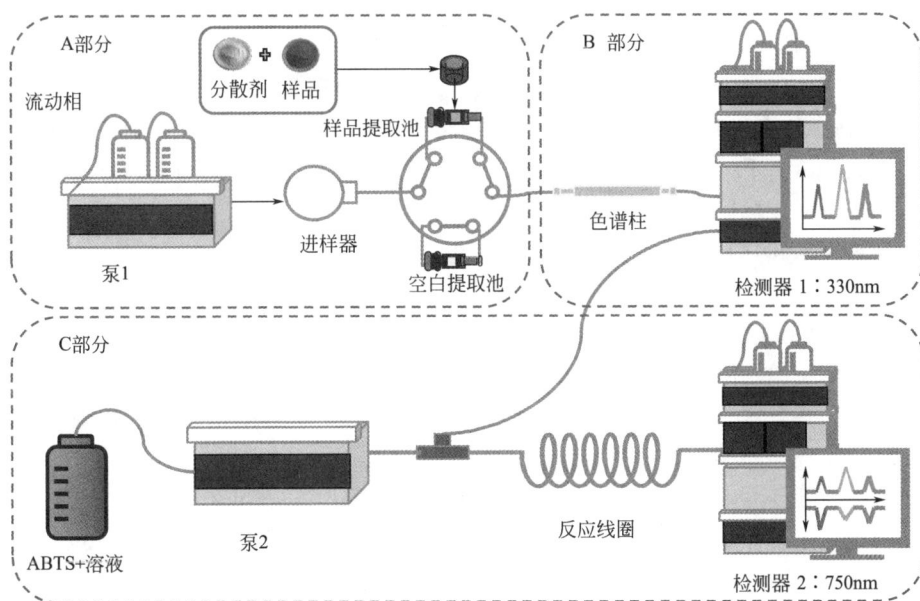

图 5-6　在线微提取 – 在线抗氧化筛选体系示意图

（7）HPLC-Q-TOF-MS 条件　根据 "（3）离线样品溶液制备" 制备离线提取液，HPLC 条件与 "（6）在线微提取耦合液相色谱抗氧化分析系统" 相同。采用 HPLC-Q-TOF-MS 对离线提取的样品溶液进行质谱检测，质谱检测条件：ESI 电喷雾离子源，干燥气（N2）流速 8L/min，干燥气体温度 350℃，雾化压力 35psi，毛细管电压 3500V，扫描方式为正 / 负离子模式，碰撞诱导解离电压 120V，离子扫描范围 m/z 50 ～ 1000，分流比 1:1。

（8）抗氧化活性成分的活性评价　使用在线微提取耦合液相色谱抗氧化分析系统筛选艾的叶、茎和根中的抗氧化成分，并以绿原酸作为抗氧化活性标志物，将艾中已鉴定出的抗氧化活性成分对 ABTS 自由基的清除能力评价为绿原酸等效抗氧化能力（CEAC）。制备绿原酸稀释液进行检测，绘制标准曲线计算 CEAC 值。标准曲线是由负峰面积与绿原酸的摩尔浓度绘制，回归方程计算的形式 $y=ax+b$，其中 y 和 x 分别代表负峰面积和摩尔浓度的绿原酸（μM）。CEAC 值的大小代表了该活性成分对总抗氧化活性的贡献度，值越大，贡献越大。但受抗氧化活性成分含量影响，CEAC 值无法准确显示个体抗氧化活性成分之间清除自由基能力的强弱。因此，本研究提出校正绿原酸等效抗氧化评价方法，将各部位抗氧化活性成分的 CEAC 值与其相对应的摩尔浓度比值记为（C_{CEAC}），以 C_{CEAC} 作为评估抗氧化活性成分的活性的新指标。校正绿原酸等效 C_{CEAC} 值按式（1）计算：

$$相对 C_{CEAC} 值 = \frac{CEAC}{C_i} \tag{1}$$

其中，C_i 为单个抗氧化活性成分在艾中的摩尔浓度（μM）；CEAC 值为 1g 艾中抗氧化活性成分产生的抗氧化活性等效于多少 μM 绿原酸产生的抗氧化活性（μM CE/ 克艾）。C_{CEAC} 值为 1μM 抗氧化活性成分产生的抗氧化活性等效于多少 μM 绿原酸产生的抗氧化活性。

2. 结果和讨论

（1）在线微提取耦合液相色谱抗氧化分析系统的条件优化　本实验研究了两种不同的分散剂（硅藻土和酸洗硅藻土）及它们与样品的不同混合比例（1:10、1:20、1:30），确定了最佳实验条件为样品与酸洗硅藻土 1:30 混合。对同一在线样品提取池进行两次分析和与离线提取样品比较，证实在线提取方法可以完全提取艾中的化合物，且在线提取方法与离线提取方法的分离情况一致，表明了在线方法的可行性。最后，对该方法进行了专属性和重复性评价。结果显示，在专属性实验中，空白组没有干扰峰，对照化合物的色谱峰出现在艾样品的相应位置上，说明其专属性良好。在重复性实验中，色谱峰的相对标准偏差均小于 5%，表明该方法适用于艾样品的分析。

（2）艾不同部位的成分 HPLC-Q-TOF-MS 鉴定分析　采用 HPLC-Q-TOF-MS 技术对艾的叶、茎和根的组成成分进行了鉴定。通过与数据库和文献比较 MS 数据和质量特征片段，共鉴定 33 个化合物（表 5-7），其中包括12 个有机酸（组分 1～4、8、11～14、17、19 和 21），2 个香豆素（组分 5 和 6），1 个倍半萜内酯（组分 7）和 18 个黄酮类化合物（组分 9、10、15、16、18、20 和 22～33）。

表 5-7 艾的质谱数据和成分鉴定

峰号	保留时间（分钟）	化合物名称	分子量	准分子离子峰 m/z	碎片离子 m/z	误差（ppm）	检测部位
1	0.68	奎宁酸	$C_7H_{12}O_6$	191.0545 [M-H]⁻	85.0283, 59.0139	-5.76	叶/茎/根
2*	1.80	新绿原酸	$C_{16}H_{18}O_9$	355.1037 [M+H]⁺	163.0387, 145.0282, 135.0437, 117.0333	2.25	叶
3*	3.76	隐绿原酸	$C_{16}H_{18}O_9$	355.1037 [M+H]⁺	163.0383, 145.0291, 135.0436, 117.0335	2.25	叶/根
4*	4.23	绿原酸	$C_{16}H_{18}O_9$	355.1037 [M+H]⁺	163.0394, 145.0281, 135.0444, 117.0326	2.25	叶/茎/根
5	4.70	东莨菪苷	$C_{16}H_{18}O_9$	355.1037 [M+H]⁺	193.0520, 178.0388, 163.0396,	2.25	叶
6	4.85	秦皮乙素	$C_9H_6O_4$	179.0346 [M-H]⁻	133.0266, 105.0308, 93.0151, 89.0379	1.12	叶
7	5.52	Artemargyinolide C	$C_{15}H_{18}O_5$	277.1068 [M-H]⁻	233.1108, 215.1083	-2.89	叶
8	7.31	1,3-二咖啡酰奎宁酸	$C_{25}H_{24}O_{12}$	517.1365 [M+H]⁺	337.1014, 163.0395, 145.0257, 135.0421, 117.0322	3.67	叶/茎/根
9	9.95	夏佛塔苷	$C_{26}H_{28}O_{14}$	565.1582 [M+H]⁺	547.1451, 529.1357, 511.1235, 427.1037, 409.0911, 379.0822, 349.0721, 325.0726	4.42	叶/茎
10	10.60	异夏佛塔苷	$C_{26}H_{28}O_{14}$	565.1550 [M+H]⁺	547.1468, 529.1361, 511.1264, 499.1220, 445.1141, 427.1024, 379.0907	-1.24	叶
11	10.91	1,5-二咖啡酰奎宁酸	$C_{26}H_{28}O_{14}$	517.1365 [M+H]⁺	499.1252, 163.0390, 145.0280, 135.0421, 117.0320	3.67	茎/根
12*	11.43	3,4-二咖啡酰奎宁酸	$C_{25}H_{24}O_{12}$	517.1361 [M+H]⁺	499.1264, 163.0389, 145.0278, 135.0445, 117.0333	2.9	叶/茎/根
13*	12.18	3,5-二咖啡酰奎宁酸	$C_{25}H_{24}O_{12}$	517.1361 [M+H]⁺	499.1252, 163.0391, 145.0292, 135.0439, 117.0327	2.9	叶/茎/根
14	13.2	1,4-二咖啡酰奎宁酸	$C_{25}H_{24}O_{12}$	517.1365 [M+H]⁺	499.1267, 163.0394, 145.0287, 135.0440, 117.0328	3.67	叶/茎/根

续表

峰号	保留时间（分钟）	化合物名称	分子量	准分子离子峰 m/z	碎片离子 m/z	误差（ppm）	检测部位
15	13.59	圣草酚同分异构体	C₁₅H₁₂O₆	289.0716 [M+H]⁺	153.0170, 135.0428	1.38	叶
16	13.84	圣草酚	C₁₅H₁₂O₆	289.0716 [M+H]⁺	271.1147, 261.0757, 243.0564, 163.0396, 153.0177	1.38	叶
17*	14.12	4,5-二咖啡酰奎宁酸	C₂₅H₂₄O₁₂	517.1361 [M+H]⁺	499.1257, 163.0390, 145.0279, 135.0428, 117.0330	2.9	叶/茎/根
18	15.43	芦丁	C₂₇H₃₀O₁₆	609.1837 [M-H]⁻	463.1258, 301.0703	62.55	叶
19	15.97	(2R,3S,4S,5S)-2,3,4-tris[[(E)-3-(3,4-dihydroxyphenyl)prop-2-enoyl]oxy]-5-(2-methylpropanoyloxy)hexanedioic acid	C₃₇H₃₄O₁₈	765.1682 [M-H]⁻	603.1363, 441.1035, 279.0724, 191.0300	1.95	叶/根
20	16.35	鼠李素	C₁₆H₁₂O₇	317.0662 [M+H]⁺	302.0421, 168.0058	0.32	叶
21	16.92	3,4,5-三咖啡酰奎宁酸	C₃₄H₃₀O₁₅	677.1492 [M-H]⁻	515.1176, 353.0854, 173.0435, 335.0736	-2.22	叶/根
22	17.27	泽兰叶黄素	C₁₆H₁₂O₇	315.0501 [M-H]⁻	300.0490, 112.9834	-1.27	叶
23	17.72	槲皮素甲醚	C₁₆H₁₂O₇	315.0501 [M-H]⁻	300.0259, 228.0403, 136.9856	-1.27	叶
24	18.45	茵陈色原酮	C₁₆H₁₂O₇	317.0654 [M+H]⁺	302.0450, 299.0734	-2.52	叶
25	18.59	高车前素	C₁₆H₁₂O₆	301.0714 [M-H]⁻	286.0468, 168.0049, 140.0110, 112.0149	0.66	叶
26*	19.08	棕矢车菊素	C₁₇H₁₄O₇	331.0823 [M+H]⁺	317.0624, 316.0583, 273.0346, 245.0450, 168.0054, 301.0346	1.66	叶

续表

峰号	保留时间（分钟）	化合物名称	分子量	准分子离子峰 m/z	碎片离子 m/z	误差（ppm）	检测部位
27	20.17	矢车菊黄素同分异构体A	$C_{18}H_{16}O_8$	359.0788 [M-H]$^-$	344.0537, 329.0309, 314.0013, 301.0260, 286.0140	5.85	叶
28	20.56	5,7,3'-三羟基-6,4',5'-三甲氧基黄酮	$C_{18}H_{16}O_8$	361.0934 [M+H]$^+$	346.0692, 345.0615, 331.0423	3.05	叶
29	20.80	矢车菊黄素同分异构体B	$C_{18}H_{16}O_8$	359.0788 [M-H]$^-$	343.0547, 329.0283, 315.0461, 314.0002, 301.0305	5.85	叶
30*	21.02	异泽兰黄素	$C_{18}H_{16}O_7$	345.0987 [M+H]$^+$	330.0748, 314.0434, 169.0132, 140.0104	3.77	叶
31	21.33	蔓荆子黄素同分异构体	$C_{19}H_{18}O_8$	375.1096 [M+H]$^+$	360.0818, 359.0767, 345.0615	4.27	叶
32	21.62	蔓荆子黄素	$C_{19}H_{18}O_8$	375.1096 [M+H]$^+$	360.0842, 359.0757, 345.0620	4.27	叶
33	21.78	5-羟基-6,7,8,4'-四甲氧基黄酮	$C_{19}H_{18}O_7$	359.1140 [M+H]$^+$	329.0640, 299.0826, 197.1337, 163.0758	2.51	叶

注："*"表示对照品鉴定。

在本研究中，有机酸和黄酮类物质是艾的主要化合物类型。有机酸是一种在分子结构上具有羧基的多酚类化合物。一些常见的碎片化发生在 CO，H_2O 和 CO_2 的丢失上。峰 2 ~ 4 在 m/z 355 处显示一个 [M+H]$^+$，特征片段离子均包括 m/z 191 [$C_7H_{12}O_6$+H]$^+$，179 [$C_9H_8O_4$+H]$^+$，和 135 [$C_9H_8O_4$+H-H_2O]$^+$。因此，这 3 个峰分别为新绿原酸、绿原酸和隐绿原酸。以绿原酸（峰 4）的裂解规律为例，见图 5-7。

黄酮类化合物的化学结构是基于 C6-C3-C6 骨架。黄酮类化合物主要是不同数量和位置的羟基和甲氧基取代，主要显示 [M-H]$^-$ 或 [M+H]$^+$ 和连续的脱甲基信号，通常是几个甲基和几个甲氧基。以异泽兰黄素（峰 15）裂解规律为例解释黄酮的裂解行为，在 m/z 343 处显示 [M-H]$^-$，特征片段离子均包括 328 [M-H-CH_3]$^-$，313 [M-H-$2CH_3$]$^-$，298 [M-H-$3CH_3$]$^-$，270 [M-H-$3CH_3$-CO]$^-$，163 [^{0,4}B-H-C_2H_2O]$^-$。因此，我们推断峰 15 为异泽兰黄素，见图 5-8。

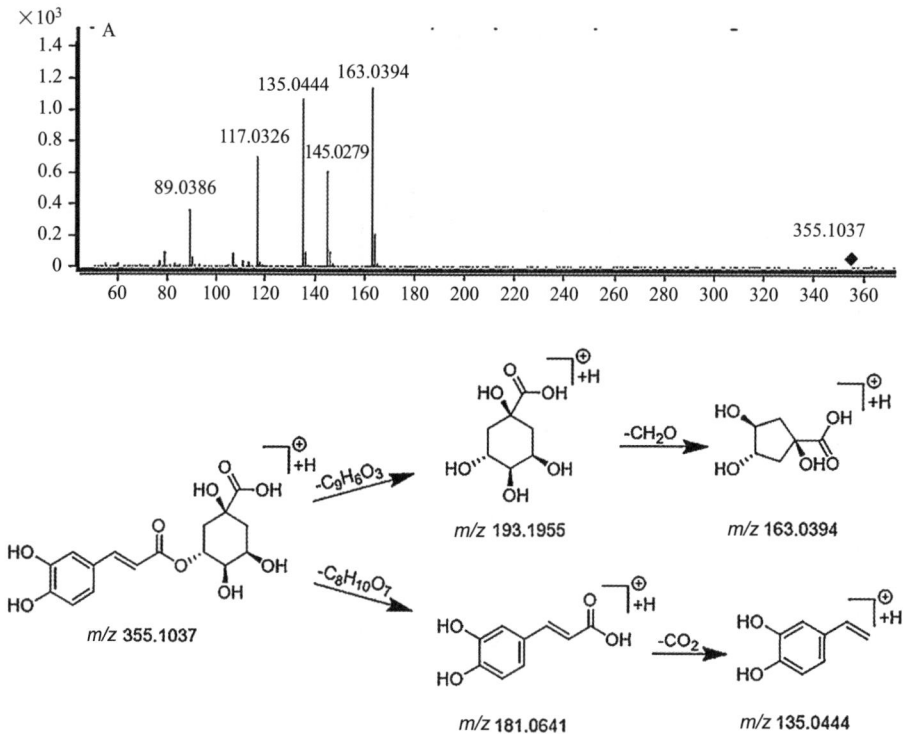

图 5-7 绿原酸的 MS 数据和裂解规律示意图

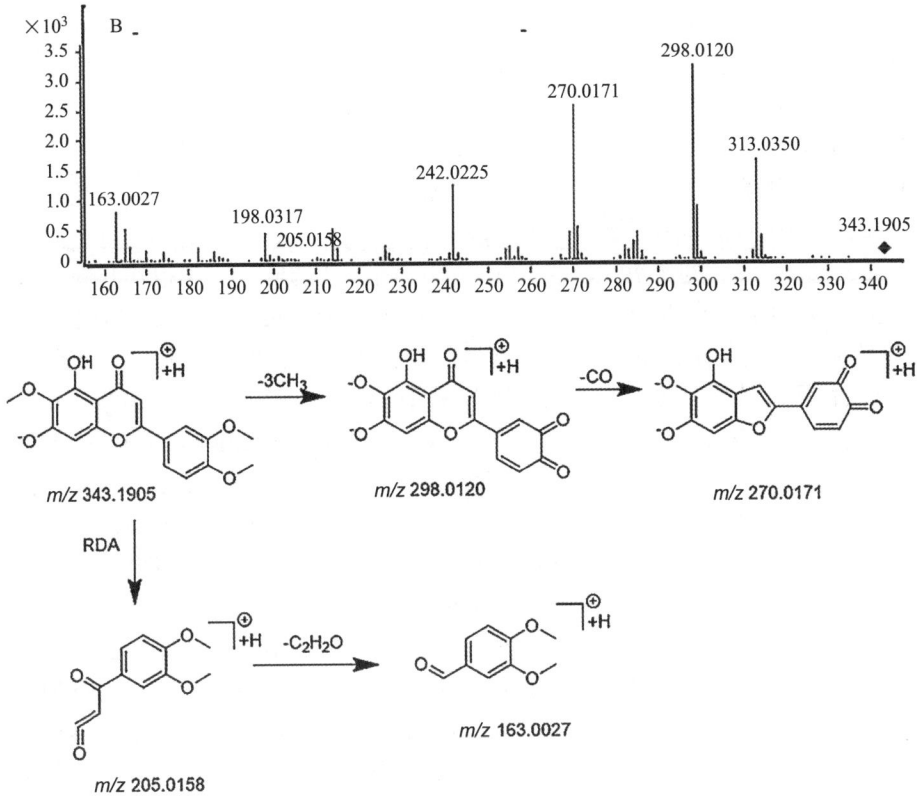

图 5-8　异泽兰黄素的 MS 数据和裂解规律示意图

（3）在线微提取耦合液相色谱抗氧化分析系统筛选艾中的抗氧化活性成分　采用在线微提取耦合液相色谱抗氧化分析系统从艾的叶、茎和根中检测得到 12 种抗氧化活性成分。包括 11 种有机酸（组分 2～4，8，11～14、17、19 和 21）和 1 种黄酮类化合物（组分 22）。绿原酸、3,4- 二咖啡酰奎宁酸、3,5- 二咖啡酰奎宁酸、1,4- 二咖啡酰奎宁酸和 4,5- 二咖啡酰奎宁酸 5 个成分为艾的叶、茎和根共有成分。新绿原酸、隐绿原酸和泽兰叶黄素仅存于叶片中，1,5- 二咖啡酰奎宁酸仅存于根中。此外，隐绿原酸和（2R,3S,4S,5S）-2,3,4-tris {[（E）-3-（3,4-dihydroxyphenyl）prop-2-enoyl] oxy} -5-（2-methylpropanoyloxy）hexanedioic acid 和 3,4,5- 三咖啡酰奎宁酸仅存于艾的根和叶中。

（4）艾中抗氧化活性成分定量分析　对艾的叶、茎和根中共有的 5 个抗氧化活性成分进行定量，将检测值代入到校正曲线中计算（绿原酸，$y=57.484x+34.349$；3,4- 二咖啡酰奎宁酸，$y=66.765x-135.01$；3,5- 二咖啡酰奎宁酸，$y=87.642x-175.52$；4,5-二咖啡酰奎宁酸，$y=70.256x-152.45$）。由于1,4-二咖啡因基奎宁酸对照品缺乏，故采用3,4-二咖啡酰奎宁酸进行相对定量。以绿原酸、3,4-二咖啡酰奎宁酸、3,5-二咖啡酰奎宁酸和4,5-二咖啡酰奎宁酸在叶中的含量最高，分别为（1.59±0.06）mg/g、（1.02±0.02）mg/g、（2.42±0.07）mg/g和（1.82±0.06）mg/g。而1,4-二咖啡酰奎宁酸则在茎和根中的含量更高，分别为（2.41±0.08）mg/g和（2.23±0.23）mg/g，比在叶中〔（0.32±0.00）mg/g〕要高出6倍以上。

（5）艾中成分的抗氧化活性校准定量分析　艾的叶、茎和根均具有很好的抗氧化活性，其各部位的CEAC值分别为1003.95、523.42和566.31μM CE/g（图5-9）。受艾不同部位的成分含量影响，不同部位的抗氧化活性成分对总抗氧化活性的贡献度不同。在叶的样品中，3,5-二咖啡酰奎宁酸的CEAC值最高〔（304.71±13.48）μM CE/g〕，1,4-二咖啡酰奎宁酸的CEAC值最低〔（27.46±0.33）μM CE/g〕。在茎和根样品中，1,4-二咖啡酰奎宁酸CEAC值最高〔（181.83±10.24）和（175.81±3.27）μM CE/g〕，而3,5-二咖啡酰奎宁酸在茎中CEAC值最低〔（59.48±0.81）μM CE/g〕，4,5-二咖啡酰奎宁酸在根中CEAC值最低〔（44.04±0.75）μM CE/g〕。

为了进一步确认各抗氧化活性成分的活性强弱，本研究根据以上"抗氧化活性成分的活性评价中校正绿原酸等效 C_{CEAC} 值计算公式（1）"计算得到艾植物中5个共有抗氧化活性成分的抗氧化能力排名如下。3,5-二咖啡酰奎宁酸＞3,4-二咖啡酰奎宁酸≈4,5-二咖啡酰奎宁酸＞1,4-二咖啡酰奎宁酸＞绿原酸。

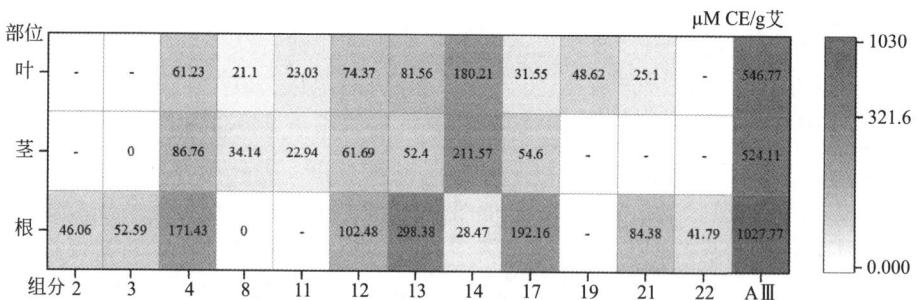

部位												μM CE/g艾
叶	-	-	61.23	21.1	23.03	74.37	81.56	180.21	31.55	48.62	25.1	-	546.77
茎	-	0	86.76	34.14	22.94	61.69	52.4	211.57	54.6	-	-	-	524.11
根	46.06	52.59	171.43	0	-	102.48	298.38	28.47	192.16	-	84.38	41.79	1027.77
组分	2	3	4	8	11	12	13	14	17	19	21	22	AⅢ

图5-9　艾的叶、茎和根中各组分的抗氧化活性热图

3. 结论　本研究针对体内生理病理环境氧自由基（氧化应激），开发了一种自动化程度高、实时在线、快速简便的在线微提取耦合液相色谱抗氧化分析系统（OLME-HPLC-ABTS），并成功运用于分析艾的不同部位（叶、茎和根）中的抗氧化活性成分。本研究共从艾中共鉴定出33个成分，其中有12

个为抗氧化活性成分，表明艾的叶、茎和根都含有丰富的抗氧化活性成分。同时，定量分析了艾的不同部位中抗氧化活性成分对总抗氧化活性的贡献度，比较了艾的不同部位中 5 个共有的抗氧化活性成分的活性强弱。本研究为艾的叶、茎和根的资源高值化综合利用和相关大健康产品开发提供了科学依据，所开发的新筛选方法亦可实现天然产物中天然抗氧化活性成分的"在线提取 – 快速筛选 – 活性评价"三位一体联动。

四、艾烟的成分分析

艾叶是中医灸法临床所用的主要原材料，灸治过程中除了艾叶燃烧所发放出的能量能发挥作用外，艾烟中的成分也是其作用的物质基础。日本大西基代和西谷郁子分别发现用甲醇提取艾叶燃烧灰烬的萃取物具有很强的抗自由基作用和抗氧化作用。小林和子从艾叶的氯仿 – 甲醇 – 水（5∶5∶1）混合溶剂萃取液中得到一种庚三十烷（$C_{37}H_{76}$）的物质，并认为它是艾叶均匀燃烧所必需的物质。

在艾叶燃烧产生的气体成分复杂，浓度甚低的情况，选择苯 – 甲醇作为吸收液对烟（气体）进行吸收。

1. 定性分析　将吸收液进行 GC、GC–MS、GC–FTIR 等综合定性分析，结果综合 GC–MS、GC–FTIR 实验据，得艾烟挥发性成分为氨水、乙醇、乙二醇、醋酸、乙酰胺、丙酸、环己烯、甲基呋喃、丁酰胺、3– 甲基 – 丁酰胺、季酮酸、戊 S 醇、2– 甲基戊 S 醇、斯德酮、正己基胺、萘、葵酸、乙内酰尿、三甲基对二氮杂苯、溴代氮杂环丁烷。

2. 定量测定　将吸收液蒸馏，其中水及挥发性成分在低于 110℃时全部蒸发，其余膏状物在 110 ～ 200℃无蒸发，此膏状物即为艾烟的重组分，其量由直接称重测定，取蒸馏收集的水及挥发性成分称重，再用 GC 法测出其中含水量，由此可得挥发物总重量。测定结果发现，燃烧每克艾叶可获得挥发性成分 0.022g，重组分 0.29g，灰渣 0.091g。

艾叶可用于室内的空气消毒，但是在应用艾烟消毒杀菌的同时，要考虑艾烟的安全性。有研究表明，施灸过程中灸室内空气污染物除 SO_2 接近国家规定的二级标准值外，氮氧化物、CO 和飘尘的含量浓度均高于国家环保法所规定的二级标准值数十倍之多。同时艾烟挥发性成分之一萘，为萜烯类化合物，故燃烧过程可能也会产生多环芳烃类致癌物质。近年来也有关于艾灸烟雾引起过敏性反应的报道，因此在应用艾灸时要注意患者个体差异对药物的不同反应，使空气中烟雾不要过浓、吸入时间不要过长，有过敏史者不宜使用或慎用。

第二节　艾叶的药理作用研究概况

一、艾叶的药理作用研究进展

传统药性理论认为艾叶有理气血、逐寒湿、温经、止血、安胎作用，现代的实验研究表明艾叶具有许多新的药理作用，梅全喜教授团队将近年来艾叶的药理研究概况综述如下。

1. 抗菌抗病毒作用

（1）抗菌作用　体外抗菌试验结果表明艾叶水煎液在体外对炭疽杆菌、α和β－溶血链球菌、白喉杆菌、肺炎双球菌、金黄色葡萄球菌等10种革兰阳性菌皆有抗菌作用。李坡等报道了艾烟在培养皿中的抑菌试验和烧伤创面的抑菌试验，发现艾叶烟熏对一般常见化脓性细菌如铜绿假单胞菌、大肠杆菌、金黄色葡萄球菌等有显著抑制作用，能使烧伤创面的菌落数显著减少。华东医院等单位3报道将苍术艾叶香（含苍术30%、艾叶20%）点燃在体积为0.066m³的小实验箱中，安放好已接种的细菌平皿进行杀菌和抑菌试验，结果发现烟熏4小时能杀灭乙型溶血性链球菌A群、肺炎球菌、流感杆菌和金黄色葡萄球菌等，烟熏8小时能杀灭铜绿假单胞菌，并能抑制枯草杆菌的生长。叶春枚等观察了艾烟熏的抑菌作用，发现艾烟熏20分钟后可抑制金黄色葡萄球菌和乙型溶血性链球菌，熏30分钟可抑制大肠杆菌，熏50分钟可抑制铜绿假单胞菌。此外，还有研究表明艾叶烟熏对变形杆菌、白喉杆菌、伤寒及副伤寒杆菌、结核杆菌（人型 $H_{37}RV$）等也有抗菌作用。有研究表明艾叶油对常见的致病菌如肺炎球菌、白色及金黄色葡萄球菌、甲型及乙型溶血性链球菌等均有抑制作用。

（2）抗真菌作用　孙迅对艾叶煎剂抗皮癣真菌作用进行了研究，发现浓度为30%的艾叶煎液可使许兰黄癣菌、许兰黄癣菌蒙古变种、狗小芽胞癣菌、同心性毛癣菌等近10种真菌停止发育。曹仁烈等观察到艾叶水浸剂（1:4）在试管内对堇色毛癣菌、许兰黄癣菌、羊毛状小芽胞癣菌、红色表皮癣菌等皮肤真菌均有不同程度的抑制作用。艾叶熏法对14种致病性真菌抗菌作用的初步观察，结果表明艾叶烟熏对许兰黄癣菌、红色毛癣菌等14种皮肤真菌均有不同程度的抗菌作用。

（3）抗病毒作用　上海第二医学院附属第三医院气管炎研究组等观察了苍术艾叶香烟熏对实验用腺病毒3型、鼻病毒浙九－2株、疱疹病毒浙九－9株，副流感Ⅰ型病毒仙台株和流感病毒A3、沪防72-10株等4种呼吸道病毒的抑制作用，结果表明苍术艾叶香对这 5 种病毒都有一定抑制作用。另单独用艾叶烟熏以观察艾叶对腺病毒、鼻病毒、流感病毒和副流感病毒的抑制作用，结果表明艾叶对这 4 种病毒均有一定抑制作用。张其正等进行的研究表明用苍术艾叶烟熏剂点燃（浓度为 1g 或 $5g/m^3$），均能在 0.5 小时内使流感病毒滴度（EID_{50}）较对照组明显下降（下降 1.55～3.00 个对数以上）。华东医院等对苍术艾叶香抗腮腺病毒、流感病毒、核形多角体病毒的作用进行了观察，结果表明苍术艾叶香对这 3 种病毒均有显著抑制作用。李小敏等在爱婴病房采用艾条熏蒸，通过酶联免疫吸附试验（ELISA）检测爱婴病房采用艾条熏蒸后对乙肝病毒 HBsAg 和 HbeAg 抗原性的破坏效果，研究发现艾叶熏蒸对乙肝病毒有一定的灭活作用。

（4）抗支原体作用　有研究观察了苍术艾叶香烟熏的抗支原体作用，结果烟熏 4 小时能使口腔支原体和肺炎支原体灭活，说明艾叶有一定的抗支原体作用。

2. 平喘、镇咳、祛痰作用　药理实验证明艾叶有较好的平喘、镇咳、祛痰等作用，其中尤以平喘作用最为显著。

（1）平喘作用　有研究表明艾叶油能直接松弛豚鼠气管平滑肌，且随剂量加大，作用亦增强，0.5μg/mL 的作用强度与异丙肾上腺素 0.125μg/mL 相当。也能对抗乙酰胆碱、氯化钡和组胺引起的气管收缩现象，并增加豚鼠肺灌流量。艾叶油不论灌胃、肌内注射或气雾剂给药对豚鼠由组胺、乙酰胆碱引起的药物性哮喘均具有平喘作用。防治慢性气管炎艾叶油研究协作组对艾叶油中的平喘成分进行了分离，发现平喘作用较强的是萜品烯醇 -4、β - 石竹烯和蒿醇，其中尤以萜品烯醇 -4 平喘作用最佳。浙江省平喘药协作组在此基础上又发现了 2 个平喘作用较强的单体成分 α - 萜品烯醇和反式香苇醇，动物实验表明其平喘作用比艾叶油强。谢强敏等研究发现艾叶油灌胃给药或气雾吸入对组胺和乙酰胆碱引起的豚鼠哮喘具有保护作用，明显延长哮喘潜伏期，并呈剂量依赖保护致敏豚鼠抗原攻击引起的呼吸频率、潮气量和气道流速改变；松弛静息豚鼠离体气管平滑肌，呈剂量依赖抑制枸橼酸引起的豚鼠咳嗽反应和促进小鼠气道酚红排泄，从而认为艾叶油具有支气管扩张、镇咳和祛痰作用。他们又发现艾叶油抑制致敏豚鼠气管 Schultz–Dale 反应，明显降低组胺或氨甲酰胆碱引起的豚鼠气管收缩 PD2 值，明显抑制大鼠被动皮肤过敏和 5- 羟色胺引起的大鼠皮肤毛细血管通透性增强反应；抑制豚鼠肺组织释放SRS-A；拮抗 SRS-A 对豚鼠回肠的收缩；由此认为艾叶油具有抗过敏作用，对呼吸道过敏反应有保护作用，是其治疗支气管哮喘和慢性气管炎作用机制之一。

（2）镇咳作用　豚鼠实验表明艾叶油灌胃后能抑制丙烯醛或枸橼酸引起

的咳嗽，使之频次减少，有明显的镇咳作用，镇咳机制主要系抑制延髓的咳嗽中枢，可被可拉明所抵消。

（3）祛痰作用 酚红法实验表明小鼠不论是灌胃或腹腔注射艾叶油均能促进酚红由气管排泄，表明艾叶油有祛痰作用。

3. 止血与抗凝血作用 传统中医药理论认为艾叶有止血作用，现代的药理实验也证实了艾叶（尤其是艾叶炭）确有一定止血和抗凝血作用，可见艾叶对血液具有止血（促凝血）和抗凝血作用的双向性。

（1）止血作用 艾叶水浸液给小鼠腹腔或静脉注射可降低毛细血管通透性（Lochett 氏法），给兔灌服有促进血液凝固作用。张学兰等对不同烘制品艾叶对小鼠凝血时间与出血时间进行测定，结果表明艾叶炒炭或艾叶在 180℃烘 10 分钟到 200℃烘 20 分钟之间的烘制品均能显著地缩短凝血和出血时间，说明其有明显止血作用。赵钦祥等对生艾叶、焦艾叶、艾叶炭、醋炒艾叶炭及焖煅艾叶炭的凝血作用进行了实验研究，结果小白鼠给药前后凝血时间比较，表明艾叶制炭后可加强止血作用，而焖煅艾叶炭止血作用又较强。采用小鼠剪尾法测定了艾叶不同焖制品对小鼠凝血时间的影响，均用 50% 艾叶水煎液灌胃，结果表明艾叶炭（炒炭、醋艾炭、煅炭、砂烫炭）均有显著的止血作用。

（2）抗凝血作用 周伯通等以部分凝血活酶时间（KPTT），凝血酶原时间（PT）及凝血酶时间（TT）为指标，研究了艾叶（干）水煎液对体外血液凝固的影响，结果表明艾叶煎剂有较强的抗凝血作用，对 KPTT、PT、TT 均有显著抑制作用，其抗凝作用与肝素相似，但艾叶煎剂有促进纤维蛋白原溶解作用，而肝素无此作用。日本人樱川信男将艾叶等生药的浸膏用蒸馏水溶解成 1mg/mL、10mg/mL、30mg/mL、50mg/mL 及 100mg/mL 的浓度用于血凝学实验，结果 50mg/mL 浓度的艾叶溶液对血凝呈抑制作用，艾叶用量依赖性地抑制纤维蛋白溶液（10μ/mL），在 100mg/mL 浓度时抑制率达 69.8%，艾叶在高浓度时依赖性地明显抑制二磷酸腺苷胶原、肾上腺素所致的血小板聚集。从艾叶中提取的 β- 谷甾醇和 5,7- 二羟基 -6,3',4'- 三甲氧基黄酮，两者对血小板聚集有显著的抑制作用，且前者的作用比后者更强。

4. 抗过敏作用 有研究表明体重 0.5mL/kg 艾叶油给已用卵蛋白致敏的豚鼠灌胃后，对于再次用卵蛋白攻击引起的过敏性休克有明显保护作用，能抑制致敏豚鼠肺组织释放组胺及慢反应物质，直接对抗慢反应过敏物质引起的肠管收缩。还有研究表明艾叶油中成分 α- 萜品烯醇、葛缕醇能抑制大鼠被动皮肤过敏反应和 5- 羟色胺引起的皮肤血管渗透性增强，抑制豚鼠肺组织释放 SRS-A 和 SRS-A 引起的豚鼠回肠收缩。艾叶还有促使与速发变态反应有关的嗜碱性粒细胞回升，但这种变化是机体自己的调节功能还是药物作用还有待于深入研究。

5. 对心血管系统作用 有研究表明 $1:50$ 浓度艾叶油 $1\sim2$ 滴（2×10^{-4} mL）均能明显抑制心脏的收缩力，对心率影响不大，但可引起房室传导阻滞现象，如加大浓度可使心搏停止，对离体兔心艾叶油 1mL（$1:50$）可极度抑制心脏收缩力，心率及冠脉流量也明显减少，对兔主动脉在紧张度提高的情况下呈松弛作用，且能对抗异丙肾上腺素的强心作用。

6. 镇静作用 有研究表明艾叶油给家兔腹腔注射 1mL/kg，可使兔活动减少，当注射 2mL/kg，用药 10 分钟后，兔由镇静转入翻正反射消失，呼吸减慢，最后死亡。小鼠实验证明艾叶油 0.5mL/kg 灌胃能明显延长戊巴妥钠的睡眠时间，对加速士的宁的惊厥死亡，似有一定的协同作用。

7. 免疫作用 有报道用野艾油以 0.5mL/kg 给小鼠灌胃 3 天，能使腹腔炎性渗出白细胞吞噬率明显增加。张其正等以测定鼻分泌液中特异免疫球蛋白A（SIGA）的含量为指标，研究了苍术艾叶香对人体免疫作用的影响，结果熏香前后 SIGA 含量非常明显地提高，说明艾叶烟熏有提高人体免疫能力作用。此外，艾灸能增强小鼠单核巨噬细胞的吞噬功能，提高机体免疫力。朱文莲等研究发现，艾灸大椎穴对正常小鼠巨噬细胞的吞噬功能影响不大，但能增强环磷酰胺小鼠巨噬细胞吞噬功能。杨红菊研究表明，艾叶油不仅对 IgE 介导的速发型变态反应模型——大鼠被动皮肤过敏反应有明显抑制作用，对参与并加重速发型变态反应疾病的Ⅲ型、Ⅳ型变态反应也有很强的抑制作用；艾叶油体内给药对角叉菜胶、巴豆油、醋酸所造成的动物模型的炎症反应均有较强抑制作用；艾叶油 0.12mL/kg、0.25mL/kg 体内灌胃给药，能抑制小鼠脾和胸腺的生长，抑制小鼠体内抗体溶血素的生成，抑制小鼠单核吞噬功能，具有免疫抑制作用；在体外实验，艾叶油对 Com–pound48/80、钙离子载体金霉素、抗原马血清诱发的大鼠腹腔肥大细胞脱颗粒均有一定程度的抑制作用，IC_{50} 分别为 69.50μm、131μm、95.60μm；它还能抑制大鼠腹腔肥大细胞膜上 Ca^{2+}–Mg^{2+}–ATPase 和 Mg^{2+}–ATPase 的活力，抑制 Ca^{2+} 的转运；以上结果提示，艾叶油不仅是过敏介质的阻释剂，又是过敏介质的拮抗剂，它对速发型变态反应的几个主要环节都有作用。

8. 护肝利胆作用 艾叶有一定的护肝作用，能促进肝功能的恢复，临床上用艾叶注射液治疗慢性肝炎患者，有恢复肝功能、降低转氨酶作用，并可增加患者食欲，改善自觉症状。艾叶亦有一定利胆作用，胡国胜用艾叶油胶囊配成 2% 吐温混悬液（75μL/mL），大鼠十二指肠给药，结果表明艾叶油混悬液能使大鼠胆汁流量显著增加，说明艾叶油有明显的利胆作用，研究还表明艾叶油明显增加四氯化碳中毒大鼠胆汁流量。

9. 其他作用

（1）局部刺激作用 艾叶所含挥发油对皮肤有轻度刺激作用，可引起发热、潮红等。

（2）促进消化作用 艾叶口服能刺激胃肠道消化液的分泌，促进消化，增进食欲。

（3）对子宫的作用 艾叶煎剂能兴奋家兔离体子宫，产生强直性收缩，艾叶粗制浸膏对豚鼠离体子宫亦有明显的兴奋作用。

（4）补体激活作用 将艾的热水提取物加入人的血清中，能使血清补体值下降，并证明这是补体激活的结果。日本山田氏也发现艾叶热水提取物有强烈的补体活性，活性的主要成分为酸性多糖。此外，还有研究表明艾叶水提液在体内能诱生干扰素。

（5）镇痛作用 王树荣等实验研究表明，对于腹腔注射醋酸致痛的大鼠，采用艾绒与蒜汁共灸可明显升高脑内 β - 内啡肽水平，应用艾绒、蒜汁、中药共同灸，则 β - 内啡肽水平升高更明显，表明艾灸具有中枢性镇痛作用，其作用机制之一在于升高脑内 β - 内啡肽水平。

10. 艾叶的吸收排泄与毒性作用

（1）吸收与排泄 艾叶口服后很快由小肠黏膜吸收而到达肝脏，随血液循环而扩至全身，1 小时内即可在尿中发现艾的成分，大部分储于体内，由小便逐渐排出，或经氧化、结合而被破坏。

（2）毒性作用 艾叶及艾叶油毒性均较低，有研究表明口服艾叶油（0.45mL），2 次 / 天，连续 30 天对家兔生长、血红蛋白及细胞总数与分类、尿蛋白、尿镜检、肝功能、肾功能和心电图无明显影响。对家兔相当于成人剂量 25 倍灌胃或 2.5 倍气雾给药，连续 30 天，临床及病理检查均未见异常。艾叶煎剂小白鼠腹腔注射给药的 LD_{50} 为 23g 生药 /kg；艾叶油小鼠灌胃 LD_{50} 为 2.47mL/kg，艾叶油小鼠腹腔注射 LD_{50} 为 1.12mL/kg。

二、艾叶的现代药效研究

近几十年来，国内外学者以中医药关于艾叶的药性理论为基础，运用现代科学技术和实验方法，对艾叶的药理作用进行了大量的研究，证明艾叶具有抗菌、抗病毒、平喘、止血、抗过敏、增强免疫、护肝利胆、解热、镇静、抑制心脏收缩、降压等药理作用，梅全喜教授指导赵宁硕士对艾叶抗菌作用进行了初步研究。

艾叶提取物对细菌性皮肤致病菌的抑制作用 艾蒿 *Artemisia argyi* Lévl.et Vant.是菊科艾属的多年生草本植物，广泛分布于世界各地，自古以来一直受到人们的关注和应用。艾蒿被称为中医之草，最早记载于《名医别录》。传统中医认为艾蒿具有温经止血、散寒止痛、镇咳平喘、燥湿止痒等功效。将艾蒿置于室内点燃，通过烟熏可以清洁空气，消灭蚊蝇并杀死细菌，霉菌和病毒等。多项研究表明，艾叶抗菌作用的主要成分是挥发油。鉴于艾叶对多种细菌和病毒有抑制生长的作用，笔者从其叶片中提取有效的抑菌成分，研究其最佳提取条件和最适宜的抑菌浓度来提高抑菌效率及作用强度。本文探索了植物蛋白的抑菌活性，尝试利用浊度法精确测定细菌生长情况，进而反映艾叶提取物中各组分的抑菌作用，并初步确定了艾叶提取物用于皮肤的安全性，为其进一步用于对各种细菌性皮肤病的治疗提供了实验依据，促进其在美容及化妆品中的应用。

（1）材料

1）实验菌种：金黄色葡萄球菌、大肠杆菌、枯草芽孢杆菌均由大连医科大学微生物教研室提供。

2）实验药品：本实验采用药店零售的干燥艾叶和沈阳市采集的野生未开花艾叶，-20℃下冻存。经广州中医药大学附属中山中医院梅全喜教授鉴定为 *Artemisia argyi* Lévl. et Vant. 的叶。

3）培养基：液体 LB 培养基；胰蛋白胨 10g，酵母 5g，NaCl10g，水 1000mL，调 pH 至 7.4；固体 LB 培养基再加入 15g 琼脂粉。

（2）方法

1）艾叶中活性物质的提取：取等量艾叶分别在不同条件下对抑菌物质进行提取。提取条件分别为 40℃、60℃、80℃下提取 4 小时、6 小时、8 小时，提取浓度分别为 1:2、1:4 和 1:8，对比不同组合下产生的抑菌效果。

2）实验菌的培养及生长曲线的制作：用接种环分别挑取大肠杆菌和金黄色葡萄球菌菌种各一环，分别接种到两个装有 30mL LB 液体培养基的锥形瓶中，置于 37℃，90r/min 的摇床上培养 12 小时，使菌种活化。将已活化的菌种用分光光度法测定光密度值，适当稀释使其吸光度值近似于相等，然后各取稀释菌液 5mL 分别接种到装有 50mL LB 液体培养基的两个锥形瓶中，立即取样测量吸光度值。剩余菌液在 37℃，90r/min 下摇床培养，以后每小时取样一次，共培养 12 小时，以首次测量的吸光度值为背景，测定样品的吸光度值并绘制生长曲线。

3）滤纸片法测定抑菌效果：用打孔器打出直径为 6mm 的滤纸片，经过高压蒸汽灭菌后放在 60℃干燥箱中烘干，实验前将其放入艾叶提取物中充分浸泡。将不同菌种的培养物均稀释到原浓度的 10^{-4}，各取 0.2mL 稀释液均匀涂到直径为 85mm 的 LB 平板中，再将滤纸片贴在平板上，37℃恒温培养箱中培养 24 小时后测定抑菌环的直径。

4）倍比稀释法测定艾叶提取物的最低抑菌浓度：用 LB 培养基对艾叶

提取物进行倍比稀释，在第一支无菌试管中放入 2 倍浓度的液体 LB 培养基 1mL，在其他 4 支试管中放入 LB 液体培养基 1mL，取艾叶提取物 1mL 加入第一支试管，混合后取 1mL 加入第二支试管的 LB 培养基中，再取 1mL 加入第三支试管中进行倍比稀释，最后一支试管中取 1mL 弃去，每支试管的药液稀释度均不同，可制成将三种菌在 LB 培养基上各传种 3 次，用生理盐水洗下菌株，稀释成 10^{11}CFU/L（1 麦氏浓度）浓度的菌液，取菌液 0.1mL 均匀涂到平板上，在不同稀释浓度的艾叶提取物中各取 0.1mL 加入不同培养基，放在 37℃孵箱中培养 72 小时，观察细菌的生长情况。

5）抗热性的测定：将最低抑菌浓度下的提取液分别在 80℃、100℃和 120℃水浴条件下，处理 20 分钟，然后再测定最低抑菌浓度，观察细菌生长的特异性变化。

6）艾叶叶片蛋白的提取：分别用冷丙酮，硫酸铵沉淀法配合超声破碎法对植物蛋白进行提取并定量。分别取不同提取方式所产生的叶片蛋白，进行 10% SDS-PAGE 电泳，显示蛋白质分子量分布。

7）浊度法的应用：艾叶总提取物具有抑菌作用，分离提取其不同组分进行对比。将三种不同方法提取的叶片蛋白经过脱溶剂，脱盐纯化并浓缩后收集到一起，与剩余的非蛋白物质共同作为检验抑菌成分的材料，通过酶标仪测量 96 孔板内各孔物质的 OD 值来反映艾叶中的有效抑菌成分。

（3）结果

1）艾叶中活性物质的提取：表 5-8 为利用析因分析方法进行实验设计，共进行 33 次实验，每组重复实验 3 次，得到的分析结果见表 5-9。

表 5-8　三种不同温度、时间及浓度提取对实验的影响设计

	温度（℃）	时间（h）	浓度（w:v）
1	40	4	1:2
2	60	6	1:4
3	80	8	1:6

从表 5-9 SPSS 析因分析软件得出的结果可以看出，在 3 次重复实验结果均具有统计学意义的情况下，抑菌环直径最显著的一组为"2，2，2"，即在温度为 60℃，时间为 6 小时，提取浓度为 1:4 的条件下对艾叶中的活性物质进行提取，所得产物的抑菌效果最强，而且温度的影响最为明显。

表 5-9　SPSS 软件分析所得的实验结果

温度 （℃）	时间 （h）	浓度	均数	标准误差	95% 置信区间	
					下限	上限
1	1	1	15.300	0.187	14.925	15.675
		2	15.467	0.187	15.092	15.841
		3	14.000	0.187	13.625	14.375
	2	1	15.533	0.187	15.159	15.908
		2	16.133	0.187	15.759	16.508
		3	14.833	0.187	14.459	15.208
	3	1	15.433	0.187	15.059	15.808
		2	15.400	0.187	15.025	15.775
		3	14.200	0.187	13.825	14.575
2	1	1	16.400	0.187	16.025	16.775
		2	16.500	0.187	16.125	16.875
		3	16.433	0.187	16.059	16.808
	2	1	16.933	0.187	16.559	17.308
		2	17.600	0.187	17.225	17.975
		3	15.900	0.187	15.525	16.275
	3	1	16.600	0.187	16.225	16.975
		2	17.133	0.187	16.759	17.508
		3	16.267	0.187	15.892	16.641
3	1	1	14.067	0.187	13.692	14.441
		2	14.700	0.187	14.325	15.075
		3	13.700	0.187	13.325	14.075
	2	1	14.667	0.187	14.292	15.041
		2	14.933	0.187	14.559	15.308
		3	13.533	0.187	13.159	13.908
	3	1	14.333	0.187	13.959	14.708
		2	14.300	0.187	13.925	14.675
		3	12.733	0.187	12.359	13.108

2）细菌生长曲线的制作：由图5-10可知，大肠杆菌在测量范围的12小时中一直呈现增长趋势，其中在6～8小时，大肠杆菌的生长速度最快，图像的斜率最大，之后的几小时内，大肠杆菌的生长较稳定，以同一速率增殖，光密度值的变化近似相同。金黄色葡萄球菌生长过程中5～9小时呈稳定的快速增殖，最后2小时细胞的生长繁殖减慢，逐渐进入稳定的平台期。在第12小时大肠杆菌和金黄色葡萄球菌均达到最大菌浓度，此时测量的光密度均为最大值。

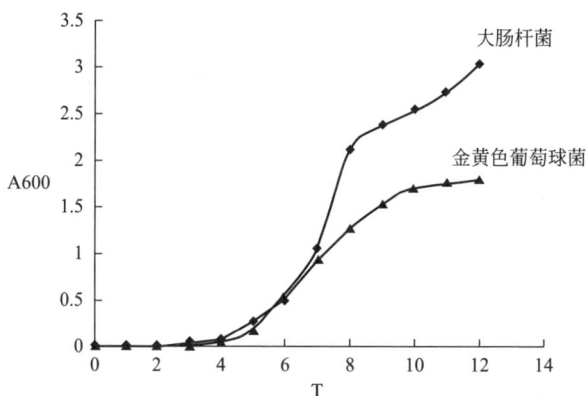

图 5-10　大肠杆菌和金黄色葡萄球菌的生长曲线示意图

3）滤纸片法的抑菌效果：从表5-10中可知，艾叶提取物在 w∶v 为 1∶1 时，对于金黄色葡萄球菌的抑菌作用最好，其次为大肠杆菌，最后为枯草芽孢杆菌。

表 5-10　三种不同的细菌在 w∶v 为 1∶1 的提取物浓度中的抑菌效果

菌种	100% 提取液抑菌环直径（mm）	空白对照
金黄色葡萄球菌	21.8	—
大肠杆菌	15.5	—
枯草芽孢杆菌	11.0	—

4）倍比稀释法测量最低抑菌浓度：表5-11显示三种不同细菌在不同提取物浓度下所产生的抑菌效果。由于二倍稀释后不同梯度之间的差异较小，可以分析出临界浓度的存在范围，进而推算出菌种的最低抑菌浓度。其中金黄色葡萄球菌在浓度6.25%下开始缓慢增长，即金黄色葡萄球菌的最低抑菌浓度为12.5%。同理，大肠杆菌的最低抑菌浓度为25%，枯草芽孢杆菌的最低抑菌浓度为50%。该结果进一步证明艾叶提取物对于金黄色葡萄球菌的抑

菌作用最强，对大肠杆菌的作用较好，对枯草芽孢杆菌最不敏感，与前述滤纸片法的实验结果相吻合。

表 5-11　不同浓度的提取物对三种细菌的抑制作用

菌种	提取物浓度（%）				
	100	50	25	12.5	6.25
金黄色葡萄球菌	—	—	—	—	+
大肠杆菌	—	—	—	+	+
枯草芽孢杆菌	—	+	+	+	+

5）抗热性实验：从表 5-12 中可以看出，当温度超过 80℃时，艾叶提取物随着温度的升高抑菌活性反而降低，这说明艾叶提取物的抗热性不强，高温状态下抑菌作用很快降低，推测其中可能含有肽类或蛋白类的活性物质，并进行了植物蛋白的提取与活性检测。另外，经过同一条件处理后的艾叶提取物作用于不同的细菌产生了很大的抑制差异性。此结果提示，该物质对不同细菌的抑制机制不同，有可能是药物作用在不同的靶点，或影响了不同细胞的代谢及繁殖功能使得细菌的生长被抑制等多种原因。

表 5-12　不同温度下的艾叶提取物对于三种细菌的抑制作用

菌种	温度（℃）		
	80	100	120
金黄色葡萄球菌	—	—	++
大肠杆菌	—	+	++
枯草芽孢杆菌	—	+	+++

6）艾叶叶片蛋白的提取：利用三种不同的蛋白提取方法所得到的蛋白种类和蛋白浓度存在很大差异，其中第一条带为超声处理后提取的总蛋白，第二、第三条带分别为利用冷丙酮法提取的 5μL、10μL 叶片蛋白，最后两条分别是用硫酸铵沉淀法提取的 5μL、10μL 叶片蛋白。经超声处理后的蛋白提取结果要优于试剂法，提取蛋白的种类更全，但是提取的蛋白含量不大；而利用冷丙酮法提取蛋白要优于硫酸铵沉淀法，原因可能是硫酸铵沉淀后的蛋白进行脱盐纯化时造成了损失，冷丙酮法不需要对蛋白进行处理，只需使丙酮冻干挥发即可，因此避免了蛋白浓度过低或缺损。

电泳的蛋白浓度为 0.19mg/mL。从蛋白质的位置可以分析出叶片蛋白提取出的蛋白分子量较大，最后四条带接近处于同一位置，很可能是同一种蛋白，而且在叶片中的含量较大。总蛋白条带上端的蛋白条带最清晰，可能是因为尚有大分子量的蛋白质没有彻底分离开。

7）艾叶提取物中不同成分的抑菌效果：如图5-11所示，红色的曲线为加入艾叶非蛋白提取物的金黄色葡萄球菌的生长曲线，蓝色曲线为对照组金黄色葡萄球菌的生长曲线，可见加入艾叶非蛋白提取物后细菌的生长受到了抑制。说明非蛋白成分为艾叶中有效的抑菌物质。

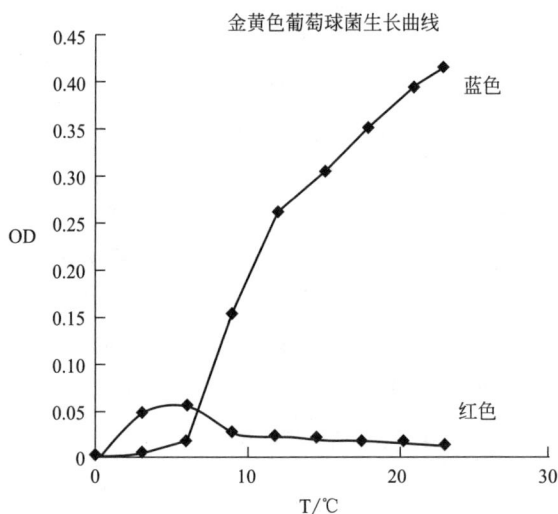

图5-11　浊度法测定金黄色葡萄球菌的生长及艾叶
非蛋白提取物的抑菌作用

图5-12反映了艾叶蛋白成分对于金黄色葡萄球菌生长的影响。图中显示，在艾叶蛋白的作用下，金黄色葡萄球菌的生长均低于正常值，但并未见其产生明显的抑菌作用。0～6小时，由于金黄色葡萄球菌尚未达到其对数生长期，所以测定到的光密度值相差较小。随着细菌的大量繁殖，加入艾叶蛋白提取物的组分光密度值也随之增大，生长趋势与金黄色葡萄球菌的正常繁殖无显著性差异。说明艾叶的蛋白提取物对细菌的生长无有效抑制作用。

（4）讨论　本文对艾叶活性物质的提取条件分别从温度、时间及提取浓度三方面进行了最优方案的探索，结果显示，在60℃条件下对w∶v为1∶4的艾叶连续提取6小时所得的产物抑菌效果最好，说明此条件为提取艾叶中有效抑菌物质的最适条件。其中，温度变化对产物的影响最大，其次为时间，而提取浓度对产物没有太大影响。

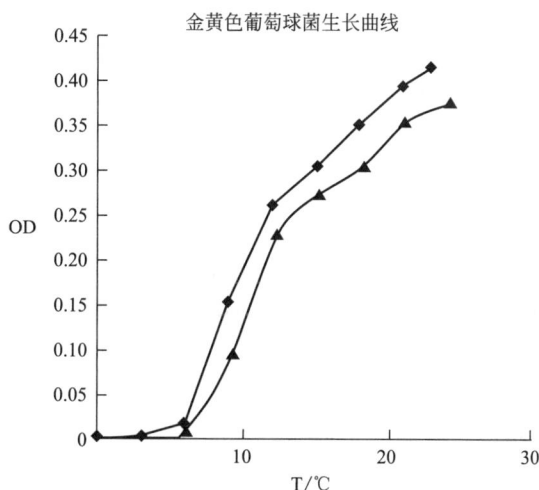

图 5-12　浊度法测定金黄色葡萄球菌的生长及艾叶蛋白提取物的抑菌作用

　　滤纸片法和倍比稀释法是测定抑菌作用大小的有效方法。浊度法是将抑菌物和微量菌置于96孔板中共同培养，通过定时测量其光密度值的变化反映出细菌在量上的变化，从而检测样品是否具有抑菌活性。这种方法具有灵敏度高，可以动态反映出细菌量的微小变化，一次检测的样品多等优点。结果显示，艾叶提取物中有效抑菌组分为非蛋白类的小分子物质，其中是否存在有活性的短肽类物质还有待于进一步研究。

　　中草药在治疗许多急性感染性疾病中疗效显著，特别是在临床治疗耐药菌感染时，可以选用一些专属性抑菌或广谱杀菌的中药制剂。本实验结果显示，艾叶提取物对各类细菌的生长抑制程度不尽相同，说明艾叶提取物的抑菌机制及有效成分与抗生素不同，是通过多渠道、多靶点、多机制相结合发挥其抗菌作用的。研究艾叶对皮肤致病菌的抑制作用可减少由于细菌大量增殖所导致的皮肤疾病，为其应用于天然护肤品及除菌剂提供了实验依据。

三、艾烟的药理作用

　　近几年来，在艾叶资源综合开发利用方面也取得了显著的成绩，已开发出蕲艾精、李时珍中药保健腰带、蕲艾蚊香、艾叶牙膏、艾叶浴剂、艾蒿枕、蕲州艾条、无烟艾条等系列产品，艾叶保健食品也正在开发之中。梅全喜教授团队发现艾烟有以下药理作用。

　　1. 抗菌作用　有学者对艾烟在培养皿中的抑菌作用和烧伤创面的抑菌作用进行了研究，发现艾烟对常见的化脓性细菌（铜绿假单胞菌、大肠杆菌、金黄色葡萄球菌、产碱杆菌）有显著抑制作用，能使烧伤创面菌落数显著减少。其具体方法及结果如下。

（1）培养皿中的抑菌试验　选择外科病区中常见污染空气的细菌铜绿假单胞菌、金黄色葡萄球菌、大肠杆菌和产碱杆菌四种菌种，经分离培养 6 小时后用划线法分别接种血琼脂培养基，点燃一根艾条，用直径 7cm，长 30cm 的圆形纸筒引导烟雾。分别取上述各菌种培养基 4 只，1 只为对照，另外 3 只分别烟熏 3 分钟、5 分钟、10 分钟后置于 37℃温箱内孵育 24 小时，观察结果。对照组全部平板生长，而经艾烟熏蒸 10 分钟者全部不生长，说明艾烟对一般常见化脓性细菌有显著的抑制作用。

（2）烧伤创面的抑菌试验　在器皿内放入无菌生理盐水 100mL，浸入一块 5cm² 的无菌纱布。以此浸盐水纱布（湿度以不滴水为宜）均匀地敷于未烟熏的烧伤创面上，1 分钟后取下，再放回原盛盐水器皿内 5 分钟。取其浸出液 0.1mL 加生理盐水至 10mL，以 0.1mL 与 45℃琼脂培养基均匀混合后，置 37℃温箱内培养 24 小时，计其菌落数。烧伤创面置于帐幕下，用自己设计的艾烟器熏之（点燃一根艾条），出烟口距创面 30cm，10 分钟后用上述湿盐水纱布敷贴，并以同样操作方法取材，温箱内培养 24 小时后计其菌落数，菌落减少率为 76.64%。说明艾烟对烧伤创面的细菌有抑制作用。

（3）艾烟的抑菌作用　将纯艾绒 20g 放入熏灸器中燃烧，将烟收集在无菌器皿中（温度为 30℃），同时放入 5 个接种有大肠杆菌的中国蓝培养皿中，金黄色葡萄球菌、乙型溶血性链球菌、铜绿假单胞菌接种在血平板上，分别在艾燃烧 10 分钟、30 分钟、50 分钟、60 分钟时取出培养皿，放置于 37℃培养箱中培养 21 小时，另设对照组，除不用艾烟熏外，其余条件一样。实验结果提示，艾烟熏 20 分钟后可抑制金黄色葡萄球菌和乙型溶血性链球菌；熏 30 分钟后即可抑制大肠杆菌；熏 50 分钟后即可抑制铜绿假单胞菌。

临床上发现，在用艾烟熏的病房中，部分患者的感冒可不治自愈，艾烟熏对局部的带状疱疹、皮肤化脓性感染、皮癣等均有良好的治疗作用。为阐明机制，有学者就艾烟作用（与温热刺激分开）对各种细菌［包括变形杆菌、白喉杆菌、伤寒及副伤寒杆菌和结核杆菌（人型 $H_{37}RV$）等］抑菌效应进行了试验性研究。将接种细菌的平皿（44.2mm²）放置于净化工作台上，将平皿的表面与艾烟接触（避开温热因素），试验过程中净化台内温度测试为 27℃，分别将烟熏 5 分钟、10 分钟、20 分钟的各组细菌培养 24 小时，对照组不用烟熏。试验结果表明：①艾烟确有抑菌作用，是细菌生长时杀菌作用的基本和唯一因素。②艾烟的杀菌作用与烟熏时间长短有关，时间长杀菌作用强。③艾烟的杀菌消毒作用为临床上用于治疗化脓性炎症、外伤感染、皮肤细菌损害、带状疱疹、上呼吸道感染等提供了理论依据。

复旦大学附属华东医院等单位报道，用含艾叶的消毒香（上海日用化学品厂试制，含苍术粉30%，艾叶粉20%）烟熏4小时能杀灭乙型溶血性链球菌A群、肺炎球菌、流感杆菌和金黄色葡萄球菌等，烟熏8小时能杀灭铜绿假单胞菌，并能抑制枯草杆菌的生长。艾烟燃烧时，其所含挥发油会随烟挥发的，试验表明，艾叶挥发油对常见致病菌如肺炎球菌、白色及金黄色葡萄球菌、甲型及乙型溶血性链球菌、奈瑟氏菌、大肠杆菌、伤寒及副伤寒杆菌、福氏痢疾杆菌、流感杆菌、变形杆菌等均有抑菌作用，最低抑菌浓度为（2×10^{-3}）～（4×10^{-3}）mL/mL 肉汤。

2. 抗真菌作用　有学者进行了艾烟熏对14种致病性真菌抗菌试验的初步观察。艾烟熏共分3组，分别进行试验，一组先将双碟沙保弱培养基用艾烟熏2分钟、5分钟、10分钟或15分钟，然后接种各菌种，再用灭菌凡士林将双碟开口处封闭。二组先将各菌种接种双碟沙保弱培养基上，发育生长5天后，再用艾烟熏不同时间，同上处理。三组接种各菌种发育生长10天后再艾烟熏不同时间，并作不用艾烟熏的接种培养，以作对照组。如此，即放置于室温内，每日观察其发育状态，观察30天并每日记录，结果显示，一组通过艾烟熏不同时间后接种的各菌种，除白色念珠菌外，均未发育，而对照组各菌则发育生长旺盛。二组（系先接种各菌种待发育5天后再艾烟熏不同时间）仅于艾烟熏2分钟时大部分癣菌发育，但癣菌发育极为缓慢，且不旺盛，如许兰毛（发）癣菌蒙古变种在艾烟熏2分钟的沙伯弱培养基上的菌落，略见其菌落稍稍增大，在艾烟熏2分钟的沙伯弱培养基上，其许兰毛（发）癣菌、共心性毛（发）癣菌、堇色毛（发）癣菌、铁锈色小芽孢菌及石膏样毛（发）癣菌等停止发育生长，呈抑制作用。在艾烟熏5分钟时，除白色念珠菌外，则均呈抑制作用。其对照组发育旺盛，菌落迅速增大。三组（系各株菌种发育生长10天后再用艾烟熏）显示，艾熏2分钟的沙伯弱培养基上之菌落，除红色毛（毛）癣菌、絮状表皮癣菌、铁锈色小芽孢菌、中趾毛鲜菌、趾间毛鲜菌、申克孢子丝菌及斐氏酿母菌生长，其他各菌均停止生长，呈抑制作用。在艾烟熏5分钟时，除中趾毛癣菌及趾间毛癣菌落增大外，其他各菌均停止生长，呈抑制作用，而对照组则发育旺盛，菌落迅速增大。结果表明，艾烟熏对许兰黄癣菌、许兰黄癣菌蒙古变种、同心性毛癣菌、堇色毛癣菌、红色毛癣菌、絮状表皮癣菌、铁锈色小芽孢癣菌、足趾毛癣菌、趾间毛癣菌、犬小芽孢癣菌、石膏样毛癣菌、申克孢子丝菌、斐氏酿母菌等致病性皮肤真菌均有不同程度的抗菌作用。

3. 抗病毒作用　上海交通大学医学院附属第三人民医院气管炎研究组等观察了苍术艾叶香烟对实验用腺病毒3型、鼻病毒浙九-2株、疱疹病毒浙九–9株、副流感Ⅰ型病毒仙台株和流感病毒A3、沪防72–10株5种病毒株的抑制作用，结果表明，用苍术艾叶香烟熏15分钟后，对所试5种病毒尚无作用，熏30分钟则试验组的病毒浓度（$TCID_{50}$）显著降低，45分钟则试验病毒不能从细胞培养基上或鸡胚中测得，但两者相差三个对数以上，说明苍术艾叶香烟对5种病毒都有一定的作用，并单独用艾叶烟熏以观察艾烟对腺病毒、鼻病毒、流感病毒和副流感病毒的抗病毒作用。结果表明艾叶对这4种病毒均有一定的抑制作用。

张其正等研究表明，用苍术艾叶烟熏剂（含苍术55%，艾叶28%）点燃浓度为$1g/m^3$或$5g/m^3$，均能在半小时内使流感病毒滴度（EID_{50}、Log）较对照组明显下降（下降1.55～3.00个对数以上）。并把苍术、艾叶单独提取液用生理盐水稀释成1:10～1:50与甲3型流感病毒混合，在37℃下作用1小时后，测定病毒感染滴度（EID_{50}），结果表明，不同成分的溶液1:10稀释度均有一定的抑制病毒作用，且以艾叶提取液的效果最好，而1:50稀释度则效果不明显。

复旦大学附属华东医院对苍术艾叶香烟（含苍术30%，艾叶20%）抗腮腺炎病毒、流感病毒、核型多角体病毒等作用进行了观察，结果显示，腮腺炎病毒经苍术艾叶香烟熏30分钟后，在细胞培养中病毒浓度（$TCID_{50}$）明显下降，烟熏50分钟后，苍术艾叶组病毒滴度较对照香组及未点香组下降三个对数以上，而对照香烟熏1小时，仍能从鸡胚细胞培养上测得腮腺炎病毒，病毒滴度同未点香组相似。这说明苍术艾叶消毒香烟对腮腺炎病毒是有抑制作用的。结果表明，苍术艾叶香烟熏剂对流感病毒具有高效和速效的抗病毒作用。对家蚕核形多角形病毒（属双股DNA病毒）感染家蚕的感染率和死亡率均有非常明显的抑制作用，并认为苍术艾叶抗病毒作用机制可能是直接影响病毒核酸部分和核苷酸的组成。

综上所述，艾叶烟熏剂对腺病毒、鼻病毒、疱疹病毒、流感病毒和腮腺炎病毒等均有抑制作用。

4. 平喘镇咳作用　大量的药理实验证明，艾叶的挥发油口服或喷雾给药均有较好的平喘、镇咳作用，其中尤以平喘作用最为显著。临床上有用艾叶挥发油喷雾剂或艾叶挥发油湿化吸化法治疗哮喘，有较好疗效，民间亦有用艾叶切丝卷成香烟状香杆点燃吸治疗哮喘，取得一点效果。艾烟在燃烧时艾叶挥发油会随烟一起挥发，进入呼吸道，这种挥发油也有平喘、镇咳作用，但还有待进一步研究。

四、艾叶的毒性探讨

艾叶，为菊科植物艾（*Atemisia argyi* Lévl. et Vant.）的干燥叶，产于全

国各地。艾叶是我国劳动人民认识和使用较早的植物，《诗经》载："彼采艾兮，一日不见，如三岁兮。"至战国时期艾已经成为较为常用的药物，药用历史3000余年。对于艾叶的毒性，古代本草有不同的认识，现代临床也有不良反应报道，艾叶使用不当可致中毒甚至引起黄疸型肝功能不全，极为严重者可致死亡。有研究证明，艾叶挥发油是艾叶的主要有效成分，但同时也是其主要毒性成分。目前，国内对艾叶的毒性研究除涉及急性毒性和长期毒性外，还有对其遗传毒性、肝肾毒性、"量–时–毒"关系等研究。梅全喜教授团队通过对中国知网、万方、维普等数据库1970—2015年以"艾叶""蕲艾""中毒""毒性"等关键词的文献检索，并通过人工检索古今本草书籍和中药专著及1953年版至2015年版《中国药典》中有关记载，对艾叶毒性进行总结、归纳和分析。结果表明，共检索到艾叶中毒的临床文献2篇，艾叶毒性研究文献16篇。现就艾叶古今本草记载的毒性问题及近年开展的艾叶毒性实验研究进展进行综述，并提出自己的认识，以期为其临床应用提供参考。

1. 古今对艾叶毒性的认识 对于艾叶的有毒与无毒，古代已有争议，综观历代本草书籍记载，多认为其无毒。最早记载艾叶的本草专著《名医别录》将艾叶列为中品，载其"味苦，微温，无毒"；其后，唐代的《新修本草》《食疗本草》、宋代的《证类本草》、元代的《食物本草》、明代的《本草纲目》《本草蒙筌》《本草品汇精要》《本草乘雅半偈》、清代的《本草易读》《本草择要纲目》，均明确载其"无毒"。另有一些本草著作，如《本草备要》《本草从新》《本草述钩元》等均未注明艾叶的毒性，此种情况一般认为艾叶是无毒的。可见，古代基本上认为艾叶是"无毒"的。

但古代也有认为艾叶是有一定毒性的记载，如宋《本草图经》载："（艾叶）然亦有毒，其毒发则热气上冲，狂躁不能禁，至攻眼有疮出血者，诚不可妄服也。"

对此，李时珍进行了驳斥，他指出："苏颂言其有毒……见其热气上冲，遂谓其……有毒，误也。盖不知……热因久服致火上冲之故尔。夫药以治病，中病则止。若素有虚寒痼冷、妇人湿郁滞漏之人，以艾和归、附诸药治其病，夫何不可？而乃妄意求嗣，服艾不辍，助以辛热，药性久偏，致使火躁，是谁之咎欤，于艾何尤？"李时珍所述，不无道理，一个具有偏性的药物，使用得当，不仅对人体无害，而且还会发挥很好的治疗作用；但若使用不当或长期过量使用，亦会对人体产生毒害作用。所有具有偏性的治疗药物均具有这一特性。因此，对于一般药物（毒性特别大的例外）来说其有毒与无毒只是一个相对概念。

近现代对于艾叶的毒性记载也不一致。《中国医学大辞典》收载的与

"艾"相关条目如艾、艾叶、艾实、艾绒及其艾叶制剂等达16条之多,该书记载:"(艾叶)生温,熟热,苦,无毒。"现代出版的最为重要的几部中药专著对艾叶的毒性记载也不一致,《中药大辞典》载其"性味:苦辛,温",《中华本草》载"性味:味辛,苦,性温",该二书收载有毒药物一般都会在性味项下标明"有毒""有小毒"等,没有标明的表示该药为无毒品种。地方性中草药志如《湖北中草药志》也记载艾叶"性味苦、辛,温"。

《中药学》载艾叶为"苦辛,温,有小毒",《全国中草药汇编》载"(艾叶)性味:辛、苦,温,有小毒",并在"备注"栏收载了艾叶中毒的例子。《中华本草》虽然把艾叶列入无毒中药类,但在"艾叶"项下"毒性"栏对其毒性有"口服干艾叶3～5g可增进食欲,但大剂量可引起胃肠道急性炎症,产生恶心、呕吐,若大量吸收后可引起中枢神经系统过度兴奋,出现谵妄、惊厥及肝损害等。由于神经反射性的变化,以及血管壁本身受损,可招致子宫充血、出血,妊娠时甚至流产"记载。可见,近现代对艾叶毒性的记载也是较混乱的。

为什么会出现这样的情况呢?笔者查询了很多的资料,力求找出个中原因,最终在《毒药本草》中找到了答案。《毒药本草》收载了艾叶,但该书收载的"毒药"品种太多,达903种,如三七、延胡索、麻黄、鱼腥草等常用的无毒中药都作为有毒药物收载,在该书的"凡例"中有这样的记载:"对古代认为无毒、现代有中毒报道、经过毒性试验证实确有毒性者,皆予以收录,以提请注意或更进一步研究,如人参、何首乌、大黄、肉豆蔻、艾叶等",在艾叶项下"按语"栏目中作者有这样的描述:"艾叶,古人未言其有毒,今人发现使用不当可致中毒甚至引起黄疸型肝功能不全乃至死亡,可见其有一定毒性,可归入有毒范畴。"该书还收载了艾叶中毒致死的典型案例:"1例患者口服艾叶煎剂500mL,服后30分钟出现中毒症状,干渴、腹痛、恶心、呕吐,继而全身无力、头晕、耳鸣、谵妄、四肢痉挛……最后死亡"。可见,近代关于艾叶毒性问题认识变化是与艾叶中毒致人死亡事件有密切关系的。这一点从《中国药典》的记载变化中也可以看到。

1953年版《中国药典》没有收载艾叶;1963年版《中国药典》分第一、第二部,第一部收载中医常用的中药材446种和中药成方制剂197种,其中就有艾叶,载其性味:"苦、辛,温";1977年版《中国药典》(一部)记载艾叶性味是"苦、辛,温,有小毒";之后,1985、2000、2005、2010、2015年版《中国药典》(一部)均载艾叶"有小毒"。1963年版《中国药典》(一部)是参考历代本草对艾叶性味的记载而载其无毒的,当时虽已有艾叶中毒致死的报道,但并未引起重视;至1977年版《中国药典》(一部)编写时才关注到艾叶中毒致死的案例报道,故将其列为"有小毒"药物范畴。

2. 现代对艾叶的毒性研究 现代对于艾叶毒性的研究也有不少文章报道，山东省中医药研究院研究员孙蓉等承担的国家重点基础研究发展计划（973）中医基础理论专项资助项目对艾叶的毒性进行了系统研究，比较艾叶不同组分（艾叶水提组分、挥发油、醇提组分和全组分）的小鼠急性毒性，采用经典的急性毒性实验方法进行艾叶不同组分对小鼠的急性毒性比较研究。结果表明，艾叶水提组分、挥发油半数致死浓度（LD_{50}）分别为 80.2g/（kg·d）、1.67mL/（kg·d）；醇提组分最大耐受浓度（MTD）为 75.6g/（kg·d），全组分最大给药浓度（MLD）为 24.0g/（kg·d），分别相当于临床成人日剂量的 588.0 和 186.7 倍。主要的急性毒性症状为急动、恶心、抽搐、四肢麻痹、俯卧不动。艾叶不同组分对小鼠急性毒性强度：挥发油＞水提组分＞醇提组分＞全组分，但各组分毒性物质基础、体内毒性过程、毒性作用特点、毒性作用机制尚不完全明确。

龚彦胜等观察连续给予艾叶不同组分导致大鼠慢性毒性的损伤表现、程度及可逆性。结果显示，连续 21 天灌胃给予艾叶水提组分［按含生药量计算分别为 3.3～16.5g/（kg·d），相当于成人日剂量的 25.7～128.4 倍］和挥发油组分样品［0.015～0.15mL/（kg·d），折算艾叶药材相当于 1.88～18.75g/（kg·d），相当于成人日剂量的 14.6～145.9 倍］均可导致大鼠体质量下降，饮食、饮水不佳，血清谷丙转氨酶（ALT）、谷草转氨酶（AST）、碱性磷酸酶（ALP）、总蛋白（TPC）增高，白蛋白（ALB）、清蛋白／球蛋白（A/G）比值降低，肝脏系数增加，病理检查可见不同程度的肝脏病理组织损伤；对血常规、肾功能的影响则不明显；肝毒性损伤程度与给药剂量呈现一定的剂量依赖性；经过 20 天恢复期观察，上述部分病变不可逆。结果表明，艾叶水提组分、挥发油组分对大鼠给药 21 天导致的长期毒性表现主要是肝损伤，尤其以挥发油对肝的损伤最大，且部分病变为不可逆性损伤。

黄伟等研究了艾叶水提组分和挥发油组分对小鼠单次肝毒性的"量－时－毒"关系。小鼠单次灌服 8.0g/kg 的艾叶水提组分和 0.34mL/kg 的艾叶挥发油组分后，血清 ALT、AST 值随时间不同造成肝损害程度不同：艾叶水提组分组小鼠 ALT、AST 均在给药后 2 小时达到高峰，毒性持续时间约达 72 小时；艾叶挥发油组分组小鼠 ALT 在给药后 4 小时、AST 在给药后 6 小时达到高峰，毒性持续时间约 72 小时；均可导致肝脏系数明显增加。艾叶水提组分在 1.33g/kg、1.9g/kg、2.74g/kg、3.92g/kg、5.6g/kg、8.0g/kg 剂量范围内、艾叶挥发油组分在 0.13mL/kg、0.15mL/kg、0.19mL/kg、0.23mL/kg、0.27mL/kg、0.34mL/kg 剂量范围内，对肝组织产生明显损伤，且随剂量的增大，ALT、AST 升高显著。该课题组同时研究了艾叶水提组分和挥发油组分对小鼠连续灌胃 7 天肝毒性的"量－时－毒"关系。结果表明，ALT、AST 在给药后 1 天即有明显升高，3 天肝毒性明显，可持续到 7 天。与正常组比较，给药后 7 天内，艾叶水提组分在 1.17 ~ 9.0g/（kg·d）、挥发油在 0.13 ~ 0.25mL/（kg·d）剂量范围，均可造成明显的肝毒性损伤，表现为 ALT、AST、ALP 升高，ALB 降低，肝脏系数增加，呈现明显的量效和时效关系；肝毒性作用程度挥发油组分＞水提组分。这提示小鼠单次或多次灌服艾叶不同组分均可造成肝损伤，且呈现肝毒性"量 – 时 – 毒"关系。

香港中文大学 Chi Chiu Wang 等在 *Human Reproduction* 上发表了一篇文章 *"Safety evaluation of commonly used Chinese herbal medicines during pregnancy in mice"*，通过一项给怀孕小鼠喂养多种中草药的实验，评估常用中药药物在小鼠怀孕期间的安全性。他们的结论是艾叶有一定的生殖毒性，但他们的研究结论不仅仅只是艾叶有毒性问题，而是很多我们中医药界常用的无毒药物都有毒性问题，如熟地黄、丹参、砂仁、川芎等都有生殖毒性。这样的研究结果对于中医临床用药有多大的指导意义就很难说了。

也有不少研究发现，艾叶的毒性很小甚至是没有毒性的。刘红杰等研究发现，艾叶挥发油的毒性是与提取方法有密切关系的，石油醚超声提取法和石油醚微波提取法制备的艾叶挥发油是没有毒性的，超临界 CO_2 萃取和水蒸气蒸馏提取的挥发油对肝脏有一定的毒性作用，尤以水蒸气蒸馏法制备的挥发油毒性最大。万军梅等观察了艾叶挥发油每日 0.10mL/kg、0.50mL/kg、2.50mL/kg 雾化吸入对大鼠的长期毒性，给药周期为 6 个月。结果显示，大鼠始终活动正常，未发现任何中毒症状或死亡；血液学、血液生化及病理学检查等结果表明，艾叶挥发油连续给药 3 个月后各组 ALB 含量明显升高，其他指标与对照组相比差异无统计学意义；连续给药 6 个月及停药 1 个月后，给药组各项检测指标与对照组比较差异无统计学意义（$P > 0.05$）。这提示艾叶挥发油长期雾化吸入给药无明显毒性。

兰美兵等探讨了艾叶挥发油 [0.5mL/（kg·d）、1mL/（kg·d）、2mL/（kg·d）] 是否对小鼠胚胎骨骼发育有毒性作用，并以环磷酰胺（12.5mg/kg）作阳性对照。艾叶挥发油组 [0.5mL/（kg·d）、1mL/（kg·d）、2mL/（kg·d）] 和阴性对照组（给予花生油）自孕第 12 天开始灌胃给药，连续 5 天；阳性对照组于孕第 13 天腹腔注射环磷酰胺 1 次（12.5mg/kg）。各组孕鼠均于孕第 16 天处死后取出胎鼠测量身长和尾长，每窝随机取一半数量胎鼠行阿利新蓝和茜素红骨骼双染，对前肢芽进行 Neubert 评分，观察胎鼠主要骨骼骨化点的发育。结果显示，与阴性对照组比较，艾叶挥发油各剂量组胎鼠的身长、尾长、前肢芽 Neubert 评分和主要骨骼骨化点出现的数量差异均无统计学意义（$P > 0.05$）；而阳性对照组胎鼠身长、尾长与阴性对照组比较分别缩短了 21％ 和 23％（$P < 0.05$），前肢芽 Neubert 评分和主要骨骼骨化点出现的数量也显著

低于艾叶挥发油组（$P < 0.05$）。因此认为 0.5mL/（kg·d）、1mL/（kg·d）、2mL/（kg·d）艾叶挥发油对胎鼠肢芽和骨骼发育无毒性作用。而甘肃产艾叶挥发油低剂量［0.5mL/（kg·d）］灌胃时对胚胎肝微核率、骨髓微核率、精子畸形率均无影响，高剂量［2.0mL/（kg·d）］灌胃时可使孕鼠和雄鼠诱发的胚胎肝微核率、骨髓微核率和精子畸形率均较阴性对照组显著升高（$P < 0.05$），表明一定剂量（$1 \sim 2mL/kg$）的艾叶挥发油对小鼠具有潜在的遗传毒性。

蒋涵等对蕲艾挥发油进行初步毒理学研究，结果小鼠灌胃给药的 LD_{50} 为 3.74 mL/kg；进行的 6 项毒性实验结果表明，蕲艾挥发油灌胃于小鼠，外用于日本大耳白兔正常及破损皮肤、日本大耳白兔眼结膜、日本大耳白兔耳郭，对动物均没有明显的毒性及皮肤刺激性；该药皮下注射于小鼠无过敏反应。

杨朝令等研究表明，艾叶多糖还有预防对乙酰氨基酚肝中毒的作用，其机制可能是艾叶多糖升高了血糖浓度，导致肝脏细胞的能量增加、提供还原型辅酶Ⅱ、增加还原型谷胱甘肽的数量，从而使肝组织细胞免受损伤。

从以上内容可以看出，一些实验结果表明艾叶是有一定的肝毒性的，尤其是艾叶挥发油；而另外一些实验结果表明艾叶是无毒的，甚至还有预防其他药物所致肝毒性的作用。有毒的实验中所用的艾叶都是用生药单味给药，且用量是临床常用量的 10 倍至 200 倍。而中医临床上所用艾叶都是要炮制、要配伍，中医食疗上所用艾叶都要进行预处理（除毒性及刺激性成分），制成食品后还要蒸煮煎炸（能除去毒性成分），且用量是有限的。因此，考察艾叶毒性不能单纯采用现代的研究方法，不能孤立地"就毒性论毒性"，而应综合考虑中医药临床和中医药食疗的配制方法及应用特色，将其放在功效（适应证）和中医的"证候"中间进行综合评价和科学认知，这样的研究结果才具有说服力。

3. 对艾叶毒性的探讨　艾叶毒性引起人们重视的是前面已提及过的 1955 年王炳森医师在《中华内科杂志》12 期上报道的 1 例过量服用艾叶煎液致死事件。此后 1988 年江苏建湖县公安局董金和报道了另 1 例服用陈艾 6 根（含艾叶和艾茎，共约 80g）煎煮成 350mL 浓汁，服用后 10 分钟出现中毒症状，经给予葡萄糖静滴、肌内注射阿托品救治无效，1 小时内死亡的病例。这种剂量的艾叶，如此之快的死亡，就连报告者也觉得奇怪，并认为是否与陈艾理化特性发生改变，或是茎中的艾叶油含量大所造成。董金和应该是法医，对中药的特性并不了解，实际上的情况恰恰与他的认识是相反的，陈艾的挥发油含量应该更低，艾叶茎的挥发油含量比叶要低很多，更应该不会出现中毒反应。这两例致死的病例因当时的记载不全、时间久远而很难有说服力。

除此之外我们极少看到艾叶引起毒性的，尤其是肝毒性的报道。笔者等也曾专门致信我国专门收治中草药致肝毒性疾病的解放军 302 医院，在他们建立的数据库内有众多的因服用中草药致肝毒性的病例，但未见到因服用艾叶所致的肝毒性的住院病例。在我国的药物不良反应数据库中也极少见到因服用艾叶致中毒或肝毒性的报告。笔者 2016 年 1 月在中国知网上以"艾叶""蕲艾"为关键词搜到相关文章 623 篇，仅有 1 篇与临床应用艾叶中毒有关：患者，女，39 岁。因双眼红肿，自认为是民间的"风气病"，于 1991 年 6 月 26 日傍晚取洗净的干燥艾叶约 30g，干辣蓼约 30g，干枫球子约 50g，加水 1000mL 煎至 100mL 口服，另煎水洗澡。服汤后半小时出现恶心呕吐、大汗淋漓、面色苍白，即于当晚送入该院。体征：体温 36℃，脉搏 68 次 / 分，呼吸 16 次 / 分，血压 14/8kPa。神志清楚，面色苍白，皮肤湿冷，面部、四肢肌束震颤，瞳孔两侧对称、针尖大小，呼出气无异味，肺心无异常发现。实验室检查：血、尿、大便常规正常，肝肾功能正常，血清胆碱酯酶活性 15U（该院正常值 30 ～ 80U）。入院后立即行输液、利尿及静脉注射阿托品救治，3 天后出院。报告者认为患者服上药后半小时出现类似于有机磷农药中毒的 M 样和 N 样作用症状，经核实患者无农药接触史，故其中毒与用药过量有关（本例患者用量超过限量 3 倍），或是复方汤剂中产生了具有抑制胆碱酯酶活性的物质所致。从这例中毒患者的情况看应该是与艾叶无关的，报告者的假说"复方汤剂中产生了具有抑制胆碱酯酶活性的物质所致"也是不可能的，而且患者的肝肾功能均正常，可见该例中毒反应与艾叶是无关的。同时又在万方、维普上搜索到"艾叶"相关文章 700 多篇，除上面提到的 10 多篇关于艾叶毒性的实验研究文章外，没有见到临床报道中有他的艾叶中毒或毒副作用的文章。

综上所述，关于艾叶毒性的实验研究已经不仅仅局限于常规的急性毒性、亚急性毒性或慢性毒性研究，国内学者对于艾叶引起的肝肾毒性、胚胎毒性、遗传毒性都有相关深入的研究，研究对象也不仅限于整体动物，也有延伸到细胞水平，并且对于艾叶一些毒性的内在机制、"量 – 时 – 毒"关系、发挥效用的安全范围等都作了一定的探讨。这是值得我们临床用药时应该注意的。但是艾叶的成分复杂、作用途径多样，现有的实验研究多未能体现中药毒性的特点，既缺乏艾叶毒性作用特点、体内过程、内在机制、毒性靶点等方面的研究，也缺乏炮制、配伍对艾叶毒性的减毒研究。因此，在研究艾叶毒性时，应多考虑艾叶毒性作用特点和艾叶临床应用的习惯，从而提出切合艾叶临床使用过程中的不良反应预警方案和早期诊疗措施，进而形成安全标准，为临床正确地使用艾叶提供依据。

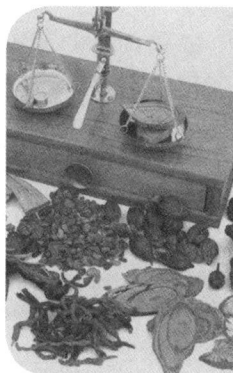

第六章
艾叶产品研究

　　梅全喜最早对艾叶产品开发方面提出了许多的设想，在后来的艾产业发展中，很多艾企业的艾产品开发都是在当年梅全喜主编的《艾叶》内容的基础上开发的。在 20 世纪 80 年代，梅全喜在蕲春县李时珍医院工作时也做了大量工作，如开发出蕲艾精、艾地口服液、紫甘软膏等艾产品，后来又研究开发出艾叶保健腰带、艾叶卫生巾、艾叶香囊等，并带领在艾产业界的几位师带徒弟子研究开发出多种颇受欢迎的艾产品，如蕲春艾灸师协会朱珠会长在蕲艾精油研究应用上颇有建树，利用蕲艾精油在按摩和穴位灸上面发挥的作用，研究开发出蕲艾精油系列产品。湖北鼎艾科技有限公司骆百林总经理结合艾灸原理，以消费者便捷艾灸为出发点，研发出一款无烟无火且有艾灸效果的蕲艾温灸贴。将蕲艾中的活性物质及精油提取出来，用包裹技术通过现代化工艺注入高分子膏体中，再结合托玛琳发热，模拟艾灸的热量及近红外线，达到便捷艾灸的效果，该产品不同于市面上其他的艾灸贴，没有两面护翼，所有贴敷在肌肤的这一面全部都是药效物质，方便使用，被誉为"赖人贴"，上市以来，颇受好评。碧艾尚（福州）健康管理有限公司林建民研发出的蕲艾托玛琳古方热灸贴和蕲艾托玛琳艾宫热灸贴等蕲艾精油艾灸贴也都受到市场欢迎。同时梅教授还指导更多的企业开发出许多的艾产品，本章主要介绍几个有代表性的产品。

第一节　艾叶保健腰带研究

　　腰痛是一种常见病、多发病，尤其好发于中老年人，虽不危及生命，但对人们的工作、生活及健康却带来吸坏的影响，若不及时治疗，转化为慢性，迁延经年，有造成瘫痪的危险。

艾叶保健腰带（李时珍中药保健腰带、腰痛宁保健袋）是由湖北省青年科技精英、时任李时珍中医药研究所所长的梅全喜等同志根据中医学"衣冠疗法"的理论，参考李时珍《本草纲目》及清宫医案中太医用蕲艾制作腰带治疗光绪皇帝腰痛的宝贵医药经验，吸取现代科学研究的新成果，经过反复数十次试验研制而成。该腰带配方以蕲春著名道地药材蕲艾为主，配以散寒、祛风、除湿、补肾、活血，止痛等多种天然名贵中药组成。使用时，腰带中的药物有效成分（大多为挥发性成分）在体温作用下缓缓释放出来，直接作用于人体患处皮肤经毛孔渗透入内，作用于人体经络俞穴或疼痛部位神经而起治疗作用。经中国人民解放军第三〇五医院、湖北省中医药研究院、湖北省中医院、湖南中医药大学第二附属医院、武汉市第一医院、蕲春李时珍医院，以及高辉远、李同生、梁克玉等著名的中医药学家和骨科专家、教授及医务工作者的支持指导和临床疗效观察，治疗腰痛患者近万例，有效率达95%以上，深受广大腰痛患者的欢迎，被誉为"神奇的腰带""腰痛患者的福音""魔带"等。1990年通过湖北省卫生厅组织的鉴定〔（批准文号：鄂卫医鉴字（1990）第15号）〕，达国内先进水平，并获得国家实用新型专利（专利号：90208392.9，专利发明人：梅全喜）。《健康报》《中国中医药报》《中医药信息报》《中外产品报》《贵州经济时报中药科技报》《民族医药报》《湖北日报》《长江日报》《经济信息报》及湖北广播电台、中央电视台经济半小时等全国数十家新闻单位多次进行了报道和转载。产品畅销全国和港澳地区，已出口日本、马来西亚，1992年5月赴美国、新加坡、乌克兰展出。深受外国朋友喜爱。

一、艾叶保健腰带的研制

腰痛，是世界医学难题之一，临床治疗颇为棘手，多采用针灸、按摩、中药内服、西药镇痛等疗法，这些方法对腰痛治疗虽有一定疗效，但也存在不少问题，如使用不方便，不良反应明显等，近年来虽有一些治疗腰痛的医疗器械及保健品问世，如弹力护腰带、皮制弹力腰带、505神功元气袋等，前者主要用于保护腰部，后者因主治病证太广泛，非专用于腰痛，所以效果不佳。因此，研制一种安全有效、使用方便的治疗腰痛的药械是医药科研人员努力的方向。

根据中医学"衣冠疗法"的理论，参考李时珍在《本草纲目》中治疗腰痛的经验及清代宫廷医案中记载的太医用蕲艾叶捣粉用细绢包裹捆在腰上治疗光绪皇帝腰痛的方法，并结合西医及民间治疗腰痛病的宝贵经验，选以优质蕲艾叶为主，配以除湿、祛风、散寒、活血、止痛等中草药，并配以药物透皮吸收促进剂，设计药物定向释放结构，研制出了艾叶保健腰带。

（一）药物组成

蕲艾叶、独活、白芷、细辛、肉桂、丁香、花椒、八角茴香、杜仲、补骨脂、淫羊藿、续断、川芎、当归、薄荷脑等。

以上共计 100g，可供制作两个药囊。

（二）组方依据及分析

艾叶，有理气血、逐寒湿、温经脉的作用，在《本草纲目》中艾叶被用来制作围兜、袜子等保健用品治疗产后感寒腹痛、老人丹田气弱、脐腹畏冷及寒湿脚气等症。艾叶在《本草纲目》中还被李时珍列为腰痛主治药，"治带脉，病腹满，腰溶溶如坐水中"，受这一启发，特选用艾叶为主药，杜仲、肉桂、细辛、白芷、独活、八角茴香、补骨脂、当归、续断、丁香、花椒、淫羊藿等大多都含有挥发性成分的药物组成，考虑到药物成分的透皮吸收，特加用薄荷脑扩张毛细血管和皮肤毛孔，促进药物的透皮吸收。本品以艾叶为主，配以独活祛风胜湿、通经活络、除痹止痛，主治风寒湿痹、腰膝酸痛。白芷、细辛祛风散寒止痛，主治风寒痹痛及妇人沥血腰痛，细辛还有较好的麻醉止痛作用，肉桂、丁香、花椒、八角茴香散寒止痛、温肾助阳、暖腰膝，主治寒湿痹痛及沉寒痼冷之疾、肾虚腰痛，杜仲、续断、淫羊藿、补骨脂补肾壮阳、强筋骨、祛风湿，主治五劳七伤、肾虚腰痛及妊娠腰痛，当归、川芎活血祛瘀止痛，主治跌打损伤所致腰痛，薄荷脑扩张毛细血管和毛孔，促进药物进入人体皮肤的吸收，诸药合同共奏祛风通络、散寒除湿、温肾补阳、强筋壮骨、活血止痛之功。

（三）制备方法

整个保健腰带的制备分药物部分和布料部分。

1. 药物部分制备

（1）取所蕲艾叶置电动冲钵中打成绒状备用。

（2）取其余 13 味药置粉碎机中粉碎。制成粗粉［指全部能通过二号（24目）筛，但混有能通过四号（65目）筛不超过 40% 的粉末］备用。

（3）薄荷脑单独备用。

（4）将上述（1）（2）（3）条备用药物按药囊单个分量称出，并充分混匀，装入布囊中，封口、外封以塑料袋即成。

2. 布料部分制备

（1）腰带制作　用棉布制作成一条长腰带，腰带的两端分别是扣子和扣眼，腰带中间部位是一个椭圆形的内空布囊，外侧是通透性差的纤维布，内侧（紧贴皮肤一侧）是一层通透性很好的细棉布或纱布（让药效成分能很好地向皮肤上挥发）。在布囊与腰带两边连接处接上一段橡皮松紧带以调节腰带的长度而适应不同腰围的人使用。

（2）内囊制作　内囊外面为二层，外层为无通透性的纤维布或无毒塑料布，内层为通透性很好的细棉布。内囊中间装有药物细粉。

（四）作用机制

腰带内药物作用机制如下。

将药囊按内面朝内装入腰带中，将药囊对准腰痛部位系上，紧贴腰患部皮肤后，体温即通过通透性强的内侧面进入药囊内，由于外侧面（无通透性）的阻隔使体温不能向外散发而使药囊内温度上升，药囊内的药物受热后其有效成分（挥发性成分为主）即通过通透性强的内侧面向皮肤扩散；同时，薄荷脑也挥发出来作用于皮肤，使患部皮肤毛孔和毛细血管扩大，促进药物成分向皮肤内渗透，药效成分经毛孔渗透入内，或通过毛细血管吸收，或作用于患部神经，或作用于人体经络腧穴而起治疗作用。

（五）功能主治

功能：温补肾阳、强筋壮骨、祛风通络、散寒除湿、活血止痛。

主治：风湿型、风寒型、寒湿型、肾虚型及外伤血瘀型腰痛、腰酸（腰肌劳损、腰椎肥大、腰椎骨质增生、类风湿性脊柱炎、肥大性脊柱炎、慢性前列腺炎及慢性附件炎等腰痛）。此外，本品对预防腰痛、腰酸的发生有显著效果，临床疗效观察表明，本品对从事重体力劳动、长期在寒湿环境中作业，以及长期坐车、站立的人有较好的护腰作用，能防止腰痛、腰酸的发生。临床疗效观察还表明，本品对肩周炎、膝关节炎也有较好的疗效。

（六）使用方法和注意事项

先去掉药袋外的塑料袋，拉开腰带上拉链，按内面向内的方向将药袋装入腰带中，系上腰带，并将药袋对准疼痛部位，每天须戴8小时以上，不用时须将腰带中的药袋取出，置塑料袋或铁盒中密封保存，如药袋受潮，可置通风处晾干或阳光下短时间晒干，不可置烈日下长时间暴晒，以免影响药效，每袋药物使用佳效期三个月，到期可更换药袋继续使用。

注意：孕妇禁用。

（七）质量控制

1. 内囊重量差异限度　本品标示量为50g（纯药物重量），重量差异限度为 ±5%。

检查方法：取内囊10个，除去布囊，分别称定药物重量，每份重量与标示量相比较，重量差异限度不得超过5.0%，超出重量差异限度的不得多于2份，并不得有一份超出重量差异限度一倍。

2. 挥发油含量标准　本品挥发油含量不得低于0.60%。

挥发油含量测定方法：参照《中国药典》1985年版一部附录25页"挥发油含量测定法"项下规定方法进行测定。

（八）安全性

本品所用药物全部为药典收载之常用药，全部可供内服，而且均不属有毒药之列，古代文献和当代临床均有将其用于内服和外用之习惯，千百年来的临床应用证明这些药只要用量适当对人体是无害的，而外用则是更安全的。

二、艾叶保健腰带的临床疗效

（一）治疗腰痛 38 例临床总结

某医院采用艾叶保健腰带治疗各类腰痛 38 例，取得了满意的疗效，现总结如下。

1. 一般资料 38 例患者中，男性 20 例，女性 18 例；年龄最大者 82 岁，最小者 25 岁，其中 21～30 岁 3 例，31～40 岁 4 例，41～50 岁 6 例，51～60 岁 5 例，61～70 岁 12 例，70 岁以上 8 例。

38 例患者中，腰肌劳损者 13 例，腰椎骨质增生者 16 例，慢性前列腺炎者 7 例，类风湿性脊椎炎者 1 例，肥大性脊椎炎者 1 例。按中医分型，风湿型 12 例，寒湿型 6 例，肾虚型 17 例，血瘀型 3 例。

2. 诊断标准 凡因腰肌劳损、腰椎肥大、腰椎骨质增生、类风湿性脊椎炎、慢性前列腺炎及慢性附件炎等所致腰痛腰酸者，皆可纳入本研究范围；但孕妇及严重肾功能不全者被排除于本研究范围之外。

3. 使用方法 先去掉药袋外的塑料袋，按内面向内方向将药袋装入腰袋中，将药袋对准疼痛部位导上腰袋，每天佩戴 6 小时以上，不用时取出药袋置塑料袋或铁盒中，密封保存。

4. 疗效判定标准

（1）显效 连续使用艾叶保健腰带一周，腰痛明显减轻甚至腰痛消失者。

（2）有效 连续使用艾叶保健腰带一个月，腰痛较前减轻者。

（3）无效 连续使用艾叶保健腰带三个月以上，腰痛无减轻甚至反而加重者。

5. 疗效结果 38 例患者中，显效者 26 例，占 68%；有效者 11 例，占 28%；无效者 1 例，占 4%。总有效率为 96%。

6. 不良反应观察 38 例患者中，无一例出现过敏反应，也无一例出现发热及其他毒副作用。

7. 典型病例

（1）患者杨某，男，61 岁，因腰背痛十余天前来就诊，曾在外院拍腰椎正侧位片提示："第 3、4、5 腰椎骨质增生"，经各种治疗效果欠佳（包括推拿按摩、针灸、封闭及中西药物治疗），此次来我院就诊，给予艾叶保健腰带佩戴，每天 6 小时，6 天后患者再来就诊，诉腰痛已明显减轻，嘱患者继续佩戴艾叶保健腰带，一个月后随访患者腰痛已完全消失。

（2）患者李某，男，36岁，患"慢性前列腺炎"多年，伴腰痛腰酸，长期服用中西药治疗时好时坏，后求治于我院，给予艾叶保健腰带佩戴，一周后不仅腰痛明显好转，而且尿频尿急尿痛症状也有所改善，继续佩戴一个月后复查前列腺液常规，白细胞由（++）减少至（+），卵磷脂小体由（++）升至（+++），再佩戴三个月后复查前列腺液常规已无异常，腰痛完全消失。

（3）患者赖某，男，55岁，患者腰肌劳损病史多年，每遇阴雨天则腰痛发作，近几年病情逐渐加重，此次来我院就诊，给予艾叶保健腰带佩戴，一个月后腰痛大为缓解，而且遇阴雨天气无明显不适，继续佩戴三个月后腰痛完全消失。

（4）患者刘某，女，36岁，因慢性附件炎而致腰痛腰酸，经服大量中西药无明显好转，来我院就诊后，给予艾叶保健腰带佩戴，一个月后患者腰痛减轻，再佩戴一个月后，腰痛完全消失。

8. 小结　艾叶保健腰带是根据中医学"衣冠疗法"的理论，参考西医学及民间治疗腰痛病的宝贵经验研制而成。本品配方以除湿、散寒、补肾、活血、止痛等中药材组成，采用定向释放之结构，配以增强疗效的药物透皮吸收促进剂。使用时，腰袋中的药物有效成分在体温作用下缓缓释放出来，直接作用于患处皮肤疼痛部位神经、经络腧穴或经毛孔渗透吸收而起治疗作用。对于腰肌劳损、腰椎肥大、腰椎骨质增生、类风湿性脊椎炎，肥大性脊椎炎及慢性附件炎等所致腰痛腰酸均有较好的治疗作用。我们对38例各类腰痛患者采用艾叶保健腰带治疗，取得了满意的疗效，总有效率达96%，而且未发现任何毒副作用，使用方便，患者易于接受，确实是治疗腰痛及护腰的理想保健品，值得进一步推广应用。

（二）外用治疗慢性腰痛的临床观察

1993年2月至1994年6月间，某医院采用艾叶保健腰带经皮外用治疗各种慢性腰痛患者取到满意疗效，现将系统观察45例患者的临床资料及疗效总结报告如下。

1. 临床资料

（1）一般资料　45例慢性腰痛患者均来自广州某中医医院痛症专科门诊，其中，男性24例，女性21例，平均年龄40～43岁，病程2～15年，西医诊断：腰肌劳损18例，腰椎骨质增生脊柱炎16例，风湿性关节炎9例，其他2例。

（2）诊断标准　参照《实用中医内科学》《实用骨伤科学》有关内容，诊断为腰痛，起病慢、多为隐痛、时轻时重、劳累后加重、反复发作，病程在2年以上，或与气候变化有关，或有固定压痛点。中医辨证分型：寒湿型、湿热型、肾虚型、瘀血型。

（3）疗效评定标准　本研究对慢性腰痛的疗效标准暂拟如下。①显效：使用一周后自觉疼症状减轻，两周后症状全部消失，无压痛感觉，腰部功能活动恢复正常，并恢复正常工作。随访6～12个月未复发或基本未复发；②有效：使用两周后自觉症状减轻，三周后症状基本消失，一个月内症状全部消失，腰部功能活动基本正常，随访6～12个月基本未复发或复发次数和程度减少90%以上，且在外界诱因下，再发疼痛不明显；③无效：使用一个月后自觉症状无改善或改善不明显。

2. 治疗方法　由广东省博罗制药厂生产。艾叶保健腰带组成以蕲艾、独活、白芷、细辛、肉桂、花椒、丁香，八角茴香、杜仲、补骨脂、淫羊藿、当归等中药研成一定程度的粉末，装入以细棉制成的药袋内，能用药物透皮吸收促进剂。将药袋置于腰部，紧贴双侧肾俞穴或压痛点，系上腰带。每日持续使用6小时以上，连续使用一个月后更换药袋。一个月前后对比观察病情变化。停用其他药物和治疗方法，孕妇禁用。

3. 结果　表6-1所示为45例慢性腰痛患者疗程前后的对比观察；其中，显效患者占64.44%；有效患者占31.11%；无效患者占4.44%，总有效率95.55%。疗效与中医证型的关系对寒湿型腰痛疗效更明显（表6-2），考虑到本研究中医证型分类病例较少，有待于进一步证实。

表6-1　45例慢性腰痛治疗一个月前后疗效对比观察

总例数	显效	有效	无效
45例	29（64.44%）	14（31.11%）	2（4.44%）

表6-2　45例慢性腰痛患者中医证型分类后疗效情况

中医证型	例数	显效	有效	无效
寒湿型	16	13/16	3/16	0
湿热型	6	1/6	4/6	1/6
肾虚型	18	14/16	3/16	1/6
瘀血型	5	2/5	3/5	0

不良反应：45例患者治疗一个月后均未发现有任何不良反应或毒副作用。

4. 典型病例　王某，女，53岁，工人，1993年8月就诊。诉20年前因外伤造成腰椎骨折，经治疗痊愈，近10年来每逢气候变化或劳累，即感腰部疼痛、酸胀、喜按喜湿，剧烈时卧床不起，生活无法自理。腰部俯仰转侧困难，局部有凉冷感，每年发作10余次，每次持续时间不同，最长达2～3个月持续疼痛不减，曾用多种方法治疗，疗效不显，舌淡苔白，脉沉细，X线检查示：第4腰椎陈旧性骨折，并腰椎骨质增生。中医辨证属肾虚兼寒湿型。即停用其他治疗，采用艾叶保健腰带外治持续一周后疼痛明显减轻，半个月后疼痛消失，其他症状也大减，一个月后完全消失，嘱续用两个月，随访一年未再复发。

5. 小结　慢性腰痛是目前医学上一大难题，腰背痛在各国的发病率超过60%，随着经济的发展有逐年倍增之势。目前对腰痛治疗的中西疗法种类较多，但其疗效和疗法的简便安全有待提高。艾叶保健腰带选用艾叶为主，配以具有壮腰补肾、强筋壮骨、祛风活络、散寒除湿、活血止痛等功能作用的中草药，配以药物透皮吸收促进剂，设计成合理的药物定向释放结构。使用时，腰带中的药物有效成分多为挥发性成分，在体温的作用下缓释放出来，有直接作用于人体患处皮肤疼痛部位的神经，经络腧穴或经皮渗透吸收而起到治疗作用，经本次临床观察，证实有确切满意疗效，总有效率95.55%，且具有使用简便、经济安全、无任何不良反应，不影响患者的正常生活和工作，具备治疗和保健的双重功效。

第二节　艾叶卫生巾研究

一、复方蕲艾卫生巾方的研制与质量标准

1. 处方组成　蕲艾、土茯苓、益母草、苦参、白鲜皮、当归、香附等。

2. 药物提取工艺　取以上中药，加水 10 倍量，蒸馏法提取挥发油（约为 1.5mL），冷藏备用；药液滤过（药液Ⅰ），药渣再加 8 倍量水，煎煮 1 小时，药液滤过（药液Ⅱ），合并药液Ⅰ和药液Ⅱ，浓缩至相对密度 1.05～1.10（60℃），放冷，缓慢加入乙醇使含醇量至 70%，搅匀，静置过夜，取上清液，滤过，滤液回收乙醇至无醇，稠膏加水至 600mL，煮沸，稍冷却后加薄荷脑 6g 溶解，完全冷却后加入挥发油混匀，即得。

3. 半成品（提取液）质量控制标准

性状：本品为棕黄色至棕褐色的液体。

相对密度：应不低于 1.03（参照《中国药典》2010 年版一部附录方法检验），几次实验结果为 1.05、1.05、1.04。

pH 值：应为 4～6（参照《中国药典》2010 年版一部附录方法检验），几次实验检测为 4.91、4.93、5.12。

二、复方蕲艾卫生巾方镇痛抗炎药理作用研究

复方蕲艾卫生巾方（以下简称为"复方蕲艾"）是由蕲艾、土茯苓、益母草、苦参等 7 味中药组方而成，方中蕲艾温经止血、止痛，益母草活血调经，

土茯苓解毒除湿，苦参杀虫止痒。由此该方可用于妇科痛经、外阴瘙痒、宫颈糜烂等疾病的治疗。本实验将产自湖北蕲春的艾叶与土茯苓、益母草、苦参等药味组方，探讨复方蕲艾卫生巾镇痛抗炎药理作用。现报告如下。

1. 仪器材料

（1）仪器　YLS－Q4 耳肿打耳器（直径 8mm，山东省医学科学院设备站）；UV-754 型紫外可见分光光度计（上海第三分析仪器厂）；微量移液器（上海求精生化试剂仪器有限公司）；TD25－WS48 孔多管架自动平衡离心机（长沙湘仪离心机仪器有限公司）；BS224S 型电子天平（北京赛多利斯仪器系统有限公司 d=0.0001g）。

（2）药品与试剂　蕲艾（由湖北蕲艾堂科技有限公司提供，经广东药科大学田素英副教授鉴定为艾 Artemisia argyi Lévl.et Van. cv. qiai 的干燥叶）、土茯苓、益母草、苦参等中药（购于广东广弘药材有限公司，经广东药科大学田素英副教授鉴定为正品）。伊文思兰（Evans's blue）（中国医药公司；批号 121225）；消炎痛（吲哚美辛肠溶片，广东华南药业股份有限公司；批号 140401）；二甲苯（广州化学试剂厂；批号 970302-2）；冰醋酸（广州化学试剂厂；批号 20100902-2）。

（3）动物　SPF 级昆明种小鼠（20±2）g，由广州中医药大学实验动物中心提供［动物合格证号：SCXK（粤）2013-0034］。饲养于广东省中山市中医院中药药理实验室［实验动物使用许可证号：SYXK（粤）2010-0109］。环境温度（22±2）℃，相对湿度 50% ～ 60%。根据实验性质和性别分笼喂养，自由采食饮水。

（4）药液的制备　复方蕲艾药液的制备：取以上 7 味中药，加水 10 倍量，蒸馏法提取挥发油，经无水硫酸钠干燥即得挥发油冷藏备用；药液滤过（药液Ⅰ），药渣再加 10 倍量水，煎煮 1 小时，药液滤过（药液Ⅱ），合并药液Ⅰ和药液Ⅱ，浓缩至相对密度 1.05 ～ 1.10（60℃），放冷，缓慢加入乙醇使含醇量至 70%，搅匀，静置过夜，取上清液，滤过，滤液回收乙醇至无醇味，保存于冰箱中，临用前配制成所需浓度。

（5）统计学处理方法　采用 SPSS 19.0 for Windows 软件处理。数据用 $\bar{x}±s$ 表示，组间比较采用单因素方差分析，方差齐性者采用 LSD 检验，方差不齐者采用 Dunnett-t 检验。以 $P < 0.05$ 为差别有统计学意义，$P < 0.01$ 为差别有显著统计学意义。

2. 方法和结果

（1）对醋酸致痛小鼠的镇痛作用　选用 18 ～ 22g 的 KM 小鼠 60 只，雌雄各半只，随机分为 6 组，每组 10 只。给药剂量见表 6-3，每日 1 次，连续 7 天，体积均为 20mL/kg，空白组灌予生理盐水，消炎痛阳性组最后一天给药

1次，末次给药60分钟后，每只鼠腹腔注射剂量为0.1mL/10g的0.6%冰醋酸，观察记录注射后15分钟内出现动物扭体的次数，以动物腹部内凹、伸展后肢、臀部抬高为扭体观察指标，并计算抑制率。结果见表6-3。

抑制率（%）=（对照组平均扭体次数 – 给药组平均扭体次数）/ 对照组平均扭体次数 ×100%。

表6-3　复方蕲艾卫生巾方对醋酸致痛小鼠的镇痛作用结果（$\bar{x} \pm s$）

组别	剂量（g/kg）	扭体次数	抑制率/%
空白对照组	—	37.60 ± 14.67	—
消炎痛阳性组	0.013	18.30 ± 10.07**	51.33
复方蕲艾（高）	2.7	21.92 ± 11.31*	41.70
复方蕲艾（中）	1.8	19.09 ± 8.68**	49.23
复方蕲艾（低）	0.9	17.80 ± 16.55**	52.66
蕲艾	0.544	20.17 ± 10.43**	46.36

注：与空白对照组比较，*$P < 0.05$，**$P < 0.01$；$n=10$。

实验结果表明，复方蕲艾卫生巾方高、中、低三剂量组，蕲艾组及消炎痛对照组与空白对照组比较，均能显著减少0.6%冰醋酸所致动物的疼痛扭体反应次数（$P < 0.05$ 或 $P < 0.01$），表现出较好的抑制冰醋酸所致小鼠疼痛反应作用，抑制率分别为41.70%、49.23%、52.66%、46.36%、51.33%。

（2）对热板致小鼠疼痛反应的影响　选用18～22g的KM小鼠全雌性。实验前做筛选，将动物放置水温控制在（55±0.5）℃的水浴热板上，记录动物接触热板至出现舔后足的时间，即为该动物的痛阈值。选取在10～25s时间范围的进行实验，凡舔后足的时间＜5s或＞30s或跳跃的不计入实验。取60只合格动物，测定两次痛阈值，每次间隔5分钟以上，取平均值作为该动物的基础痛阈值。按该基础痛阈值大小进行随机分组，分为空白对照组，消炎痛阳性组，复方蕲艾卫生巾方提取物高、中、低剂量组，蕲艾组，每组10只，按表6-4剂量给药，每日1次，连续7天，体积均为20mL/kg，空白组灌予生理盐水，消炎痛阳性组最后1天给药1次，末次给药后测定30分钟、60分钟、120分钟痛阈值，超过60s未出现舔足反应的应立即取出，其痛阈值计为60s。结果见表6-4。

表6-4　复方蕲艾卫生巾方对热板致痛小鼠的镇痛作用（$\bar{x} \pm s$）

组别	剂量/g·kg⁻¹	给药前痛阈值/s	给药后痛阈值/s		
			30分钟	60分钟	120分钟
空白对照组	—	17.85±4.67	17.35±4.52	16.22±3.17	15.30±3.40
消炎痛对照组	0.013	17.12±5.93	21.75±6.08	20.49±4.81	23.24±6.42*

续表

组别	剂量 /g·kg⁻¹	给药前痛阈值 /s	给药后痛阈值 /s		
			30 分钟	60 分钟	120 分钟
复方蕲艾（高）	2.7	15.42±6.17	18.37±4.39	23.23±6.47*	22.92±6.94*
复方蕲艾（中）	1.8	16.46±5.73	18.23±6.03	22.43±9.93*	26.68±14.70**
复方蕲艾（低）	0.9	17.65±5.41	19.78±5.66	22.54±4.97*	25.84±7.35**
蕲艾	0.544	18.00±6.55	19.17±4.95	19.00±3.45	26.92±6.66**

注：与空白对照组比较，$^*P < 0.05$，$^{**}P < 0.01$；$n=10$。

从表 6-4 实验结果可知，给药前及药后 30 分钟，各组间痛阈值均无统计学差异；药后 60 分钟，复方蕲艾卫生巾方高、中、低剂量组与空白对照组比较，统计学上均有显著性差异（$P < 0.05$）；药后 120 分钟，消炎痛对照组，复方蕲艾卫生巾方高、中、低剂量组，蕲艾组，与空白对照组比较，统计学上均有显著性差异（$P < 0.05$ 或 $P < 0.01$）。由此提示，复方蕲艾卫生巾方在给药 60 分钟后有很好地抑制热板刺激引发的疼痛反应。

（3）对二甲苯致小鼠耳郭肿胀的影响　选用 18 ～ 22g 的 KM 小鼠 60 只，雌雄各半只，随机分为 6 组，每组 10 只。给药剂量及分组见表 6-5，每日 1 次，连续 7 天，体积均为 20mL/kg，空白组灌予生理盐水，消炎痛阳性组最后一天给药 1 次，末次给药 60 分钟后，用移液器取 30μL 涂小鼠右耳双面进行致炎，同侧左耳对照。20 分钟后处死动物，剪下两耳，去毛叠加完整，用直径为 8mm 打孔器在同一部位打孔，精确称重两圆耳片重量，以差值为肿胀度，计算肿胀抑制率。结果见表 6-5。

肿胀抑制率（%）=［（空白对照组平均肿胀度 - 给药组平均肿胀度）÷空白对照组平均肿胀度］×100%

表 6-5　复方蕲艾卫生巾方对小鼠二甲苯致耳郭肿胀的影响（$\bar{x} ± s$）

组别	剂量 /g·kg⁻¹	肿胀度 /mg	抑制率 /%
空白对照组	—	17.40 ±6.72	—
消炎痛阳性组	0.013	10.00 ±5.83**	42.53
复方蕲艾（高）	2.7	12.20 ±3.39*	29.89
复方蕲艾（中）	1.8	6.40 ±4.58**	63.22
复方蕲艾（低）	0.9	9.11 ±6.60**	47.64
蕲艾	0.544	12.22 ±5.93*	29.77

注：与空白对照组比较，$^*P < 0.05$，$^{**}P < 0.01$；$n = 10$。

从实验结果表 6-5 可知，复方蕲艾卫生巾方高、中、低剂量组，蕲艾组及消炎痛阳性组与空白对照组比较，在统计学上均有显著性差异（$P < 0.05$ 或 $P < 0.01$），

表明复方蕲艾卫生巾方、蕲艾均能显著抑制二甲苯引起的耳郭肿胀。

（4）对醋酸致小鼠腹腔毛细血管通透性的影响　选用 18 ～ 22g 的 KM 小鼠 60 只，雌雄各半，按重量随机分组，分组及给药情况见表 6-6，每日一次，连续 7 天，体积均为 20mL/kg，空白组灌予生理盐水，消炎痛阳性组最后一天给药 1 次，末次给药 60 分钟后，各动物尾静脉注射 0.5% 依文思蓝生理盐水溶液，剂量为 0.1mL/10g 体重，同时腹腔注射剂量为 0.1mL/10g 体重的 0.6% 冰醋酸，20 分钟后处死动物，用 5mL 生理盐水冲洗腹腔，吸取 3 ～ 4mL 洗液，3000r/min 离心 10 分钟，取上清液，在紫外分光光度计 590nm 波长处测 OD 值。结果见表 6-6。

渗出抑制率（%）=［（空白对照组平均 OD 值－给药组平均 OD 值）÷空白对照组平均 OD 值］×100%

表 6-6　复方蕲艾卫生巾方对小鼠腹腔毛细血管通透性的影响（$\bar{x} \pm s$）

组别	剂量 /g · kg^{-1}	OD 值（A）	抑制率 /%
空白对照组	—	1.54 ± 0.24	—
消炎痛阳性组	0.013	0.63 ± 0.19**	59.09
复方蕲艾（高）	2.7	0.98 ± 0.36*	36.36
复方蕲艾（中）	1.8	0.91 ± 0.43*	40.91
复方蕲艾（低）	0.9	1.05 ± 0.75	31.82
蕲艾	0.544	0.90 ± 0.48*	41.56

注：与空白对照组比较，*$P < 0.05$，**$P < 0.01$；$n = 10$。

从实验结果表 6-6 可知，与空白对照组比较，消炎痛阳性组，复方蕲艾卫生巾方高、中剂量组及蕲艾组均能显著降低洗液的 OD 值，在统计学上有显著性差异（$P < 0.05$ 或 $P < 0.01$），由此表明，复方蕲艾和蕲艾均能显著抑制冰醋酸引起的毛细血管炎性物质通透性。

3.讨论　艾叶全国各地均产，以湖北省蕲春县所产质量最优，故称"蕲艾"，本试验采用醋酸致小鼠疼痛扭体反应、热板引发小鼠疼痛舔足反应、二甲苯引起小鼠耳郭炎性肿胀反应及醋酸引起小鼠腹腔毛细血管炎性通透性反应对以蕲艾为主药研制的复方蕲艾卫生巾组方进行了镇痛抗炎作用试验观察，并与蕲艾进行对比。在扭体法试验中复方蕲艾和蕲艾均能显著抑制醋酸所致小鼠的疼痛扭体反应（$P < 0.05$ 或 $P < 0.01$），复方蕲艾中、低剂量组扭体疼痛抑制率均高于蕲艾组，表明复方蕲艾对醋酸所致的化学性刺激扭体反应镇痛作用强于蕲艾。热板为物理性刺激，本研究发现，复方蕲艾在给药 60 分钟后有较好地抑制热板刺激引发的疼痛反应，而蕲艾在给药 120 分钟后对热板刺激疼痛有较好的抑制。由此表明，复方蕲艾和蕲艾对醋酸化学性刺激所致的疼痛和热板物理性刺激引发的疼痛均有抑制作用，蕲艾复方的镇痛效果强于单味蕲艾。

炎症反应是一种机体对损伤的防御反应。二甲苯和醋酸均是刺激性较强的化学物质，二甲苯可通过刺激机体肥大细胞释放组胺、5–羟色胺等血管活性胺类，从而引起耳郭组织微血管扩张和通透性升高，组织液外渗，引发水肿。醋酸中的 H^+ 可刺激腹腔毛细血管，使得其通透性增高，引发体液向腹腔内渗。依文思蓝是一种可与血浆蛋白瞬间结合染料，结合后随体液渗入腹腔，从而可通过检测腹腔内渗出的染料量推测出炎性物质的渗出量。本研究显示复方蕲艾、蕲艾均能显著抑制二甲苯引起的耳郭肿胀和冰醋酸引起的毛细血管炎性物质通透性，而复方蕲艾对二甲苯引起的耳郭肿胀抑制率大于蕲艾，蕲艾对冰醋酸引起的毛细血管炎性物质通透性抑制率大于复方蕲艾。由此表明，复方蕲艾和蕲艾对二甲苯和醋酸引发的炎症反应均有较好的抑制作用。

本复方蕲艾是由蕲艾、土茯苓、益母草、苦参等7味中药组方而成，现代药理研究表明该组方中7味药均具有抗炎镇痛作用，而本研究也进一步证实7味中药组方的复方蕲艾也具有较好的抗炎镇痛药效，本复方中蕲艾、益母草、香附等均是妇科常用药，苦参、土茯苓等也均具有较好的杀虫止痒的功效，由此本复方卫生巾方可用于外阴瘙痒、宫颈糜烂等妇科疾病的治疗。

第三节　防瘟九味香囊研究

防瘟九味香囊是梅全喜教授的协定处方，由艾叶、广藿香、苍术、丁香、肉桂、八角、白芷、薄荷和冰片等芳香性中药材组成，在前期的临床观察结果中，表明防瘟九味香囊对流感症状有明显的减轻作用，临床上可用于一般流感的防治。方中艾叶气香味辛，辛散苦燥，是散寒除湿、温经止痛和辟秽化浊之要品，为君药；苍术性温，具有燥湿健脾、祛风散寒的功效，广藿香辛温芳香，辛散而不峻烈，内可化湿和中，外可宣化湿浊，二者共为臣药；艾叶、苍术、广藿香三者配合，共同起到芳香化湿、辟秽化浊之效，配以肉桂、丁香、八角、白芷、薄荷等芳香药物以增强其芳香辟秽解毒的功效，为佐药；冰片通诸窍、清香宣散、开窍醒神为使药，诸药合用起到较好的芳香辟秽、驱浊解毒作用，适合居家使用，可有效预防时疫、驱除病毒，适用于一般流感的防治。艾叶作为防瘟九味香囊的主要成分，所以艾叶的质量对以艾叶为主要的产品质量及临床疗效的影响也是明显的，不同生产环境下培育出来的中药材的品质也不一。因此，我们对防瘟九味香囊君药艾叶质量进行把控也是很有必要的，对于香囊的质量把控有实际意义。

在前期的临床观察和调研过程中，防瘟九味香囊对一般流感的预防作用有较好的应用价值，目前市场上也存在着各种质量参差不齐的香囊产品，因此，更应该加强对防瘟九味香囊的质量控制。本课题通过 GC-MS 对防瘟九味香囊及其君药艾叶的指纹图谱和含量测定进行分析，以期为防瘟九味香囊质量控制提供实验依据，也为其更好地应用于临床奠定良好的研究基础。

一、防瘟九味香囊的研制

1. 药物组成　艾叶、苍术、广藿香、肉桂、丁香、八角茴香、白芷、薄荷、冰片等。

2. 制作与使用　将以上药物除冰片外均粉碎成粗粉，分为三份，与冰片（分三份）混匀，分装入内囊布袋中，封口，并封入塑料袋中，用前除掉塑料袋，将药物内囊转入香囊外袋内，悬挂在身上、室内或车内。

3. 功效　芳香辟秽。

4. 应用　预防流感、新冠感染。

5. 方解　本方以艾叶理气血、逐寒湿，苍术燥湿健脾、祛风除湿，广藿香芳香化湿、和中发表为主药，配以肉桂、丁香、八角茴香、白芷、薄荷等芳香药物以增强其芳香辟秽解毒的功效，为辅佐药，冰片通诸窍、清香宣散、开窍醒神为使药，诸药合用起到较好的芳香辟秽、驱浊解毒作用，方中艾叶、苍术、广藿香、八角茴香等多种药物均有显著的抗菌抗病毒作用，故本品对于净化空气、抑制和杀灭空气中的细菌和病毒，预防新冠病毒感染、流感有较好的作用。

二、防瘟九味香囊挥发性成分与指纹图谱分析

防瘟九味香囊的挥发性成分作为组方中发挥药效重要成分，探究防瘟九味香囊的挥发性成分检测，将有利于推动该制剂安全有效的临床应用。防瘟九味香囊由九味芳香类中药材组成，其主药艾叶、广藿香等具有丰富的挥发性成分，但防瘟九味香囊的挥发性成分及其质量控制还未有研究。目前挥发性成分主要的检测技术是气相色谱–质谱（GC-MS）。本研究通过超声提取法、静态顶空法和传统的水蒸气蒸馏法结合 GC-MS 对防瘟九味香囊的挥发性成分进行全面的分析，并对深圳市宝安纯中医治疗医院临方制剂室不同批次防瘟九味香囊建立指纹图谱，为防瘟九味香囊的质量控制提供实验依据。

1. 实验材料

（1）仪器　Agilent7000D-8890 三重四极杆气相色谱质谱联用仪（美国 Agilent 公司，配有 7697A 顶空进样器）色谱柱；Agilent HP-5MS 毛细管柱（30m×250μm×0.25μm，Agilent，美国 Agilent 公司）；20mL 顶空样品瓶（美国 Agilent 公司）；万分之一电子分析天平（梅特勒–托利多仪器有限公司）；Sartorius 纯水机［赛多利斯（上海）贸易有限公司］；DA 型数控超声波清洗

器（东莞市科桥超声波设备有限公司）；磨口的挥发油提取器；套式恒温器
（海宁市新华医疗器械厂）。

（2）样品与试剂

样品：防瘟九味香囊各药材均由深圳市宝安纯中医治疗医院临方制剂室
提供，经深圳市宝安中医院梅全喜教授鉴定，均符合《中国药典》2020年版
标准，将九种中药饮片粉碎，过40目筛，混匀，分装入准备好的香囊布袋，
药材及对照品信息见表6-7。

试剂：正己烷为色谱纯级，购自德国Merck公司。

表6-7 防瘟九味饮中药饮片及对照品信息表

药材	批号	厂家
艾叶	220601	玉林本草堂中药饮片有限公司
苍术	C22208139	国药集团冯了性（佛山）药材饮片有限公司
广藿香	20220901	广东汇群中药饮片股份有限公司
肉桂	220901	广州时珍制药有限公司
丁香	220501	广东汇达康制药有限公司
八角茴香	20221001	广东汇群中药饮片股份有限公司
白芷	220201	广州时珍制药有限公司
薄荷	20220801	广东汇群中药饮片股份有限公司
冰片	20220502	广东汇群中药饮片股份有限公司
桉油精	F2215348	深圳博优生物科技有限公司
龙脑	A19N6L6215	上海源叶生物科技有限公司
肉桂醛	B16N10C102990	上海源叶生物科技有限公司
反式茴香脑	J01HS183333	上海源叶生物科技有限公司
丁香酚	M10GB148079	上海源叶生物科技有限公司
百秋李醇	J05GB153710	上海源叶生物科技有限公司
苍术素	220506	上海融禾制药科技有限公司

2. 实验方法

（1）溶液的制备

1）防瘟九味香囊供试品溶液的制备：由深圳市宝安纯中医治疗医院制剂
室提供的10批次香囊粉末［批号分别为：20220606（S1）、202206012（S2）、
20220618（S3）、20220624（S4）、20220630（S5）、20220706（S6）、20220712（S7）、
20220718（S8）、20220724（S9）、20220730（S10）］，每个香囊含艾叶20g，
苍术8g，广藿香8g，肉桂4g，丁香2g，八角茴香2g，白芷2g，薄荷2g，冰
片0.8g。取防瘟九味香囊粉末2g，精密称定，置于具塞三角烧瓶中，加入正

己烷 30mL，生药量为 0.067g/mL，密塞，摇匀，称定重量，放置超声 30 分钟，取出放冷至室温，随后用正己烷补足减失的重量，再次摇匀，取上层清液，用机微孔滤膜（0.22μm）滤过，即得。

2）单味药材溶液的制备：取香囊组方中各单味药材，按"防瘟九味香囊供试品溶液的制备方法"分别制备艾叶、苍术、广藿香、肉桂、丁香、八角茴香、白芷、薄荷、冰片单味药材供试品溶液。

3）对照品溶液的制备：分别精密称取桉油精、龙脑、肉桂醛、反式茴香脑、丁香酚、百秋李醇、苍术素适量，加正己烷置于 10mL 容量瓶中，得到浓度分别为 0.46mg/mL、3.20mg/mL、1.05mg/mL、1.98mg/mL、2.13mg/mL、0.54mg/mL、2.20mg/mL 的储备溶液；再分别量取以上七种对照品储备液 1mL，置于同一个容量瓶内，用正己烷稀释后超声，补充正己烷至刻度线的混合对照品溶液。

（2）GC-MS 分析条件　色谱条件为 Agilent HP-5MS 毛细管柱（30m×250μm×0.25μm，Agilent 公司）；升温程序为初始温度为 60℃，保持 2 分钟，以 4℃/min 升高温度至 90℃，保持 2 分钟，以 3℃/min 升高温度至 117℃，保持 2 分钟，以 5℃/min 升高温度至 137℃，保持 2 分钟，以 10℃/min 升高温度至 200℃，保持 2 分钟，以 30℃/min 升高温度至 250℃，保持 2 分钟，后运行温度 260℃，后运行时间 3 分钟，见表 6-8。载气为高纯氦气（He）分流进样，分流比 5：1，流速 1.0mL/min，进样量 1μL；总流速 14mL/min，柱流速 1mL/min，压力 43.6kPa；进样口温度 250℃；质谱条件为溶剂延迟 5 分钟，电子轰击（EI）离子源，电子能量 70eV；四极杆温度 150℃，离子源温度 230℃；Scan 全扫描，扫描范围 40～500amu。

表 6-8　升温程序

初始温度（℃）	升温速度（℃/min）	温度（℃）	保持时间（min）
60			2
60	4	90	2
60	3	117	2
60	5	137	2
60	10	200	2
60	30	250	2

（3）实验方法与条件优化

1）不同方法的比较

超声提取法：取防瘟九味香囊粉末 2g 置于具塞三角烧瓶中，加入正己烷 30mL，生药量 0.067g/mL，密塞摇匀，称定重量后放置超声 30 分钟，至

室温冷却，后用正己烷补足重量，再次摇匀后取上层清液，用有机微孔滤膜
（0.22μm）滤过即得，结果见图 6-1A。

静态顶空法：取防瘟九味香囊粉末 0.5g 放置于 20mL 顶空瓶中，铝盖
密封，放置顶空进样器，按顶空进样条件进样。顶空进样条件为定量环温度
120℃，加热箱温度 110℃，传输线温度 130℃，进样持续时间 0.50 分钟，样
品瓶平衡时间为 30 分钟，定量环体积 1mL，结果见图 6-1B。

水蒸气蒸馏法：取防瘟九味香囊粉末 40g 放入 1000mL 的圆底烧瓶中，
加入去离子水 400mL 密封浸泡 1 小时后，连接挥发油提取装置，置于恒温电
热套中缓慢加热至微沸，保持微沸 6 小时至测定器中挥发油含量不再增加，
停止加热，在室温静置 1 小时后打开活塞，收集上层防瘟九味香囊挥发油。
实验得到淡黄色透明浓烈气味油状液体，加入适量无水硫酸钠干燥后密封过
夜，于第二日（转速 13000r/min）离心 10 分钟后收集上层油层，得到挥发油
粗品 0.198g，得率 0.495%，后用正己烷稀释至 10mL 即得，结果见图 6-1C。

由图 6-1 可知，水蒸气蒸馏法提取成分最少，顶空直接进样法所得出的
成分最多，超声提取法适中。顶空直接进样法是将香囊粉末直接放入顶空进
样瓶内，由于未经过任何前处理，虽其所得出的成分最多，但所含杂质也较
多；水蒸气蒸馏法使用范围较广，但相对于其他两种方法，其前处理时间较
长，且由于经过较长时间的蒸发回流，可能导致低沸点物质存在大量流失；
超声提取法提取时间较短，操作简便，且弥补了超声提取法和顶空直接进样
法的不足，结合后续 GC-MS 检索出的化合物（表 6-9），故最终选择超声提
取法较合适。

2）GC-MS 分析条件优化：采用供试品的制备项方法制备样品，分别考
察升温程序、分流比、进样口温度对防瘟九味香囊样品色谱峰的影响。

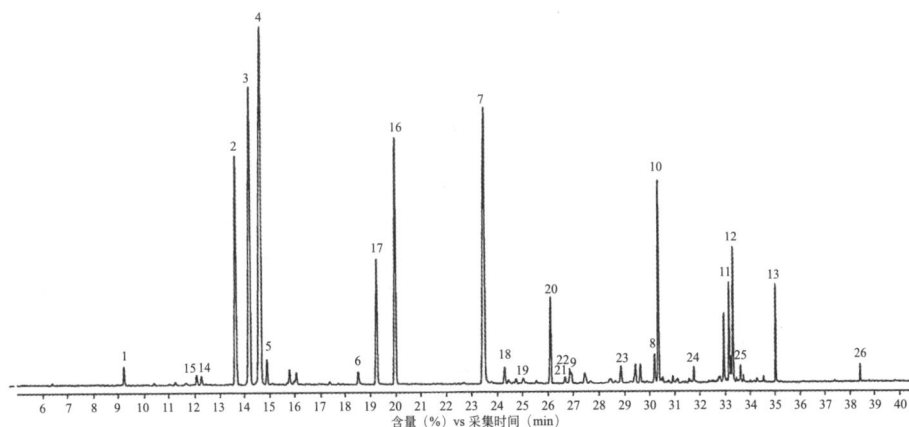

A. 超声提取法

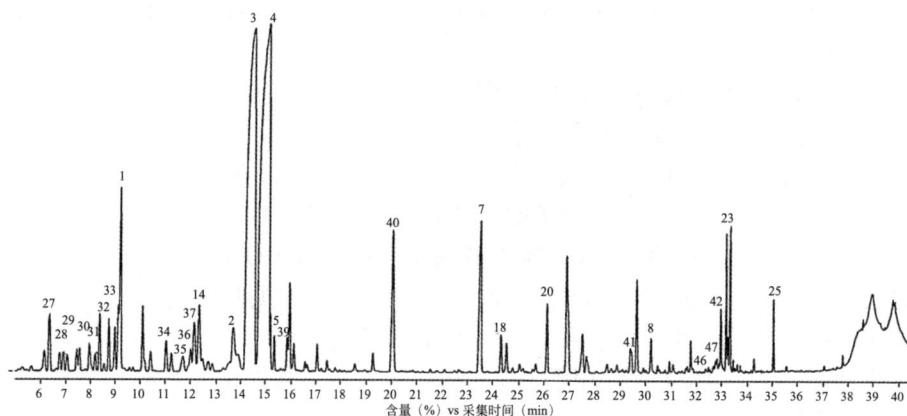

B. 静态顶空法

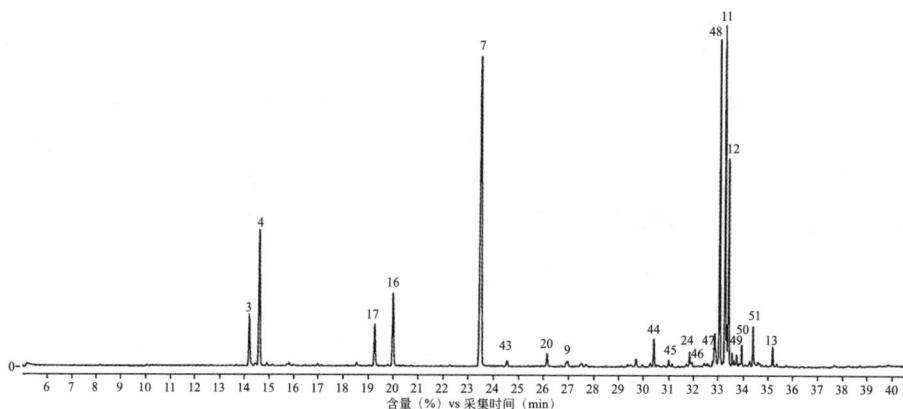

C. 水蒸气蒸馏法

图 6-1　三种方法提取的防瘟九味香囊挥发性成分 TIC 图

　　升温程序的选择：为了使色谱峰分离度较好，本实验考察了 3 个升温程序对色谱峰的影响。

　　结果以程序三为优，即：升温程序为初始温度为 60℃，保持 2 分钟，以 4℃/min 升高温度至 90℃，保持 2 分钟，以 3℃/min 升高温度至 117℃，保持 2 分钟，以 5℃/min 升高温度至 137℃，保持 2 分钟，以 10℃/min 升高温度至 200℃，保持 2 分钟，以 30℃/min 升高温度至 250℃，保持 2 分钟，后运行温度 260℃，后运行时间 3 分钟在色谱分离度和分析效率上均较好，故选择此升温程序进行 GC-MS 分析。

　　分流比的选择：本实验考察了 1:5、1:10、1:20 三个分流比对色谱的影响，结果显示，分流比 1:5 时响应度较好，基线较平稳，故选择分流比为 1:5 作为 GC–MS 的检测方法。

进样口温度的选择：本实验考察了不同进样口温度（230℃，250℃，280℃）对样品色谱峰的影响，可知进样口温度对样品色谱峰影响不大，故选择原方法 250℃进行 GC–MS 分析。

（4）指纹图谱方法

1）方法学考察

精密度考察：取防瘟九味香囊供试品（S1）适量，按照本节 GC–MS 分析条件下连续进样 6 次，以 11 号峰（反式茴香脑）为参照峰，计算各峰的相对峰面积和相对保留时间的 *RSD* 值。

稳定性考察：取防瘟九味香囊供试品（S1）适量，制备成 6 份供试品溶液，在室温放置 0 小时、2 小时、4 小时、8 小时、12 小时、24 小时，按照本节 GC–MS 分析条件下进行测定，以 11 号峰（反式茴香脑）为参照峰，计算各峰的相对峰面积和相对保留时间的 *RSD* 值。

重复性考察：取防瘟九味香囊供试品（S1）适量，平行制备 6 份供试品溶液，按照本节 GC–MS 分析条件下进行测定，以 11 号峰（反式茴香脑）为参照峰，计算各峰的相对峰面积和相对保留时间的 *RSD* 值。

2）特征共有峰和参照峰的确定及相似度的评价：取 10 批防瘟九味香囊，按本章供试品的制备项下制备，按本节 GC–MS 分析条件下进行测定，将所得的 GC–MS 指纹图谱数据以 TXT 格式导入"中药色谱指纹图谱相似度评价系统 2012 版"软件分析。将 S1 设置为参照图谱，时间窗为 0.1 分钟，经多点校正全谱峰进行匹配，可得到参照峰 *R* 及与 10 批次防瘟九味香囊 GC–MS 的叠加图谱，标定共有峰，进行相似度分析。

3. 实验结果

（1）防瘟九味香囊化学成分分析结果　本实验采用 GC–MS 对防瘟九味香囊挥发性成分进行分析和处理，采用 NIST20.L 谱库进行检索，保留相似度≥80 的成分；以峰面积归一化法计算出不同方法下各组分的相对百分含量，结果见表 6–9。本实验采用超声提取法、静态顶空法和水蒸气蒸馏法对防瘟九味香囊的挥发性成分进行分析，共检测出 51 种化合物，包括萜烯类、萜类、醇类和其他类化合物。超声提取法、静态顶空法及水蒸气蒸馏法检测出来的化合物分别占挥发性成分总量的 94.76%、79.03% 和 92.52%。其中，水蒸气蒸馏法检索出 20 种成分，超声提取法检索出 26 种成分，顶空直接进样法检索出 28 种成分；三种方法都检测出 6 种成分，分别是异龙脑、左旋龙脑、丁香酚、百秋李醇、苍术素、1,4–Methanocycloocta［d］pyridazine，1,4,4a,5,6,9,10,10a–octahydro–11,11–dimethyl–，（1.alpha.，4.alpha.，4a.alpha.，10a.alpha.）–。

表 6-9　三种方法检测防瘟九味香囊的化学成分及其相对含量

序号	化合物名称	分子式	分子量	相对百分含量 /%			可靠程度 /%		
				SH	UE	HD	SH	UE	HD
1	Eucalyptol	$C_{10}H_{18}O$	154	3.05	0.5	—	82.52	81.58	—
2	Camphor	$C_{10}H_{16}O$	152	1.5	9.45	—	—	82.73	—
3	Isoborneol	$C_{10}H_{18}O$	154	21.53	13.83	3.2	—	80.10	81.34
4	(−)−Borneol	$C_{10}H_{18}O$	154	30.12	20.72	8.93	80.46	80.01	80.09
5	2-Isopropyl-5-methylcyclohexyl methylphosphonofluoridate	$C_{11}H_{22}FO_2P$	217	0.48	0.78	—	—	91.61	—
6	1,3,2-Benzodioxaborole, 2-hydroxy-	$C_6H_5BO_3$	136	—	0.51	—	—	80.54	—
7	Eugenol	$C_{10}H_{12}O_2$	172	3.22	14.36	25.71	—	98.82	90.07
8	(1S,6S,7R,10S)-10-Isothiocyanato-4-cadinene	$C_{16}H_{25}NS$	263	0.43	0.91	—	—	86.58	—
9	Seychellene	$C_{15}H_{24}$	204	—	0.34	0.6	—	82.69	82.92
10	Acetylisoeugenol	$C_{12}H_{14}O_3$	206	—	5.78	—	—	82.9	—
11	eudesmol	$C_{15}H_{26}O$	222	—	2.04	15.04	—	81.44	82.48
12	Patchouli alcohol	$C_{15}H_{26}O$	222	1.32	2.98	9.11	—	80.95	82.31
13	Atractylodin	$C_{13}H_{10}O$	182	0.57	1.78	0.76	—	80.75	80.79
14	Fenchol	$C_{10}H_{18}O$	154	1.54	0.32	—	—	80.78	—
15	Methyl 4-methylcyclohexyl propylphosphonate（isomer 2）	$C_{11}H_{23}O_3P$	261	—	0.35	—	—	80.97	—
16	Estragole	$C_{10}H_{12}O$	148	—	9.47	4.81	—	80.08	82.59
17	Cinnamic aldehyde	C_9H_8O	132	—	4.74	2.68	—	83.80	85.17

序号	化合物名称	分子式	分子量	相对百分含量 /%			可靠程度 /%		
				SH	UE	HD	SH	UE	HD
18	（1S,4S,4aS）- 1-Isopropyl-4, 7-dimethyl-1,2,3,4, 4a,5-hexahydrona phthalene	$C_{15}H_{24}$	204	0.57	0.56	—	81.78	80.80	—
19	Kessane	$C_{15}H_{26}O$	222	—	0.24	—	—	83.75	—
20	1,4-Methanocycloocta ［d］pyridazine, 1, 4,4a,5,6,9,10, 10a-octahydro-11, 11-dimethyl-, （1.alpha.,4.alpha., 4a.alpha.,10a. alpha.）-	$C_{13}H_{20}N_2$	204	2.5	2.84	0.76	85.62	90.61	83.68
21	1,5-Cyclodecadiene, 1,5-dimethyl-8- （1-methylethylidene） -,（E，E）-	$C_{15}H_{24}$	204	—	0.22	—	—	87.61	—
22	α-Guaiene	$C_{15}H_{24}$	204	—	0.45	—	—	82.04	—
23	Cedryl acetate	$C_{17}H_{28}O_2$	264	—	0.6	—	—	88.58	—
24	1-［3-（2,6, 6-Trimethyl- cyclohex-2-enyl）-4, 5-dihydro-3H- pyrazol-4-yl］- ethanone	$C_{14}H_{22}N_2O$	234	—	0.35	0.69	—	84.91	88.53
25	1-（3-Methyl- 2-butenoxy）-4- （1-propenyl）benzene	$C_{14}H_{18}O$	202	—	0.37	—	—	80.01	—
26	Atractylenolide I	$C_{15}H_{18}O_2$	230	—	0.27	—	—	80.42	—
27	3,5-Methanocyclo pentapyrazole, 3,3a, 4,5,6, 6a-hexahydro- 3a,4,4-trimethyl-	$C_{10}H_{16}N_2$	188	1.08	—	—	82.88	—	—

续表

序号	化合物名称	分子式	分子量	相对百分含量 /%			可靠程度 /%		
				SH	UE	HD	SH	UE	HD
28	2,4-thujadiene	$C_{10}H_{14}$	134	0.35	—	—	80.72	—	—
29	Benzoyl isothiocyanate	C_8H_5NOS	163	0.31	—	—	93.21	—	—
30	Dimethyl(1-diazo-2-oxopropyl)phosphonate	$C_5H_9N_2O_4P$	192	0.54	—	—	80.50	—	—
31	yomogi alcohol A	$C_{10}H_{16}BNO_3$	209	0.3	—	—	81.39	—	—
32	Cyclopropane, trimethyl(2-methyl-1-propenylidene)-	$C_{10}H_{16}$	136	0.77	—	—	80	—	—
33	p-Cymene	$C_{10}H_{14}$	134	0.68	—	—	82.31	—	—
34	Silicon tetrafluoride	F4 Si	104	0.56	—	—	80.01	—	—
35	4-thujanol	$C_{10}H_{18}O$	154	0.43	—	—	84.49	—	—
36	2,3-Diazabicyclo〔2.2.1〕hept-2-ene, 7-isopropyl-	$C_8H_{14}N_2$	138	0.51	—	—	86.70	—	—
37	3-Cyclopentene-1-ethanol, 2,2,4-trimethyl-	$C_{10}H_{18}O$	154	1.2	—	—	80.51	—	—
38	cyclododecyne	$C_{12}H_{20}$	164	0.63	—	—	82.72	—	—
39	2-Carene	$C_{10}H_{16}$	136	0.52	—	—	85.25	—	—
40	p-Menth-2-en-7-ol, trans-	$C_{10}H_{18}O$	154	2.82	—	—	80.12	—	—
41	Aciphyllene	$C_{15}H_{24}$	204	0.31	—	—	82.95	—	—
42	1,4-Methano-1H-cyclohepta〔d〕pyridazine, 4,4a,5,6,7,8,9,9a-octahydro-10,10-dimethyl-	$C_{12}H_{20}N_2$	176	1.19	—	—	84.95	—	—
43	valencene	$C_{15}H_{24}$	204	—	—	0.37	—	—	82.93
44	Acetyl eugenol	$C_{12}H_{14}O_3$	206	—	—	1.37	—	—	83.23

续表

序号	化合物名称	分子式	分子量	相对百分含量 /%			可靠程度 /%		
				SH	UE	HD	SH	UE	HD
45	alpha-elemol	$C_{15}H_{26}O$	222	—	—	0.34	—	—	83.06
46	6-（1-Hydroxymethy lvinyl）-4,8a-dimethyl-3,5,6,7,8,8a-hexahydro-1H-naphthalen-2-one	$C_{15}H_{22}O_2$	234	—	—	0.29	—	—	80.50
47	Undeca-3,4-diene-2,10-dione,5,6,6-trimethyl-	$C_{14}H_{22}O_2$	222	—	—	0.27	—	—	80.81
48	（1S,6S,7R,10S）-10-Isothiocyanato-4-cadinene	$C_{16}H_{25}NS$	263	—	—	14.69	—	—	86.48
49	1-（3-Methyl-2-butenoxy）-4-（1-propenyl）benzene	$C_{14}H_{18}O$	202	—	—	0.49	—	—	80.1
50	2',3',4' Trimethoxyace tophenone	$C_{11}H_{14}O_4$	210	—	—	0.84	—	—	81.19
51	Pogostone	$C_{12}H_{16}O_4$	224	—	—	1.57	—	—	82.33

注：– 表示未检测到；UE 超声提取法；SH 静态顶空法；HD 水蒸气蒸馏法；* 表示与对照品对比鉴定。

（2）指纹图谱分析结果

1）方法学考察结果

精密度考察：连续进样 6 次后，以 11 号峰（反式茴香脑）为参照峰，计算各峰的相对峰面积 *RSD* 均小于 5%，相对保留时间 *RSD* 均小于 1%，说明仪器精密度良好，符合要求。

重复性考察：进样 6 次后，以 11 号峰（反式茴香脑）为参照峰，计算各峰的相对峰面积 *RSD* 均小于 5%，相对保留时间 *RSD* 均小于 1%，说明建立的方法重复性良好，符合要求。

稳定性考察：进样 6 次后，以 11 号峰（反式茴香脑）为参照峰，计算各峰的相对峰面积 *RSD* 均小于 5%，相对保留时间 *RSD* 均小于 1%，说明防瘟九味香囊溶液稳定性良好，符合要求。

2）指纹图谱相似度分析结果：按本章"供试品的制备"项下制备 10 批次防瘟九味香囊供试品，按本节"GC-MS 分析条件"项下条件下进行测定，将所得的 GC-MS 指纹图谱数据以 TXT 格式导入"中药色谱指纹图谱相似度评价系统 2012 版"软件分析，并记录结果。10 批次防瘟九味香囊经多点校正全谱峰匹配后，确定了 22 个共有峰，生成共有模式图谱 R，见图 6-2。10 批次指纹图谱相似度在 0.942 ～ 1.000 范围，见表 6-10，表明 10 批次防瘟九味香囊的组成成分较一致。

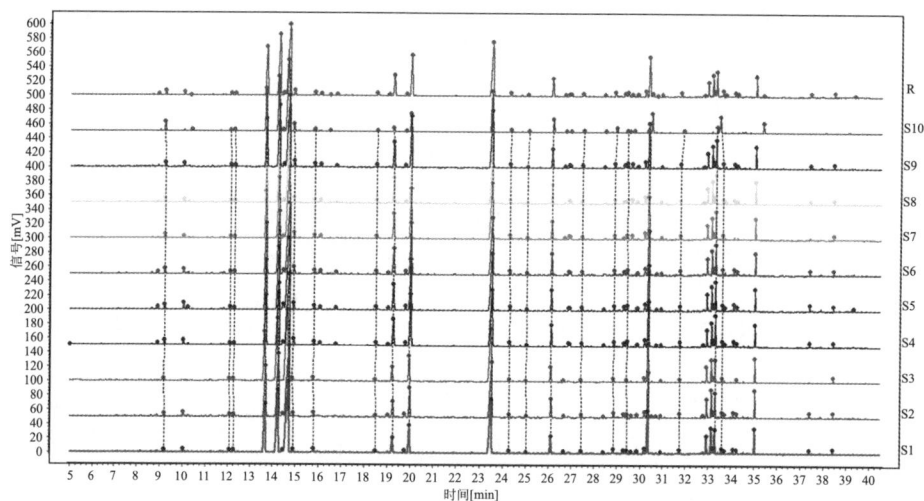

图 6-2　10 批次防瘟九味香囊 GC-MS 指纹图谱

表 6-10　10 批次防瘟九味香囊 GC-MS 指纹图谱相似度（ r ）

编号	S1	S2	S3	S4	S5	S6	S7	S8	S9	S10	R
S1	1	1	0.999	0.988	0.987	0.988	0.985	0.987	0.986	0.963	0.994
S2	1	1	0.999	0.987	0.986	0.988	0.984	0.986	0.986	0.964	0.994
S3	0.999	0.999	1	0.987	0.985	0.987	0.985	0.986	0.985	0.964	0.994
S4	0.988	0.987	0.987	1	1	1	0.999	1	1	0.946	0.998
S5	0.987	0.986	0.985	1	1	1	0.999	0.999	0.999	0.944	0.998
S6	0.988	0.988	0.987	1	1	1	0.999	0.999	0.999	0.949	0.999
S7	0.985	0.984	0.985	0.999	0.999	0.999	1	1	1	0.942	0.997
S8	0.987	0.986	0.986	1	0.999	0.999	1	1	1	0.945	0.998
S9	0.986	0.986	0.985	1	0.999	0.999	1	1	1	0.944	0.998
S10	0.963	0.964	0.964	0.946	0.944	0.949	0.942	0.945	0.944	1	0.957
R	0.994	0.994	0.994	0.998	0.998	0.999	0.997	0.998	0.998	0.957	1

3）共有峰指认及特征峰归属：将防瘟九味香囊供试品（S1）的色谱图与各药材提取液比较，通过与混合对照品溶液色谱图对照，确定 1 号峰为桉油精，6 号峰为左旋龙脑，10 号峰为肉桂醛，11 号峰为反式茴香脑，12 号峰为丁香酚，21 号峰为百秋李醇，22 号峰为苍术素。其中 1 号、4 号、8 号、9 号、15 号、17 号、20 号峰归属于艾叶，15 号、18 号、21 号峰归属于广藿香，13 号、14 号、22 号峰归属于苍术，其他共有峰归属于两味及其以上药材所有，具体见图 6-3。

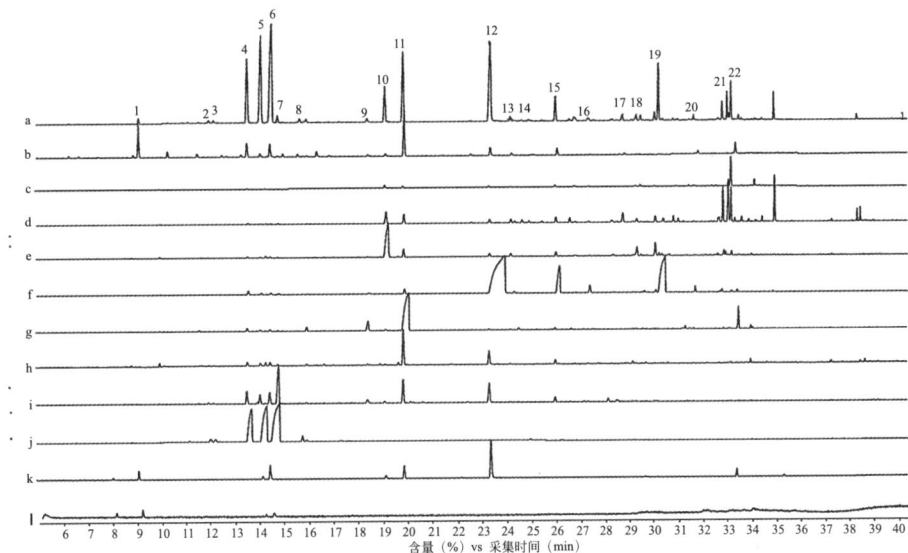

图 6-3　防瘟九味香囊特征峰的标识
注：a.防瘟九味香囊提取液；b.艾叶提取液；c.广藿香提取液；d.苍术提取液；
e.肉桂提取液；f.丁香提取液；g.八角茴香提取液；h.白芷提取液；i.薄荷提取液；
j.冰片提取液；k.混合对照品溶液；l.空白溶液。

4. 讨论

（1）防瘟九味香囊提取方法的考察　在选择超声提取法对防瘟九味香囊进行提取时，本实验对不同料液比（1：15，1：20，1：30）对防瘟九味香囊挥发性成分的影响进行了考察，指纹图谱结果显示，料液比对防瘟九味香囊挥发性成分影响不大，故为了节省实验试剂，选择了 1：15 的料液比进行提取。此外，本实验对不同超声提取时间（超声 30 分钟、超声 60 分钟）也进行了考察，结果显示不同超声时间的提取效率相差不大，故为了提高实验效率，最终选择 30 分钟作为超声提取时间。

（2）指纹图谱结果分析　防瘟九味香囊 GC-MS 指纹图谱结果显示，10个不同批次防瘟九味香囊的指纹图谱相似度在 0.942 ～ 1.000，说明不同批次防瘟九味香囊的化学成分相似，香囊所用的各个单味药材的整体质量相对一致。在选择参照峰的标准上，选择的是出峰时间适中，响应度较好且基线平稳的反式茴香脑作为参照峰。中药复方的化学成分较为复杂，本研究通过建立防瘟九味香囊 GC-MS 指纹图谱，从整体出发较为全面地反映防瘟九味香囊组方药材的质量，还对某些特征成分进行了指认和归属。通过对共有峰的归属，其中有 7 个峰属于艾叶，3 个峰属于广藿香，3 个峰属于苍术，说明艾叶、广藿香、苍术对指纹图谱峰的贡献较大，此外，本实验通过对照品确定了 7 种化学成分，分别是桉油精、左旋龙脑、肉桂醛、反式茴香脑、丁香酚、百秋李醇、苍术素，这 7 种化学成分都是《中国药典》（2020 年版）单味中药规定的指标成分，因此具有一定的代表性。

为了更全面地检测防瘟九味香囊的挥发性成分，本章通过超声提取法、静态顶空法和传统的水蒸气蒸馏法结合 GC-MS 对防瘟九味香囊的挥发性成分进行全面的分析，通过 NIST 库相似度检索共检索出 51 种化学成分，其中方中 7 种化学成分经过对照品进行了确认，此外，为了提高实验效率最终选择超声提取法作为后续实验的方法。本文建立了 10 批次防瘟九味香囊的 GC-MS 指纹图谱，通过指纹图谱分析软件，标定了 22 个共有峰，10 批次防瘟九味香囊指纹图谱相似度均大于 0.942，说明不同批次的同一香囊组方化学成分较为稳定，一致性较好。本章节建立的防瘟九味香囊的 GC-MS 指纹图谱方法科学、快速、简便可靠，可为防瘟九味香囊含量测定及其后续质量标准研究奠定基础。

三、防瘟九味香囊多组分含量测定

防瘟九味香囊挥发性成分较为复杂，为了更好地对防瘟九味香囊的质量进行把控，本章对防瘟九味香囊中 7 个质控成分进行含量测定，这 7 个质控成分都是来自《中国药典》（2020 年版）中的指标性成分，具有一定的代表性。

1. 实验材料

（1）仪器 Agilent7000D-8890 三重四极杆气相色谱质谱联用仪（美国 Agilent 公司，配有 7697A 顶空进样器）色谱柱；AgilentHP-5MS 毛细管柱（30m×250μm×0.25μm，Agilent，美国 Agilent 公司）；万分之一电子分析天平（梅特勒-托利多仪器有限公司）；Sartorius 纯水机［赛多利斯（上海）贸易有限公司］；DA 型数控超声波清洗器（东莞市科桥超声波设备有限公司）。

（2）样品与试剂 见"本节三、防瘟九味香囊挥发性成分与指纹图谱分析"项下"样品与试剂"项。

2. 实验方法

（1）溶液的制备

1）供试品溶液的制备：见本节"样品溶液制备"项。

2）对照品溶液的制备：分别精密称取桉油精、龙脑、肉桂醛、反式茴香脑、丁香酚、百秋李醇、苍术素适量，各置于 10mL 容量瓶中，制备成混合对照品溶液，得到浓度分别为 0.46mg/mL，3.20mg/mL，1.05mg/mL，1.98mg/mL，2.13mg/mL，0.54mg/mL，2.20mg/mL 的储备溶液。再分别吸取以上 7 种对照品储备液适量，逐级稀释，最终配制成各化合物质量浓度分别为桉油精 13.16μg/mL，龙脑 64.00μg/mL，肉桂醛 21.00μg/mL，反式茴香脑 39.50μg/mL，丁香酚 42.68μg/mL，百秋李醇 10.80μg/mL，苍术素 44.00μg/mL 的混合对照品溶液。

（2）GC-MS 条件　色谱条件见本节"GC-MS 条件"项；质谱条件为溶剂延迟 5 分钟，电子轰击（EI）离子源，电子能量 70eV；四极杆温度 150℃，离子源温度 230℃；SIM 选择离子模式扫描，扫描范围 40-500amu，各个化合物检测离子信息见表 6-11。

表 6-11　防瘟九味香囊成分检测离子信息

序号	化学成分	目标离子	参比离子 1（m/z）	参比离子 2（m/z）
1	桉油精	43	71	81
2	龙脑	95	110	139
3	肉桂醛	131	103	77
4	反式茴香脑	148	147	117
5	丁香酚	164	149	131
6	百秋李醇	222	138	223
7	苍术素	182	139	181

（3）方法学考察

1）专属性考察：取防瘟九味香囊供试品溶液、各化合物的对照品溶液和空白溶液各 1 份，按本节"GC-MS 条件项"下进样，色谱图见图 6-4。结果表明防瘟九味香囊中的 7 种测定化合物出峰位置无明显干扰，专属性良好。

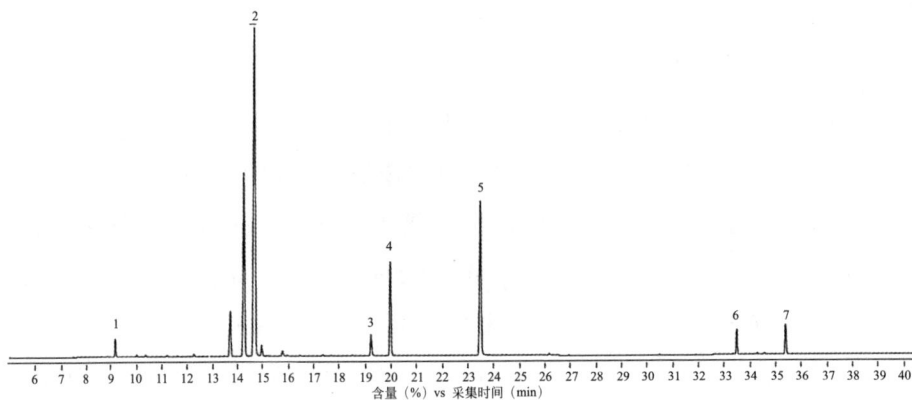

A. 供试品溶液色谱图

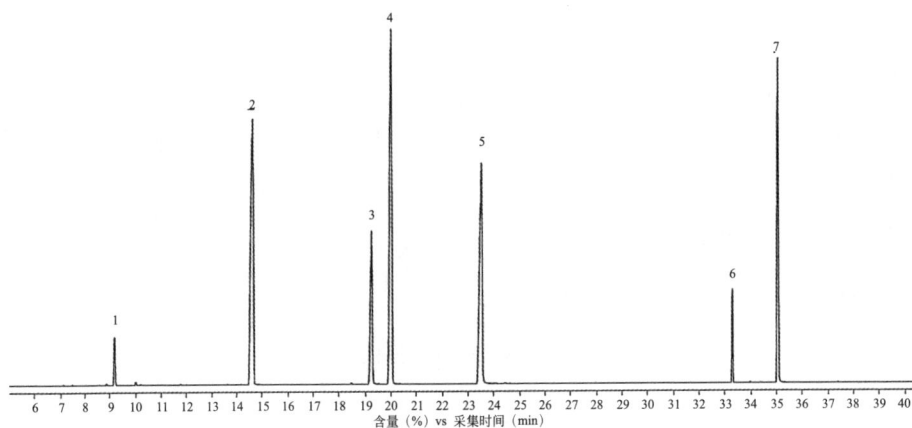

B. 对照品溶液色谱图

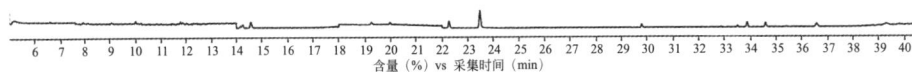

C. 空白溶液色谱图

图 6-4 各色谱图

2）线性关系考察：精密量取"供试品制备"项下储备液，按本节"GC–MS 条件项"下的分析条件进行进样，以对照品浓度为横坐标（X），以峰面积为纵坐标（Y），由此绘制标准曲和计算标准曲线的线性回归方程。逐级稀释各化合物对照品溶液，以信噪比 S/N 为 10 作为该化合物的定量限（LOQ）。结果显示各化学成分在相对应的浓度范围内线性良好，相关系数均大于 0.99，所得的具体结果见表 6–12。

表 6-12　7 种化合物的线性关系考察结果

化合物	回归方程	线性范围 /μg·mL⁻¹	R	LOQ/μg·mL⁻¹
桉油精	$Y=23112.7121X+85089.1327$	13.16–460.50	0.9993	2.30
龙脑	$Y=69162.6266X+2957832.4038$	64.00–3200.00	0.9985	1.07
肉桂醛	$Y = 76994.0008X-358668.5278$	21.00–1050.00	0.9953	1.05
反式茴香脑	$Y = 86075.9465X+1094759.9111$	39.50–1975.00	0.9964	1.98
丁香酚	$Y = 78285.8410X-720839.3570$	42.68–2134.00	0.9998	1.07
百秋李醇	$Y=34167.3987X+48329.8454$	10.80–540.00	0.9998	2.70
苍术素	$Y = 65791.9409X+2632702.8705$	44.00–2200.00	0.9982	1.10

3）精密度、重复性、稳定性考察：精密吸取桉油精、龙脑、肉桂醛、反式茴香脑、丁香酚、百秋李醇、苍术素储备液，用正己烷稀释得到混合对照品溶液，按本节"GC–MS 条件"项连续进样 6 次，记录峰面积并计算 RSD 值，结果显示 RSD 值在 2.35% ～ 6.32% 范围，说明仪器精密度良好。取防瘟九味香囊供试品（S1）适量，制备成 6 份供试品溶液，在室温放置 0 小时、2 小时、4 小时、8 小时、12 小时、24 小时后进样分析，记录峰面积，结果显示 RSD 值在 2.64% ～ 3.46% 范围，说明供试品在 24 小时内较为稳定。取防瘟九味香囊供试品（S1）适量，平行制备 6 份供试品溶液，计算各峰面积，结果显示 RSD 在 2.85% ～ 6.28% 范围，说明此方法重复性良好。所得具体数据见表 6–13。

表 6-13　7 种成分精密度、稳定性、重复性考察结果

化合物	稳定性，RSD/%, $n=6$	重复性，RSD/%, $n=6$	精密度，RSD/%, $n=6$	回收率，$n=6$	
				均值 /%	RSD/%
桉油精	3.01	2.85	2.35	99.87±7.75	5.62
龙脑	3.46	6.28	3.32	90.15±4.04	4.16
肉桂醛	3.01	5.71	4.22	95.43±5.49	4.61
反式茴香脑	3.01	5.67	4.28	100.87±2.85	2.23
丁香酚	3.41	5.71	6.32	101.29±3.63	3.05
百秋李醇	2.64	5.71	2.56	96.51±4.67	3.44
苍术素	3.19	4.67	5.05	91.56±7.46	5.48

4）加样回收率：平行制备已知样品含量的防瘟九味香囊供试品溶液 6 份，按 1:1 的比例加入混合对照品溶液，按本节"GC–MS 条件"项下的分析条件进行进样，记录各化合物峰面积并计算含量。加样回收率计算公式：回收率＝（总检测量－原始量）/ 添加量 ×100%。计算得到上述 7 种化

合物的加样回收率在 84.10% ～ 107.62%，*RSD* 变化范围在 3.23% ～ 5.62%。
因此，此方法具有良好的准确度。

3. 实验结果 准确称取 10 批次防瘟九味香囊样品，按"供试品制备"项
下制备供试品溶液，按本节"GC-MS 条件"项下进样分析并计算 7 个成分的
含量，结果见表 6-14。结果表明，防瘟九味香囊中 7 种化学成分差异明显。
防瘟九味香囊提取液中含量最高的成分为龙脑，含量约为 25.136mg/g，其次
为丁香酚，含量约为 11.840mg/g；而苍术素、百秋李醇和桉油精在防瘟九味
香囊中含量均较低，分别为 1.443mg/g、1.430mg/g、0.596mg/g。

表 6-14　防瘟九味香囊中 7 种成分的含量测定结果

批次	桉油精	龙脑	肉桂醛	反式茴香脑	丁香酚	百秋李醇	苍术素
1	0.675	28.905	2.565	2.430	13.335	1.575	1.590
2	0.645	27.570	2.475	2.325	12.855	1.560	1.590
3	0.555	26.715	2.415	2.250	12.510	1.500	1.515
4	0.630	25.875	2.340	2.190	12.180	1.485	1.515
5	0.585	24.975	2.265	2.115	11.805	1.440	1.425
6	0.555	24.255	2.220	2.040	11.505	1.425	1.395
7	0.600	23.775	2.175	2.010	11.280	1.395	1.410
8	0.570	23.355	2.130	1.965	11.100	1.380	1.350
9	0.585	23.145	2.115	1.950	10.980	1.350	1.275
10	0.555	22.785	2.100	1.920	10.845	1.320	1.230
平均含量（mg/g）	0.596	25.136	2.280	2.120	11.840	1.443	1.430

4.讨论

（1）质谱条件的选择　首先采用全扫描模式（GC-MS-SCAN）检测防瘟
九味香囊中主要挥发性成分，与 7 个对照品溶液进行对比，确定桉油精、龙
脑、肉桂醛、反式茴香脑、丁香酚、百秋李醇、苍术素七个化合物的保留时
间和特征离子，各化合物的质谱图见图 6-10。确定特征离子和保留时间后
采用选择离子监测模式（GC-MS-SIM）进行定量分析，且空白溶液无明显
干扰。与 GC-MS-SCAN 扫描模式对比，SIM 扫描模式将时间更多地侧重于
检测已经选定的质荷比离子的离子流，因此可以提高仪器的分析灵敏度，而
SCAN 扫描模式虽然也可以得到各化合物碎片离子，但定量分析时峰面积标
准差较大。相对于 SCAN 模式，SIM 模式检测防瘟九味香囊中成分时，只有
特定的质量数的离子可以被仪器检测到，建立的方法较为简便、灵敏度较高
且无明显基质干扰，因此本实验选择了 SIM 模式方法进行防瘟九味香囊的含
量测定分析，并建立了 GC-MS-SIM 分析方法。

（2）定量指标成分的选择　本实验选取的 7 个定量成分都是《中国药典》（2020 年版）中的指标性成分，包含了防瘟九味香囊单个药材的主要活性成分，并且大部分都有芳香避秽、驱除病毒的作用，故这 7 个化学成分的含量变化会影响防瘟九味香囊的药效，因此选择这 7 个成分作为防瘟九味香囊的指标性成分。

本文采用 GC–MS 建立了快速分析防瘟九味香囊 7 种化学成分的定量方法，在一定的浓度范围内所建立的方法有良好的线性关系，方法学考察（精密度 $RSD \leqslant 6.32\%$、重复性 $RSD \leqslant 6.28\%$、稳定性 $RSD \leqslant 6.28\%$）良好，各化合物加样回收率 $RSD \leqslant 5.62\%$，可为防瘟九味香囊的质量标准的制定提供参考依据。

防瘟九味香囊是梅全喜教授的验方，在新冠感染期间由深圳市宝安纯中医制成临方制剂，具有芳香化湿、辟秽化浊之效，适用于一般流感的防治，一直在院内有所应用，且在三年新型冠状病毒感染期间使用了数千份，用药安全，并经临床资料得到了充分的证明。全方主要是由芳香性中药材组成的，挥发性成分较为复杂，然而，由于缺乏对其质量控制方面进行研究，因此无法确保其在临床应用中的安全性和有效性。本研究首先通过三种方法对防瘟九味香囊进行挥发性成分的全面分析，在此基础上，又通过 GC–MS 对防瘟九味香囊进行指纹图谱和含量测定研究，以保证防瘟九味香囊质量的稳定。具体结论如下。

1）通过超声提取法、静态顶空法和传统的水蒸气蒸馏法结合 GC–MS 对防瘟九味香囊的挥发性成分进行全面的分析，通过 NIST 库相似度检索共检索出 51 种化学成分，其中方中 7 种化学成分经对照品进行了确认，建立了 10 批次防瘟九味香囊的 GC–MS 指纹图谱，通过指纹图谱分析软件，标定了 22 个共有峰，10 批次防瘟九味香囊指纹图谱相似度均大于 0.942，说明不同批次的同一香囊组方化学成分较为稳定，一致性较好。

2）采用 GC–MS 建立了快速分析防瘟九味香囊 7 种化学成分的定量方法，在一定的浓度范围内所建立的方法有良好的线性关系，方法学考察（精密度 $RSD \leqslant 6.32\%$、重复性 $RSD \leqslant 6.28\%$、稳定性 $RSD \leqslant 6.28\%$）良好，各化合物加样回收率 $RSD \leqslant 5.62\%$，可为防瘟九味香囊的质量标准的制定提供参考依据。

防瘟九味香囊是梅全喜教授早年的一个经验方，早在 20 世纪 90 年代就做过临床观察，结果表明其对预防流感、减轻流感症状、缩短流感病程都有较好的效果。但当时只是比较早期的一个临床观察，方法简单，观察也是初步的，研究不够深入。但这个处方在 2020～2022 年的新型冠状病毒疫情防控过程中被深圳市宝安纯中医治疗医院作为宝安区重点防控产品之一，防瘟九味香囊生产加工了大批量（近万个），分发给一线的防控人员使用，取得了很好的预防作用。

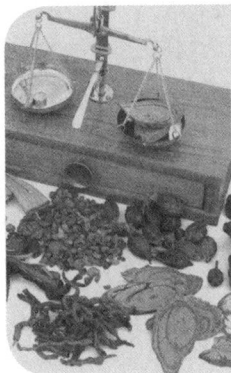

第七章
艾叶的应用研究

　　艾叶在我国使用历史悠久，适用范围广泛，具有丰富的民俗文化，梅全喜教授团队也对艾叶的应用与民俗、文化做了积极的推动与探索，现总结如下。

第一节　艾叶的临床应用

　　艾叶的现代临床应用日趋广泛，特别是通过药理研究发现其新的药理作用后，其临床应用范围已远远超出了传统的妇科疾病范围。除应用于妇科的崩漏、痛经、宫外孕、胎动等病症外，还广泛应用于呼吸道疾病如支气管炎、肺结核、感冒、鼻炎等，消化道疾病如肝炎、痢疾、泄泻、胃痛、消化道出血等，风湿痹痛类疾病如腰痛、三叉神经痛、关节炎、肩痹等，皮外科疾病如皮炎、湿疹、皮肤溃疡、阴囊湿疹、烧烫伤、痔疮、跖疣、新生儿硬肿等及癌症、疟疾、缩阴症等疾病，均取得了较好疗效。

一、艾叶的临床应用概况

　　艾叶为中医临床常用药之一，其现代应用日趋广泛，除用于传统主治范围妇科疾病外，还广泛应用于呼吸系统疾病、消化系统疾病、皮外科疾病及风湿痹痛类等多种疾病，取得了较好的疗效。

1. 妇科疾病

　　（1）崩漏　徐陈如用艾叶、阿胶、川芎、当归、白芍、生地、甘草为基本方治疗妇女下血症如崩漏、胎漏、产后恶露不尽、取环出血、人流后出血等 92 例，治愈 87 例，治愈率 94.56%；有以上方加减治疗功能性子宫出血 25 例，显效 17 例，有效 8 例，总有效率 100%。吴秀青等用胶艾汤（阿胶 12g，川芎 6g，甘草 6g，艾叶炭 9g，当归 9g，白芍 12g，干地黄 18g）加减治疗崩漏 43 例，结果治愈 24 例，有效 17 例，无效 2 例，总有效率 95.3%。王忠民等以艾叶、砂仁各 6g，阿胶（烊冲）、白术各 15g，黄芩、紫苏梗各 12g，桑寄生、杜仲各 24g，随症加减治疗先兆流产而致阴道出血 45 例，结果显效 26 例，有效 16 例，无效 3 例，有效率 93.33%。林正松等用胶艾四物汤加减治疗宫外孕 55 例，除 4 例因治疗中再度出血而改用手术外，余皆获愈，治愈率 92.73%。谢震强用自拟苎艾汤（苎麻根、艾叶根）治疗人流、放环后阴道下血，淋漓难净之经漏症 83 例，治愈 81 例，无效 2 例，治愈率 97.6%。

（2）痛经　李占书用艾叶生姜汤（艾叶 20g，生姜 15g，红糖适量）治疗寒湿凝滞型痛经 30 例，有效率 100%。王海萍用艾附暖宫丸（艾叶炭、醋香附、制吴茱萸、肉桂、当归、川芎、酒白芍、地黄、蜜炙黄芪、续断等）对 45 例表现出不同程度的经期或经前期下腹坠痛、胀痛，重者四肢冰冷、恶心、呕吐、面色苍白的症状，且经妇科检查未见其他异常，经血黯而有瘀块，行经不畅，畏寒喜热的患者进行了治疗，结果治愈 31 例，显效 7 例，有效 5 例，无效 2 例，显效率为 84.4%，有效率为 95.6%。孙前林用血竭化癥汤〔血竭 4.5g，制大黄 6g，炒当归 30g，川芎 15g，失笑散（包）、延胡索、艾叶炭、赤芍、白芍、制香附各 10g〕加减治疗痛经 1 例，治疗 6 个月经周期告愈。随访 2 年，未见复发。屠雪春用暖宫止痛法（桂枝 6g，白芍 2g，生姜 3 片，当归 20g，吴茱萸、艾叶、炙甘草各 3g，香附 15g，丹参 30g，大枣 10g）治疗痛经 1 例，连服三个月经周期，经行腹痛未作。江苏省第二中医院则用自拟痛定方（艾叶、肉桂、川续断、胡芦巴、吴茱萸、紫石英、桃仁、当归、丹参、红花、延胡索、石打穿等）治疗宫内膜异位症痛经 60 例，结果显效 10 例，治愈 17 例。沈芪庚介绍用艾叶红花饮（艾叶、红花各 5g）治疗痛经效果较好。梅全喜介绍用艾叶 15g，煮鸡蛋 2 个，食蛋喝汤治疗痛经亦有显效。曾祥裕根据不同类型痛经，以艾叶为主加不同的中药治疗，对寒湿凝滞型、气滞血瘀型均取得较好疗效。

（3）流产及胎动不安　艾叶有安胎作用，民间多有应用。吴金平用加味寿胎丸〔焦艾叶 6g，桑寄生 30g，川续断 20g，菟丝子 30g，阿胶 10g（烊化）、党参 15g，白术 10g，炙甘草 6g〕随症加减治疗先兆流产 30 例，结果：治愈 24 例，占 80%；好转 4 例，占 13.3%；未愈 2 例，总有效率为 93.3%。王敏等采用中药胶艾合剂（艾叶炭、阿胶珠、当归身、白芍、熟地黄、川芎、炙甘草、菟丝子、桑寄生、川续断、黄芩）治疗先兆流产，出血期间口服胶艾合剂 30mL/ 次，3 次 / 天，血止后改为 30mL/ 次，2 次 / 天。服药 15 天后，患者病情稳定，改为胶艾合剂 20mL/ 次，2 次 / 天，持续到妊娠第 12 周。结果 125 例先兆流产患者治疗后阴道出血停止，腹痛消失。马秀卿等在 B 超监测下，用艾叶蛋（艾叶 6g，煮鸡蛋 1 个）观察治疗胎动不安 50 例，总有效率为 98%。

（4）不孕症 夏启芝用艾附暖胞膏（艾叶 50g，香附 250g，桑寄生 250g，川贝母 200g，枸杞子 250g，女贞子 300g，熟地黄 250g，白芍 100g，川芎 100g，牛膝 150g，菊花 500g，益母草 500g，阿胶 250g，乌药 50g，炮姜 10g，紫河车 5 个）治疗 37 例不孕患者。结果显示，17 例怀孕，18 例月经周期正常，2 例仍无月经。有人采用右归丸加味（艾叶、附子、熟地黄、菟丝子、淫羊藿、枸杞子、杜仲、肉桂、当归、山茱萸、山药、阿胶、鸡血藤）可治疗肾阳虚型不孕症，取得较好疗效。陈金凤报道用艾叶、香附、当归、黄芪、吴茱萸、川芎、白芍、地黄、肉桂、续断为基本方加减，水煎服，每日 1 剂。治疗原发性不孕症 33 例，服药 5 ～ 35 剂后，全部妊娠，总有效率达 100%。

（5）宫外孕 有用艾叶、阿胶、川芎、当归、熟地黄、白芍等为基本方加减治疗宫外孕 55 例，除 4 例无效而改用手术外，其余全部治愈，治愈率达 92.73%。亦有报道用上述基本方加减治疗宫外孕 31 例，有效 23 例，无效 8 例，改用手术治疗。

（6）妇女白带 用艾叶、蛇床子、苦参、枳壳各 15g，白芷 9g，每晚煎水熏洗外阴，然后用远志栓塞入阴道后穹隆处，每次 1 枚，治疗滴虫性阴道炎 225 例，治愈 193 例，占 85.8%，无效 32 例。

2. 呼吸系统疾病

（1）支气管炎及支气管哮喘 用艾叶油胶丸，每次 2 丸，每日 3 次，10 日为 1 个疗程，可连服 2 ～ 4 个疗程，对慢性支气管炎咳嗽、气喘有很好的疗效。亦可用鲜艾叶 1000g，洗净切碎，放入 4000mL 中，浸泡 4 ～ 6 小时，然后煎煮过滤浓缩约 3000mL。每次服 40mL，每日 3 次，能够有效缓解慢性支气管炎咳痰、气喘、肢冷、舌淡等症状。有报道用艾叶油胶丸内服，10 天为 1 个疗程，连服 2 个疗程，治疗慢性支气管炎 544 例，结果显示，临床控显率 41.4%，总有效率 86.5%。另用艾叶油气雾剂吸入治疗本病 316 例，用药 20 天，控显率 33.5%，总有效率 81.9%。孙景奎报道用艾叶油加入湿化瓶内给患者吸入，以缓解哮喘症状，共观察 12 例哮喘患者，结果 10 例哮喘发作消失，2 例减轻，有效率 100%。有用艾叶油胶囊，每次内服 0.15mL（2 粒），每日 3 次，治疗支气管哮喘 16 例，结果显效 7 例，有效 6 例，无效 3 例，总有效率 81.25%。

（2）肺结核喘息症　用10%艾叶煎液内服，每次30mL，日服3次，用时内服异烟肼，治疗本病37例，31例有显著疗效，有效率83.78%。

（3）感冒、咳嗽　有报道用艾叶、苍术制成蚊香点熏以预防流行性感冒，结果表明，流感发病率与空白对照组比较，有显著差异（$P < 0.01$）。有介绍用艾叶30～50g，放入1500mL沸水中煎煮15分钟，取煎液熏洗双脚，每晚睡前1次，每次15～20分钟，治疗咳嗽有显著疗效。徐赛红等用中医艾叶水擦澡加推拿以治疗小儿感冒高热，结果显示，患儿的起效时间及退热持续时间与对照组（给予布洛芬混悬液口服，）比较具显著差异（$P < 0.05$）。有资料介绍，用艾叶加水1500mL左右煎煮5分钟，取煎液浸泡双脚，每周4～5次，每次15～20分钟，治疗小儿感冒有显著疗效。

（4）鼻炎　陆建华等在应用艾叶油治疗慢性气管炎和哮喘时发现伴有变态反应性鼻炎症状者用之也得到显著改善，症状均消失或有明显减轻，总有效率达100%。姚海清介绍，用烟筒吸食少量陈久细软之熟艾，治疗单纯性上颌窦炎14例，5例治愈，3例显效，2例有效；治疗额窦炎伴上颌窦炎3例，1例治愈，1例显效；治疗筛窦炎伴上颌窦炎3例，2例有效。

3. 消化系统疾病

（1）肝炎　有报道用艾叶注射液（艾叶2次蒸馏液，含生药为1g/mL），每日肌内注射1次，每次4mL，疗程1～2个月，治疗迁延性肝炎、慢性肝炎和肝硬化123例，取得较好疗效。另有人观察治疗100例，总有效率达92%；洛阳市龙门疗养院用艾叶注射液治疗迁延性肝炎，慢性肝炎，早期肝硬化38例。结果显示，38例经治疗后，除4例无效外，其余均有一定效果，总有效率为89.4%。其中迁延性肝炎效果最好，为100%，慢性肝炎次之，为90.9%；肝硬化较差，为66.6%。

（2）痢疾　有报道用20%艾叶煎剂每日4次，每次40mL内服，治疗21例细菌性痢疾，结果21例全部治愈。梅全喜用艾地合剂每次服20mL，每日2次，停用其他药物，5天为1疗程，观察治疗菌痢83例，结果显示，治愈患者60例，好转17例，无效6例，总有效率为92.77%。

（3）泄泻　有资料介绍用鲜野艾（或艾叶）250～300g，加水1500～2000mL，煎煮后取液熏洗两足，每日3～5次，每次15～20分钟，治疗急性腹痛腹泻，粪质溏薄或完谷不化，因寒或因食积所致泄泻有显著疗效。李珍介绍用艾绒置手掌上搓热敷脐治疗小儿脾肾阳虚泄泻有显著效果；朱步先介绍以艾叶为主治疗外受寒邪、内停食滞之泄泻，均有显著效果。

4. 皮外科疾病

（1）烧烫伤　有报道在常规治疗中加用艾条点燃烟熏小儿烧伤创面，疗效显著。于锋用艾油烧伤膏（艾叶经馏法制得挥发油，配以冰片及辅料制成）涂敷患处治疗浅Ⅱ度～浅Ⅲ度烧伤35例；结果显示，患者均治愈，治愈率100%，平均治愈时间15天，经与湿润烧伤膏和传统疗法对照比较，治愈时间明显缩短（$P < 0.01$）。

（2）新生儿硬肿症　刘宗媛报道用艾叶液（或用艾叶药渣）热敷配合复温治疗新生儿硬肿症48例，结果显示，治愈40例，治愈率83.33%。商洛市中心医院儿科应用中药（艾叶、防风、透骨草、红花各20g，白矾5g）水浴复温、中药按摩硬肿部位皮肤的方法治疗新生儿硬肿症47例，显效42例，有效3例，无效2例（两例均死于肺出血），显效率89.36%，总有效率95.74%。

（3）阴囊瘙痒　余士根用艾叶、千里光各30g煎液浸洗患部，每日1次，每次10～15分钟，10天为1疗程，治疗阴囊瘙痒20例，总有效率达90%。有人介绍取艾绒卷成纸烟状，将患部清洗干净，用艾卷点燃灸会阴前部，每次10～15分钟（睡前灸最好），对阴囊瘙痒有显著疗效。

（4）阴茎肿大　吴晓波介绍用艾叶50g洗净，加水约500mL煎煮20分钟，取液浸洗阴茎15分钟，每天3次。用此方治疗小儿急性包皮水肿25例，结果全部治愈，其中1天治愈7例（28%），2天治愈10例（40%），3天治愈6例（24%），4天治愈2例（8%），平均治愈时间为2.5天。

（5）痔疮、肛裂　韩忠勤介绍用自拟消肿止痛汤（艾叶、金银花、蒲公英、白菊花、芒硝各30g，花椒、五倍子各20g，苍术、防风、侧柏叶各15g，葱白6根）熏洗治疗外痔发炎、肛管水肿和内痔脱出86例，结果显示，显效66例，有效17例，无效3例，总有效率96.5%。

（6）皮肤溃疡　赵秉志用三叶汤（艾叶、茶叶、女贞子叶及皂角各15g）外洗或湿敷患部，每日3次，治疗皮肤溃疡12例，结果显示，12例均痊愈，治愈率为100%。

（7）皮炎、湿疹　用艾叶油胶囊内服，每次0.15mL（2粒），每日3次，治疗11例，结果显示，显效3例，有效4例，无效4例，总有效率63.63%。陈威介绍用艾叶、白菊花、薄荷、防风、桑叶、荷叶、藿香、苦丁茶、甘松、蔓荆子、荆芥各10g，皂荚50g，治疗脂溢性皮炎49例，治愈13例，显效26例，有效6例；头皮糠疹26例，治愈13例，显效11例，有效2例；接触性皮炎58例，治愈29例，显效24例，有效5例；湿疹9例，治愈5例，有效4例。

（8）指头炎　曹松云介绍用辣椒指套配合艾熏治疗早期脓性指头炎78例，结果显示，治愈（治疗1～2天，肿消痛止，临床症状消失）62例，有效（治疗1～2天，肿痛明显减轻，有消散希望，继续治疗而愈）14例。

（9）跖疣 杜连生应用艾叶 200g，白矾 100g，水煎取液温泡患足 30 分钟，每日 2 次，连用 14 天，治疗跖疣 102 例，治愈率达 100%。

5. 其他疾病

（1）痹痛 晁尚勇等用艾叶 300g，陈米醋 150g，拌匀，趁热敷患部治疗肩痹 58 例，每日 2 次，每次 15 ～ 30 分钟，结果显示，痊愈（临床症状消失）49 例，显效 6 例，无效 3 例，总有效率 94.8%。孙淑贤用羌艾合剂，每日 2 次，每次 20 ～ 30 分钟或用羌艾合剂加水煎汤熏洗患脚治疗风湿性关节炎、类风湿关节炎、急性软组织损伤等引起的疼痛 100 例，结果显示，痊愈 42 例，好转 58 例，总有效率为 100%。

（2）肿瘤 用野艾注射液肌内注射，野艾片口服，治疗胃癌、乳腺癌等有一定疗效，据上海市 20 多个医疗单位近 2 年的试用，总有效率达 58%。邱洁芬等用生艾叶 20g，大蒜 20 瓣，百部、木瓜各 12g，陈皮、山豆根、蜂房、全蝎、生姜各 10g，瓦楞子 39g，生甘草 3g。治疗肺癌 60 例，其中，肺癌后期 31 例，显效 5 例，有效 18 例，总有效率 74.2%；肺癌 I 期 29 例，显效 3 例，有效 16 例，总有效率 65.5%。用艾叶、川椒、干姜、白术、茯苓、猪苓、藿香、佩兰各 10g，党参、白芍各 15g，百合 30g，配合耳针及外治方（艾叶 30g，生草乌 25g）布包蒸热背部外敷，对治疗胰腺癌有一定的疗效。

（3）盆腔瘀血综合征 用扁鹊仙艾汤（独味艾叶，新鲜嫩叶 9g，陈旧干叶 3g）用水 250mL，水煎 5 ～ 6 分钟，温服，每日 3 次。20 天为 1 疗程，疗程间隔 3 天，连用 3 个疗程后进行疗效统计。治疗该病 35 例，痊愈 19 例，占 54.28%；有效（平时无症状，月经期仍有腰骶部酸痛、少腹坠痛）16 例，占 45.72%。总有效率为 100%。

（4）疟疾 用艾叶水煎剂每日 2 次或疟发前 3 小时服，连服 3 ～ 6 天，治疗疟疾 17 例，均能制止发作，有效率达 100%

（5）小儿缩阴症 李永进用艾叶酒炒热敷会阴、阴囊及耻骨处救治本病 25 例，均 1 次取效，有效率达 100%。

二、艾叶空气消毒研究近况

空气消毒是预防疾病、防止交叉感染的重要措施，也是医院质控管理的重要内容之一。目前医院内常用的空气消毒方法虽有多种，但因对患者有损害、刺激性较强、价格较高等原因，不便于在病房特别是爱婴病房使用。寻求一种经济方便，有较好的消毒效果，而且不会给患者带来影响及不适的空气消毒方法成为亟待解决的实际问题。艾叶对多种病原微生物有杀灭或抑制作用，近年来，国内外许多学者开始尝试使用艾叶进行室内空气消毒并取得了一定效果。

1. 艾叶空气消毒的效果 李小敏等研究发现采用艾条熏蒸爱婴病房，室内空气消毒合格率达到 100%，艾叶对 10 多种常见细菌具有杀菌或抑菌作用，如葡萄球菌、白喉杆菌、铜绿假单胞菌、结核杆菌、大肠杆菌等；对多种皮肤真菌也有不同程度的抑菌作用，如石膏样毛癣菌、黄癣菌等。他们同时也发现，艾条熏蒸后对乙肝病毒 HBsAg 的抗原性有明显的破坏作用（$P < 0.05$），对 HBeAg 抗原性的破坏有极显著性差异（$P < 0.001$），说明艾条熏蒸对乙肝病毒有一定灭活作用，但是未能达到完全灭活乙肝病毒的目的。邹秀容等采用艾叶烟熏进行病室消毒，结果发现烟熏后细菌总数下降率为73.04%，对大肠杆菌、甲型链球菌、表皮葡萄球菌、铜绿假单胞菌、肺炎双球菌均有非常显著的抑制作用。

要福莲等比较研究了艾叶烟熏法、过氧乙酸煮沸熏蒸法及紫外线消毒法的空气消毒效果，结果发现艾叶烟熏空气消毒，可达到防止细菌感染的目的。陈勤等对艾条熏蒸与紫外线空气消毒进行了对照观察，结果发现艾条熏蒸与紫外线照射后的平均菌落数差异无显著意义，对于有障碍物紫外线不能穿透的角落，艾条熏蒸后菌落数少于紫外线消毒后的菌落数。李训棠、吕仁仙对比研究了艾条与紫外线消毒的效果，也得到类似的结果。赵俐玲等对电子灭菌器、苍术及苍术加艾叶 3 种消毒方法进行了比较，结果发现 3 种方法均能有效杀灭空气中的细菌，苍术加艾叶组的效果优于电子灭菌器组及苍术组。

罗桂琴对母婴同室病房采用中药艾叶熏蒸法消毒进行了研究，结果显示有良好的效果，且与紫外线组比较有显著性差异。宋爱玲等、姜文全等也分别采用艾叶熏蒸对母婴同室病房进行消毒，研究也发现艾叶熏蒸能达到规定要求。

2. 艾叶空气消毒的应用 张萍在人流繁密、容易造成交叉感染的门诊注射室应用中药艾叶烟熏进行空气消毒，取得了成功。由于艾条熏蒸对人体无毒，不影响母婴休息，母婴易于接受，

1995 年至 1997 年李小敏等在爱婴病房采用艾条熏蒸进行空气消毒达到了预期的目的。奚延林经过近百次的临床应用，发现在肠梗阻术中应用艾条熏蒸可净化空气、去除异味，明显减轻手术人员的不良反应，96 例手术未出现恶心、呕吐等现象，术后无不良反应，随访患者至出院也无并发症和异常情况。唐娅琴等在 1998 年 5 月至 1999 年 4 月，采用艾条烟熏对病室进行空气消毒，总合格率达到 94.4%。杨理等在 2000 年 8 月至 12 月采用艾条熏蒸对妇产科进行空气消毒，结果符合Ⅲ类环境要求的占 100%，符合Ⅱ类环境要求的占 96.77%；治疗室的平均杀菌率为 91.68%，母婴病房的平均杀菌率为

89.62%，空房间的平均杀菌率为99.64%。周建平等在2001年1月至12月采用含有艾叶的苍艾合剂乙醇提取液燃烧，对手术间进行消毒，共做甲状腺次全切除、脾脏切除、疝修补、精索静脉高位断流、全髋置换、骨折钢板内固定、子宫切除、宫外孕、卵巢囊肿切除等无菌手术550例，无1例感染。有学者以艾叶为主要原料研制出一种不含尼古丁的艾叶香烟，吸食时利用艾叶烟气有抑制多种致病细菌、真菌、病毒的作用而达到阻止细菌、病毒入侵呼吸道、预防流行性感冒等呼吸道传染病的目的。陕西中医药研究院副院长刘华还介绍可用艾叶0.5kg，置盆子或罐子里点燃烟熏房间0.5小时，可预防非典型病原体肺炎的传播。

3. 艾叶空气消毒的方法　一般，艾叶空气消毒都是采用艾条熏，即取现成的艾条点燃，但不需燃成火苗，只需不断产生烟雾状气体扩散到室内空间。多数的文献都有提到消毒时应当关闭窗户、避免人员活动，但是多未对熏蒸的用量、时间进行相关研究。赵红梅等对于艾条熏蒸消毒的最佳剂量和间隔时间进行了临床观察，结果表明在室温20～30℃、湿度60%～80%的情况下，12平方米的病房艾条熏蒸的最佳剂量为2根计时（1小时）纯艾条，最佳的间隔时间为4天。除单纯用艾叶熏蒸外，也有人将其与其他中药一起应用进行空气消毒而取得良效的。梁传荣等将艾叶、苍术、石菖蒲以3∶1∶1的比例混合烟熏，其最佳时效为消毒后2小时，1～7天仍可达到卫生学标准。

为了避免烟熏所带来的空气尘埃颗粒，也有人将艾叶制成合剂、喷雾剂或者消毒片等应用。周建平等将苍术、艾叶各1g，加95%乙醇2mL，浸泡24小时后把浸泡液连同药渣装入圆罐内备用，在待消毒的手术间将该浸泡液点火燃烧，并关闭房间4小时，每周1次，每次药量以手术间每1立方米空间用苍术和艾叶各1g计算。刘兵等将艾叶、板蓝根、黄连按10∶5∶1比例，分别用95%、75%、75%的乙醇浸泡72小时后过滤，制成艾板连喷雾剂，用于病室的喷雾消毒，喷雾时空气中气溶胶密度为200万～250万颗粒子；结果表明，艾板连喷雾剂能有效地杀灭细菌和病毒，并能达到空气消毒的目的。苏冬梅等将艾叶与牛蒡子、水菖蒲、苍术、白芷碾成粉末制成药片，放在病室、治疗室、幼儿园及家居中进行了64次重复消毒抑菌实验，均取得良好效果。郭有能等将艾叶、苍术、蛇床子、茵陈、黄柏、香薷、白芷、藿香等中药粉碎，加入助燃剂，混合制成片，每片重3.0g，结果表明该片剂进行病室空气消毒的效果可以达到卫健委的消毒标准。

已有研究表明，艾叶烟熏有抑制多种致病细菌、真菌和病毒的作用，艾叶的确具有杀灭或抑制细菌、病毒的作用，用于空气消毒能够达到卫生学标准，且对人体无毒、刺激性小，经济实用。采用艾叶进行空气消毒仍然存在一些问题：王玉琴曾报道 1 例因艾条熏蒸时没有注意通风引起的艾条烟雾严重过敏。因而在应用艾叶熏蒸进行空气消毒的同时，应当注意室内的日常通风；建议将艾叶制成无烟乙醇提取液或者加入助燃剂制成消毒片再进行燃烧，或制成喷雾剂直接进行喷雾。

三、艾地合剂治疗细菌性痢疾

我们利用民间验方艾地汤制成艾地合剂应用于治疗细菌性痢疾，取得了显著的效果，特介绍如下。

1. 处方 艾叶 400g，地榆 600g，5% 尼泊金乙酯醇溶液 10mL，共制 1000mL。

2. 制法 取艾叶（以蕲艾为好）水蒸气蒸馏，收集蒸馏液 300mL 备用。将艾叶渣与地榆合并加水煎煮 2 次，第 1 次 1.5 小时，第 2 次 1 小时，合并 2 次煎液，滤过，滤液浓缩至近 700mL，与蒸馏液合并，缓缓加入尼泊金乙酯醇溶液，边加边搅拌均匀，分装于 200mL 投药瓶中即成。本品呈棕褐色溶液，味苦涩。

3. 用法与主治 内服，每次 20mL，每日 2 次，小儿酌减。本品有消炎止痢功能，可主治细菌性痢疾。

4. 临床疗效 共观察治疗 83 例细菌性痢疾，其中男 51 例，女 32 例，年龄最小 4 岁半，最大 63 岁。观察治疗期间一律不用其他药物，个别患者有严重脱水、中毒症状明显的给予适当补液。结果显示，治愈 60 例，好转 17 例，无效 6 例，总有效率 92.77%。

5. 讨论 艾叶的主要成分为挥发油和鞣质，药理实验表明艾叶油有较好的抑菌消炎作用，而鞣质则有涩肠止泻作用，地榆中含有丰富的鞣质，有显著的止泻痢作用，两者配伍使用，既有较好的抑菌消炎作用，又有显著的涩肠止泻作用，故用于细菌性痢疾能取得显著效果。本品是一个值得深入研究开发的药物制剂。

四、蕲艾灸大椎、肾俞结合认知训练治疗缺血性脑卒中后轻度认知功能障碍疗效观察

轻度认知功能障碍（mild cognitive impairment，MCI）是介于正常和痴呆之间的认知功能缺损状态，是痴呆发展的过渡阶段，但此阶段未采取有效措施干预，发展为痴呆的发病率将明显高于健康者。缺血性脑卒中约 30% 的患者可能发生 MCI 而出现智能减退，如发展为痴呆，将给患者及其家庭乃至社会均带来沉重的负担。因此，防治痴呆应早发现早干预治疗，尤其重视从 MCI 阶段开始，通过对认知功能障碍的早期干预治疗，预防血管性痴呆

（vascular dementia，VD）的发生，对缺血性脑卒中MCI的防治具有十分重要的意义。本研究采用湖北蕲春产的优质蕲艾条灸大椎、肾俞结合认知训练治疗缺血性脑卒中后MCI患者45例，并与常规治疗结合认知训练45例相比较，取得较满意的疗效，现报告如下。

1. 临床资料

（1）一般资料选取　2016年3月至2017年5月中山中医院康复科收治的90例缺血性脑卒中后轻度认知功能障碍患者，随机分为治疗组45例和对照组45例。两组性别、年龄、病程及引发缺血卒中血管系统分类等资料比较差异均无统计学意义（$P > 0.05$），具有可比性。详见表7-1。

表 7-1　各组一般情况（$\bar{x} \pm s$）

组别	性别		年龄/岁	病程/月	引发缺血卒中血管系统分类/例	
	男	女			颈内动脉系统	椎基底动脉系统
对照组	28	17	63.21 ±4.56	5.43 ±2.06	23	22
治疗组	25	20	65.65 ±4.73	5.06 ±1.93	21	24

（2）纳入标准　①经颅脑MRI或CT扫描排除脑出血，明确有缺血性脑卒中病史；②家属、本人或医生发现患者有记忆或其他认知功能障碍，且认知功能障碍与脑血管疾病相关联；③痴呆的分值未达到简易精神状态量表等筛选评分；④部分复杂的日常活动可受到轻微影响，但基本日常生活能力维持正常；⑤年龄在40～80岁，卒中病程在3个月～1年；⑥患者知情同意，自愿接受治疗方案，签署知情同意书。

（3）排除标准　①可能干扰认知功能评价有言语、听力、视力障碍的疾病；②多发脏器功能衰竭者；③有神经精神系统病史；④认知检查前2周内有服用影响认知功能障碍的精神药物；⑤不适宜接受艾灸治疗者；⑥外地无法随访者等。

2. 治疗方法　参照《中国急性缺血性脑卒中诊治指南2010》，两组均行基础治疗，如抗血小板聚集、血压、血糖、血脂管理。

（1）治疗组　采用基础治疗＋蕲艾灸＋认知训练，每日1次，5天为1个疗程，疗程间隔休息2天，连续治疗8个疗程，于治疗8周后进行疗效评价。

1）蕲艾灸：蕲艾条由湖北李时珍蕲艾集团李时珍中药饮片有限公司提供（批号：2016110003）。取大椎、肾俞，定位参照《腧穴名称与定位》（2006，GB/T12346）。采用温热补法，即蕲艾条距离皮肤腧穴3～5cm悬灸，每穴施灸时间约25分钟，灸感以施灸部位局部传热、扩热为宜。

2）认知训练：根据患者具体存在认知障碍的情况设计针对性的认知训

练，包括以下几种：①记忆力训练，根据患者的兴趣内容选择，让其回忆日常生活的记忆配合实物的视、听、味、嗅等感觉刺激，让其看图片、数字、图像等资料后间隔时间复述训练；②计算力训练，模拟一些如超市买东西、饭店点菜等场景，让其去付钱，或口算和笔算相结合，让其完成一些数学运算题，提高其计算及解决问题的能力；③智力训练，可通过让其参与查找错别字，寻画中的动物、人物等训练其观察能力；可让其参与分蛋糕、行程安排等活动，训练执行和解决问题的能力；可通过让其电脑游戏、猜测游戏、视觉追踪等训练注意力；还可通过下象棋、下五子棋、打麻将等训练右脑。

（2）对照组　予基础治疗+认知训练，每日1次，5天为1个疗程，疗程间隔休息2天，连续治疗8个疗程，于治疗8周后进行疗效评价。

（3）观察指标与评定标准　各组患者分别于入组治疗前和治疗结束后各评定一次简易精神状态检查表（MMSE）、蒙特利尔认知量表（MOCA）、Barthel指数（BI）和Fugi-meyer运动功能评分量表（FMA），疗效标准参照中国中医药学会内科分会延缓衰老委员会制定的《血管性痴呆诊断、辩证及疗效评定标准》评定。

（4）统计学方法　所有数据采用SPSS 19.0软件进行分析，计量资料以$\bar{x} \pm s$表示，采用T检验；计数资料采用卡方检验；等级资料采用Ridit分析。以$P < 0.05$表示有统计学意义。

3. 治疗结果

（1）MMSE评分比较　对治疗前后两组MMSE评分分别进行统计学比较，差异均有统计学意义（$P < 0.05$），表明认知训练和蕲艾灸+认知训练两组治疗后都能有效改善患者智力和认知功能；两组治疗后评分均>27分，根据MMSE评分参考值表明治疗后患者智力和认知功能评分接近正常水平，并且加蕲艾灸治疗效果更优于单纯认知功能训练，两组MMSE评分比较差异有统计学意义（$P < 0.05$），结果详见表7-2。

表7-2　两组治疗前后MMSE得分比较（$\bar{x} \pm s$）

组别	例数	治疗前	治疗后
治疗组	45	22.55 ± 6.11	28.97 ± 5.22[*#]
对照组	45	22.47 ± 5.31	26.22 ± 1.43[*]

注：与同组治疗前比较，[*]$P < 0.05$；与对照组比较，[#]$P < 0.05$。

（2）MoCA评分比较　经过8周的治疗，两组治疗前后MoCA评分比较，差异均有统计学意义（$P < 0.05$），表明认知训练和蕲艾灸+认知训练两组治疗都能有效改善患者认知功能；两组治疗后MoCA评分比较，也有统计学意

义（$P < 0.05$），表明在蕲艾灸加认知训练更能有效地改善患者的认知功能，结果详见表 7-3。

表 7-3　两组治疗前后 MoCA 评分比较（$\bar{x} \pm s$）

组别	例数	治疗前	治疗后
治疗组	45	20.31 ± 9.33	29.63 ± 6.11[*#]
对照组	45	20.77 ± 9.62	26.24 ± 5.23[*]

注：与同组治疗前比较，[*]$P < 0.05$；与对照组比较，[#]$P < 0.05$。

（3）Barthel 指数评分比较　对治疗前后两组 Barthel 指数评分分别进行统计学比较，差异均有统计学意义（$P < 0.05$），表明认知训练和蕲艾灸＋认知训练两组治疗后都能有效改善患者日常生活活动能力；两组治疗后评分均 > 95 分，根据 Barthel 评分参考值表明治疗后患者日常生活能力均能接近自理水平，并且加蕲艾灸治疗效果更优于单纯认知功能训练，两组 Barthel 评分比较差异有统计学意义（$P < 0.05$），结果详见表 7-4。

表 7-4　两组治疗前后 Barthel 指数评分比较（$\bar{x} \pm s$）

组别	例数	治疗前	治疗后
治疗组	45	83.43 ± 5.56	97.09 ± 2.59[*#]
对照组	45	85.22 ± 4.49	95.17 ± 3.12[*]

注：与同组治疗前比较，[*]$P < 0.05$；与对照组比较，[#]$P < 0.05$。

（4）FMA 运动功能评分比较　对治疗前后两组 FMA 评分分别进行统计学比较，差异均有统计学意义（$P < 0.05$），表明认知训练和蕲艾灸＋认知训练两组治疗后都能有效改善患者上下肢体运动协调能力；两组治疗后评分均 > 96 分，根据 FMA 评分参考值表明治疗后患者运动协调能力均能接近轻度运动障碍水平乃至正常水平，并且加蕲艾灸治疗效果更优于单纯认知功能训练，两组 FMA 评分比较差异有统计学意义（$P < 0.05$），结果详见表 7-5。

表 7-5　两组治疗前后 FMA 评分比较（$\bar{x} \pm s$）

组别	例数	治疗前	治疗后
治疗组	45	84.21 ± 2.33	98.29 ± 4.59[*#]
对照组	45	87.22 ± 2.49	96.36 ± 3.12[*]

注：与同组治疗前比较，[*]$P < 0.05$；与对照组比较，[#]$P < 0.05$。

（5）两组总体疗效比较　两组治疗均显示出一定的疗效，认知训练组总有效率为 68.89%，蕲艾灸＋认知训练相结合的治疗组总有效率为 84.44%，两

组结果统计学上有显著性差异 $P < 0.05$，表明以蕲艾灸结合认知训练疗效优
于单纯常规认知训练治疗，结果详见表7-6。

表7-6　两组总体疗效比较

组别	例数	显效例	有效例	无效例	总有效率 /%
治疗组	45	24	14	7	84.44*
对照组	45	21	10	14	68.89

注：与同组治疗前比较，*$P < 0.05$。

4.讨论　缺血性脑卒中是突发性脑血液循环障碍性疾病，虽治疗水平提
高存活率增加，但90%患者仍有不同程度的功能障碍，严重影响患者的运动
能力和生活质量。脑卒中后引起的轻度认知功能障碍，如不积极干预，将会
演变为痴呆，给家庭及社会带来沉重负担，因此运用中西医治疗手段进行早
期干预显得尤为重要。

灸疗是中医传统疗法，明代医家李梴在所著《医学入门》中对艾灸的应
用和疗法高度概况到"药之不及，针之不到，必须灸之"。明代医家李时珍在
《本草纲目》中对艾灸充分肯定"灸之则透诸经，而治百种病邪，起沉疴之人
为康泰，其功亦大矣"。现代研究表明艾灸在痴呆病治疗改善患者认知功能障
碍方面已取得许多良好的研究进展，如朱才丰等选用艾灸百会、神庭、大椎
等穴治疗血管性认知障碍 30 例，总有效率达80.0%，效果优于尼莫地平西药
对照组。朱才丰等药理实验研究表明艾灸 MCI 模型大鼠可通过降低模型动物
脑内 PS-1mRNA、BACE-1mRNA 表达水平，阻断海马 β-淀粉样蛋白的产
生，并通过降低血清 IL-6 水平，进而阻断海马 β-淀粉样蛋白过度表达引发
的炎性反应级联效应，以达到治疗 MCI 的目的，因此临床和实验研究均证实
艾灸在改善患者认知功能障碍方面具有很好作用。

艾叶全国各地均产，但以湖北蕲春所产质量最好，在李时珍《本草纲目》
中有这样的记载："（艾叶）自成化以来则以蕲州者为胜，用充方物，天下重
之，谓之蕲艾。相传他处艾灸酒坛不能透，蕲艾一灸则直透彻，为异也。"现
代的研究结果表明，蕲艾的挥发油含量比普通艾高一倍多，蕲艾中的微量元
素 Ca、Mg、Mn、Al、Ni 等含量较普通艾高，蕲艾的燃烧热值高于其他产地
艾叶。所以，蕲艾不仅质量好，而且易制成艾绒，出绒率高，制成艾条、艾
炷，易燃持久，渗透力强，燃烧的气味芳香不呛鼻。因此，应用蕲艾灸于临
床治疗效果更好。我们在应用艾条之前，经过对比从销市售的三个厂家艾条
中选择了蕲艾条，这对于确保灸治的疗效是有重要的作用。

认知功能的康复训练如在脑卒中后的早期介入，对患者的帮助越大，更
有助于患者中枢神经系统在结构或功能上再生、重组，规范科学的康复认知

训练可促进血液循环和机体新陈代谢，有助于受损神经元的再生修复和促进代偿性再生，增加神经功能，减轻肌肉萎缩、关节挛缩畸形和内翻等常见继发障碍，提高患者的生活自理能力。

轻度认知功能障碍在中医学多属"健忘""善忘""呆病"范畴，病位在于脑，涉及肝、肾、心、脾，以肾精亏虚为本，痰、瘀为标，病机为多脏腑功能失调，致脑络瘀阻，髓海失养。督脉"上额交巅，入络脑"，能通调髓海，疏通脑络，与肝肾关系密切，督脉之海空虚不能上荣于充脑，髓海不足，则头昏头重，眩晕，健忘。大椎属督脉穴位，为"诸阳之会"，为手足诸阳之会，灸之具有升阳益气、平肝息风、清心宁神之功效。肾俞为肾的背俞穴，灸之可益肾填髓充脑，故本治疗以益肾填髓、醒脑启智立法选穴。蕲艾灸大椎、肾俞结合认知训练，治疗 90 例脑卒中后轻度认知功能障碍患者，结果显示在 MMSE 评分、MoCA 评分、Barthel 指数评分、FMA 运动功能评分均有显著改善，总有效率达 84.44%，能较好地改善患者智力、认知功能、日常生活活动能力及运动协调能力等方面，延缓疾病的进程，提高患者的生活质量，也为本病的预防和治疗提供参考。

第二节　艾叶辟邪与防治瘟疫

艾叶，在我国不仅是一种常用中药，也是一种民俗用品，远古时艾叶被用于祭祀，到后来艾叶逐渐应用于"辟邪"，这是与其应用于古代的取火及保留火种有关，慢慢发展到最后艾叶成为端午节的一个民俗用品，艾叶辟邪的应用也从早期的悬挂艾叶，发展到后来的熏艾烟、洗艾澡、饮艾酒、食艾糕等应用形式，并逐步广泛应用于养生保健方面。现代的研究已从多方面证实了古代艾叶"辟邪"的认识是有科学道理的。艾叶确实能抑制或杀灭导致瘟疫流行的"邪气"（细菌和病毒），肆虐欧洲导致千万人死亡的流感大流行为什么在中国没有如此猖獗呢？笔者觉得这与中国民间的悬艾叶、熏艾烟、洗艾澡、饮艾酒、食艾糕等风俗与卫生习惯有关，这些习俗对于防止流感等瘟疫的大流行确实起到了有效的作用。所以，我认为几千年来艾叶为保护我国人民的繁衍与生存作出了重要贡献，艾叶不仅是一味重要的中药，也是一个"伟大"的药物。

一、艾叶辟邪的传说、真实起源及科学道理

"艾叶能辟邪"这是我国古代劳动人民的认识。今天，许多人都知道，端午节悬挂艾叶就是为了辟邪，有关艾叶辟邪在民间有多种传说，但很少有人

知道古代关于艾叶辟邪的认识是怎样形成的。

1. 艾叶辟邪的民间传说 有关艾叶辟邪的传说有多种，但流行最广泛、也是最有代表性的是《中国民间传说故事》所载的"五月五挂艾蒿"的传说。

很久很久以前的一年，一位神仙来到了人间体察民情，他把自己扮成一个过路的人，来到河边一个小村中一对富裕的年轻夫妇家里。神仙向那个女主人讨要一点食物充饥，女主人不仅不给食物，还讥讽他，甚至放出恶狗咬他。神仙气坏了，心想：这真是一个既吝啬又狠毒的女人，我非给她点颜色看看不可！于是，神仙用手轻轻朝那条恶狗一点，那条刚要扑来的恶狗便被定在那里一动也不动了。然后，神仙又指了一下左边墙壁训斥那个女人："你这个不懂情理的女人，你看那边的墙壁上！"那女人看见墙壁上显出四行白字来：五月初五，天火呼呼，大火过后，此村焦土。那女人吓得吐出了舌头，她心中暗想：他是个什么人呢？墙上的字是什么意思呢？她想回身去问一问，只见屋内空空，那个人早就不见了。很快，这件事情在村里传开了，大家一听这事，都埋怨那个女人太不懂事，但大家都想不出办法，全村人只好收拾好东西准备逃命。

五月初五那天一大早，神仙怀里揣着水、火和电三个神瓶，又装扮成一个行路人来到此村，他正要把瓶子里的神火倒出来将这个村子烧掉时，看到一个老太太背着大孩子领着小孩子正在非常艰难地过河。她为什么背着大的而领着小的呢？神仙心中十分纳闷，便迎着老太太喊道："身背大孩领小孩，若想快些过河去，几时才能到对岸，应背小孩领大孩。"老太太没有回答，只顾艰难地蹚着水往前走，来到对岸，她才把大孩子放在地上，叹了一口气说道："一人不善众遭难，孩子离娘多凄苦，天火今日烧俺庄，不能让他遭祸殃。带着孩子来逃命，亲生儿子不当紧，巧遇大孩失爹娘，领着过河理应当。"神仙看着善良的老太太和两个孩子，再摸摸自己怀里的火瓶，便有些为难了：怎么能烧她家的房子呢？神仙想来想去，踌躇再三，最后对老太太说："带着孩子快回庄，红绸绑艾拴门上，艾蒿一束绸一方，你家可以免灾殃。"不待老太太细想，突然刮起一阵风，把老太太和两个孩子送回了村里。她知道是遇见了神仙。一回村，就去割艾蒿，找红绸，老太太想的不仅是自己的家，而是整个村庄，她把家家户户的门前都用艾蒿和红绸做了标记，连村头那个很坏的女人家也给挂上了。午时三刻到了，老远就能看见一团火球飞到了村子上空，向村子里落下来，可是村子里家家户户门前都挂着艾蒿和红绸，天火不灵了，只见那火球在村子里转了几圈后又向天上飞去。村子里的房子一幢也没烧掉，人们都非常感激那位好心肠的老太太，那个得罪了神仙的女人也学好了，这个村从此太平了。

从那时起，民间就流传了五月五挂艾蒿的习俗。

2. 艾叶辟邪的真实起源 古代对艾叶辟邪的认识是经历了漫长的社会实践而积累的，远古时代到奴隶制社会，火是人类生活中的一个重要的东西，人类究竟何时开始懂得用火，至今众说纷纭。考古表明，人类约在 6000 年前就懂得用火，火的力量给人类留下极为深刻的印象，而火的利用给人类的生活带来很大的变化，例如火能用来照明，烤熟食物，烤暖身体，驱走猛兽等。最早使用的是天然火。如火山爆发、雷电轰击、陨石落地、长期干旱、煤和树木的自燃等等，都可以形成天然火。这种过程反复多次，使人们看到了火的威力和作用，逐步学会了用火，把火种引到洞内经常放入木柴，形成不易熄灭的火堆供人们使用。同时也逐渐掌握了用冰取火、钻木取火及用火石、火镰取火的技术。用冰取火是古代劳动人民聪明才智的体现。在冬天里，把结成的大冰块磨成椭圆形的冰块（类似凸透镜），对着太阳进行聚光，并用艾绒作为取火物取火，所以艾在古代还有一个别名"冰台"（《尔雅》）。西晋张华编撰的《博物志》中就有记载："削冰令圆，举以向日，以艾承其影，则得火。"故艾又名"冰台"。

古代人们发现艾绒是一种很好的易燃物，因而用其做取火材料，无论是冰块取火，还是钻木取火，或用火石、火镰取火，都有可能是用艾绒做取火材料。后来还发现艾绒也可以很好地保存火种，因而，古代人们不仅在取火过程中应用艾绒，而且在保管火种以及在火种迁徙过程中也大量地采用了艾绒。进入到氏族社会，开始有了分工。作为保管火种这么重要的事情就必须固定到一个认真负责的人来承担，这个长期保管火种的人就慢慢地被人们称之为"火神官"或"祝融"。有关祝融，还有这样一个传说。黄帝时候有个火神官名叫祝融，他小时候的名字叫作黎，是一个氏族首领的儿子，生得一副红脸膛，长得威武魁伟，聪明伶俐，不过生性火爆，遇到不顺心的事就会火冒三丈。那时候燧人发明钻木取火，还不大会保存火和利用火。但黎特别喜欢跟火亲近，所以十几岁就成了管火的能手，火到了他的手里，就能长期保存下来。黎会用火烧菜、煮饭，还会用火取暖、照明、驱逐野兽、赶跑蚊虫，这些本领，在那个时候是了不得的事。所以大家都很敬重他，黄帝就赐他名为"祝融"。到后来，各个部落、各个村庄都有专门保管火种的专职人员，人们习惯称其为"祝融"。可以看出，祝融所司的是有利于原始初民生产活动的火。据说那时保管火种或传递火种用的就是艾叶，所以，保管火种的人还要经常上山采集艾叶晾晒干制成燃火材料艾绒，用来取火或保存延续火种，这就有了《诗经》中"彼采艾兮，一日不见，如三岁兮"的记载。

其后，人类不断受到疾病和瘟疫的攻击，当一种烈性传染病发生时，往往整个村子或整个部落的人大部分都死亡了，人们无法理解这是瘟疫流行造成的，以为是妖魔鬼怪邪气来侵。但人们发现，在每次灾祸发生时也总有一些人却能安然无恙。历经无数次的反复观察，终于发现负责掌管火种的这家人，甚至在这家人附近住的人都可以没事，他们仔细寻找这家人与其他人家的不同之处，发现这家人土屋的墙上挂满了艾叶，这家保管火种的人在每年的春夏之交（端午节前后）、艾叶生长最茂盛时上山采摘大量艾叶，挂到自家墙壁上晾干，以备取火及保存火种之用。难道是这些妖魔鬼怪邪气怕艾叶吗？他们又经过多次反复的实践，终于确认了悬挂艾叶是可以免受妖魔鬼怪邪气侵害的，慢慢就有了"艾叶辟邪"的认识。各地的人们也有了在春夏之交时节采摘艾叶悬挂自家房屋墙上或门窗之上的做法，到后来也就逐渐形成了端午节悬挂艾叶的习俗，再发展到后来，甚至有了在端午节"悬艾叶、带艾虎、食艾糕、饮艾酒、熏艾烟、洗艾澡"的多种用艾习俗了。

3. 艾叶辟邪的科学道理 艾叶辟邪在"文革"时期曾被视作迷信，在今天看来是很有科学道理的。在古代，当一种瘟疫（烈性传染病）大流行时，往往整个村子的人都会染病死亡，而造成这些瘟疫传播的根源就是病毒和细菌，但古人无法认识到这些，只认为是妖魔鬼怪邪气侵害造成的。用现代医学理论来解释，这种妖魔鬼怪邪气就是病毒和细菌。而现代医学研究已表明：艾叶中的挥发油（香味成分）对多种致病细菌及病毒均有抑制或杀灭作用。据《艾叶》专著记载：上海等地对用艾叶为主制成的消毒香，进行抑菌、抗病毒试验，结果发现艾香（主要为挥发性成分）对乙型溶血性链球菌、肺炎球菌、流感杆菌、金黄色葡萄球菌、铜绿假单胞菌有杀灭作用，对枯草杆菌、变形杆菌、白喉杆菌、伤寒及副伤寒杆菌、结核杆菌及多种皮肤致病真菌等也有抑制作用，对流感病毒、腺病毒、鼻病毒、腮腺炎病毒及疱疹病毒均有抑制作用，用其对空气消毒，可明显降低流行性感冒的发生率。同时对化脓性炎症、外伤及烧烫伤感染、皮肤化脓性感染、皮癣、带状疱疹、上呼吸道感染等多种疾病有促进愈合及痊愈的作用，表明艾叶确有预防疾病及保健康复作用。有研究表明，艾叶的香味成分（挥发油）挥发出来后，不仅能抑制或杀灭房屋周围环境中的细菌和病毒，还可分布于人的口鼻呼吸道中，能杀灭进入人口鼻呼吸道中的细菌、病毒，还可在口鼻中形成一道微膜屏障阻止细菌、病毒的侵害。若通过燃烧艾叶烟熏或煎煮艾叶洗浴，则由于高温的作用其香味成分挥发更彻底，效果会更好。同时，研究表明，艾叶还有一定的免疫增强作用。艾灸能增强小白鼠单核巨噬细胞的吞噬功能，提高机体免疫力，此点已被众多的药理实验所证实。以艾叶为主制成的消毒香，能显著提高健康人鼻分泌液中特异性免疫球蛋白A的含量，长期应用艾叶洗浴也能增强人体的免疫机能，增强抗病能力，可明显减少流感的发生率，说明艾叶浴也有一定提高免疫力的作用。

由此可见，古代民间认为艾叶有防病、辟邪（瘟疫）的作用是有科学根据的，在严重急性呼吸综合征和禽流感流行之际就有医药学专家提出运用艾叶（包括艾叶烟熏和艾叶洗浴）进行消毒预防。

艾叶能杀菌消毒、洁净空气，对预防疾病的传播起到了很好的作用。在欧洲导致千万人死亡的流感大流行，为什么在中国没有出现过呢？这里面的因素很多，但可以肯定，我国民间广泛流行的端午节挂艾叶、熏艾烟、洗艾澡的习俗是发挥了重要作用的！由此可见，我国古代认为艾叶能辟邪是有一定科学道理的。今天我们不仅要保持和发扬端午节挂艾叶、熏艾烟、洗艾澡的优良习俗，而且更应该深入研究艾叶抗菌、抗病毒的机制，研究艾叶在防治 SARS（严重急性呼吸综合征）、禽流感及小儿手足口病等当代重大传染性疾病上的作用和效果，并能在此基础上研制开发出使用方便、高效、无毒的防治重大传染性疾病的艾叶药物制剂，为保障人民身体健康发挥更积极更重要的作用。

二、艾叶在古今瘟疫防治中的应用

在我国的传统医疗中，艾叶是防治瘟疫的一个重要的药物，因其价格低廉，易于获取，实用简便等优势在防治瘟疫中起着举足轻重的作用，被历代医家所青睐。近段时间以来，新型冠状病毒感染的防控形势十分严峻，疫区的点滴进展都在牵动无数国人的心。《新型冠状病毒感染的肺炎诊疗方案（试行第五版）》中，中医治疗方案把该类感染归属于"疫病"范畴，其病因为"感受疫戾之气"，中国科学院院士仝小林教授也认为可试用如艾灸进行防治；目前这个新型瘟疫预防的各类医疗物资短缺，艾叶能否被广泛地应用于新型冠状病毒感染的防治工作是大家关心的热点。为了给艾叶在防治本次新型冠状病毒感染中相关应用提供科学依据。现将艾叶在瘟疫防治方面的古今应用及药理作用作一综述，希望能够对于使用艾叶防治新型冠状病毒感染起到积极的作用。

1. 艾叶古代用于预防瘟疫的应用 古代对艾叶辟邪的认识是经历漫长的社会实践而积累的，开始艾绒作为一种取火材料在保管火种及在火种迁徙过程中被大量采用。当各种烈性传染病发生时，往往整个村子或整个部落的人大部分都死亡了，但也总是有一些人却能安然无恙。历经无数次的反复观察，终于发现负责掌管火种的这家人，甚至在这家人附近住的人都可以没事，检查其不同之处，发现这家人土屋的墙上挂满了艾叶，又经过多少次反复的实践，终于确认了悬挂艾叶是可以免受"妖魔鬼怪邪气"（瘟疫）侵害的，有了"艾叶辟邪"的认识；各地的人也有了在春夏之交时节采摘艾叶悬挂于自家房屋墙上或门窗之上防治瘟疫的做法。到后来也就逐渐形成了在端午节"悬艾叶、带艾虎、食艾糕、饮艾酒、熏艾烟、洗艾澡"的多种用艾习俗了。

"艾叶辟邪"在过去曾被视作迷信，在今天看来是很有科学道理的。用现代医学理论来解释，妖魔鬼怪邪气就是病毒和细菌。现代医学研究已表明，艾叶中的挥发油（香味成分）对多种致病细菌及病毒均有抑制或杀灭作用。可明显降低流行性感冒的发生率。同时对化脓性炎症、外伤及烧烫伤感染、皮肤化脓性感染、皮癣、带状疱疹、上呼吸道感染等多种疾病有促进愈合及痊愈的作用，表明艾叶确有预防疾病及保健康复作用。

我国古代单味艾叶内服，或以艾叶为主另加它药配伍，或艾灸法，甚或用艾烟熏及外洗，广泛地运用于预防和治疗多种急症病患和传染性疾病的治疗。艾叶点燃烟熏就是最被用于环境卫生防疫的有效措施之一。《庄子》中就有"越人熏之以艾"的记载，孔璠之《艾赋》中也有"奇艾急病，糜身挺烟"的记载。《肘后备急方》更是载有"断瘟病令不相染……密以艾灸病人床四角，各一壮……佳也"。《太平圣惠方》《普济方》等都记有利用艾灸烟熏患者床四周防治时气瘴疫的方法。利用艾烟防疫，实为现代的空气消毒法。关于艾烟的微生物学作用，现代研究发现艾烟具有抗菌、抗真菌、抗病毒、抗支原体等的作用。如此看来，在遥远的古代，医家先贤就能利用艾烟进行空气消毒以预防传染病的流行，实在是了不起的举措。

中医药学认为艾灸最能补人体之阳气，艾灸过程中，能释放大量阳气被人体吸收，循经走络，直达病灶，能有效祛除寒湿邪气，治病延年。中国用艾灸防病治病的传统已经有数千年的历史。艾灸的作用甚大，有"灸治百病"之说。《扁鹊心书》又说："人于无病时，常灸关元、气海、命门、中脘，虽未得长生，亦可保百余年寿矣。"由此说明灸法可起防病保健的作用，也就是说无病施灸，可以激发人体的正气，增强抗病的能力，使人精力充沛，长寿不衰。所以古人非常重视趁未病时艾灸，以避免感染疫毒；预防永远大于治疗，今人知道，古人也知道。比如，唐代大医孙思邈提出："凡人吴蜀地游宦，体上常须三两处灸之，勿令疮暂瘥，则瘴疬、温疟毒气不能著人也。"这是用灸法来预防瘟疫感染。

晋唐时期，有关艾灸防治疫情的文献记载较多，也是最早提出将艾灸的方法用于预防传染性疾患，在传染病流行的季节或地区，及时予以恰当灸治，可以预防传染病的发生和蔓延。《敦煌遗书》有载："头部中风，眩晕疼痛，被瘟疫所传染，以致昏迷，脑髓脉络衰退，头部外伤，于头顶向后至枕骨突起处，火灸九壮，即可治愈。"范汪所著的《范汪东阳杂药方》中，其预防霍乱就是用灸法，可使人"终无死忧"。明清时期，利用灸法防治疫情的方法和措施多继承于晋唐及以前的思想。《普济方》中论述了用灸法治疗时气、时气瘴疫和霍乱等。《串雅外编》干霍乱死灸法提出："心头微热者，以盐填脐内，纳艾灸，不计数，以醒为度。"认为艾叶性温，燃之则有通经活络、温阳补气、扶正祛邪之作用，而灸疮溃破，犹如"开门驱贼"，可驱邪外出，故古人亦用灸法治疗"时疫热毒"。由此可知，古代是常用艾灸来预防和治疗瘟疫的。

2. 现代研究应用概况 现代应用艾叶来预防和治疗瘟疫类疾病的报道较多，现对一些与防治瘟疫有关的药理作用研究和临床应用情况综述如下。

艾叶对于瘟疫类疾病的防治作用机制表现在其有抗菌、抗病毒、增强免疫功能、抗炎镇痛以及对呼吸系统的作用。

（1）抗菌作用 有人使用艾叶用于细菌性痢疾的发现抑菌消炎作用好有显著的止泻痢作用。大量的药理学研究表明，艾叶水提液对葡萄球菌、铜绿假单胞菌等均有显著抑制作用。张维西较早报道了艾叶体外抗菌试验，结果证明，艾叶水煎液在体外对炭疽杆菌、α-溶血性链球菌、β-溶血性链球菌、白喉杆菌、假白喉杆菌、肺炎双球菌、金黄色葡萄球菌、柠檬色葡萄球菌、白色葡萄球菌、枯草杆菌10种革兰阳性嗜气菌皆有抗菌作用。

比较不同提取方法的艾叶水提液对金黄色葡萄球菌、大肠杆菌、肺炎双球菌、表皮葡萄球菌、白色念珠菌的抗菌作用。发现艾叶水提液对5种常见致病菌均有明显的抗菌作用。同期也有人进行了艾叶提取物对空气杀菌作用的研究，冯晓晨通过实验室与现场试验法，对大肠杆菌、金黄色葡萄球菌、白色念珠菌、铜绿假单胞菌进行了抑菌作用研究。试验结果表明，艾叶提取物以气溶胶喷雾于室内，作用30分钟后对空气中自然菌平均消除率为85.6%。

临床上发现，在用艾卷烟熏的病房中，部分患者的感冒可不治自愈，为阐明机制，鲁争等采用平板沉降法对艾叶挥发油空气清新剂的室内抑菌效果进行了观察，结果显示5小时内室内空气中细菌总数明显减少。刘枫林等就艾卷的"烟熏"作用（与温热刺激分开）对各种细菌抑菌效应进行了试验性研究，试验结果表明艾卷的"烟"确有抑菌作用，是细菌生长时杀菌作用的基本和唯一因素，其杀菌作用与烟熏时间长短有关，时间长杀菌作用强。有人采用3种动物模型进行试验考察艾叶挥发油对体内外感染动物保护作用，发现艾叶挥发油体外对金黄色葡萄球菌、大肠杆菌、铜绿假单胞菌具有抑菌作用，且其抑菌作用优于或等同于红霉素；在体内对金黄色葡萄球菌、大肠杆菌、铜绿假单胞菌感染的小鼠具有较好的保护作用。赵宁等通过浊度法测试艾叶中蛋白成分对皮肤致病细菌的抑制作用发现艾叶提取物对各类细菌的生长抑制程度不尽相同，说明艾叶提取物的抑菌机制及有效成分与抗生素不同,是通过多渠道、多靶点、多机制相结合发挥其抗菌作用的。

（2）抗病毒作用　普遍认为艾叶中的挥发油挥发出来后,不仅能抑制或杀灭房屋周围环境中的细菌和病毒,还可分布于人口鼻呼吸道中,能杀灭进入人的口鼻呼吸道中的细菌病毒,还可在口鼻中形成一道微膜屏障阻止细菌病毒的侵害。研究表明,用苍术艾叶烟熏剂均能在半小时内使流感病毒滴度较对照组明显下降,并对苍术、艾叶单独提取液的抗流感病毒作用进行探讨,结果表明两者的提取液均有抑制 A 型流感病毒的作用,且以艾叶提取液的效果最好。随后有人观察了苍术艾叶香烟对副流感 I 型病毒仙台株和流感病毒 A3 等 5 种病毒株的抑制作用,结果表明,苍术艾叶香烟对 5 种病毒都有一定的作用。韩轶等通过提取艾叶挥发油,以对呼吸道合胞病毒,流感病毒为实验对象,在前人研究的基础上,以微量细胞培养法进行挥发油的抗病毒试验。试验中选用呼吸道合胞病毒,流感病毒作为对象从体外抗病毒的实验结果来看,艾叶挥发油对呼吸道合胞病毒等有抑制作用。

（3）免疫功能增强作用　朱文莲等认为艾灸刺激有促使偏离正常的功能状态和病理过程朝着正常生理状态方向发展转化的趋势。他们通过观察艾灸对正常小鼠和环磷酰胺小鼠巨噬细胞吞噬功能的影响,发现艾灸对正常小鼠巨噬细胞吞噬功能影响不大,但对环磷酰胺小鼠,艾灸对其巨噬细胞吞噬功能的增强作用非常显著,证实了艾灸有调衡效应,能够增强了机体扶正祛邪的能力,使机体趋向正常的生理状态。

为了观察蕲艾挥发油对正常小鼠免疫功能的影响,黄菁对小鼠进行蕲艾挥发油灌胃,发现小鼠胸腺指数、脾脏指数显著上升,细胞增殖指数均有显著提高,并能显著抑制 DNCB 诱导小鼠迟发型超敏反应,说明其可以促进小鼠细胞免疫功能。有人研究了苍术艾叶香对人体免疫机制的作用,发现熏香后鼻分泌液中特异性免疫球蛋白 A（SIGA）的含量非常明显地提高了,说明苍术艾叶烟有一定的提高免疫力作用。

有学者艾灸老年小鼠"关元""大椎"穴,证明艾灸能延缓胸腺的萎缩程度,提高胸腺与体重的比值。喻国雄等观察在艾灸条件下小鼠巨噬细胞（M5）和自然杀伤细胞（NK）细胞毒活性的变化情况,证实艾灸能提高老年小鼠 M5 和 NK 细胞毒活性。日本学者使用具有荚膜的金黄色葡萄球菌进行免疫的家兔,施灸组血清 IgM 抗体效价较非施灸组明显上升,故认为施灸可引起金黄色葡萄球菌免疫能力的特异性增强。

（4）抗炎镇痛作用　大量的药理研究证明艾叶中挥发油具有抗炎镇痛等作用。在小鼠耳肿胀急性炎症模型中,发现艾叶挥发油低剂量、高剂量组对二甲苯致炎的小鼠耳肿胀均有显著的抑制作用,低剂量的艾叶挥发油对二甲苯致炎的小鼠耳肿胀就能产生明显的抑制作用，在此基础上有人研究复方蕲艾卫生巾方与蕲艾的镇痛抗炎作用，将小鼠分别连续灌胃给予复方蕲艾高、中、低剂量和蕲艾采用扭体法、热板法、二甲苯致耳肿胀模型及腹腔毛细血管通透性实验，观察其镇痛抗炎作用。发现复方蕲艾与蕲艾均具有显著的镇痛抗炎作用。艾叶油小鼠体内灌胃给药对角叉菜胶、巴豆油、醋酸所造成的动物模型的炎症反应均有较强的抑制作用。黎莉莉等证实了艾叶有明显的抗炎和镇痛作用，其能抑制炎性血管通透性的增加，抗炎有效成分与塞来昔布具有相同的结合靶点都是环氧化酶 –2。且 HPLC 结果提示，其体外竞争性结合实验表征色谱图中的峰 14 和峰 15 为艾叶抗炎活性成分的色谱峰。

（5）对呼吸系统的作用　有研究表明艾叶油能直接松弛豚鼠气管平滑肌，也能对抗乙酰胆碱、氯化钡和组胺引起的气管收缩现象，并能增加豚鼠肺灌流量。初步分析，艾叶油的松弛气管平滑肌作用，不是通过 β2- 肾上腺素受体或促使肾上腺素能神经释放介质而起作用，且与胆碱能受体关系不大，可能是直接作用于气管平滑肌或通过抗过敏作用而起作用的。谢强敏等为了观察艾叶油对呼吸系统的作用，用豚鼠枸橼酸引咳法和小鼠气道酚红排泄法观察艾叶油的镇咳祛痰作用。实验结果表明了艾叶油具有支气管扩张、镇咳和祛痰作用，是一个安全有效的哮喘和慢性气管炎治疗药物。方向明等研究了艾灸对支气管哮喘者 RCD（红细胞变形能力）及 IgG、IgE 的影响，予艾灸肺俞（双）、大椎、定喘穴，可用雀啄灸，实验结果表明艾灸对支气管哮喘患者红细胞变形能力及免疫功能（IgG、IgE）有良好的保护和改善作用。

艾叶油不论灌胃、肌内注射或气雾给药均对豚鼠由组胺、乙酰胆碱引起的药物性哮喘具有平喘作用。黄红学等采用气道酚红排泄法进行艾叶油祛痰作用研究，结果表明，艾叶油低、中、高剂量组小鼠气道酚红排泄量均增加，并且呈一定量效关系，与模型对照组有显著性差异，表明艾叶油有祛痰效果。

3. 临床应用

（1）艾灸应用　新型冠状病毒与之前"严重急性呼吸综合征"（SARS）是同属同一家族，且族谱关系极其相近的病原都是冠状病毒及其变种引起的一种传染病。在 2003 年防治过程中，胡先明等观察艾灸治疗恢复期非典型病原体肺炎的临床疗效，发现患者在经过艾灸治疗后，低热、胸闷、乏力、头身酸痛、胸腹胀痛、纳呆、便秘等症状明显改善，而干咳、咳痰、咽干、口渴、恶心、心悸等症状的改善并不明显。提示艾灸可能是通过提高机体的免疫功能而增强 SARS 患者的部分免疫功能。在预防 SARS 工作中，王慧针对部分健康人，尝试采用逆灸方法预防严重急性呼吸综合征。临床使用过程中发现逆灸方法在用于尝试预防 SARS 时每多收效，且一直未发现不良反应。总之，艾灸具有解热、抗病毒、调整免疫功能的作用，对传染病（瘟疫）有一定的治疗效果。无论是古代文献的记载，还是现代科学的研究结果，都显示艾灸能够通过不同作用途径对类似非典型病原体肺炎的温热病证起到一定的防治作用。

（2）艾叶（或艾条）烟熏应用　艾叶烟熏有抑制多种致病细菌、真菌和病毒的作用，艾叶的确具有杀灭或抑制细菌、病毒的作用，用于空气消毒能够达到卫生学标准，且对人体无毒、刺激性小，经济实用，且艾叶熏蒸产生的烟雾可弥散到房间各个部位，不会存留死角。因此使用艾叶熏蒸进行空气消毒既方便操作又能保证消毒效果。李瑞红等通过观察艾叶熏蒸空气消毒对流感医院感染发病率的影响，证实了艾条熏蒸空气消毒在预防流感方面，效果优于动态空气消毒机。吕仁仙又将艾条熏蒸与紫外线照射两种空气消毒方法进行比较，发现艾条熏蒸在消毒方面优于紫外线照射消毒，且无皮肤、黏膜刺激和不受温度、湿度的影响，用于环境的消毒，完全达到卫健委关于病房环境空气细菌菌落的卫生标准，但是不足之处在于消毒时间过长，有待改进。因此艾条熏蒸作为一种简、便、廉且绿色、环保的空气消毒措施，在各种流感流行期间不失为一种简单、有效的预防方法，极具推广价值。

奚延林经过近百次的临床应用，发现在肠梗阻术中应用艾条熏蒸可净化空气、去除异味，明显减轻手术人员的不良反应，96 例手术未出现恶心、呕吐等现象，术后无不良反应，随访患者至出院也无并发症和异常情况。唐娅琴等在 1998 年 5 月至 1999 年 4 月，采用艾条烟熏对病室进行空气消毒，总合格率达到 94.4%。有人以艾叶为主要原料研制出一种不含尼古丁的艾叶香烟，吸食时利用艾叶烟气有抑制多种致病细菌、真菌、病毒的作用而达到阻止细菌、病毒入侵呼吸道、预防流行性感冒等呼吸道传染病的目的。陕西中医药研究院副院长刘华还介绍可用艾叶 0.5 千克，置盆子或罐子里点燃烟熏房间半小时，可预防非典型病原体肺炎的传播。

（3）艾叶洗浴应用　我国民间自古就有挂艾叶、洗艾浴的习俗，洗艾水澡更是古代端午节的一个重要的活动。在伟大的医药学家李时珍的故乡湖北蕲春县即有很多用艾叶浴的习惯，如在婴儿出生后第三天要洗一次艾水澡，并将艾绒少许敷囟门和肚脐上，可以预防感冒鼻塞或感染其他疾病。产妇在产后三天和满月，都要进行一次艾汤沐浴，用以消毒辟秽，温运气血，可以预防产后体弱多受病。成年人一旦感受风寒咳嗽，用艾一把煎汤洗脚，同时用艾叶七至九片，葱三至五根，煎汤温服取汗，即可告愈。

古代民间认为艾叶洗浴有防病、辟邪（瘟疫）的作用，是有科学根据的，在严重急性呼吸综合征和禽流感流行之际都有医药学专家提出运用艾叶（包括艾叶烟熏和艾叶洗浴）进行预防，许多研究也证实了长期应用艾叶洗浴可明显减少感冒的发生率，说明艾叶洗浴能增强人体的免疫机能，增强抗病能力，提高免疫力的作用。

（4）艾叶空气消毒剂应用　中医学认为经空气传播致病微生物引发的传染病属中医"温病"范畴，古人曾用中药烧烟熏疗避瘟，唐代孙思邈《备急千金要方》载有太乙流金散（雄黄、雌黄、矾石、鬼箭羽等）烧烟熏之以避瘟气的方法。复方香艾液是解放军第 163 医院使用艾叶等中药材采用现代制剂工艺提取药物有效成分，开发的一种空气消毒剂；为观察复方香艾液对常见细菌的抑菌效果，胡捷等选用空气中有代表性的革兰阳性球菌、金黄色葡萄球菌、革兰阴性杆菌大肠杆菌、真菌白色念珠菌进行实验，证实了复方香艾液应用于空气消毒时具有良好的抑菌效果，同时能有效避免化学消毒剂对人体感官的刺激作用，具有较好的推广应用价值。

苍术艾叶香熏蒸空气消毒法在我国古代就开始应用，今人也有报道，但用之不多，卓粲等以艾叶、苍术 1∶1 的比例制香并且同时与紫外线照射法和甲醛蒸气熏蒸进行对照比较，结果发现苍术艾叶香熏蒸消毒法杀菌率优于紫外线和甲醛消毒法，有较强的杀菌作用，且操作简便易行，气味芳香，对人体皮肤及黏膜无刺激，操作简单，值得推广。华东医院进一步对苍术艾叶香的抗腮腺炎病毒、流感病毒、核形多角体病毒等病毒的作用进行了观察，发现苍术艾叶消毒香烟对腮腺炎病毒和流感病毒具有高效和速效的抗病毒作用。为了避免烟熏所带来的空气尘埃颗粒，也有人将艾叶制成合剂、喷雾剂或者消毒片等应用。

3. 结语　综上所述，艾叶无论是古代还是今天都被广泛应用于瘟疫的预防，艾叶应用于预防瘟疫不仅有古代的成功经验，也有现代的科学研究和临床应用结果的支撑，可以肯定艾叶在古今历次瘟疫的预防中是发挥了重要作用的。但是在新型冠状病毒肆虐的今天，在目前尚没有研究证据证明艾叶对新型冠状病毒有抑制作用的情况下，我们应该积极开展对艾叶预防方法，包括目前市面上推荐的艾叶烟熏法、艾叶洗浴法、艾灸防瘟法、香囊佩戴法和艾叶洗手法等进行实验研究和临床应用观察，以尽早验证其效，并积极推广应用，为抗击这场新型瘟疫发挥积极作用。

三、艾叶烟熏或熏蒸预防流感、禽流感

艾叶是我国劳动人民认识和使用较早的植物，在公元前就已成为重要而常用的治病药物，而且应用了艾烟熏的治疗方法。我国古代民间在端午节有

悬艾或熏艾的习俗，认为这样能辟邪。为什么古代人民对艾叶能辟邪是那样深信不疑呢？这是因为经过千百年的实践证实艾叶的确有"辟邪驱鬼""禳毒气"的作用。在古代，当瘟疫肆虐时，一个村庄里往往有很多人因感染瘟疫而死亡，这些被瘟疫感染的人则被村民认为是"中邪""撞鬼"或"中毒气"。而那些在家里悬挂艾叶或熏艾的村民都没有被瘟疫感染，因而他们坚信艾叶有辟邪作用。艾叶的这种"辟邪"作用实际是发挥了空气消毒达到预防瘟疫传染的作用。

现代研究表明艾叶燃烧的烟对引起不同的传染性、流行性疾病的多种致病细菌、真菌和病毒都有明显的抑制作用。艾叶烟熏，可以在室内形成空气药分子膜层，而悬挂的艾叶其挥发性物质的挥发，在人体周围空气中也能形成天然消毒气幕，经呼吸系统侵犯人体的细菌、病毒最易蓄积于鼻窦腔与咽喉，艾草中天然杀菌、抗病毒成分可于鼻窦腔、喉头与气管中形成"药膜"，大量积聚抗体，达到灭菌、杀毒、防止染病的效果，故悬挂艾叶及燃烧艾叶的确有预防瘟疫流行的作用。今天艾叶烟熏防疫法依然是广大农村预防传染病方法之一。

自 20 世纪 60 年代开始，上海、河南、沈阳、湖南、浙江等地的一些医疗单位进行了用苍术、艾叶烟熏预防流行性感冒的实验，结果表明确有一定的效果。

为了进一步证明其预防流感的作用，有人研究了苍术艾叶烟的抗病毒作用，结果表明其对腺病毒、鼻病毒、副流感病毒和流感病毒（A 型）都有抑制作用，特别是对 A 型流感病毒具有高效和速效的抗病毒作用。单独用艾叶烟熏观察其抗病毒作用，结果也表明对 A 型流感病毒等 4 种病毒也有明显的抗病毒作用，并研究了苍术、艾叶单独提取液的抗流感病毒作用，结果表明二者的提取液均有抑制 A 型流感病毒的作用，且以艾叶提取液的效果最好。

人感染高致病性禽流感是由 H5N1 型禽流感病毒感染所引起的，它与过去在人身上发现的 H1、H2、H3 型流感病毒同属于 A 型流感病毒，艾叶无论是烟熏或是提取液对于 A 型流感病毒都是有抑制作用的。肆虐欧洲导致数千万人死亡的西班牙流感大流行为什么在中国没有如此猖獗呢？这与中国民间的风与卫生习惯有关，风行于广大中国乡村的悬挂艾叶、菖蒲，熏艾叶、熏苍术、熏雄黄，饮屠苏酒、艾叶酒等，这些习俗对于防止流感等瘟疫的大流行确实起到了有效的作用，其中应用最多的还是艾叶。

在还没有找到预防和治疗人禽流感的特效药物之前，对于人禽流感的防治只能是参照流行性感冒来进行防治，而艾叶预防流行性感冒是既简便而又行之有效的方法，因此我们认为艾叶对于预防人禽流感也是有一定作用的。

在目前状况下,艾叶烟熏法不失为广大农村可取的一种防止人禽流感流行的简便易行的防疫方法。具体的用法是在人禽流感流行的疫区用艾叶烟熏人们工作和休息的地方,每天熏 30 分钟,熏后开窗通风。用目前市面上销售的艾叶空气消毒剂喷洒也会有一定效果。

四、艾叶防治新型冠状病毒感染

2019 年与 2020 年冬春之交时节,新型冠状病毒在我国武汉肆虐。新型冠状病毒(SARS-CoV-2)是一种新发现的 β 属冠状病毒,主要感染肺部。这次新型冠状病毒感染按中医学的辨证属于"寒湿疫",故在用药上强调驱寒祛湿。艾叶是我国古代预防瘟疫的一种重要药物,在现代的几次重大瘟疫中都发挥了很好的预防作用。中医学认为艾叶性味苦、辛,温。有理气血、逐寒湿、灸百病的功能,现代研究也表明其对多种细菌和病毒有抑制和杀灭作用。在瘟疫初期也有不少的艾叶和艾灸应用爱好者致电(或微信)问我艾叶(艾灸)是否可以预防这次新型冠状病毒感染,我给他们做了明确的表态:即使目前尚缺乏艾叶(艾灸)对新型冠状病毒感染是否有抑制作用的研究数据,但我认为艾叶(艾灸)预防新型冠状病毒感染是有效的,尤其是对于一些基层单位或者偏远农村,在缺少预防药物和防控物品时,可考虑采用艾叶(艾灸)来做基础的预防。此观点基于以下几点考虑:

1. 中医药预防瘟疫从来就不是从某一个点出发的,而是从整体作用来认识。艾叶是自古就被国人用于预防瘟疫(辟邪)的重要药物之一,民间广泛使用(如端午节挂艾辟邪)。古代医家也有应用艾叶和艾灸疗法预防瘟疫取得成功的例子,如医家葛洪在《肘后备急方》中就说到在瘟疫流行时,"以艾灸病人床四角,各一壮,令不相染",而且认为用这种方法预防疫病传染,效果"极佳"。所以,从中医学理论和病因病机分析,艾叶(艾灸)对新型冠状病毒感染的预防也应是有效的,只是需要我们在实践中进一步证实。

2. 现代的一些研究已证明艾叶提取物、艾叶挥发油和艾叶燃烧的烟对多种细菌和病毒都有抑制和杀灭作用,艾叶是一种广谱的抗菌抗病毒药物。

3. 2003 年暴发的严重急性呼吸综合征和后来的禽流感流行之际,就有大量的医药专家运用艾叶(包括艾叶烟熏、艾叶洗浴及艾灸)进行消毒预防的实例,也都取得了较好的效果。

4. 艾灸或艾叶煎水洗浴可以提高人体的免疫力,有很好的预防和治疗感冒、流感作用。对于易感人群有显著保护作用,可预防被瘟疫传染。

5. 新型冠状病毒感染的中医学辨证主要以寒湿证为主,而艾叶(艾灸)恰恰有很好的驱寒祛湿作用。早在 400 多年前,我国伟大的医药学家李时珍就在《本草纲目》中记载了艾叶的功效:"服之则走三阴,而逐一切寒湿,转萧杀之气为融和。灸之则透诸经，而治百种病邪，起沉疴之人为康泰，其功亦大矣。"艾叶（艾灸）应用与新型冠状病毒感染的防治是对证的。中国科学院院士仝小林教授在武汉已提出用艾灸预防和治疗新型冠状病毒感染的方案。

古今艾叶用于预防瘟疫的方法多种多样，有外洗、艾灸或制作成香囊佩戴、香精（挥发油）香薰、工作和生活环境的烟熏、空气清新剂的喷雾等。为此，笔者率先提出用艾叶（艾灸）预防新型冠状病毒感染，方法如下。

艾叶烟熏法：瘟疫流行期在工作或生活的房间里，在人离开时将艾条（最好是蕲艾条）点燃，燃烧并烟熏大约半个小时（一般每 $10m^2$ 的房间用 1 根常规艾条燃烧至结束即可），继续密闭 1 小时，再打开门窗通风，隔天 1 次。

艾叶洗浴法：每天晚上下班回家后用净艾叶加水煮沸 5 分钟，放温后洗脚，每天 1 次；或用净艾叶加水煮沸 5 分钟，放温后洗澡。若没有艾叶，可用市售的艾叶泡足片、艾叶饼、艾叶浴剂或艾叶香精（艾叶挥发油）泡水洗浴。

艾灸防瘟法：选用艾条、艾柱或艾灸盒灸疗，最好选择蕲艾为原料制作的灸材，选穴大椎、肺俞、关元、膻中、足三里，按顺序轮流温灸，每穴 15 ～ 20 分钟，前 3 天每天灸 1 次，3 天后可以隔天灸 1 次。

香囊佩戴法：蕲艾叶 50g，苍术 30g，广藿香 20g，肉桂 10g，丁香 10g，八角茴香 10g，捣成粗粉，制作成香囊 2 个，随身佩戴或悬挂于书桌、床头。

艾叶洗手法：每天下班时、大小便后及饭前用艾叶水煎液洗手，每次洗泡不少于 5 分钟。没有艾叶，也可用市售艾叶洗手液或艾叶除菌香皂洗手。

为了让更多人了解艾叶防疫的方法，笔者于 1 月 28 日在其微信"朋友圈"里发了 1600 多字的长文，介绍艾叶防治新型冠状病毒感染的认识和具体方法，收到 300 多位好友的点赞、留言和转发，这些方法很快就被蕲春蕲艾协会作为新型冠状病毒感染预防方法发文推荐使用。随后也看到很多医院应用艾烟熏来预防新型冠状病毒感染，如郑州市中医院率先在医院门诊大堂用艾烟熏来预防新型冠状病毒感染。再后慢慢有部分省市在公布的防治新型冠状病毒感染的中医药方案中提到应用艾叶及艾灸，如江西省就提到应用热敏灸来治疗。此时笔者觉得有必要写一篇文章来系统介绍一下艾叶防瘟的知识，于是就赶写了一篇科普文章《彼采艾兮，防瘟兮——瘟疫之际话艾叶》，发表在"PSM 全国药品安全合作联盟"的微信公众号上，并被推荐上了"今日头条"，当日阅读量达到 30 万人次，创下科普文章阅读量的新高度。随后的国医网、"广东省药师协会"微信公众号、《医师在线》杂志、"深圳市宝安纯中医治疗医院"微信公众号等媒体及杂志都转载或部分转载了艾叶防瘟的观点和方法，受到读者的欢迎。

总而言之，在当今瘟疫流行的季节里，不仅要保持和发扬中国传统的挂艾叶、熏艾烟、洗艾澡、做艾灸的优良习俗应用于瘟疫的预防，还更应该深入研究艾叶抗菌、抗病毒的作用和机制，研究其在防治新型冠状病毒感染、严重急性呼吸综合征、禽流感、小儿手足口病等当代重大传染性疾病上的作用和效果，继而在此基础上研制出使用方便、高效、无毒的艾叶预防及治疗制剂，为人民健康保驾护航。

第三节　艾叶的养生保健与食疗

一、艾叶的养生保健

从中医药宝库中的许多详细记载到现代医学界诸多的关于艾叶的报道，特别是《艾叶》专著正式出版后，使广大读者对艾叶从种植、采收、制备、药性、药理、作用等方面都有了非常清楚的认识。从民间流传"家有三年艾，郎中不用来"的谚语中就可以了解到艾叶的防病治病作用了。

1. 艾叶养生保健的历史记载　早在 16 世纪李时珍之父李言闻就专门为艾叶立传，《蕲艾传》云："产于山，采于端午。治病灸疾，功非小补。"对艾叶的生长环境、采收期和灸疗功用作了科学的总结。艾叶最早的用途是灸，故有"医家用灸百病"之说。艾叶是《黄帝内经》中提到的为数不多的几种药物之一。医圣张仲景名著《伤寒论》《金匮要略》为后世的中医必读著作，其附方中有两个用艾的名方，即胶艾汤和柏叶汤，此二方至今仍是中医临床常用之方。

艾叶在古代的应用不仅仅是通过口服和针灸来治疗疾病，也有不少文献记载应用艾叶烟熏治疗和预防疾病的。如春秋战国时期的《五十二病方》、东晋时期的葛洪《肘后备急方》等早期的医药著作中就有艾叶烟熏治病的记载。现代研究证明艾烟确有防病、预防瘟疫的作用，因为艾烟对引起不同的传染性、流行性疾病的多种细菌、真菌和病毒都有抑制作用。在严重急性呼吸综合征流行之际有医学专家提出运用艾条燃烧的烟进行空气消毒预防，也是有一定科学道理的。

艾叶不仅在医药上有多种用途，在民间也有广泛的应用。在端午节，民间有挂戴艾叶、食用艾饼以及燃烧艾叶熏房屋的习惯。一些史书还记载了端午节"悬艾草，饮艾酒，食艾糕，熏艾烟"的民俗。可见艾叶已成为人们生活中的必需品。

2. 艾叶养生保健的近现代研究与应用　近代对艾叶的研究更趋深入，在化学成分研究方面发现艾叶除含有主要成分——挥发油外，还含有糅质、黄酮类、甾醇类、多糖类、微量元素及其他成分。在药理研究方面发现艾叶有抗菌、抗病毒、平喘镇咳、祛痰、抗过敏、止血、抗凝血、增强免疫能力、护肝利胆、解热镇静、抑制心脏收缩及降压等作用。大量研究表明，艾灸确有增强免疫力、抗肿瘤、抗休克、护肝、防治脑血管病、抗溃疡、促消化、镇痛、解热等作用。

艾叶的现代临床应用已日趋广泛，除用于治疗妇科疾病，如崩漏、痛经、宫外孕、胎动不安等病外，还广泛应用于治疗呼吸道疾病，如支气管炎、支气管哮喘、肺结核、感冒、鼻炎等；消化道疾病，如肝炎、泄泻、胃痛、消化道出血等；风湿痹痛类疾病，如腹痛、三叉神经痛、关节炎等；皮外科疾病，如皮肤溃疡、皮炎、湿疹、新生儿硬肿等多种疾病均取得了较好的疗效。其临床应用范围已远远超出了传统的妇科疾病范围。

3.艾叶养生保健的应用具有广泛的发展前景 随着国际针灸热的兴起，艾叶其粗加工品艾绒、艾条出口量大增，近年来艾叶资源的综合开发利用方面，也有较快的进展，在国内市场上已开发出艾叶牙膏、艾叶浴剂、艾叶油香精、艾蒿枕、保健腰带、蕲艾蚊香等多种产品，其前景十分广阔。特别是由艾叶发出的烟气具有清洁空气，有效控制多种细菌和病毒在空气中的传播，预防流行性感冒的作用更加引人注目。目前一种口腔清洁剂就是在此基础上，以艾叶为主要原料，科学配伍多种名贵中草药，运用高科技手段和现代工艺研制而成的一种不含尼古丁的保健型绿色特殊吸食品。利用艾叶发出的烟气可有效控制多种细菌、病毒在空气中的传播。利用它具有抑制细菌生长、杀菌和抗病毒的功能，起到避免细菌、病毒入侵呼吸道，预防流行性感冒，起到清洁口腔、清新空气的作用。

二、养生保健话艾浴

端午时节天气逐渐炎热，蚊虫苍蝇滋生，细菌病毒繁殖，百毒齐出，所以古人称五月为"恶月"或"百毒月"。艾叶是一种可以治百病的药草，插在门上，或用其烟熏，或用其煎水洗浴用来祛除各种毒害，可以使人身体健康。从端午节的许多传说中可以看出人们都是拿艾叶来防病、治病、保健康的。故端午节被视为卫生节，自古就有在端午节采艾应用于防病驱邪了。

古代的一些经史书籍有端午节"洗艾浴"等民间习俗的记载。根据古代医药书籍，艾叶属相当常用的草药。历代中医药文献记载艾的用法主要有四：一是作汤剂或药丸内服；二是广泛用于艾灸，艾灸与针灸、石砭并列，为中医重要外科治疗方法之一；三是烧艾烟熏毒虫和驱除瘟邪之气；四是用于煎汤洗浴，驱寒祛毒。加之艾草气味芳香，形色可宜，成为端午节物品是再自然不过的事情，而洗艾水澡也成为古代端午节的一个重要活动。史载，每逢瘟疫之年，都是艾叶丰产之季，这是大自然赐予人类抵御病邪的武器，可谓天赐良药。中医传统强调"治未病",熏洗艾叶便是其中一种有效方法。我国自古民间就有五月初五,挂艾叶、悬菖蒲、洒雄黄、洗艾浴的习俗,特别是在许多地区,新生儿及产妇也要用艾叶水洗澡,这些习俗一直流传至近代。艾叶能杀菌消毒、洁净空气,对预防疾病的传播起到了很好的作用。

据考证,艾叶用于防病治病已有 3000 多年的历史。我国现存的第一部方书、战国时期的《五十二病方》中就记载有艾叶的疗效与用法,其后在历代本草中均有记载。艾叶最早的用途是灸,并与"针"齐名,而且有"医家用灸百病"之说。作为内服药,艾叶具有理气血、逐寒湿、温经、止血、安胎之功用。艾叶在古代的应用不仅仅是通过口服和针灸来治疗疾病,也有不少文献记载应用艾叶烟熏和艾叶煎水洗浴来治疗和预防疾病的。如春秋战国时期的《五十二病方》、东晋时期葛洪的《肘后备急方》等早期的医药著作中就有艾叶烟熏治病的记载。南北朝时期陶弘景编撰的《本草经集注》在艾叶项下记载有:"苦酒(醋)煎叶,治癣甚良。"唐代《药性论》亦有艾叶"醋煎作煎治癣"的记载,这种方法就是用加少量醋的水煎煮艾叶,洗浴患处治疗皮肤癣疾。说明汉唐时期就已普遍采用艾叶洗浴疗法治病。宋代的《陆氏积德堂方》载有用艾叶熏洗治疗鹅掌风,明清时期用艾叶浴治病的记载就更多了,民间用艾洗浴防治疾病的应用则更为广泛。近现代的《中华人民共和国药典》《全国中草药汇编》等重要药物学专著都有用艾叶外用(洗浴)治疗皮肤瘙痒、湿疹的记载;《熏洗疗法》介绍用艾叶洗浴治疗慢性溃疡、象皮腿;《蕲州药志》介绍用艾叶煎水先熏蒸后泡洗治疗多年筋骨疼痛、腰腿痛等有显著疗效。可见我国自古已有用艾叶煎水洗浴来治疗和预防疾病的习惯,这种用艾叶洗浴治病的习惯实是古代端午节洗艾澡的延续,并在洗艾澡的基础上发扬光大而来的,而且这种习惯一直延续至今。但遗憾的是,到了现代端午节的习俗仅划龙舟和吃粽子在某些地方尚有保留,洗艾澡这一传统习俗已经越来越少见了。

洗艾澡实际上是药浴疗法的一种。药浴疗法的应用最早可追溯至 3000 多年前的殷商时期,那时在宫廷中已出现了药浴。战国时期,士大夫们已盛行用兰草、艾叶等香料香药煎煮沐浴,以达到芳香爽身保健作用。其后,艾叶也被广泛地用于药浴疗法中,艾叶是这种疗法中最为常用的药材原料。洗艾叶浴特别在以下几个方面有其独到之处。

1. 艾叶浴特别适合于妇女　艾叶的渗透性和滋润性极好,具有神奇的滋养、修复效果,能快速促进血液循环,激活表皮细胞再生,可促进衰老细胞代谢,是敏感性及受损肌肤的修护极品。女性的肌体随着年龄的变化和防御功能的改变需要不断地保养和持久地呵护。艾叶的调经、暖宫、安神等功效不仅能够缓解种种不适,还对妇女内环境有着很好的调节作用,并能形成持久天然的保护屏障。对于寒气重、月经过多、脘腹冷痛、宫冷的人，洗艾叶浴尤其有效。艾叶的精油自然杀菌，浴后令皮肤光滑柔顺并散发出绿色蒿草的淡雅清香。此外，艾叶还有安胎作用，所以孕产妇艾叶浴不仅可以预防妊娠期感染，还可起到安胎作用。

2.艾叶浴特别适合于儿童 医学研究证实，初生婴儿皮肤缺乏天然保护功能，呼吸道也很容易受环境污染及病菌侵害，天然艾草植物精华，具有抑菌成分，能深层清洁肌肤污垢，杀灭细菌。同时，沐浴中艾叶的精油成分随水蒸气挥发出来，分布于儿童口鼻呼吸道中，既能杀灭其中的细菌、病毒，又可形成一道微膜屏障阻止细菌病毒的侵害。艾草精油成分还蕴含大量儿童肌肤所需要素，沐浴后在皮肤上也能形成天然保护膜，有效呵护肌肤。独特的天然清香可消去体味，使浴后儿童领略全新沐浴感受，祛痱爽肤，蚊虫不易亲近，更觉神清气爽。

3.艾叶浴特别适合于脚部 艾叶泡脚不仅可以防治感冒、失眠、消除疲劳，还可消除脚底真菌，去除脚臭、脚气，令脚部皮肤细腻光滑。经常用艾叶泡脚可以有效缓解不适，还可以调节内分泌，安神益气，增强免疫力，美颜健体。对于很多女性朋友的寒气过重、宫冷、月经过多、月经不调、脘腹冷痛用艾叶煎水泡脚都有很好的缓解作用。

在伟大的医药学家李时珍的故乡湖北蕲春县即有很多用艾叶浴的习惯，如在婴儿出生后第三天要洗一次艾水澡，并将艾绒少许敷囟门和肚脐上，用来预防感冒鼻塞或感染其他疾病。产妇在产后三天和满月，都要进行一次艾汤沐浴，用以消毒辟秽，温运气血，可以预防产后体弱发病。成年人一旦感受风寒，用艾一把煎汤洗脚，同时用艾叶七至九片，葱三至五根，煎汤温服取汗，即可告愈。皮肤瘙痒、湿疹、疥癣之类皮肤病，用干艾叶煎水洗患处，每天早晚各洗一次，洗后用艾叶药渣敷于患处 20 ～ 30 分钟，效果很好。

随着时代的进步，对艾叶的研究和应用更加全面和深入。今天在艾叶的品种、成分、药理、制剂、艾灸机制，以及艾叶产品研发、综合利用等方面，都取得了许多新的进步和成果。特别是化学成分研究方面，发现艾叶除挥发油以外，还含有鞣质、黄酮、微量元素及其他有机成分，现代对艾叶的研究表明，艾叶有较好的预防疾病及康复保健作用，艾叶中的挥发油有抗菌、抗病毒作用，能避疫驱"病邪"。此外，以艾叶为主制成的消毒香或多次以艾叶熏蒸洗浴，能显著提高健康人鼻分泌液中特异性免疫球蛋白 A 的含量，因此，长期应用艾叶洗浴也能增强人体的免疫机能，增强抗病能力，可明显减少感冒的发生率。这些研究结果充分说明，艾叶浴有一定提高免疫力、预防瘟疫传染的作用。可见，古代民间认为艾叶洗浴有防病、辟邪（瘟疫）的作用是有科学根据的，在流感流行之际医药学专家提出运用艾叶（包括艾叶烟熏和艾叶洗浴）进行消毒预防，也是有一定科学道理的。

可惜的是到了今天，无论是在民间还是在都市，已很少见到端午节洗艾澡的习俗了，究其原因，主要是现代人多生活在都市，无法采摘到艾叶；就是采到或购买到艾叶也无法像古代那样煎煮艾水用木桶或木盆来洗浴；艾叶水煎液颜色很黑，药渣难除，似乎也很不干净；最关键的就是现代人们对洗艾澡的重要性认识不足。因此，有必要加强对洗艾澡作用的宣传，使大家真正认识到，几千年来，就是端午节这个洗艾澡的良好习俗在预防疾病、祛除病邪、保健强身方面发挥了重要作用，使千百万老百姓免受瘟疫流行的威胁，为中华民族的生存繁衍发挥了积极作用。在当今疾病谱不断变化，新的、严重的传染性疾病（如 SARS 和禽流感等）不断出现的状况下，继续保持和发扬在端午节这个卫生节里洗艾澡的习俗是非常有必要的！

中药浴剂是一种深受广大群众欢迎，颇具发展前途的剂型。在我国古代民间，从南到北都有用艾叶煎水洗浴治疗和预防多种疾病的习惯，因此以艾叶为主药配以柔和性的洁体润肤的基质制成浴剂，不仅可作为一种医治疾病的药品，还可作为一种防病健身的保健品，具有较高的开发价值。上海一厂家以艾叶为主要原料，运用高科技手段和现代工艺研制而成的六神艾叶系列洗浴产品，包括艾叶沐浴露和除菌香皂，是六神品牌通过对艾叶进行现代化工艺的升华，以提取出的艾叶精油作为沐浴露、香皂核心成分，既能清洁保护肌肤，又能起到一定的预防保健作用，从而将中国古代端午节"洗艾澡"这一传统文化得到现代演绎，使洗艾澡变得更容易、更方便，更适合现代人的生活习惯和节奏，使都市人洗艾澡得以轻松实现。是艾叶这一传统中药"古为今用"的典范。艾叶浴剂的问世将会为推动都市恢复传统的端午节洗艾澡习俗发挥积极作用，她的推广应用将会为人类的健康做出应有的贡献。

三、艾食疗

艾叶又名香艾、蕲艾、艾蒿，性温，味苦、辛，入脾、肝、肾经。能散寒除湿，温经止血。适用于虚寒性出血及腹痛，对于妇女虚寒月经不调、腹痛、崩漏有明显疗效，是一种常用的妇科良药。现代研究表明，艾叶中含有软性树脂、挥发性精油、葡萄糖、鞣酸、氯化钾和维生素 B、维生素 C 及钙、磷、铁、锌等多种矿物质元素等成分。其所含的苦艾叶素能刺激血管收缩，增强人体网状内皮细胞的吞噬作用，提高人体免疫功能，对伤寒杆菌、结核杆菌、福氏痢疾杆菌、金黄色葡萄球菌、溶液血性链球菌、白喉杆菌和某些引起皮肤疾患的真菌，以及腺病毒、流感病毒具有杀灭和抑制作用。它对降血压、降血脂、缓解心血管疾病均有较好的食疗作用，是一种典型的保健食疗用品。

艾叶的营养价值也不容小觑。每 100g 野艾嫩茎叶含胡萝卜素 5.28mg，维生素 B 0.33mg，维生素 C 11mg。艾叶风干后含蛋白质 25.85%，脂肪 2.59%，矿物质 10.13%。民间也利用艾创造出不少食疗食补之品：艾草可做艾糍点心，加工成各种菜式和药膳。从养生的角度来说，鲜嫩的艾叶具有开胃健脾，增进食欲的功效。

艾叶食用在我国古代是比较常见的，一些经史书籍载有端午节"饮艾酒、食艾糕"的民俗记载，近现代艾叶的食谱在各地都有应用，在广东、福建等岭南地区，民间作艾饼、艾粑食用，今天在广东省中山市的早茶店里仍然有艾叶食品供顾客选用。近年来，随着人们保健意识的加强，一股食用艾叶之风正从乡村刮到城市，偏僻山区的艾糍粑、艾叶煎蛋、艾叶肉丸子等相继进入了一些酒家，深受食客欢迎。注意适时饮食、食疗养生的"煮妇"们也不落后，有意识地买来艾叶，烹制一些食疗养生菜给家人吃，以达到养胃、去湿、杀菌等目的。

安徽郎溪有一个叫郎溪上野忠食品加工有限公司专门生产艾叶食品类（艾糍粑、艾水饺、艾青团、艾香串、艾汤圆、艾酥饼、艾铜锣烧、艾香粥等），并主要是出口日本，深受欢迎。下面介绍一些艾叶的食用方法。

1. 母鸡艾叶汤

做法：老母鸡 1 只，艾叶 15g。将老母鸡洗净，切块，同艾叶一起煮汤，分 2～3 次食用。月经期连服 2～3 剂。

功效：补气摄血，健脾宁心。适用于体虚不能摄血而致月经过多，心悸怔忡，失眠多梦，少腹冷痛等。

2. 艾叶煎鸡蛋

做法：艾叶洗净后切碎（也可以先用开水烫一下以去除部分苦味），加入鸡蛋搅匀，加入盐、胡椒粉等调料。待锅热后加入适量油，煎熟即可。

功效：主治胃寒冷痛，开胃消食。

3. 艾叶红糖荷包蛋

做法：艾叶 10～15g 放入冷水中，大火烧开后小火再煮 15～20 分钟，然后沥出艾叶，打入 1～2 个鸡蛋，蛋熟后放入红糖，吃蛋喝汤。

功效：针对宫寒不调或宫冷不孕症，艾叶有暖宫止血安胎的作用，帮助养出优质卵子。

4. 川芎艾叶蛋

做法：川芎 6g，艾叶 9g，生姜 9g，鸡蛋 2 个，红糖适量。将上述诸药同鸡蛋放入砂锅内，加水共煮，鸡蛋熟后去壳再煮 10 分钟，去药渣加红糖调味，吃蛋喝汤，每日 1 次，连服 7 日。

功效：理气活血，暖宫调经。用于气滞血瘀之闭经。

5. 姜艾鸡蛋

做法：生姜 15g，艾叶 10g，鸡蛋 2 个，加水适量煮熟后，蛋去壳放入再煮，饮汁吃蛋。

功效：用于月经过多。它来源于古代名方中的艾姜汤，其中艾叶能暖气血而温经脉，专治女性气血寒滞、腹中冷痛；干姜能去脏腑之沉寒，最擅治下焦虚寒、胃部冷痛；而在艾姜汤中加入鸡蛋和红糖，则能补血活血、扶正祛邪，让人尽享"热情"的美味。

6. 艾叶鸡蛋汤

做法：先将嫩艾叶（约 30g）洗净，用开水烫一下以去除部分苦味。将两只鸡蛋打匀。加适量水于锅中煮开，加入少量熟油，再将烫好的艾叶放入锅中，水再次开时就可加入打好的鸡蛋，适度搅拌。加调味料（盐、鸡精等）即可出锅食用。

功效：艾叶有温胃止痛的功效，适用于胃寒冷痛。对于寒性便秘也有较好的作用。现代研究发现艾叶有抗菌、保护胃黏膜、利胆及缓解平滑肌痉挛的作用。这可能是该方有效的根本原因。

7. 艾叶蒜汤

做法：大蒜 50g，生荷叶 20g，生艾叶 20g，生侧柏叶 20g，鲜生地黄 20g，将各种材料混合一起捣成泥，以水煎服，

功效：平逆气、止血。适用于感冒、妇女虚寒痛经、崩漏。

8. 艾叶生姜水

做法：取艾叶 5g 左右，用清水洗净，加入生姜 3 片，放入容器中加水先用武火煎开，再用文火慢慢熬 15 分钟左右，一日服 3 ～ 4 次。

功效：治小儿咳嗽，尤适合于受凉、风寒咳嗽，效果明显。

9. 艾叶甜汤

做法：艾叶 15g，白糖 20g，共煮汤饮用。

功效：清热利湿，活血化瘀。适用于经来烦躁，尿赤灼痛，口干口苦，喜冷水，便秘难下，舌红苔黄，脉数无力。

10. 艾叶红糖水

做法：生姜 5 片，大枣 5 枚，艾叶 15g，红糖适量，水煎服。

功效：用于痛经。

11. 艾附茶

做法：为用干艾叶 9g、香附 10g，打成粗末，以纱布包好，置保温瓶中，加大枣 5 枚，以沸水适量冲泡，盖焖 15 分钟后分次饮用，1 日内饮完。

功效：温胃散寒，行气止痛。治疗受寒饮冷致脘腹疼痛，喜温恶寒，呕吐清水，大便稀烂等。

12. 艾叶茶

做法：取干艾叶 3g，冲沸水代茶饮，如怕苦可适当放点糖，每日3～4次。

功效：适于胃寒疼痛者饮用。亦可用于治疗便秘、排便不畅。

13. 艾叶粥

做法：取干艾叶 15g，粳米 50g，红糖适量。将艾叶加水煎浓汁，去渣后加水、米、红糖，煮粥食用。

功效：可用于妇女虚寒痛经、月经不调、胸腹冷痛的辅助治疗（阴虚血热者不宜食用）。

14. 艾叶薏仁粥

做法：艾叶 6g，鸡蛋 1 个，薏苡仁 50g，花椒、盐适量。将薏苡仁加水煮粥，备用。将艾叶与鸡蛋同煮至鸡蛋熟，取汤放入薏仁粥内；鸡蛋去壳，蘸花椒、细盐，与粥同食，每日 2 次。

功效：温中散寒、补益气血。治胃寒疼痛、气血虚弱。

15. 艾叶阿胶粥

做法：阿胶 20g，干艾叶 10g，红糖 1 大匙。干艾叶先以 3 碗清水煎煮20 分钟，倒出药汁。将阿胶捣碎，加入药汁中煮至完全溶解（边煮边搅），加红糖拌匀。每日 2 次。

功效：月经期间经量过多时服用。艾叶温经止血，散寒止痛，适用于痛经、小腹冷痛的调理。汉方把艾叶当作止血剂，其能缩短出血、凝血的时间，喝艾叶汁可改善月经量过多或经期过长。阿胶所含的胶蛋白，能帮助血液凝固，故有止血作用；同时又可以加速细胞和血红蛋白的增长，也有养血的功效。阿胶滋阴补虚、益肺，常用于功能失调型的子宫出血、血虚等症状。适用血虚体质者。注意，吃太多有的人会腹泻、胀气。

16. 艾酒

做法：将干艾蒿叶 200g 装入布袋，浸入 35 度白酒约 1.8L 中，加入砂糖200g，30 天后饮用。

功效：可用于治腹痛，止咳祛痰。

17. 艾叶肉圆

做法：把肉和艾叶分别剁碎后加入适量盐、姜、味精、花生油、生粉、鸡蛋拌匀，然后用常法加工成肉丸或肉饼。或煮，或煎，或蒸均可。

功效：开胃暖胃。

18. 艾叶水糕

做法：取干艾叶、黏米、糯米、砂糖各适量。干艾叶与黏米、糯米一起浸泡 2 小时，用打浆机磨成米浆；砂糖煮溶与米浆煮成糊状，入铜盆蒸 60 分钟，冷却后切件。

功效：开胃暖胃，适用于胃寒、腹泻。

19. 面粉蒸艾叶

做法：将新鲜艾叶去掉硬梗、枯叶，用清水将泥沙淘净，然后按 1000g 艾叶拌 250g 面粉的比例，掺匀拌散，使艾叶全部沾有面粉。然后铺入笼屉蒸约 30～40 分钟后出锅。蒸熟的艾叶呈灰白色，无浓烈的芳香药味。再盛在碗里，调入以香油、辣椒粉、葱、蒜泥等调制的味料即成。

功效：开胃暖胃，适用于胃寒、腹泻。

20. 艾叶饺子

做法：艾叶 300g，切碎；葱、豆芽、豆腐适量切碎。将以上材料拌匀，用盐、味精调味成馅。用面皮包馅成饺子形状，入锅中蒸熟或水煮均可。

功效：增进食欲。

21. 艾叶菜团

做法：将艾叶切碎，放适量面粉，用水、盐揉成面团，做成大小适中的艾叶菜团，入锅中蒸熟即可。

功效：通气血，祛寒湿，止血，安胎。尤其是端午节前后的艾叶，清嫩味鲜，可开胃健脾，增进食欲。

22. 艾叶青团（艾叶糍粑）

做法：糯米粉 180g，黏米粉 120g，艾叶粉 15g，芝麻、花生适量，猪油、白糖、黄片糖适量，柚子树叶或者芭蕉叶若干。

把花生和芝麻洗净后，分别入锅里炒香，然后放入搅拌机搅碎备用，黄片糖切碎加入花生芝麻馅里，再加入适当的猪油和白糖，搅拌均匀后，制成艾糍粑的馅备用。用适量的黄片糖放入锅中煮成水状，然后把糯米粉、黏米粉、艾叶粉置入大盆，加入黄糖水，一起搓揉，搅拌均匀，抓一团面，揉圆后，在中间挖开个洞，装入芝麻花生馅，然后轻轻包好，再揉搓一下成圆球状，蒸笼里垫上柚子叶，把做好的艾糍粑外表抹上一层花生油，然后轻轻置于柚子叶上，置炉上旺火蒸 20 分钟即可。

功效：有美容功能，是客家妇女坐月子必吃的点心，还可治感冒。

23. 艾叶月饼

做法：新鲜艾叶经清洗、用开水烫过后沥干，捣成艾叶糊，再配以砂糖、月饼专用油、低筋面粉、玉米淀粉和成品白莲蓉混合炒煮成馅料，用和好面包好用月饼模具压成月饼烤熟即可。

功效：开胃消食，有较好的食疗效果，风味独特且整体松软，口感好。

24. 艾叶粽子

做法：糯米200g，艾叶50g，椰丝1g，黑芝麻1.5g，白糖0.5g，杏仁0.6g，枣泥2.5g，粽叶适量。新鲜艾叶经清洗、用开水烫过后沥干、捣成艾叶糊，与黑芝麻、椰丝、杏仁、枣泥等混匀，包于糯米之中，外包粽叶，蒸熟即可。

功效：开胃消食、温胃暖经，用于胃寒、胃痛、妇女虚寒痛经。

25. 艾叶绿豆饼

做法：艾叶100g，绿豆粉500g，食用碱5g，植物油100g，酥油4g，糖80g。新鲜艾叶经清洗、用开水烫过后沥干、捣成艾叶糊，与绿豆粉、植物油、糖等揉和混匀，用饼模压制成型，蒸熟即可。

功效：开胃消食、温胃暖经，用于胃寒、胃痛、妇女虚寒痛经。

26. 艾叶饼

做法：将艾叶打成浆，再用糯米粉做成一个个艾叶饼，口感上有很香浓的艾叶香，并有少许的艾叶苦味，吃后齿颊留香。

功效：有美容养颜的功能，是妇女坐月子的理想点心，并对感冒有一定的治疗作用。

制作艾叶食品时应选用新鲜嫩叶最好，没有新鲜嫩叶时也可选用干艾叶，用前用冷水浸软，除掉坚硬的叶柄、叶脉，开水燖过之后即可用于制作艾叶食品。

艾叶食品的食用一般来说是安全的，但中医传统就认为，是药三分毒！这是指除少数真正的毒性药物外，无毒的中药本身都有一些寒热温凉的偏性（少数平性中药例外），这些偏性药物长期或过量服用自然会对人体产生一些毒副作用，艾叶在《中国药典》中记载是有小毒的，现代研究表明其毒性成分主要是含艾叶所含的樟脑、芳樟醇、侧柏酮等成分，这些成分有挥发性，在艾叶的加工、煎煮过程中都会挥发掉，如郎溪上野忠食品加工有限公司对艾叶的前处理方法是将艾叶用清水洗净后，入大锅里煮开，其间加一点点苏打粉一起同煮，煮好艾草好，捞出再用清水洗净，然后挤干水分备用。这样的前处理方法基本上可以把艾叶中的微毒性成分或刺激性物质完全除去。民间制作艾叶食品也都会将艾叶放到滚开的水中煮一二番，说是除味，实际上是除去艾叶中的微毒性成分或刺激性物质，这样制作的艾叶食品可以放心食用。所以，艾叶食品只要按正常剂量食用是安全的。特别提醒大家在制作艾叶食品时应该注意两点：一是制作艾叶食品时一定要把艾叶放入滚开的水中燖一下以除味，二是食用时应适可而止，不可以超量食用，且最好是对症应用。

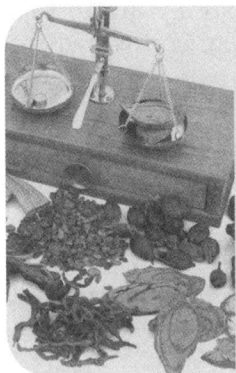

第八章
梅全喜与艾叶

第一节　梅全喜教授的艾叶人生

　　我这一生可以说是与艾叶结下了不解之缘，出生不久就与艾叶有了接触，能记起最早的事是搓艾叶、泡艾脚。大学毕业后最早进行研究和开发的也是艾叶，出版的第一本单味药专著是《艾叶》，在艾叶研究过程中也结识了许多的"艾"朋友。所以在这本《艾叶的研究与应用》出版之际，我不得不费点笔墨介绍一下我的艾叶情怀。

一、出生医家好拼搏

　　我是 1962 年 5 月 6 日出生在我国明代伟大的医药学家李时珍的故乡——湖北省蕲春县桐梓乡大屋村，能和李时珍同乡是我一直感到庆幸和骄傲的事情。祖父梅友三，自学中医外科，但因家境富裕，未曾行医，只是偶尔帮助乡里患病的人治疗一下。父亲梅锡圭（1914—1991），自幼喜学医术，20 多岁便开始行医，在李时珍故乡行医 50 多年，活人无数，其医术为当地百姓所称颂，为蕲春县名老中医，晚年被推举为县人大代表。可以说我是出生在一个典型的世医家庭里。

　　1965 年初，母亲患病去世时，不满 3 岁的我便开始了跟随父亲的行医经历。在桐梓乡卫生院里，父亲一边行医，一边照顾年幼的我。在五六岁时，父亲出诊看病就带着我，无论是白天还是黑夜，无论是翻山还是越岭，都跟随父亲身边。父亲给我讲药物故事，讲行医经历，讲李时珍的传说，讲华佗的刮骨疗毒和开颅的高超技术。我被这些故事深深地吸引住了，在幼小的心灵里种下了热爱医药的种子，我的童年和少年就是这样在医院里度过的。受家庭及周围环境的影响，我自幼就立志学医。但当时的社会环境并不好，加之出身问题，父亲经常受到批斗，自幼受到歧视，感到前途很渺茫，从医的可能性很小。但我没有放弃自己的理想和愿望，从小学三年级到高中，每次考试成绩在班上都是名列前茅。到1977年恢复高考时，已接近高中毕业的我抓住机遇，奋力拼搏，终于在1978年应届高中毕业高考时取得桐梓中学总分第一名（高出第二名60多分）和全区（三个乡镇）总分第二名的好成绩，并成为桐梓中学历史上第一个应届毕业生考上大学的人，也是当年该校唯一一个考取大学的人。这件事当年在桐梓乡轰动一时。

填报高考志愿时，我毫不犹豫地把湖北中医学院（现湖北中医药大学）中医专业作为第一志愿填上，但学校在录取时却考虑到我的化学成绩特别突出而将我调到中药系学习中药专业。1978年9月，带着对中医药学的憧憬，满怀期望地来到了向往已久的中医药高等学府——湖北中医学院，开始了为期四年的艰苦学习历程。在校学习期间，凭着对中医药学的热爱，认真学习，刻苦钻研，各门功课都取得了较好的成绩，多次受到老师和同学们的表扬和称赞。我的老师、湖北中医学院原中药系主任詹亚华教授在为我的《艾叶》专著（第一版）撰写的《序言》中对我在校的情况做了如下描述："学人梅全喜是我的爱徒……在就读期间，一直品学兼优，表现出过人勤奋与聪慧。"我的同学则在我的毕业纪念册上写道"李时珍第二"，这道出了同学们对我在校期间学习成绩的肯定和对我未来工作的期望，其实也说出了我自己的愿望、理想和目标。回顾我走过的30多年的专业道路，我一直是沿着这个目标在努力！虽然我知道这个目标很难实现，但我想只要付出了努力，结果如何是没关系的！人生一定要有一个目标！

二、与艾情深结硕果

对于艾叶我有一种说不出的感情，听父亲讲：在我出生3天时就洗过艾水澡，我想艾叶应该是我最早接触的中药，艾叶也是我认识最早的中药，因为在我的家乡有"户户种植，家家收藏"艾叶的习惯。在我家的菜地里一直有一小块地种艾叶，每年端午节收割回来扎成一把一把，悬挂在门窗和墙壁上，经过十天半月晾干后再收藏到家里的阁楼上，以备急用之需。所以，在我的家乡还有"家有三年艾，郎中不用来"的谚语，在我的记忆中我们村上基本是每家每户都有种植、收藏艾叶的习惯。但令我记忆最深的有两件事：一是我6岁时，一位表嫂生小孩，我被叫过去帮忙搓艾叶，将艾叶抽去筋（叶脉），搓成团（只有家族中健康小男孩才准许做此事），再用此艾叶团冲开水待温后为新出生的小孩洗浴，说是可以防病驱邪保平安；再就是小时候每遇风寒感冒时，父亲便用艾叶煮水泡脚治疗，效果颇佳，从不用吃药打针。而我小时候最怕的就是吃药打针，这使得我对艾叶特别有感情，这也是后来我选中艾叶作为长期研究目标的缘故。

1982年8月，我从湖北中医学院中药专业毕业，获得学士学位，分配到湖北蕲春李时珍医院从事中药制剂工作，我还清楚地记得，到李时珍医院报到的第一天就专程到李时珍陵园拜谒李时珍。站在李时珍墓前，我默默许下心愿：作为李时珍的同乡，又是同行，一定要以李时珍为榜样，在中医药学事业做出一点成绩，不辜负父亲、老师和同学们的期望。

大学毕业后即着手开展对艾叶的研究工作，但只能利用业余时间，边收集资料，边进行考证和实验研究。先后发表了《蕲春道地药材——蕲艾及临床应用》《不同产地艾叶的挥发油及微量元素含量的比较研究》《不同采集期艾叶（蕲艾）挥发油含量的比较》等论文，为开发蕲艾系列产品提供了科学依据。

我利用在制剂室工作的条件积极开展艾叶产品研发工作，最早开发的产品是蕲艾油和艾地合剂，蕲艾油主要是从当地产的蕲艾中提取挥发油，配以消炎止痒的药物制成蕲艾油搽剂，主要用于蚊虫叮咬及皮肤过敏引起的瘙痒。艾地合剂由蕲艾叶和地榆两味中药制成，先将艾叶水蒸气蒸馏，收集挥发油，再把艾叶药渣和地榆合并煎煮，将煎液浓缩后与挥发油合并制成合剂治疗细菌性痢疾，观察83例，有效率达92.77%，后改剂型为口服液在临床推广使用，效果显著。

1987年10月，我调到蕲春县药品检验所工作，随后任副所长并负责筹建李时珍中医药研究所，这期间我一直在考虑李时珍中药保健腰带的研制事宜。1990年1月李时珍中医药研究所正式成立，由我任所长，我便把保健腰带的研制工作作为研究所成立后的首要工作任务。首先设计了药物处方，以蕲艾叶为主药，配以独活、白芷、细辛、川草乌、杜仲、续断、淫羊藿、补骨脂、肉桂、丁香、花椒、八角茴香、当归、川芎、薄荷脑等药物。接着设计出腰带部分，腰带内放置有中药袋，其特征在于药袋放置在腰带内，腰带为两层，内层为通透性好的细棉布，外层为无通透性纤维布，药袋也为两层，内层为通透性较好的细棉布，外层由两层构成，为无通透性纤维布，药袋内装有经粉碎混匀的处方药物。其特征是在腰带内放置有一中药袋，中药袋内放置有以蕲春特产蕲艾叶为主，辅以多种散寒、祛风、除湿、补肾、活血、止痛等中药材，另外还有起透皮吸收促进作用的中药材。系上本腰带，将药袋对准腰痛部位或肾腧穴，中药的有效成分在体温作用下缓缓释放出来，直接作用于人体疼痛部位皮肤及神经或经络腧穴而起治疗作用。本产品经蕲春县人民医院、湖南中医学院（现湖南中医药大学）第二附属医院等单位的临床疗效观察表明，对各种腰痛均有效果，治愈率在94%以上。这是我开发的以艾叶为主、上市公开销售的第一个产品。

该产品通过湖北省卫生厅组织的成果鉴定，认为达国内先进水平，鉴定会后委托湖北省专利事务所朱盛华代理申报实用新型专利，申请号CN90208392.9，国家专利局1990年6月6日受理申请，1991年1月30日公告授权。获得专利权后，我的第一想法是转让给县李时珍制药厂生产，但当时的厂长认为这个产品属于医疗器械类，而李时珍制药厂主要是生产药品，所以洽谈几次，并未成功转让。我们在继续寻找转让的同时又经蕲春县卫生局批准在蕲州李时珍医院专门成立了蕲春县李时珍保健品厂以生产推广应用这个专利产品，随后，经蕲春县卫生局批准该厂归属到李时珍中医药研究所领导并搬迁到县城建厂投产。投产当年实现产值13万元，利税4万元，1992年实现产值35万元，利税15万元。1991年初，李时珍中药保健腰带转让给钟祥市保健品厂生产，协议规定该专利在湖北省境内独家转让，专利转让费是先付1.5万元，生产销售后按销售额的2%提成作为专利转让费。该厂投产当年销售额达50多万元，第二年即超过200万元。该项目还获得1992年度蕲春县科技进步奖一等奖。并经县科委和团县委的推荐，我还获得省科委和共青团省委联合授予的"湖北省青年科技精英"称号。当时，县里正在进行第二批享受国务院政府特殊津贴专家推荐，经过科委、人事局的考察推荐，县里将我作为候选人进行了推荐申报。申报材料的重点也是这个以艾叶为主研发的"李时珍中药保健腰带"，1993年底获得国务院批准，正式获得享受国务院政府特殊津贴专家称号。可以说，当时我的这个荣誉称号的获得是与我的艾叶研究取得的成果密切相关的。

1993年9月我接受邀请担任广东省博罗先锋药业集团有限公司药物研究所所长，10月20日来到罗浮山下安家落户，从事新药的研究与申报工作。

人虽然离开湖北了，但并未放弃艾叶的研究工作，我把研究的资料进行整理，撰写出论文先后在《中药材》《时珍国药研究》等杂志上发表。并整理编撰出《艾叶》书稿，交给中国中医药出版社李占永主任审核出版。1997年4月我调入广东省中山市中医院工作，1999年9月《艾叶》一书正式出版。随后，我把艾叶的研究成果整理申报了中山市科技进步奖，获得中山市科技进步二等奖。

三、以艾会友获进步

我研究艾叶最大的收获是通过艾叶研究认识了很多的"艾"朋友，与很多著名的中医药专家以"艾"会友，如中国科学院（以下简称中科院）华南植物所林有润教授、中国中医研究院中药研究所原副所长胡世林教授、中国中医研究院中药研究所谢宗万教授、中国中医研究院广安门医院谢海洲教授、香港浸会大学中医药学院副院长赵中振教授、日本富山医科药科大学难波恒雄教授等都是通过艾叶研究结识和交往的。如难波教授 1987 年 11 月第一次到湖北蕲春访问，当时我作为专业人员参与接待，我向他介绍蕲艾，他很感兴趣，问了很多关于蕲艾的问题，临走时我送了一些蕲春特产给他，他说最想要的是一份蕲艾标本，我们不仅送了标本还送他一些蕲艾的药材，他很高兴！后来我们一直保持联系和交往，我写《艾叶》一书时邀请他为我题字，他欣然应允，用中文题写："蕲州艾叶，蓬之精英，生寒熟热，阴中之阳，生于田野，端午节临，仅采悬户，辟疫而已。"胡世林教授在他担任中国中医研究院中药研究所副所长时主编《中国道地药材》，曾致信我帮忙采集蕲艾标本，我按他的要求采集制作好标本和药材样品邮寄给他，后来在他主编的《中国道地药材论丛》中提到这个标本：湖北（Hubei）：蕲春（Qichun），cult in field，June 4，1990，Mei Quanxi，900612（CMMI）。此后，我在艾叶研究上得到他诸多的指导和帮助，我在做艾叶不同产地品种质量研究时胡老师免费给我提供产于四川的艾叶样品，我写《艾叶》专著时他为我写序，他在序中写道："早在 16 世纪，李时珍之父李言闻就专门为艾叶立传（《蕲艾传》）……五百多年之后，曾在李氏父子故乡工作过多年的梅全喜先生，执着于蕲艾的研究与开发，广收博采，考古论今，著成 20 余万字的《艾叶》一书，可谓艾之新传。艾为北半球一广布野草，古今学者两次以其为题著述，实属罕见。"

赵中振教授在中国中医研究院中药研究所工作时我们就认识，但他很快就赴日本留学，一直较少联系，直到他应聘来到香港浸会大学中医药学院工作时我们才又有了密切的联系，这种联系与艾叶有密切关系。他刚到浸会大学时我就把我的《艾叶》送给他指正，他在大公报上撰文介绍艾叶，文章初稿先发给我看，让我提意见。赵教授在香港成立《本草纲目》读书会"，我在中山积极响应，2011 年 6 月 17 日我在中山中医院承办了第六次《本草纲目》读书会，主题就是"艾叶与《本草纲目》"，由我做主题演讲。近来赵教授协助香港健康卫视拍摄 50 集纪录片"《本草纲目》药物故事"，他确定拍摄的第一集就是艾叶——《从艾出发》，在赵教授的邀请下我也积极参与纪录片文字稿的审定修改工作，在拍摄阶段还作为艾叶专家专门接受香港健康卫视的采访。当香港健康卫视记者王晓玲采访结束时对我提出最后一个要求：请您用一个形容词或短句来形容艾。我不假思索地答道：艾为保护中华民族的生存与繁衍发挥了重要作用，她不仅是一味重要的药物，也是一个"伟大"的药物。我在这里用"伟大"两个字来形容艾叶不知是否妥当？但我个人坚持认为，在欧洲导致超过数千万人死亡的流感大流行，为什么在中国没有出现过呢？这里面的因素很多，但我国民间广泛流行的端午节挂艾叶、熏艾烟、洗艾澡的"辟邪"习俗应该说发挥了重要作用。

我在进行艾叶的品种、道地产地考证时就多次请教谢宗万教授并引用了谢老的"中药品种理论"，书稿完成时他为《艾叶》题字"研究道地药材在继承的基础上创新开发意义深远"。中国中医研究院广安门医院谢海洲教授对我编写《艾叶》一书也给予了支持和鼓励，他告诉我清代宫廷里对艾叶的应用十分重视，在清宫医案里有很多艾叶应用的记载。他为《艾叶》题字："犹七年之病，求三年之艾。"并以"七年之病，求三年之艾——向读者推荐一部《艾叶》专著"为题，在《健康报》1999年10月29日第294期第2版上撰文介绍《艾叶》。

林有润教授是我国蒿属植物分类的专家，我经常请教他艾叶的分类及品种问题，《艾叶》一书第二章中"艾叶的品种基原与植物形态"部分是由他帮我仔细审阅把关的，给我提出了许多的有益建议和意见，为确保本书的质量发挥了重要作用。到后来我们还合作在中山举办了一次"国际菊科艾蒿类植物研究与应用学术研讨会"，林教授作为大会学术委员会主席，我作为大会学术委员会第一副主席一起筹办会议，我在大会上做了"艾叶的研究新进展"学术报告，有10多个国家和地区的100多位专家参加会议，取得圆满成功。

也有不少的学生是通过艾叶研究与我交往的，如大连医科大学基础医学院的赵宁硕士，她是在研究"艾叶提取物对细菌性皮肤致病菌的抑制作用"时致信向我请教问题，我给她提供了一些技术指导，她研究的结果表明，艾叶浸提物对金黄色葡萄球菌、大肠杆菌、枯草杆菌、芽孢杆菌均有明显的抑制作用，尤其对金黄色葡萄球菌的抑菌效果最好。研究结果发表在《中药材》2008年第1期上。还有扬州大学医学院戴小军硕士在开展他的硕士论文课题"艾叶提取物体外抗肿瘤作用的实验研究及机理探讨"研究时致电我请教问题，我认真和他探讨有关艾叶问题，并把我的《艾叶》一书快递给他参考。他的实验选择在临床上应用最广泛的蕲艾叶及野艾叶，应用系统溶剂分离法，获得蕲艾叶和野艾叶正己烷提取物、乙酸乙酯提取物、正丁醇提取物、乙醇提取物。采用常用的体外抗肿瘤药物筛选方法——MTT法，观察蕲艾叶及野艾叶各种提取物体外抗肿瘤作用。结果表明，蕲艾叶及野艾叶的乙酸乙酯提取物和正丁醇提取物在100μg/mL剂量下，对人肝癌细胞株SMMC-7721、人胃癌细胞株SGC-7901、人宫颈癌细胞株Hela细胞的抑制率均＞50%，其IC_{50}＜100μg/mL。分离培养Ⅰ类致癌因子——幽门螺杆菌，并用幽门螺杆菌作为筛选工具进一步寻找确证抗肿瘤活性的药效物质基础，采用琼脂稀释法测定艾叶各种提取物的最小抑菌浓度。结果表明，蕲艾叶及野艾乙酸乙酯提取物具有较强的抑制幽门螺杆菌生长的作用，两种艾叶乙酸乙酯提取物最低抑菌浓度（MIC）均为 2.56mg/mL。

艾叶是一种广谱抗菌、抗病毒的药物，它对多种细菌和病毒都有抑制和杀伤作用，但艾叶抑制 HP 活性、抗肿瘤活性及相关实验研究报道处于空白。戴小军的实验观察了蕲艾叶、野艾叶提取物对 HP 的体外抑制作用和对人癌细胞株的细胞毒作用，确定了蕲艾叶、野艾叶体外抗 HP 的活性部位和体外抗肿瘤的活性部位，他的研究为艾叶抗 HP 及抗肿瘤的进一步研究奠定了基础。

还有中山市出入境检验检疫局刘志红、姜克明两位工程师对艾叶研究也颇有兴趣，他们邀请我担任顾问申报了"艾叶纤维的特性与应用研究"科研课题，并获得中山市科技局立项资助，他们在研究中发现艾叶具有较好的抗紫外线辐射功能，这一新的发现为开发艾叶纤维防紫外线织物和艾叶护肤防晒化妆品提供了基础依据。

《艾叶》一书出版后，受到不少专家的肯定，他们撰写书评，积极推荐。除了谢海洲教授在《健康报》（294 期）上撰文介绍《艾叶》之外，《中国医药报》主任记者黄每裕先生也在《中国医药报》（1999 年 11 月 27 日第 4 版）上发表"梅全喜出版药学专著《艾叶》"一文进行推介。从此，我和黄主任相交密切，我后来主编的《中成药临床新用》和《中药熏蒸疗法》等专著出版时他都有为我撰写介绍性文章或书评发表在《中国医药报》上。2004 年初，他专程到中山对我进行了细致的采访，写成"梅花香自苦寒来——记青年中医药学专家梅全喜"（载于《中国卫生人才》2004 年第 5 期 54～57 页）、"但愿无愧李时珍"（载于《健康报》，2004 年 6 月 10 日第 6 版）、"此生传承李时珍——记青年中医药学专家梅全喜"（载于《中国药业》2004 年第 9 期 17 页）等通讯文章推介我，需要说明的是他的采访及后来多篇文章的刊登全部都是免费的。

湖北省浠水县历史上应属于蕲州管辖，浠水县药检所所长毕焕新主任中药师是我亦师亦友的前辈，他在学术上求精，在生活上朴素，一直是我学习的榜样。我在故乡蕲春主编《蕲州药志》时就邀请他参加，他承担并按时高质量地完成了"果实种子类药"的编写任务。《艾叶》出版后我最早就寄送一本请他批评指正，他很快就写成一篇"评《艾叶》"的文章发给我，并告知也同时投稿到《中药材》杂志上，不久该文在《中药材》2000 年 7 期 433～434 页刊出，文中提出了几处问题的确是在出版时没有注意到的。

另一个为《艾叶》写书评的是江苏启东吕四镇的名老中医孙启明老师。我在读大学时就从杂志上看到过孙老师写的关于中药配伍煎煮对有效成分溶出影响及药学史方面的文章，但真正认识是 1983 年在蕲春县濒湖宾馆召开的"全国首届药学史学术会议"上，此后一直和孙老师保持联系，其实《艾叶》

一书在编写中也得到他的指导。他收到我的《艾叶》后3天时间就写好了书评文章"喜读梅全喜新著《艾叶》",并发表在《时珍国医国药》2000年4期384页上,他在书评中首次提到了"艾叶文化",他说"梅全喜多年来从事临床药学的研究,他已成长为一位临床学家,一片艾叶,搜罗百家,竟成大器,真是奇绩。现代社会奉扬'文化',凡事都称'文化',而梅全喜的《艾叶》一书倒是名符其实的'艾叶文化'。李言闻《蕲艾传》失传400余年,如今由梅全喜重塑辉煌,实在是'艾叶文化'的一段佳话。"

为《艾叶》写书评的人中也有我完全不认识的,刊登在《羊城晚报》2003年2月19日B7版的"道地《艾叶》"一文的作者古清生先生,到今天我仍然不认识。我是在写这篇文章时才从百度上搜索到"古清生"的一些情况:客家人,祖籍江西,出生在湖北,曾从事地质勘探、宣传和专业写作等公职,1994年辞职到北京从事职业写作,自由撰稿人,著名畅销书作家,现主要做产业研究、地域文化考察、独立评论和美食美文写作,已出版长篇小说、散文集和报告文学集二十余部。从他的一篇游记中知道他到过蕲州李时珍故居及陵园、纪念馆参观,他的《艾叶》一书是从书店购买或是从李时珍纪念馆中买到的不得而知,但他在文章中对《艾叶》的评价却是令我记忆犹新:"公元16世纪,著名医药学家李时珍的父亲李闻言著有《蕲艾传》,为艾叶立传云:产于山阳,采以端午。治病灸疾,功非小补。500年以后,李时珍的同乡梅全喜再著《艾叶》(中国中医药出版社),记录其用现代技术炮制艾叶,萃取、提炼和分析艾叶的物理与化学药性,广收博论,考古论今,蕲人对医药执著。一般蕲人社交,相识便要告诉蕲春有四宝:蕲龟、蕲蛇、蕲竹、蕲艾。又说,过去都是贡品。确实有趣,以笔者亲口品尝过的蕲芹论,其芬芳程度强于所能品尝到的芹菜。而从道地的观念来看,《蕲艾传》和《艾叶》可称道地药书。"

四、推动艾叶研发多

通过艾叶研究,我还结交了很多企业界的朋友。《艾叶》专著出版后,最早与我联系的是河南南阳汉医艾绒有限责任公司的柏华卿总经理,他们公司专门生产销售艾条、艾粒、艾绒等艾灸类产品,其主营产品有艾灸条系列、艾灸粒系列、无烟艾灸条系列、自贴艾粒系列、自贴艾灸管系列、艾叶精油系列、疼痛油系列,近年来还开发生产灸疗器械(具)类:单孔实木灸盒、多孔实木灸盒、面部经络温灸棒、身体经络温灸棒、五眼灸器、香熏灸炉等,是国内规模最大的专门生产销售艾灸类产品厂家之一。他曾多次来到中山拜访我,告诉我《艾叶》一书对于公司艾灸类产品的研发具有重要的参考价值,也多次邀请我到他的公司参观指导。我随中山市中医药学会组织的中医药文化考察团赴河南南阳和安徽亳州等地进行考察，于 2010 年 3 月 24 日到达南阳，在参观完医圣祠、张仲景墓等名胜后，柏总接我到他的公司参观了产品展示及生产车间，看到展示厅内琳琅满目的艾灸类产品，心里真的有点感动，柏总他们为我国艾灸类产品的研发和推广应用的确是做了大量的工作。晚上柏总设宴招待我，除了他的家人参加，还邀请了南阳仲景国医院针灸科潘华主任作陪，席间自然谈到艾叶产品的开发问题，我给他的建议是除了艾灸产品，还可以开发艾叶的其他类型应用产品。

谈到艾叶产品开发不能不提到南阳国草科技开发有限公司（以下简称为南阳国草）的徐景远总经理，他从 2002 年开始就选用艾叶为主研制出了国草艾叶香烟（香烟替代品），不含有任何烟草成分（包括尼古丁），艾叶香烟通过吸食的方式，对口腔、鼻腔和支气管等呼吸系统进行间接艾灸，给吸食者的呼吸器官带来有益作用，同时还能有效预防口腔、鼻腔和支气管的各种炎症，艾草散发出的烟雾还可有效预防流行性疾病，抑制空气中传播的各种细菌、病毒，并可达到清洁口腔、清新空气的作用，同时用它替代香烟还可起到戒烟作用。产品研制出来后，他专程到中山来送给我品鉴，并要我为他的产品提供科学的理论依据。我很赞赏他的创意，接受他的委托，查阅了所有关于艾烟的研究文章，写成"艾烟的化学成分及药理作用研究进展"一文，并推荐到《时珍国医国药》杂志（2003 年 8 月第 8 期）刊登。

2003 年 6 月 3 日南阳国草在北京民族饭店举行的"端午话艾草"座谈会，邀请中国中医研究院教授傅世垣、翁维健、谢海洲，广东中山市中医院主任中药师梅全喜，中国吸烟与健康协会副会长张义芳、常务副秘书长沈尔礼等出席，中央电视台、《健康报》、《中国中医药报》、《经济日报》等记者参加，我在会上做了"端午话艾叶"的发言，并介绍了艾叶烟熏的药理作用。会议之后，徐总提出要聘请我担任南阳国草的技术顾问，主要负责为他们的产品研发及推广应用提供技术支援，我几经考虑之后同意担任，徐总专门赶到中山与我签订顾问协议。此后的两年多时间里我为产品的研发及推广做了一些工作，包括协助他们改进口味、设计新的药物组方、到深圳等地出席推广会议，在会议上围绕艾叶及艾叶烟做学术讲座。由于该产品受到国内管理体制的限制，国家食品药品监督管理局认为这个产品是香烟，应属烟草局管理审批，而国家烟草局则认为这个产品没有任何烟草成分，不属于烟草管理范围，致使无法申请到正式生产的批文号，使这个产品这几年的生产销售主要满足外销和国内老客户的试用需求，无法大批量在国内上市销售，实在遗憾。

湖南三片叶植物开发有限公司喻晓彬董事长也是一个热衷于艾叶产品开发的有心人，早在 2005 年我在中山举办"国际菊科艾蒿类植物研究与应用学术研讨会"时，他由曹晖教授介绍前来参会，带来了他们的主打产品"艾香抗菌条"，我在大会学术报告时作了介绍，还向他赠送了我的《艾叶》著作，我们因此认识，他也多次邀请我到公司考察指导。他们公司主要生产销售以"艾香抗菌条""精制温灸艾条"为代表的产品，特别是自行研发的"艾香抗菌条"，通过卫生部门权威检验合格，用于空气灭菌、消毒，抑制流行性感冒病毒及其他细菌、病毒在空气中传播的熏香产品，非常适合家庭及其他室内场所，深受广大消费者的欢迎。

2010 年 3 月 18 ～ 21 日我和太太随我院药学部组织的员工湖南湖北体验高铁观赏樱花游，19 日到长沙，喻晓彬总经理得知后想请我到公司考察，但时间太紧未能成行，晚上他在火宫殿请我们吃长沙小吃，席间详细地向我介绍了这几年公司的飞速发展状况，特别是艾香抗菌条 2008 年、2009 年在长沙地区销售量不断提高，这个产品基本上得到长沙地区人民的接受和喜爱。我则对他们的发展表示了祝贺，并表示愿意为他们的产品研发提供力所能及的支持。最近几年他们公司发展更是进入快车道，2009 年在湖南宁乡市投资新建 6000 多平米的生产厂房，一次性通过国家 GMP 认证，2011 年又在宁乡建立了 1000 亩的中药材种植基地。目前除了生产销售艾叶为主的产品，还生产销售各种中药饮片。

山西向阳生物科技有限公司（山西香树林生物科技有限公司）总经理武成维也是一个艾叶产品开发的热心人，公司本是国家发改委、农业部定点生产农药杀虫剂和日化产品的企业，但他在生产销售定点产品的同时积极开发艾叶产品，先后多次来到中山请教艾叶产品研究开发问题，并邀请我到公司所在地山西交城实地考察山西艾叶品种及质量情况，指导艾叶产品研发。根据我的建议他还亲自到李时珍故乡蕲春购买蕲艾种苗回山西种植，用以弥补山西地产艾叶质量的不足，他们积极开展艾叶产品的研究工作，完成的"艾叶茵陈精油电蚊香滴液"研究，经科技主管部门组织的专家鉴定达国内领先水平；完成的"艾叶苍术熏蒸液的研制"获吕梁市科技进步奖二等奖。先后开发出纯天然艾叶蚊香、艾油电热蚊香、艾叶抑菌香皂、艾叶抑菌沐浴露、洗发露、艾叶保健枕等产品，在当地市场颇受消费者的欢迎。

具有 110 多年历史的上海家化联合股份有限公司（简称为上海家化）是国内化妆品行业首家上市企业，也是最早通过国际质量认证 ISO9000：1994 年的化妆品企业，更是中国化妆品行业诸多国家标准的参与制定者之一。2009 年介入艾叶产品研发，推出艾叶除菌系列产品，倡导中医防疫理念，主要有艾叶健肤沐浴露（分清凉型、滋润型、止痒型、祛味型四种）、艾叶除菌香皂（分清凉型、滋润型、止痒型、祛味型四种）、艾叶健肤花露水和艾叶抑菌洗手液等，受到市场的热烈欢迎。2011 年端午节前夕，上海家化通过中华中医药学会推广中心的郭宇博主任与我联系，向我推荐艾叶除菌系列产品，试用后感觉很好！说实话，研制开发艾叶洗浴保健用品是我在湖北蕲春工作期间的梦想，为此曾到蕲州化工厂找过技术人员商议研制开发工作，后因经费不足，我又离开蕲春南下，致使这个梦想无法实现。今天上海家化帮我实现了这个梦想，从心里感到高兴，我特地撰写了一篇"端午话艾浴"科普文章，发给《中国中医药报》的海霞老师，端午节前夕报纸刊出了这篇文章。

端午节前夕我还应上海家化公关部马杰婧经理邀请到广州珠江新城接受南方卫视罗杰夫记者关于端午节民俗的电视采访，介绍端午节洗艾澡的习俗及医疗保健价值，并现场示范煮制艾叶汤。该节目于2011年6月6日端午节晚上七点在南方卫视都市频道（TVS-2）"城事特搜"栏目播出，受到南方地区观众的好评。

上海家化的艾叶系列洗浴产品自2011年全面上市，迅速成长为六神品牌的重点产品线，2012年该系列产品创收近亿。他们公司在艾叶产品上市后消费者使用反馈的调查报告中，对消费者购买六神艾叶系列的动机做了如下分析："艾叶"是消费者选择六神"艾叶"系列最主要的动因：中草药成分及广泛认可的杀菌、止痒、驱蚊的功效；多品类使用者：对于"艾叶"的偏好和信赖，往往有一些肌肤小问题，因此更看重"艾叶"除菌、止痒功效而选择这类产品。事实上，含艾叶洗浴用品对于一些轻微的皮肤疾病如瘙痒、湿疹、皮炎及痱子等的确有很好疗效。

在艾叶洗浴用品开发方面做了大量工作的还有湖北蕲春李时珍医药集团有限公司，该公司是1998年由台商独立投资5000万美元，并购李时珍制药厂等企业组建而成的，总部设在李时珍故里湖北蕲春县的本草纲目科技园内，集团在林朝晖总经理的带领下，以"传时珍医药伟业，谱本草科学新篇"作为公司的文化理念，继承李时珍及《本草纲目》中的宝贵医药经验，积极研究开发新产品。他们根据《本草纲目》中关于蕲艾的记载及我国很多地方自古就有用艾对全身各部位洗浴的习惯，如婴儿出生后用艾煎水洗澡，妇女产后用艾煎水沐浴，成人用艾煎水洗脚等，选用蕲春道地药材蕲艾为主药研制开发出了艾婴康婴儿型蕲艾沐浴膏和艾阴洁皮肤黏膜抗菌洗剂，投放市场后深受消费者的欢迎。前者适用于婴幼儿及成人，在沐浴时，用于清洁和滋润皮肤，包括头发止痒、祛痱；后者适用于成年人外阴和女性阴道的清洗抗菌。抗菌实验研究表明，其对金黄色葡萄球菌（ATCC6538）、铜绿假单胞菌（ATCC15442）、大肠杆菌（8099）、白色念珠菌（ATCC10231）的杀灭率 ≥ 90%（杀灭对数值 ≥ 1.0），确有较好的抗菌作用。

我和林总认识较早，对李时珍医药集团也比较熟悉，每次回家乡蕲春参加李时珍学术会都会到集团参观，每次都想提出和他们合作开展蕲艾的研究开发工作，但每次都因事务繁忙而未能落实。直到 2012 年 10 月我以中国药学会药学史专业委员会副主任委员的身份陪同中国药学会副秘书长陈兵，中国中医科学院中药研究所研究员、中国药学会药学史专业委员会主任委员郝近大一行到蕲春及黄冈市拜会地方领导，考察会议地点，以落实 2013 年 10 月中国药学会在湖北蕲春召开"第十七届全国药学史本草学术研讨会"暨"纪念李时珍逝世 420 周年和中国药学会药学史专业委员会成立 30 周年的庆祝活动"。此次访问及考察活动全程由林总接待并陪同，先后拜会了蕲春县委书记徐和木、县长赵少莲、黄冈市市长刘雪荣。当我再次参观李时珍集团时和林总提出了关于合作研究开发蕲艾的设想，林总当即表态支持，并交代夏恒建副总具体负责，2013 年 6 月 10 日收到李时珍医药集团聘书，正式聘请我担任公司蕲艾开发研究项目技术顾问。

像林朝晖先生这样来自外地，却扎根在蕲春从事艾叶研究开发的人还大有人在，蕲春药圣草本科技有限公司总经理游本盛就是其中一位，游本盛本系福建人氏，喜茶道及养生之道。对于艾灸，素有耳闻，若自有不适，艾灸之后则感觉遍体通泰。由于自身对于艾灸的亲身尝试，感受艾灸文化的博大精深，故对蕲艾之名倾慕久矣。2007 年，他两次踏上蕲州古城考察之旅，经过认真考察和深思，于 2008 年 2 月收购了一个即将倒闭企业的全部生产性资产，包括占地面积为 200 多亩的各类厂房建筑物 17000m^2，成立了"蕲春药圣草本科技有限公司"，公司主营蕲艾系列产品。目前已开发研究出六大系列蕲艾产品，包括艾灸用品系列、蕲艾沐浴沐足系列、蕲艾中药热敷眼罩、蕲艾保健酒等，他自己还亲自设计研制了一种高效灸疗床，获得国家实用新型专利。近年来，公司研发的产品投放市场后，在广东、河北、山东、北京、天津等地很受欢迎，已具备较高的市场知名度。在网络销售上，也有一定的前瞻性和影响力。游本盛先生多次来到中山向我请教蕲艾研究及产品开发事宜，我也不遗余力地为他提供帮助和技术指导。

在湖北蕲春从事蕲艾研究开发的企业不计其数，像李时珍现代生物医药集团有限公司主要以生产销售李时珍家酒为主，也开发了不少的蕲艾产品，如蕲艾通片、蕲艾泡足片、蕲艾精油皂、蕲艾条、蕲艾烟、蕲艾牙膏等，为了试制蕲艾牙膏，公司陈明权先生三次到中山，通过我与中山小榄多美化工厂联系，请他们帮忙协助研发蕲艾牙膏。还有蕲春赤方蕲艾制品有限公司的江满春医师也曾致电我索要我的《艾叶》专著，在收到我赠送的《艾叶》专著后，她还回赠我她公司生产的艾条、艾制品及艾叶药材，质量都很不错。总之，上述艾叶产品自研发上市以来，大多数都深受消费者的欢迎，也取得了显著的社会效益和经济效益。

对于家乡的蕲艾事业，我是无条件地给予支持，多年来不断有家乡的人或家乡的企业来信、来电，甚至亲自上门索要我的《艾叶》专著，咨询艾叶相关问题，我都是尽量满足他们的要求。但政府层面的则与我联系极少，我知道在我国所有的基层领导最关心的只是招商引资，但这丝毫不影响我对蕲春发展蕲艾产业的关注和支持。2008年蕲春县李时珍医药工作办公室起草蕲春县地方标准"蕲艾叶"（DB421126/014−2008），并由蕲春县质量技术监督局发来请我评审，我认为制定这个标准很有价值，很有必要，也很及时。在评审表中签下了我的意见："该标准完善、规范，具有较高的技术水平。对于指导蕲艾叶的采收、加工、运输、储存及使用均具有重要的意义，对保护蕲艾资源、发展蕲艾种植生产也有重要的促进作用。建议增加蕲艾挥发油含量指标。"

近年来，从媒体上得知，为了维护蕲艾质量，反不正当竞争，打击假冒伪劣，保护蕲艾独特品质，打造知名品牌，推动蕲艾产业发展，2010年4月8日，蕲春县政府向国家质检总局提出了申报蕲艾地理标志产品保护的申请。随后，蕲艾被正式批准为地理标志保护产品，湖北省更是加大了对蕲艾的宣传和保护力度，并将蕲春作为省里重点扶持的3个医药产业开发区之一，给予全方位支持，蕲艾产业因此得到了跨越式发展。据介绍，在已经建成的李时珍医药经济工业园，已有李时珍医药集团有限公司、湖北李时珍生物科技有限公司、湖北大明医圣药业有限公司、李时珍健康产业开发有限公司、蕲春县李时珍现代生物医药有限公司等9家企业落户，这些企业中都有以蕲艾为主的产品在研发、生产和销售。2010年7月蕲春县人民政府还成立了以常务副县长为组长的蕲艾种植标准化示范区工作领导小组，积极推广蕲艾的标准化种植，"蕲艾"种植亩产已由200千克提高到300千克，全县由药农自发成立的中药材种植专业合作社达到23家，种药大户达到2000多户，全县年总产量达到2.4万吨。我为蕲春县政府的这些发展蕲艾产业举措叫好，15年前我在编写出版《艾叶》专著时曾对蕲春作为艾叶的道地产地表示过忧虑，10多年来我也考察过很多不同地方产的艾叶及产地情况，到今天我可以肯定地说：蕲艾的质量无论是外观还是内在的质量到目前为止仍是艾叶中最好的，蕲春作为艾叶的道地产地的地位暂时还没有任何地方可以取代。这也是我作为一个蕲春人、一个艾叶研究专家感到最欣慰的事情！

五、从艾出发更努力

2013年10月25日，由中国药学会主办、中国药学会药学史分会和蕲春县人民政府联合承办的"纪念李时珍逝世420周年及中国药学会药学史分会成立30周年暨第十七届全国药史本草学术研讨会"在湖北蕲春会展中心隆重举行。开幕式由我（中国药学会药学史专业委员会副主任委员）主持，中国药学会药学史专业委员会主任委员郝近大致开幕词，蕲春县人民政府县长赵少莲和中国药学会副秘书长陈兵讲话，蕲春县人大副主任王剑宣读李时珍逝世420周年纪念文。开幕式上还放映了由健康卫视摄制的《本草纲目》大型文献纪录片——《从艾出发》，并举行了由我主编、中国中医药出版社出版的《艾叶的研究与应用》（第二版）新书首发式暨赠书仪式，向蕲春县李时珍中医药图书馆、蕲春县李时珍纪念馆及参会代表赠送新书。

《艾叶的研究与应用》（第二版）是我组织自己的几个研究生在我编著的《艾叶》一书基础上把近年来有关艾叶研究的新内容、新成果增补进来而成书的，该书全面挖掘和整理了古代医药学家和本草医籍在艾叶研究和应用上所取得的宝贵经验，回顾和总结了现代医药工作者对艾叶进行研究和应用所取得的成果，也融入自己对艾叶研究的体会、情怀和取得的成果，可以说是迄今为止对艾叶研究最为全面的一本专著。中华中医药学会顾问温长路教授、河北中医药研究院副院长曹东义教授、贵州省中药研究所原所长冉懋雄教授和中国中医科学院中药研究所张瑞贤研究员等分别为该书撰写了书评以向广大读者推荐和介绍。该书出版之际正是湖北蕲春大力推动发展艾产业之时，所以该书对艾叶的研究、应用与开发起到了重要的推动作用。该书出版后受到艾叶种植、研究、生产、销售人员及艾灸爱好者的热烈欢迎，很快销售一空，出版三年多时间已连续加印4次。

由赵中振教授和我担任顾问的《从艾出发》是一部近年来拍摄质量比较好的介绍艾叶的专题片，我在片中多次出镜介绍艾叶（蕲艾），该片在蕲春播放之后影响较大，以至于后来蕲春把这个片名作为蕲春发展的主题词"养生蕲春，从艾出发"。2013年10月，我回蕲春参加李时珍会议时接受了蕲春电视台原台长童鸣老师的采访，县委宣传部和县电视台拟拍一个《故乡是蕲春》的系列节目，专门介绍从蕲春走出去的名人。2014年1月初，童台长一行4人又来到中山为这个节目补采镜头，由于内容较多，最后分《医圣传人——梅全喜》（上）和《梅全喜与蕲艾》（下）两集播出。除此之外，我还接受了蕲春县和中央电视台的多次邀请，参加关于蕲艾和艾叶电视专题片的拍摄工作。2014年5月14日，应县里邀请回蕲春参加中央电视台《每日农经》栏目组拍摄《神秘的蕲艾》，在节目里作为专家介绍蕲艾的药理、临床应用及蕲艾的特点和优势等。2014年10月26日，专程到中央电视台《记录东方》栏目参加《灵地名医出蕲艾》的拍摄。2015年8月23日，回蕲春在蕲艾种植基地参加中央电视台《科技苑》栏目拍摄《找回传说中的九尖艾草》。2016年5月14日，应县里邀请回蕲春参加中央电视台《中华医药》栏目拍摄《端午寻艾》节目等，为宣传艾叶不辞劳苦。

作为纪录片《从艾出发》拍摄的发起人、顾问和撰稿人的赵中振教授对李时珍、蕲春和艾叶有着深厚的感情！2011年2月16日他在香港发起成立《本草纲目》读书会"，其目的就是更好地筹办8年之后的纪念李时珍诞辰500周年活动，我除了积极参加外，还于2011年6月17日在中山承办了第六次会议，主题就是"艾叶与《本草纲目》"。2014年4月26日，赵教授在香港浸会大学中医药学院举办了"本草纲目文化工程启动仪式暨海峡两岸暨港澳中医药论坛"，邀请到十一届全国政协常委张文康教授、国家中医药管理局副局长王志勇先生、香港特区政府食物及卫生局局长高永文医生、香港特区政府卫生署署长陈汉仪医生、香港医院管理局主席梁智仁教授、台湾中医药研究所所长黄怡超教授、澳门大学校董会主席谢志伟博士等嘉宾参加，会上播放了《本草纲目》系列纪录片第一集《从艾出发》样片，并举行了海峡两岸暨港澳中医药论坛，我也应邀与海峡两岸暨港澳郑金生、张永贤、王一涛、黄怡超等4位资深专家学者一起做学术报告，参会人员近500人，我主讲的内容为"艾叶的药用历史与现代应用"。其后，2016年8月10日，赵教授在香港举办了"《本草纲目》与中药创新药物研发高峰论坛暨本草读书会第十四次会议"，我应邀参加，并和邬家林、王平、真柳诚、郑金生、张志斌、王德群、张永贤、邓家刚和王家葵等专家一起分别做学术报告，我的报告题目是"《本草纲目》对中药安全合理应用的贡献"并向读书会赠送了一套三本《艾叶实用百科系列丛书》。2017年2月18日，赵教授联合广西药用植物园在广西南宁举办"首届本草文化论坛暨广西药用植物园创建国家AAAAA级旅游景区启动活动以及第十五次本草读书会活动暨纪念李时珍诞辰500周年学术活动倒计时500天"启动仪式，国内外46位著名的专家逐一发言，就本草文化与李时珍纪念活动提出了许多建设性的意见和建议；我做了"打造'立体的本草文化园'的想法和建议"的发言，建议制作一个多媒体版的"《本草纲目》世界园"，让现代青年人通过手机、电脑进入这个园内，学习和了解中医药知识和中国的传统文化。此次会议上我还提出建议，由香港本草读书会、世中联李时珍医药研究与应用分会、中华中医药学会李时珍研究分会、中国药学会药学史分会和湖北中医药学会李时珍分会联合举办2018"纪念李时珍诞辰500周年国际学术会议"，并与各个学会的主委都进行了沟通，大家均同意合作来举办这个重要会议。但后来虽经多次联系，仍未能最终达成一致意见，我的由这5个学会联合举办的想法只好放弃。直至2017年7月19日，蕲春县委书记赵少莲、蕲春县卫计局局长陈菊珍和蕲春蕲艾协会会长田群在深圳香格里拉酒店约请香港赵中振教授和我一起洽谈筹办2018年纪念李时珍诞辰500周年学术会议事宜时，我和赵教授商议，不管怎样先以香港本草读书会的名义启动学术会议筹办工作，国外学者由赵教授先行邀请，国内征文准备尽快启动，这才又开始筹办2018年会议之事。

近几年来，我的专业方向一直是地产药材研究和医院中药临床药学两个方面，在中药临床药学方面我牵头出版了我国第一本《中药临床药学》专著，也发起成立了"全国高等学校中药临床药学创新教材建设指导委员会"并担任主任委员，启动一套 16 本系列教材的编写工作并主编了本套教材的第一本《中药临床药学导论》，还应邀到全国各地三甲医院、药学会做有关中药临床药学及中药安全合理应用方面的学术报告 100 多场，虽然这方面的工作很忙，但我一刻也没有放弃艾叶的研究及宣传推广工作。我已连续担任两届中华中医药学会李时珍研究分会副主委，每年一次的学术会议都邀请我做大会报告，每场报告我都是讲与李时珍《本草纲目》及艾叶的研究进展等相关的内容，也积极参加各个学会、企业举办的学术会、培训班并做艾叶知识讲座。如 2014 年 1 月 3 日下午，应邀到火炬职业技术学院为生物医药系的学生做"艾叶的药用历史及其在健康产业上的开发应用"讲座；5 月 29 日，中山市健康养生学会成立大会召开，我被选为第一届理事会理事长，选举结束后我做了"艾叶的伟大及其养生保健作用"的报告；9 月 16 日应邀去北京参加第二届国际灸法大会，并为大会做"艾及灸的历史与艾烟的药理作用"学术报告。2015 年 7 月 20 日应上海东方博艾公司陈一玮董事长的邀请到上海参观体验东方博艾的灸疗，并为公司全体员工做"认识艾叶——艾叶的应用历史、现代研究及在健康、食疗上的应用"的讲座；10 月 20 日应苏州扶阳门掌门人范长伟老师的邀请到苏州同里参加 2015 年扶阳门同学会，并为学员们做"认识艾叶"的讲座和交流；11 月 28 日应深圳好好艾公司李春木总经理的邀请为其公司业务员做"认识艾叶"的讲座（此后一年多时间里为他们公司培训做了 5 次艾叶知识讲座）。2016 年 5 月 18 日下午在医院规培中心组织的中医经典讲座上做"本草与艾叶"的介绍，医院规培生、研究生、年轻的医师及药师等 200 余人参加；6 月 5 日在湖北蕲春会展中心 5 号会议室的"互联网＋蕲艾论坛"上应邀做"艾叶的药用历史与现代研究"学术讲座；6 月 10 日应北京艾得火公司刘全军的邀请，到河南济源市参加中国民族医药学会艾灸分会主办的"第二届国际艾灸文化高峰论坛"活动，并做了"艾叶的药用历史及研究进展"的学术报告；6 月 28 日下午于广州东山宾馆参加省执业药师协会主办的"执业药师高级研修班"，并做"认识艾叶"的讲座，讲座之后播放香港健康卫视拍摄的《从艾出发》纪录片（此后连续 4 次在各地执业药师继续教育学习班上做"认识艾叶"的讲座）；7 月 24 日在深圳松岗万华国际大酒店 4 楼参加深圳艾族生物科技有限公司举办的"2016 深圳松岗健康与财富互联网＋峰会"，做了"艾叶的药用历史、现代研究与灸疗应用"讲座；9 月 5 日上午到广州琶洲展馆参加美博会，参观了蕲春蕲艾集团的艾产品展览，并在三楼会议室参加蕲艾集团的新品发布会，为他们做了"艾叶——伟大的药物"的讲座。2017 年 1 月 15 日，应邀到合肥齐云山庄参加李时珍蕲艾（香港）有限公司的年终表彰大会，并为他们做"蕲艾对人类健康的贡献"讲座；3 月 17 日应邀到蕲春党校参加李时珍蕲艾（香港）国际集团举办的"2017 新春启动及药圣祭祀活动"并为他们做"认识艾叶"的讲座。

为了宣传艾叶，我和《大众医学》杂志编辑部合作，从 2014 年 6 月（端午时节）开始连续举办了三期艾文化节活动，每年一期，每期从发表我的一篇主题文章开始，发动读者参与一些有关艾灸、艾蒿食疗和艾叶应用的经验介绍，并对参与者的作品进行评定，优胜者给予奖励，奖品即是由我亲笔签名的我主编的《艾叶的研究与应用》或《艾叶百科系列丛书》，这些奖品深受读者欢迎。首次艾文化节以艾灸为主题，杂志发表了我的《千锤百炼艾成绒，一闻二搓三看识"上品"》，介绍艾绒的制作和质量判断，许多读者发来自己艾灸的经验和体会稿件。第二届（2015 年端午节）的主题是"艾健康、艾美食"，发表我的主题文章《从乡村走进都市的艾美食》；为了配合第二届艾文化节的宣传活动，应编辑部的邀请和安排，2015 年 6 月 16 日下午，为全国各地的艾美食爱好者微友们讲了"艾叶制作药膳食品中注意的问题"的微课，编辑部发起"艾健康"微信群，邀请到 80 多位微友，由我在微信群里讲课，讲完课后还回答了微友提问，这是我第一次参加并担任主讲老师的微信课；之后各地读者向编辑部提交自己制作的艾美食 20 多种，我们精选了部分收载到我的《艾叶系列百科丛书》中。第三届艾文化节（2016 年端午节）主题是"艾应用"，发表了我的主题文章《百毒月，艾招百福》，之后收到部分读者发来的文章。这些活动对于推动艾叶文化宣传及艾叶知识普及都发挥了积极作用。

这几年我在艾叶研发上也积极开展工作，为了进一步对全国各地艾叶质量进行比较研究，2014 年端午节之际，我的课题组在全国各地采集了 70 多个有代表性的艾叶样品，做了两个实验研究：一是比较全国几个产量大的产区艾叶的化学成分（挥发油和黄酮）含量；二是做一个艾叶正品及代用品、混伪品的 DNA 分子鉴定研究。首先选取了 12 个不同产地艾叶采用水蒸气蒸馏法提取艾叶的挥发油，并运用 GC–MS 对其化学成分进行定性、定量分析，结果 12 个不同产地艾叶挥发油含量以湖北蕲春艾叶和山西交城移栽的蕲春蕲艾品种最高，均超过 1%，其次是产自河北安国、湖南宁乡及安徽合肥的艾叶样品，挥发油含量均达 0.8% 以上，含量偏低的是产自广东南雄及甘肃兰州的艾叶样品；从这 12 个产地艾叶品种的外观看，采自湖北蕲春和河北安国、蕲艾山西移栽品种最佳，总体呈现叶片宽大肥厚，颜色均匀一致，翠绿偏深，被灰白色密绒毛，香气浓郁，而其他地产艾叶品相一般，叶片偏小干皱，颜色均为深绿偏灰，有香气。另选取 16 个产地艾叶品种进行了总黄酮的含量测定，结果表明，各地所产的艾叶总黄酮含量有较大差异，其中以湖北蕲春所产艾叶总黄酮含量相对较高，最高可达 14.67%，山西交城从湖北蕲春移栽蕲艾根茎种植品种，为移栽后的第二年采样，其黄酮含量仍然较高（11.39%），此外浙江杭州及宁波、河南驻马店、湖北丹江口及甘肃兰州的艾叶黄酮含量均高达 11%，其他地方的含量则较低。所以无论是从挥发油还是黄酮类成分来看，蕲艾甚至是蕲艾移栽外地的品种质量都是很好的，这两项研究结果分别发表在国内中文核心期刊《中药材》（2015 年第 12 期）和《时珍国医国药》（2016 年第 1 期）上。同时在中国中医科学院中药所陈士林所长的指导下，我们通过实地采集、药材市场购买等方式收集艾叶及其混伪品共 16 个物种 146 份样本（其中艾叶 56 份基原样本），基于 ITS2 序列及 *psbA–trnH* 序列从分子水平对其进行 DNA 鉴定分析，结果表明 ITS2 序列可用于鉴定艾叶及其近缘种、混伪品，是基于分子条形码技术鉴定的理想序列。这一研究结果为艾叶品种的准确、快速鉴定提供了重要的帮助，研究结果论文 *DNA Barcode for Identifying Folium Artemisiae Argyi from Counterfeits* 发表在国外英文 SCI 杂志 *Biological and Pharmaceutical Bulletin*（2016 年第 9 期）上。

在产品开发上，2014 年 5 月接受时珍本草科技公司（蕲艾堂）田群总经理委托合作开发蕲艾卫生巾，并接受公司邀请担任公司蕲艾"艾护士"卫生巾研发总顾问，该公司重视科技研发，以科技为先导，开发出八大系列蕲艾健康养生产品，获得国家专利 58 项，成立几年来已成为蕲春蕲艾产业的核心企业。2015 年 7 月，我应邀担任上海东方博艾产品研发顾问，积极为其产品研发、推广应用出谋划策。这几年我先后担任李时珍蕲艾集团、李时珍蕲艾产业园、一世缘蕲艾制品有限公司、惠春蕲艾有限公司、蕲春时珍博艾公司的科技顾问，在产品研发、推广应用及技术培训等方面尽力给予他们支持。这些公司在艾叶研发、生产和推广应用上都做出了突出的成绩，为蕲春艾叶产业的发展都作出了积极贡献。正是这些公司的积极努力，使蕲春艾产业的发展在近几年来取得了突飞猛进的提高，艾叶总产值从 20 世纪初的零元发展到今天已接近 20 亿元的产值。

2014 年端午节与《大众医学》编辑部许蕾主任共同策划艾文化节时，她就给我提出建议：现在艾叶文化普及度较高，艾灸爱好者也很多，编撰几本艾叶的科普书籍是非常有必要的。随后我便有了编撰《艾叶百科系列丛书》的想法，当我把这个想法告诉人民卫生出版社药学中心的曹锦花主任后，她也表态积极支持。于是我在 2014 年底正式启动了这套丛书的编写工作，经过与我的研究团队中骨干成员反复磋商，最后确定这套丛书的三本书名和内容，分别为《艾叶实用百方》（介绍艾叶的药性理论、配伍应用、中医临床应用艾叶治疗各科疾病的概括和古今常用的 100 多个简便实用的用艾方剂的组成、制备、应用方法及治疗疾病）、《艾蒿食疗百味》（系统介绍艾蒿食疗的医药学基础、食疗的安全性、中医食疗的起源与历史、基本理论、食材的选择和制作、不同人群不同体质的食疗要求、食疗注意事项及 100 多种艾蒿食疗品种的制作与食用方法、食疗效果等）和《蕲艾灸治百病》（全面介绍蕲艾的基本情况、艾灸的起源与历史、种类、作用与机制、选穴方法、操作及注意事项，以及 100 多种常见病的灸疗方法）。为了推动丛书的编写进度，使丛书的内容更具实用性及促进艾叶科普工作的开展，我们同时分别邀请了国内艾产业界知名度比较高的三家艾企业团队参与到编委会中与我们一起联合编写，并邀请三家公司的老总湖北蕲春东方博艾健康管理有限公司陈一玮总经理、湖北蕲春李时珍蕲艾产业园有限公司张迎峰总经理和湖北蕲春李时珍地道中药材有限公司肖本大总经理和我共同担任三本书的主编。这套丛书于 2016 年 6 月正式出版，并于 2016 年 6 月 5 日在第二届李时珍蕲艾健康文化节上举行了首发式。这套丛书出版后，深受广大读者欢迎，最近得到通知，人民卫生出版社计划出版这套丛书的英文版。

六、助力艾乡再推波

2015 年端午节前后收到南京灸疗专家孟献威医师和湖北蕲春著名的女灸疗师江满春医师邀请，为她们的灸疗专著写序，两位都是我的好朋友，他们作为成功的灸疗师都很重视灸材艾绒的质量，都先后来中山拜访过我，对于他们的邀请我是义不容辞，在端午节期间一气呵成地完成了这两本书的序言，对这两本灸疗著作进行推介。孟献威医师的《艾灸止痛祛寒湿》对于艾灸疗法祛寒湿止痛的作用和临床应用做了全面系统的介绍，其中很多是孟医师自己多年来灸疗的临床经验总结，书中不仅介绍了 40 多种常见疾病的具体灸法、如何选艾绒、灸疗注意事项等，还介绍艾叶药膳、药浴和艾叶衣冠及艾香茶、艾食品等，图文并茂，通俗易懂。江满春医师的《灸魅》不仅介绍蕲艾的民俗文化，还专门论述了赤方蕲艾养生灸功能、穴位组成、经络图解、穴位的属性和疗效、灸法的临床应用及 100 多种常见病的赤方蕲艾灸疗方法，内容丰富多彩，简便实用，语言平淡朴实，通俗易懂。这两本书的出版都受到艾灸爱好者的欢迎，据说是一再重印，都不能满足读者的需求，它们的出版对于艾灸疗法的普及与提高、艾叶的综合利用及艾文化的宣传推广都起到了积极的推动作用。

近几年也多次应邀回家乡参加蕲艾节、药交会等活动，2015 年 6 月 18 日应蕲艾产业协会邀请，回故乡湖北蕲春参加首届李时珍蕲艾健康文化节活动。在会展中心参加蕲艾节开幕式后我参加了"互联网＋蕲艾"的活动，并作为嘉宾应邀上台和其他七位互联网的嘉宾、政府副县长等一道就有关蕲艾的主题进行发言和讨论。我谈了三点：一要做品牌，建议县里重点扶持 2 ～ 3 家蕲艾产业，做成品牌；二要加强产品的基础和临床研究工作，为网上销售提供科学依据和技术支撑；三要开发有创新的产品，提高产品技术附加值。会后接受了湖北电视台、黄冈电视台和蕲春电视台的现场采访，同样也表达我的观点。同年10月25日又回蕲春参加"第25届李时珍医药节药交会暨国家中药产业技术创新战略联盟艾产业化联盟成立大会"并应邀担任联盟副理事长。2016年5月26日"中国艾都"评审工作会在湖北蕲春召开，我被邀请作为评审专家参加，已订好来回机票，但因25日妻子病重而放弃了评审工作。2016年6月4日应邀回家乡蕲春参加"第二届李时珍蕲艾健康文化节"和"世界中医药联合会艾产业联盟成立预备会议"，我在"互联网＋蕲艾论坛"做"艾叶的药用历史与现代研究"的学术讲座。县里为《艾叶百科系列丛书》举行了隆重的首发式，在首发式上同时发行了中国汽车之旅杂志为蕲春第二届蕲艾文化节出版的专集，在该期专集上介绍了当代蕲春四位最有影响的人物：黄侃、胡风、汪潮涌和我本人，据说这是经过县里认真讨论才确定的，把我这样一个普通的中医药工作者与三位大家排在一起，真的是不敢当。而早在一年前的首届蕲艾文化节期间，县里还在蕲春官方网站"蕲春网"蕲人其事栏目里连续4期发表连载文章《除了李时珍他爸，世间就这人对艾叶最有研究了》，介绍我在艾叶研究上所做的工作、体会、感想及取得的成绩。这些都让我感到了压力，我知道这是家乡父老乡亲对我的鞭策，也让我暗下决心，一定为推动家乡艾叶产业的发展再尽全力，推波助澜！

其实我一直在想着为家乡做点事，早些年就想过把我历年来获得的科技奖励、论文奖励、专著稿酬及讲课费等捐给家乡建立一个基金来资助报考中医药大学的贫困学子，我妻子及儿子都十分支持我的这个想法，当我把这个想法向县里提出后，得到了县领导的大力支持！2017年4月5日在蕲春医药港李时珍健康产业发展委员会办公室召开了"蕲春县李时珍中医药教育基金会筹备座谈会和基金会章程讨论及理事会选举会议"，会议由蕲春县李时珍健康产业发展委员会办公室主任乐有才主持，县人大常务副主任江勇、人大常委会副主任张飙、县公共资源局局长梅仕明、《亚太传统医药》杂志执行主编王尚勇、李时珍医药集团总经理陈普生、蕲春蕲艾协会会长田群、蕲春县蕲艾产业园董事长张迎峰及企业家吴赤球、谭战、龚谨、李晓初、宋勇等30余人参加了会议。我以基金会发起人的身份介绍成立基金会的缘起、情况等，随后参会者自由发言，大家充分肯定这个基金成立的重要性和意义，最后由县领导江勇主任讲话，江主任从5个方面分析了成立基金会的意义和价值，并对基金会成立提出了几点具体要求。随后进行了认捐并根据认捐情况进行选举，我本人捐款100万元任理事长；陈普生捐款30万元，张迎峰及蕲艾协会各捐款20万元任副理事长；谭战、韩永靓、龚谨、李晓初、陈中文、宋勇等捐款 10 万元担任理事，共计认捐 256 万元。2017 年 4 月 19 日应蕲春县李时珍健康产业发展委员会办公室邀请到北京国家会议中心参加由世中联、蕲春县政府及大医堂联合举办的"世界首届艾叶产业大会暨第三届蕲艾文化节新闻发布会"，会上由我宣布"蕲春县李时珍中医药教育基金会"正式成立。

2017 年 5 月 26 日，我再次应邀回家乡参加首届世界艾产业大会暨第三届蕲艾文化节开幕式，开幕式由詹才红县长主持，我和李振吉、刘保延、赵少莲、吴焕淦等专家领导一起作为嘉宾站在主席台上，在开幕式上宣布李时珍中医药教育基金会"艾基金"正式成立，并由中药协会秘书长颁发李时珍中医药基金会牌照，我代表基金会接受牌照。下午 2:30 在会展中心参加世界艾产业发展高峰论坛，论坛开幕式上由我和纪凯会长为艾基金理事会成员颁发理事、副理事长证书。4:30 在李时珍医药集团公司二楼会议室参加艾基金会举办的"艾企业邀请梅全喜教授担任技术顾问签约仪式"，为了感谢为基金会捐款的企业，我同意免费担任这些企业的技术顾问两年。仪式由乐有才局长主持，县人大副主任张飈讲话，我和企业代表陈普生总经理发表了讲话。由各企业负责人和我签订协议，分别有李时珍蕲艾集团、李时珍蕲艾产业园、一世缘蕲艾制品有限公司、惠春蕲艾有限公司、蕲春时珍博艾公司、中山五桂坊健康管理公司等单位，希望通过为这些企业提供免费的产品研发、推广应用及技术培训等服务来回报他们对艾基金的支持。

2017 年 6 月 21 日在湖北中医药大学药学院就李时珍中医药教育基金会（艾基金）奖励优秀研究生事宜签订了协议并为首次获奖的 6 名优秀研究生颁奖，这是"艾基金"的首次颁奖。2017 年 10 月 26 日在第 27 届李时珍药交会上对蕲春籍报考中医药大学的贫困学子共 9 人颁发助学金，这样"艾基金"至 2019 年底止已连续举行 6 次资助与奖励活动，一共资助和奖励了报考中医药大学的贫困学子和中医药大学的优秀研究生共计 38 人。虽然目前我们的艾基金规模不大，但希望未来有更多的艾企业参与到"艾基金"中来，资助更多的贫困学子选择中医药作为未来发展的方向，奖励更多的优秀研究生在中医药行业取得更大成绩。基金会成立后，又先后收到深圳七星蕲艾科技有限公司、深圳前海艾艾贴生物科技有限公司、广东康美药业股份有限公司、福建碧爱尚生物科技有限公司（均捐款 10 万元）及王尚勇、刘树群、陈文滨、郝丰超、余金平和徐晓梅等单位和个人捐款近 50 万元。截止 2024 年底止，"艾基金"已连续 8 年资助蕲春籍考取中医药专业的优秀学子和奖励我的母校湖北中医药大学及我的任职单位广州中医药大学优秀博士、硕士研究生 100 多人次，我相信：作为我国第一个以古代著名医药学家名字命名的中医药教育基金"李时珍中医药教育基金"一定会在推动李时珍故乡人民热爱中医药、崇尚中医药、投身中医药和推动中医药优秀学子在中医药行业积极拼搏、努力进取、取得突出成绩及促进中医药教育事业的发展等方面发挥积极的作用。

近几年来蕲春的艾叶产业发展取得了令人瞩目的成绩，这得益于蕲春县委县政府的高度重视和全力支持，特别是以黄冈市委常委、蕲春县委书记赵少莲为首的蕲春县领导班子把推动艾叶产业的发展当作县里的头等大事来抓。2014年县委县政府提出"养生蕲春，从艾出发"的发展思路，确立了以蕲艾为突破口，把蕲艾产业作为全县产业转型、升级、增效的支点，明确提出了打造百亿产业目标，制定了一系列产业发展扶持政策，不仅在政策、人力、财力和物力上给予大力扶持，还专门成立了李时珍健康产业发展委员会，由县委书记赵少莲任第一主任，县委副书记、县长詹才红任主任，县人大常委会党组书记、常务副主任江勇任常务副主任，负责研究制定李时珍健康产业发展规划和政策措施，协调解决推进李时珍健康产业发展的具体问题，督办考核各地、各部门工作任务落实情况。而在此之前，在县里的支持下成立了蕲春首家蕲艾产业协会，由蕲艾制品生产企业、全县蕲艾种植大户、蕲艾种植专业合作社、蕲艾养生保健行业、蕲艾产品经销商及电商大户、科研机构等组成，目前已发展会员单位123家。这两个机构一个是官方一个是民间，他们的成立对于推动蕲春艾叶产业发展发挥了无可替代的重要作用，促进了艾产业实现由小到大、由无序到有序、由单产品开发到全产业链发展的飞跃，艾产业已成为全县新兴支柱产业。

截至目前，全县蕲艾种植面积达到10万亩，工商注册涉艾企业963家，2016年实现产值20亿元。蕲艾加工产品已形成艾灸养生、洗浴保健、熏蒸消毒、清洁喷雾、外敷保健、日用保健品、中间体提取、艾疗器械、保健食品及饲料添加剂等18个系列500多个规格，其中专利产品69个，批准字号15个，商标370多个。全县已发展艾灸培训机构12家，全国连锁艾灸养生馆（堂）所150多家；电商3421家，天猫网店15家，经销商、代理商达5000多家，蕲艾销售网络不断拓宽，已形成线上线下相结合的互通销售网。蕲艾全产业链用工人数30000余人，市场正在不断扩大。继2010年成功申报国家地理标志产品保护之后，于2016年又成功申报成为"中国艾都"。2016年蕲艾品牌价值再创新高，"蕲艾"以品牌强度830、品牌价值43.84亿元再次入选为我国中药材类地理标志产品品牌价值第三位。这的确令我这个从事艾叶研究的湖北蕲春人感到由衷的高兴和欣慰！

但是，艾产业的发展也不是一帆风顺和十全十美的。蕲艾产业发展中也存在不少问题，我曾在不同场所对蕲春发展蕲艾产业提出过一些建议。

我认为蕲春要做好蕲艾文章，首先必须要做好蕲艾发展战略的顶层设计，这种设计不是由领导拍脑袋决定的，而是要邀请规划设计专家、艾叶种植及研发专家、中医药专家等各个方面、各个层次专家对蕲春现有的产业发展状况进行全面了解的基础上提出蕲艾战略发展的顶层计划，要充分利用蕲春现有的资源优势、地域优势、人文优势，全面规划蕲艾产业发展的未来计划。

其次是要培育龙头企业和品牌产品。龙头企业是产业发展的火车头，目前蕲艾产业缺乏这样的龙头企业和品牌产品。建议选择几家产品开发能力强、管理规范、产品有一定竞争优势的企业重点扶持，在政策、资金、土地等方面给予倾斜，面向全国、全世界招商，引进先进技术，引进战略合作者，在更大范围优化资源配置，使企业具有一定核心竞争力，带动艾制品企业向产业链的高端迈进，形成知名品牌。这是蕲艾产业做强做大的一个重要举措。

再就是要重视科技创新。目前的蕲艾产品虽然有一定市场，但产品同质化现象十分明显，缺乏科技创新，缺乏技术含量，这样的产品价值不高，生命力不强。因此，企业自己要重视科技创新工作，积极投入蕲艾科技产品的研发中，提高企业创新能力，不断开发技术含量高的新产品，研发新工艺，使蕲艾产品既具有科学性、先进性、实用性、独特性和有效性，也能更好地体现绿色、有机、自然、低碳等特点。

还需要重视的是加强管理。从目前的蕲春现状看，蕲艾加工生产企业较多，有关部门的监管尚不到位。一些加工企业都是自定或沿用其他企业标准，依据不一，参差不齐，甚至有少数企业产品无标准，生产经营中存在着不规范的情况。久而久之，势必会出现质量低下、掺杂使假、假冒伪劣、违规获利，甚至有欺诈嫌疑。这些问题虽然发生在少数企业，但会损害了蕲春整个蕲艾产业的整体形象，也使规范生产的企业受到不应有的伤害。因此，应加强对这方面的管理，防微杜渐，避免这些有损蕲春形象的事情发生。

最后强调的是要重视艾叶文化的宣传。艾叶既是一味中医药临床的常用中药，也是一种民间常用的民俗用品，应用历史悠久，具有丰富的文化内涵，所以发展艾叶产业一定不能缺少文化这一部分。我们不是在做艾叶产品，而是在做艾叶文化，做艾叶产业首先就要宣传艾叶文化，让全世界的人都来了解艾叶文化，接受艾叶文化，到最后都喜欢艾叶文化。若真的能达到这样的效果，我们的艾叶产业就会自然而然地强大起来了。

这些建议曾被《湖北日报》（2015-11-22-6版）以"艾叶养生，灸治百病"为题做了报道，现在这里再次提出来，希望能引起蕲春艾产业界的重视，克服问题，健康发展。

七、后记

近年来，全国各地都在抓住艾叶热潮纷纷介入艾产业发展的大潮中，本人先后应邀到河北馆陶彭艾、河南汤阴九头仙艾、福建武夷山碧爱尚艾产业、四川广安川艾、湖南安仁神农艾等进行考察、交流、合作开发艾产品、宣传和推广艾知识和艾文化。对于当前的艾产业的热潮本人也在《中国中医药报》（2021年2月4日第5版）发表了《推进艾产业高质量发展正当其时》一文，表达了我个人对当前艾产业发展的看法和建议。

在艾叶研究和文化推广上也在积极努力，在2019年与2020年冬春之交时节的新型冠状病毒导致的新型冠状病毒感染肆虐，我认为艾叶是我国古代预防瘟疫的一个重要药物，在历次重大瘟疫中都发挥了很好的预防作用。中医认为艾叶有理气血、逐寒湿、灸百病的功能，现代研究也表明其对多种细菌和病毒有抑制和杀灭作用。故在瘟疫初期也不少人致电（或微信）问我艾叶（艾灸）是否可以预防这次新型冠状病毒感染，我都给他们做了明确的表态：我认为艾叶（艾灸）对于预防新型冠状病毒感染是有效的，尤其是对于一些基层单位或者偏远农村，在缺少预防药物和防控物品时，可考虑采用艾叶（艾灸）来做基础的预防。我将我的观点写成《彼采艾兮，防瘟兮——瘟疫之际话艾叶》一文发表在PSM（药品安全公益联盟）微信平台上，被今日头条转载，当日阅读量就超过30万人次，转发超过480万人次，为宣传艾叶防瘟知识发挥了重要作用。

2020年，人民卫生出版社将我主编的"艾叶科普丛书"（一套三本）翻译为英文版，*Diet Therapy with Mugwort in 100 Recipes*（《艾蒿食疗百味》）、*Mugwort Leaf: Over 100 Practical Formulas*（《艾叶实用百方》）和 *Qi Mugwort Moxibustion to Treat 100 Diseases*（《蕲艾灸治百病》）推广到海外出版发行，美国草药药典委员会主席罗伊·厄普顿教授和香港浸会大学中医药学院副院长赵中振教授写序推荐。这也是推动中医药文化走向海外的一项具体成果。同年，我又将《艾叶的研究与应用》一书进行修订增补，以《蕲艾的研究与应用》书名列入到我主编的"名贵道地中药材研究与应用系列丛书"中再次出版，书中新增收录了艾叶在防治新型瘟疫新冠感染上的应用。

近10多年来，我连续3次采集了全国各地的新鲜艾叶、收集全国各地使用的艾叶药材，带领研究生开展不同产地艾叶质量的研究工作，以挥发油及其主要成分桉油精和黄酮类成分的含量为指标，结果仍然是以蕲春所产艾叶的挥发油及黄酮类成分的含量最高，蕲艾移栽到山西、湖南、济南等地的艾叶栽种品其质量仍然要比当地艾的质量为好。从蕲春开始重视艾产业发展以来的10多年里，我担任了10多家艾企业的技术顾问，指导他们研究开发艾叶产品，还应邀担任协会、博览会及政府的艾产业发展顾问，如蕲春艾灸师协会顾问、陕西省艾产业协会顾问、2025艾灸健康产业（深圳）交易博览会名誉主席以及蕲春县人民政府蕲艾产业发展顾问等。2023年湖北省蕲艾产业技术研究院"成立，我欣然应邀担任研究院学术委员会副主任委员，并积极参与推动蕲艾研究工作。2024年底湖北省启动编写《中医药继承与创新出版工程－荆楚道地药材系列（第一辑十大楚药）》的编写工作，邀请我担任《十大楚药——蕲艾》的主编，我立即以蕲艾产业技术研究院的名义来组织开展编写工作。在全国各地的学术会议、培训班、新产品上市会、企业自己的总结会、电台和电视台等会议和媒体上作了近百次有关艾叶的学术讲座和科普讲座，同时也积极参加了推动艾产业发展的各种会议和活动，如蕲春县政府支持的每年蕲艾文化节活动，特别是 2023 年度蕲艾文化节受县里委托我还牵头组织我担任会长的中国中医药信息学会李时珍研究分会与中华中医药学会李时珍研究专委会联合主办"纪念李时珍诞辰 505 周年学术会"，并在大会上做"十大楚药之首'蕲艾'的优势与产业发展建议"学术报告。此外，还参加"国家非遗蕲春艾灸疗法高峰论坛（2024 年 2 月 18 日郑州）"、"一片艾叶温暖齐鲁——蕲艾文化节齐鲁宣传周活动（2024 年 6 月 27–28 日济南、青岛）"活动、新华社主持的《中国艾草产业发展白皮书》的专家评审活动（2024 年 5 月 17 日北京）、中国质量协会质量保证中心主办，湖北时珍实验室、蕲春县人民政府承办、中国工程院院士陈士林教授牵头的"品质中药"标准解读暨"品质中药材—艾叶"认证颁证活动（2024 年 7 月 26 日武汉）以及应邀参加由湖北时珍实验室和湖北中医药大学联合举办的"2024 李时珍中医药大会（2024 年 12 月 27 日武汉）"并做"李时珍对艾叶的研究及其影响"学术报告，为推动艾产业发展不遗余力，作出了积极贡献。

健康事业、从艾出发。艾叶在古代为保护中华民族的生存与繁衍发挥了重要作用，在今天仍在为中国人民的防病治病、养生保健发挥着积极作用。让我们大家共同努力，为推动艾叶在健康事业上发挥更重要的作用而积极奋斗。

（本文压缩版原载于《大众医学》，2014（6）：66-67；全文原载于《蕲艾的研究与应用》中国中医药出版社，2020：450-475）

第二节　梅全喜与艾叶

一、艾叶是一个"伟大"的药物——梅全喜教授接受香港健康卫视采访实录

端午节临，香港健康卫视记者王晓玲带着摄制组专程来到中山市，就艾叶相关问题采访了中国药学会药学史专业委员会副主任委员、中国中医药学会李时珍学术研究会副主任委员、广州中医药大学附属中山医院科教科科长、《艾叶》专著作者梅全喜教授，现将采访内容整理如下，以飨读者。

记者：梅教授，您好像是蕲春人，您对艾叶有较深入的研究，编写出版了《艾叶》专著，据说现代不少的艾叶产品的生产厂家都把《艾叶》作为重要的参考书，请您谈谈为什么把艾叶作为您的研究对象呢？

梅教授：是的！我很幸运我是蕲春人，是李时珍的同乡，而且我的爷爷和父亲都是中医，我从小生活在一个乡镇的卫生院里，常常听父亲给我讲李时珍的故事，所以，我从小就对李时珍、对中医药有了认识，对家乡有着特殊的感情！在我编著的《艾叶》一书的前言中有这样一段记述：艾叶，可以说是我认识最早的中药，因为在我的家乡有"户户种植，家家收藏"艾叶的习惯。但令我记忆最深的有两件事，一是我6岁时，一位表嫂生小孩，我被叫过去帮忙搓艾叶，将艾叶抽去筋（叶脉），用（家族中的健康小男孩的）手搓成团，再用此艾叶团冲开水待温后为新出生的小孩洗浴，说是可以防病驱邪保平安；再就是小时候每遇风寒感冒时，父亲便用艾叶煮水泡脚治疗，效果颇佳，从不用吃药打针。而我小时候最怕的就是吃药打针，这使得我对艾叶特别有感情，这也是后来我选中艾叶作为长期研究目标的缘故。我主编的《艾叶》一书全面系统地记载了古今中外有关艾叶的研究成果，是国内唯一一本论述《艾叶》的专著，对于艾叶及艾叶产品的研发、应用与推广具有重要的指导作用。不过《艾叶》专著出版已有15年了，15年来艾叶研究与产品开发取得了长足的进步，原来的《艾叶》专著已不能全面反映国内外艾叶的研究成果，所以，最近我组织了我的几个研究生着手编撰新的《艾叶》专著，预计今年年底将由中国中医药出版社再版，这本书将对未来艾叶的研究、应用和开发起到积极的推动和重要的参考作用。

记者：您在研究艾叶的过程中有没有发生一些特别难忘的事？或者给我们说说您的以艾会友的故事吧。

梅教授：我研究艾叶最大的收获是通过艾叶研究认识了很多的"艾"朋友，与很多著名的中医药专家都是通过以"艾"会友的，如中科院华南植物所林有润教授、中国中医科学院中药所谢宗万教授、北京广安门医院谢海洲教授、日本富山医科药科大学难波恒雄教授等都是通过艾叶研究结识的。如难波教授1987年11月第一次到湖北蕲春访问，当时我作为专业人员参与接待，我向他介绍蕲艾，他很感兴趣，问了很多关于蕲艾的问题，临走时我送了一些蕲春特产给他，他说最想要的是一份蕲艾标本，我们不仅送了标本还送他一些蕲艾的药材，他很高兴！后来我们成为很好的朋友，我写《艾叶》一书时邀请他为我题字，他欣然应允。我在进行艾叶的品种、道地产地的考证时就多次请教谢宗万教授并引用了谢老的"中药品种理论"。林有润教授是我国蒿属植物分类的专家，我经常请教他艾叶的分类及品种问题，到后来我们合作，在中山还举办了一次"国际菊科艾蒿类植物研究与应用学术研讨会"，林教授作为大会学术委员会主席，我作为大会学术委员会第一副主席一起筹办会议，有 10 多个国家和地区的 100 多位专家参加会议，取得圆满成功。

记者：蕲艾是艾叶中的道地品种，其质量优于其他地产艾叶，请您给我们介绍一下蕲艾的特点。

梅教授：蕲艾是指产于湖北蕲春（古称蕲州）的艾叶，蕲艾一名是李时珍在《本草纲目》中首次提出的，"自成化以来，则以蕲州者为胜，用充方物，天下重之，谓之蕲艾。相传他处艾灸酒坛不能透，蕲艾一灸则直透彻，为异也"，这种描述在其他的古代著作中也有类似记载，如明代著名的农学专著《群芳谱》载："（蕲艾）置寸板上灸之，气彻于背，他山艾彻五汤，阴艾仅三分，以故世皆重之。"蕲艾与普通艾不同之处：①蕲艾植株高大，可达 1.8 ~ 2.5 米，而普通艾仅在 1.5 米以下；②蕲艾含挥发油多，香气浓郁，叶大而厚，而普通艾叶小而薄，香气不浓，现代研究表明蕲艾挥发油的含量比普通艾高一倍，具体的成分也有差异；③蕲艾黄酮的含量大概在 3.8% 以上，也是超出其他艾 30% 以上；④微量元素研究中发现蕲艾中与理血作用关系密切的 Mg、Ca、Mn 等含量较其他艾高；⑤还有蕲艾的燃烧放热量也比其他艾要高，故用蕲艾制作艾条灸疗效果会比其他艾要好。这些重要指标，均验证了李时珍的"艾叶以为蕲州者胜"的说法。

记者：艾叶什么时候采收合适？艾叶药用是越陈越好吗？

梅教授：艾叶的采收期在唐代之前的文献多记载是三月三日采收，宋之后的文献多记载是五月五日采收，现在一般都是在五月五日端午节采收，采收之后的艾根会长出两茬艾叶，还可以采收，但质量稍次。陈艾主要是指用于制作艾条、艾柱等灸疗材料的艾叶，凡采收一年之内的艾叶称之为新艾，因为它性燥、烟大、味烈、燃烧速度快、火力暴猛，不仅易灼伤皮肤，而且易伤及经脉、耗损元气，不能长期灸用。因此，尽可能不用或少用。李时珍在《本草纲目》讲"凡用艾叶需用陈艾者，治令细软，谓之熟艾。若生艾灸火则易伤人肌"。熟艾即陈艾，艾叶存放长久者，一般存放三年以上谓之陈艾，它火力温和、温度平缓、烟少、渗透性强、热能堆积效果明显。因此，古人有"犹七年之病，求三年之艾"之说。

现代研究表明艾叶在长期的存放过程中，由于氧化的作用，艾叶中的化学成分发生质化，叶绿素转化为叶黄素，挥发油中的有害物质醛酮类发生醇化而降低，气味由烈转纯。陈艾和新艾在燃烧时的红外线成像则出现极大差异，陈艾在燃烧时，产生的红外线以近红外为主，新艾在燃烧时产生的红外线以远红外为主；陈艾近红外线的谱峰在 6.5μm，新艾远红外的谱峰在 20μm，而人体的红外谱峰为 7.5μm，和近红外的谱峰有着惊人的一致之处，近红外能激活人体细胞中的线粒体，令细胞保持最高的活跃状态，能改善人体细胞的微循环、提高机体免疫能力，保持机体平衡。所以说，陈艾是艾灸中的珍品。

记者：古代为什么有"艾叶辟邪"的认识？艾叶在预防传染性疾病方面起到了怎样的作用？

梅全喜：为什么古代人民对艾叶能辟邪是那样地深信不疑呢？这是因为经过千百年的实践证实艾叶的确有"辟邪驱鬼""禳毒气"的作用。在古代，当瘟疫肆虐时，一个村庄里往往有很多人因感染瘟疫而死亡，这些被瘟疫感染的人则被村民认为是"中邪""撞鬼"或"中毒气"。而那些在家里悬挂艾叶或熏艾的村民都没有被瘟疫感染，因而他们坚信艾叶有辟邪作用。这种"邪"实际上就是今天各种传染病的传染源病毒和细菌，艾叶这种"辟邪"其实就是发挥空气消毒达到预防瘟疫传染的作用。古代的医药学家对此早有认识，东晋著名的医药学家葛洪在他的《肘后备急方》中就介绍了用艾叶烟熏消毒预防瘟疫传染的方法：在瘟疫流行时"以艾灸病人床四角，各一壮，令不相染"，而且认为用这种方法预防疫病传染，效果"极佳"。不但如此，还可以内服艾草来治疗或预防，尤其是热性传染病"五六日以上不解，热在胸中，口噤不能言，唯欲饮水者，以干艾水煮后服用，效果更佳"。

现代研究结果表明艾叶挥发出的香气、艾叶燃烧的烟、艾叶熏洗时产生的蒸气对引起不同的传染性、流行性疾病的多种致病细菌、真菌和病毒都有明显的抑制作用。艾叶的烟及蒸气，可以在室内形成空气药分子膜层，而悬挂的艾叶其挥发性物质的挥发，在人体周围空气中也能形成天然消毒气幕，经呼吸系统侵犯人体的细菌、病毒最易蓄积于鼻窦腔与咽喉，艾叶中天然杀菌、抗病毒成分可于鼻窦腔、喉头与气管中形成"药膜"，大量积聚抗体，达到灭菌、杀毒、防止染病的效果，故悬挂艾叶、熏洗艾叶及燃烧艾叶的确有预防瘟疫流行的作用。我国古代劳动人民应用悬艾或熏艾来"辟邪"、医药学家葛洪早在两千多年前就用其预防疾病传染是有科学道理的。可以肯定：①几千年的民间应用表明艾叶确有辟邪（防止流感等瘟疫感染）的作用；②现代的临床观察表明艾叶可明显降低流感流行期的发病率；③现代的药理研究表明艾叶燃烧产生的烟和艾叶的提取液对乙型溶血性链球菌、肺炎球菌、流感杆菌、金黄色葡萄球菌、铜绿假单胞菌有杀灭作用，对枯草杆菌、变形杆菌、白喉杆菌、伤寒及副伤寒杆菌、结核杆菌及多种皮肤致病真菌等也有抑制作用，对流感病毒、腺病毒、鼻病毒、腮腺炎病毒及疱疹病毒均有抑制作用，特别是对 A 型流感病毒明显的抑制作用。用其对空气消毒，可明显降低流行性感冒的发生率。因此，可以肯定说艾叶对于预防流行性感冒的流行是有明显作用的。人禽流感是由 H5N1 型或 H7N9 型禽流感病毒感染所引起，它与过去在人身上发现的 H1、H2、H3 型流感病毒同属于 A 型流感病毒，艾叶无论是烟熏或是提取液对于 A 型流感病毒都是有抑制作用的。据史料记载，每当瘟疫大流行的年份，都是艾叶大丰产的年份。是自然界给人类的礼物，一个治病防病的有力武器。在欧洲导致超过几百万甚至千万人死亡的流感大流行，为什么在中国没有出现过呢？这里面的因素很多，但我个人认为，我国民间广泛流行的端午节挂艾叶、熏艾烟、洗艾澡的习俗是发挥了重要作用的！所以我个人认为，艾叶不仅是一个重要的中药，更是一个"伟大"的药物，她对中华民族的生存与繁衍作出了重要贡献。

记者：关于艾叶有一种说法是艾叶有小毒，这样的说法准确吗？那么，艾入制作的食品能食用吗？

梅教授：中医自古就认为，是药三分毒！这是指除少数真正的毒性药物外，无毒的中药本身都有一些寒热温凉的偏性（少数平性中药例外），这些偏性药物长期或过量服用自然会对人体产生一些毒副作用的，艾叶的毒性应该是属于这种情况。艾叶自最早记载的梁代陶弘景的《名医别录》开始，历代本草医籍均载其无毒，唯宋代苏颂《本草图经》载其有毒，并指出"其毒发则热气上冲，狂躁不能禁，至攻眼有疮出血者，诚不可妄服"。李时珍对此反驳说："苏颂言其有毒……见其热气上冲，遂谓其有毒，误也。盖不知……热因久服致火上冲之故尔……若素有虚寒痼冷，妇人湿郁带漏之人，以艾和归、附诸药治其病，夫何不可？而乃妄意求嗣，服艾不辍，助以辛热，药性久偏，致使火燥，是谁之咎欤，于艾何尤？"李时珍的反驳是有道理的。《中国药典》虽也载其有小毒，但现代研究表明其毒性成分主要是艾叶所含的樟脑、芳樟醇、侧柏酮等成分，这些成分都是挥发性的，在艾叶的加工、煎煮过程中都会挥发掉的，所以，艾叶只要按正常剂量药用是安全的。

食用艾叶在我国无论是古代还是现代都是比较常见的，在古代，一些经史书籍载有端午节"悬艾人、戴艾虎、饮艾酒、食艾糕"的民俗记载，近现代"艾叶茶""艾叶汤""艾叶粥"等食谱在各地都有应用，在广东、福建等岭南地区民间作艾饼、艾粑食用，今天在中山的早茶店里仍然有艾叶食品供顾客选用。安徽绩溪有一个叫郎溪上野忠食品加工有限公司专门生产艾叶食品类（艾糍粑、艾水饺、艾青团、艾香串、艾汤圆、艾酥饼、艾铜锣烧、艾香粥等），并主要是出口日本，深受欢迎。他们对艾叶的前处理方法是将艾叶用清水洗净后，入大锅里煮开，其间加一点点苏打粉一起同煮，煮好艾草好，捞出再用清水洗净，然后挤干水分备用。这样的前处理方法基本上可以把艾叶中的微毒性成分或刺激性物质完全除去的。民间制作艾叶食品也都会将艾叶放到滚开的水中煮一二番，说是除味，实际上是除去艾叶中的微毒性成分或刺激性物质，这样制作的艾叶食品是可以放心食用的。

记者：我读过您在《中国中医药报》发表的一篇《端午话艾浴》的文章，

写得很好！能介绍一下艾叶浴适合哪些人群吗？现代怎样来洗艾叶浴？

梅教授：洗艾澡实际上是药浴疗法的一种，药浴疗法的应用，最早可追溯至三千多年前的殷商时期，那时在宫廷中已出现了药浴，战国时期，士大夫们已盛行用兰草、艾叶等香料香药煎煮沐浴，以达到芳香爽身保健作用。其后，艾叶也已广泛地用于药浴疗法中。艾叶就是这种疗法中最为常用的药材原料。洗艾叶浴特别在以下几个方面有其独到之处：①艾叶浴特别适合于妇女。艾叶的调经、暖宫、安神等功效不仅能够缓解妇女经期种种不适，还对其内环境有着很好的调节作用，并能形成持久的天然保护屏障。对于寒气重、月经过多、经腹冷痛、宫冷的人，洗艾叶浴尤其有效。此外，艾叶还有安胎作用，所以孕妇用艾叶浴不仅可以预防妊娠期感染，还可起到安胎作用。②艾叶浴特别适合于儿童及婴幼儿。医学研究证实，初生婴儿皮肤缺乏天然保护功能，呼吸道也很容易受环境污染及病菌侵害，天然艾草植物精华，具有抑菌成分，能深层清洁肌肤污垢，杀灭细菌。同时沐浴中，艾叶的精油成分随水蒸气挥发出来，分布于儿童口鼻呼吸道中，既能杀灭其中的细菌病毒，又可形成一道微膜屏障阻止细菌病毒的侵害。艾草精油成分还蕴含大量宝宝肌肤所需要素，沐浴后在皮肤上也能形成天然保护膜，有效呵护宝宝每寸肌肤。③艾叶浴特别适合于脚部。艾叶泡脚不仅可以防治感冒、失眠，消除疲劳，还可消除脚底真菌，去除脚臭、脚气，令脚部皮肤细腻光滑。经常用艾叶泡脚可以有效缓解上述不适，还可以调节内分泌，安神益气，增强免疫力，美颜健体。此外，艾叶浴还有预防治疗感冒、改善睡眠、减肥美容。

现代洗艾叶浴实在是不太方便，不过好在已有厂家以艾叶为主要原料，运用高科技手段和现代工艺研制而成的艾叶系列洗浴产品，包括艾叶沐浴露、艾婴康婴儿型蕲艾沐浴膏、艾阴洁皮肤黏膜抗菌洗剂、艾叶除菌香皂等都是现代研制出来的艾叶洗浴用品，应用它们洗浴也能起到传统艾叶浴的作用，市场上应用颇受欢迎。

记者：艾叶有哪些作用与应用？近年来是否有新的研究成果？您对艾叶未来研究寄予什么希望？

现代研究结果表明艾叶的药理作用有抗菌、抗病毒、平喘镇咳祛痰、抗过敏、止血、抗凝血、增强免疫能力、护肝利胆、解热镇静、抑制心脏收缩及降压等作用。临床除用于治疗妇科疾病，如崩漏、痛经、宫外孕、胎动不安等病，还广泛应用于治疗呼吸道疾病，如支气管炎、支气管哮喘、肺结核、感冒、鼻炎等；消化道疾病，如肝炎、泄泻、胃痛、消化道出血等；风湿痹痛类疾病，如腰痛、三叉神经痛、关节炎等；皮外科疾病，如皮肤溃疡、皮炎、湿疹、新生儿硬肿等，对多种疾病均取得了较好的疗效。其临床应用范围已远远超出了传统的妇科疾病范围。

近年来，对艾叶的研究又有了许多新的发现，江苏扬州大学医学院刘延庆教授和他的硕士研究生戴小军进行的药理研究表明，艾叶提取物有显著的抗幽门螺杆菌和抗肿瘤作用；而广东中山市质量监督局姜开明等技术人员进行的研究还发现艾叶提取物有很好的抗紫外线作用。近年来，我指导一些企业研发了蕲艾中药保健腰带、艾叶香烟、艾叶空气清新剂、艾叶杀虫剂、艾叶洗浴用品、艾叶足浴用品、艾叶药枕、艾叶卫生巾、艾叶香囊等系列艾叶产品，深受欢迎，取得了显著的社会效益和经济效益。

几千年的临床应用表明艾叶在预防流感等传染病方面有显著疗效，艾叶未来的研究方向重点应该是研究其在预防流感、禽流感等瘟疫的作用机制上，寻找药效物质基础，并在此基础上研发出有效的艾叶新产品推广应用，为保障广大人民群众的身体健康而发挥更重要、更积极的作用。

[戴卫波.本草，2013，（总11）：15-21.]

二、梅全喜教授艾叶研究应用的成果与经验总结

梅全喜教授 1962 年 5 月出生于湖北省蕲春县的一个中医药世家，其爷爷和父亲均为当地中医，蕲春县也是我国明代著名医药学家——李时珍的故乡，那里的人们大多都有中医药情结。梅全喜教授从小就受到中医药文化的熏陶，埋下热爱中医药的种子。1978 年他第一志愿考取湖北中医学院中药专业，从此开始了在中医药行业学习与从业的旅程。40 多年来，他在医院中药临床药学、地产道地药材研究及药史本草研究等方面做出了显著成绩，尤其是在艾叶研究与应用方面他有独到的经验和体会，也取得了突出的成就，他的研究成果和宝贵经验为推动艾叶研发及艾产业发展发挥重要的作用。深圳市第五批（2019-2022）名中医药专家学术经验继承工作项目师带徒弟子黄冉将三年来跟师梅全喜教授学习其对艾叶研究应用所取得成果和经验的收获和体会总结如下。

1. 对艾叶研究的贡献　艾叶为菊科植物艾 *Artemisia argyi* Lévl. et Vant. 的干燥叶，夏季花未开时采摘，除去杂质晒干而得。艾叶，在我国不仅是一种应用历史极其悠久的常用中药，也是一种民俗用品，远古时艾叶被用于取火及保留火种，其后被用于巫术及祭祀，到后来艾叶逐渐应用于"辟邪"并慢慢成为端午节的一个民俗用品。艾叶辟邪的应用也从早期的悬挂艾叶，发展到后来的熏艾烟、洗艾澡、饮艾酒、食艾糕等应用形式，并逐步广泛应用于养生保健和治病等医疗保健方面。

梅全喜教授的家乡盛产艾叶，素有"蕲艾"之美称。小时候他认识的第一味中药便是艾叶，耳闻目睹了许多关于艾叶防病治病的故事。大学毕业后，他即着手开展对艾叶的系统研究，经过 40 多年的潜心钻研，取得了可喜成果，发表了 40 多篇艾叶科研论文，如 20 世纪 90 年代在《中国中药杂志》发

表的《不同产地艾叶中挥发油和微量元素含量的比较》和《中药材》发表的
《不同产地艾叶燃烧放热量的比较》等。最早论证了蕲艾作为艾叶的道地品种
及其质量的优质性和道地性。1993年梅全喜牵头主编《蕲州药志》（中医古籍
出版社1993年第一版）时就在"蕲州特产集锦"栏里专门设立了"蕲艾"条，
全面系统地介绍了蕲艾，1999年编写出版了我国近代第一本专门论述中药艾叶
的专著《艾叶》（中国中医药出版社1999年第一版），该书对艾叶的生长环境、
采收时节、品种品质、炮制制剂、药理药化及灸疗功用做了系统科学的阐述与
总结。《艾叶》的问世，使艾叶产品的研发工作进一步深入，也为后来蕲春县
乃至全国的艾产业发展打下了坚实的基础。近年来，梅全喜教授又多次开展
了对艾叶产地质量及DNA分子鉴别研究，发表了《不同产地艾叶总黄酮、重
金属和硒元素的含量比较研究》（《时珍国医国药》）、《12个不同产地艾叶挥
发油的GC-MS分析》（《中药材》）、《复方蕲艾卫生巾方镇痛抗炎作用的实验
研究》（《时珍国医国药》）、*DNA Barcode for Identifying Folium Artemisiae Argyi
from Counterfeits*（艾叶的DNA条形码鉴定研究）（*Pharm. Bull*）"等重要论
文，还编写出版了《艾叶的研究与应用》（中国中医药出版社2013年第一版）
和《蕲艾的研究与应用》（中国中医药出版社2020年第一版）及艾叶实用百
科系列丛书：《艾叶实用百方》、《艾蒿食疗百味》、《蕲艾灸治百病》（人民卫
生出版社2016年第一版）等多部艾叶专著。其中，梅全喜教授主编的3本艾
叶实用百科系列丛书还被人民卫生出版社翻译成英文：*Mugwort Leaf：Over
100 Practical Formulas*、*Qi Mugwort Moxibustion to Treat 100 Diseases*、*Diet
Therapy with Mugwort in 101 Recipes*（*People's Health Publishing House*，First
edition in 2020），在海外公开发行，为推动中医药文化特别是艾文化走向世
界、将中医药知识普及到"一带一路"国家发挥了积极作用。

在艾叶研究方面，梅全喜教授还先后研制出"蕲艾精""艾地合剂""李
时珍中药保健腰带""蕲艾条""艾叶烟""艾灸贴（女士专用）""艾叶浴
剂""蕲艾卫生巾""蕲艾防瘟九味香囊"等新产品，上市后深受消费者的欢
迎。他还担任了国内10多家艾叶生产企业技术顾问，指导开展艾叶系列产品
研发工作，其中已有多家艾叶企业年产值超过亿元，取得了显著经济和社会
效益。特别是他的家乡湖北蕲春，在梅全喜教授的积极推动下，从21世纪初
艾叶产值几乎为零发展到今天艾叶产值已近百亿元，为推动艾叶研发与推广
应用及推广艾叶文化发挥了积极作用。

同时，梅全喜教授也是一个有爱心的学者。2017年年初，他将自己多年
来获得的艾叶科技成果奖励、稿费及讲课费共计100万元和他担任10多家艾
叶研发生产企业科技顾问的顾问费200多万元全部捐献出来，成立了李时珍
中医药教育基金会，用于资助蕲春籍每年考取中医药大学中医药专业的贫困

学子和每年奖励湖北中医药大学、广州中医药大学优秀博士、硕士研究生，基金会成立 6 年来已连续举行 12 次资助和奖励活动，共资助和奖励贫困学子及优秀研究生 80 多人，为推动中医药教育事业发挥了积极作用。故乡人民将艾叶专家梅全喜教授与国学大师黄侃、文坛巨匠胡风、风投教父汪潮涌誉为蕲春当代四大名人（载于《汽车之旅》杂志 2016 年 5 月刊．蕲艾文化节专刊 54-57 页）。梅全喜教授现在工作单位所在地深圳市宝安区的《宝安日报》（2020 年 7 月 16 日 A08 版）也在一篇报道梅全喜教授的文章中这样写道：（梅全喜）因在艾叶研究上成果丰硕，被业界称为"艾叶之父"。可见，梅全喜教授在艾叶研究、艾产业发展及艾文化推广方面做出的贡献也得到社会的认可。

2. 对艾叶品质的研究成果　艾叶在全国各地均有分布，主要产于湖北、河南、湖南、安徽、山东等地，销往全国并出口。艾叶药用历史悠久，但道地产地最早出现于宋代，以河南汤阴所产的伏道艾和浙江宁波地区所产的明州艾质量最优，至明代其道地产地有了变化，据《本草品汇精要》载：艾叶的道地产地为"蕲州，明州"，明代伟大的医药学家李时珍在他所著的《本草纲目》中指出："艾叶，本草不著土产，但云生田野。宋时以汤阴复道者为佳，四明者图形。近代惟汤阴者谓之北艾，四明者谓之海艾。自成化以来，则以蕲州者为胜，用充方物，天下重之，谓之蕲艾。相传他处艾灸酒坛不能透，蕲艾一灸则直透彻，为异也。"明代药学著作《本草乘雅半偈》也记载："（艾叶）生山谷田野，蕲州者最贵，四明者亦佳。蕲州贡艾叶，叶九尖，长盈五七寸，厚约一分许，岂唯力胜，堪称美艾。"清朝《本草备要》及《本草从新》等均载："以蕲州艾为胜。"可见，艾叶的道地产区从古至今虽有所变迁，从明朝开始便已认可蕲艾最优。

为了验证古代的这一说法，推动蕲艾产业的发展，梅全喜教授早在 20 世纪 80 年代就开展了对艾叶品质的研究工作。他收集了湖北蕲春、河南汤阴和四川资阳三个地方所产艾叶进行了挥发油含量和微量元素的比较研究，结果表明蕲春艾叶挥发油含量达 0.83%，比汤阴艾（0.39%）和资阳艾（0.35%）要高出一倍多，而与理血作用有关的无机元素 Mg、Ga、Mn 等也是蕲春艾含量最高。随后又对蕲艾、陕西艾、安国艾和河南艾进行了水溶性浸出物和醇溶性浸出物进行了测定，结果表明蕲艾和安国艾的醇溶性浸出物含量最高，一般认为醇溶性成分含量高，燃烧释放的热量就高，因此灸用艾选蕲艾和安国艾较好。为了进一步探讨艾叶质量，梅全喜教授首次采用测定其燃烧放热量（比热值）为指标比较研究了湖北蕲春、河北安国、四川资阳和河南汤阴所产艾叶的质量，结果表明湖北蕲春艾的燃烧热值最高，四川资阳艾最低，从燃烧热值看蕲艾的质量要比其他地产艾叶的质量好。可以说梅全喜教授是国内最早系统研究艾叶品质并论证蕲艾道地优质性的专家之一，在随后的 30

多年里他仍然一直在关注着艾叶的品质研究工作，指导研究生开展多次全国不同产地艾叶质量研究。2014年端午节梅全喜带领课题组组织采集了全国各地40多个艾叶样品，并对其中有代表性的12个不同产地艾叶样品进行挥发油的种类及含量对比研究，挥发油含量方面表明湖北蕲春艾叶含量最高，并且成分种类均较多，表明蕲春艾叶仍保持其道地性；蕲春艾叶移栽至山西交城种植，其挥发油含量仍然较高，成分种类（37个成分）也较多，明显优于山西原产地艾叶，进一步印证了蕲春艾叶品种的优良。还对不同产地艾叶总黄酮、重金属和硒元素的含量进行比较研究，结果显示不同产地艾叶总黄酮、重金属和硒元素的含量差别较大，总黄酮的含量范围为2.84%～14.67%，以湖北蕲春产艾叶最高，不同产地艾叶总黄酮、重金属和硒元素的含量测定可为艾叶的道地性、安全性评价和质量标准的完善提供参考。研究生宋叶采用顶空固相微萃取－气相色谱－质谱（HS–SPME–GC–MS）联用技术对来自湖北、湖南、山西的8个样品艾叶，进行艾叶挥发油成分分析，共分离鉴定出180个成分，有30个共有成分，以桉油精、樟脑、石竹烯、樟脑萜、冰片、Neointermedeol等为主要成分。结果表明蕲艾中的九尖艾挥发油和其主要成分桉油精的含量最高。

2019年梅全喜课题组在全国范围收集了艾叶样品30多个，他带领研究生李皓翔等选取22批艾叶建立艾叶挥发性成分与非挥发性成分的指纹图谱，为艾叶综合质量评价提供依据，结果显示，挥发性成分指纹图谱共标定了9个共有峰（主要包含单萜、烯烃、烷烃类成分），相似度在0.936～0.997，以湖北蕲春所产艾叶（蕲艾）的挥发性成分含量最高；对其中16个产地艾叶中4种挥发性成分的含量进行分析，结果显示16批艾叶样品1,8-桉叶素（桉油精）的含量均符合《中国药典》要求（不得少于0.050%）；10批艾叶龙脑的含量达到《中国药典》（2020年版）要求（不得少于0.020%），另外6批样品龙脑含量未达标。对不同产地艾叶样品中1,8-桉叶素及4种挥发性成分总含量进行比较分析，结果显示以道地产区湖北蕲春所产艾叶最高。而非挥发性成分指纹图谱共鉴定了10个共有峰（主要包含有机酸、黄酮类成分），相似度在0.902～0.991，以安徽太和及湖北蕲春所产艾叶的非挥发性成分含量最高；对艾叶中8种有代表性的非挥发性成分（有机酸、黄酮两大类）的研究表明：有机酸类成分以安徽太和所产艾叶最高，黄酮类成分以湖北蕲春的样品最高。

3. 对艾绒品质鉴别的经验　艾绒是艾条的主要原材料，艾绒的质量直接影响到施灸的效果。近年来，艾灸在家庭保健中的应用越来越广泛，但是同时，市场上的灸疗产品却鱼龙混杂。怎样选到优质的艾灸产品，梅全喜教授根据积累的40多年经验，总结出自己对艾绒质量的认识和鉴别经验。

他认为，新艾（采收一年之内的艾叶）绒，性燥、烟大、味烈、燃烧速度快、火力暴猛，不仅易灼伤皮肤，而且易伤及经脉，耗损元气，不能长期灸用。艾叶存放在两年时间以上者，谓之陈艾。它火力温和、温度平缓、烟少、渗透性强、热能堆积效果明显。这是因为艾叶在长期的存放过程中，由于氧化的作用，化学成分发生变化，叶绿素转化为叶黄素，挥发油中的有害物质醛类发生醇化、酯化而降低，气味由烈转纯，同时陈艾在燃烧时产生的红外线以近红外为主，与人体皮肤的红外谱峰一致，容易产生疗效。但陈艾也是有一定的时间限制，并不是越陈越好，一般 3～5 年的陈艾较好，超过 6 年则质量下降。

艾绒的质量还与纯度有关，一般出售时候会标示 5∶1、8∶1、10∶1、20∶1，甚至 30∶1、40∶1 等。5∶1 即是指 5kg 艾叶制作出 1kg 艾绒，以此类推，比例越高说明纯度越大、杂质越少。用于养生保健的艾绒至少要 3∶1。日本常用的比例是 8∶1 或 10∶1。如果是用于皮肤直接灸，则要求 10∶1 以上，否则会很疼。20∶1～30∶1 的精纯"黄金绒"（土黄色或金黄色）已是很好。但是，艾绒并不是越纯越好。因为艾绒越精细，其火力越柔和，但艾灸毕竟是对穴位进行温烤，需要一定的火力，过于精细的艾绒火力柔和，反而效果不好。现在有所谓的 40∶1、50∶1，甚至 70∶1 的极品艾条，其灸疗效果不一定好。

梅全喜教授还总结出一套"一闻二搓三看"的艾绒质量鉴别经验，具体方法如下。

一闻：闻气味。陈艾制作的艾绒气味并不强烈，新艾则气味很浓，比较刺鼻子。所以，千万不要认为"香味不强烈"的艾绒是质量不好的，相反，气味很浓的才是应当拒绝使用的。好的艾绒香味纯正，无异味。蕲艾制作的艾绒有蕲艾独特的香味，质量差的艾绒则有异味或者霉味。同时，也可以闻艾绒燃烧后的烟味，好的艾绒燃烧后艾烟不呛人，质量差的艾绒燃烧时艾烟比较呛人，令人刺鼻流泪。

二搓：用手指搓一下艾绒，感觉一下其中的杂质含量。好艾绒像棉花一样柔软，感觉不出有杂质；而纯度差的一搓就会发现有细小的硬物（含有艾茎、叶脉及其他杂质等）。

三看：看色泽，陈艾制作的艾绒颜色发黄，类似干燥的黄土，纯度越高就越黄，而新艾制作的艾绒则黄中夹杂浅绿，尤其是当年的艾叶做的艾绒，绿色就更多一些。另外，观察艾绒的燃烧情况也是鉴别其质量的重要方法。好艾绒燃烧时冒出的烟比较白，烧完后灰烬形状固定，将灰烬敲碎后，中间灰呈白色。质量差的艾绒燃烧时烟很大，发黑，并且有响声（这是杂质燃烧时爆裂发出的声音），烧完后灰烬形状不规则，中间的灰色不白而偏黑。

艾是我国劳动人民认识和使用最早的一种植物，几千年来艾叶在历次瘟疫流行中均发挥了重要的防治作用，可以说艾叶为中华民族的生存与繁衍发挥了重要作用，所以梅全喜教授用"伟大"两个字来形容艾叶。梅全喜教授对艾叶研究一直都十分重视，并还在进行中，可以说这是他倾其毕生精力研究的一个重要方向。40多年来，他不仅在科研上取得了丰硕的成果，还在艾叶产品开发、艾叶文化宣传及艾叶产业发展上也作出了积极贡献，取得了显著的社会效益和经济效益。梅全喜教授在艾叶研究上取得的丰硕成果、学术思想和宝贵医药经验值得我们后辈认真学习、继承和发扬。

[黄冉，等.时珍国医国药，2023，34（7）：1769-1771.]

第三节　梅全喜艾叶专著的题词、序言、书评与题诗

一、历版艾叶专著的题词与序言

1.《艾叶》(中国中医药出版社，1999年第一版)

（1）题词

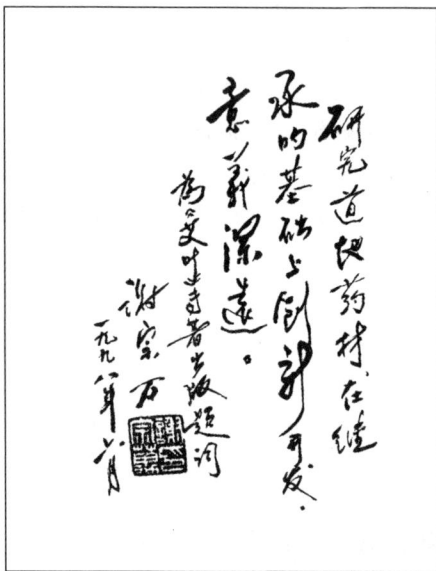

图 8-1　中国中医研究院中药研究所谢宗万研究员题词

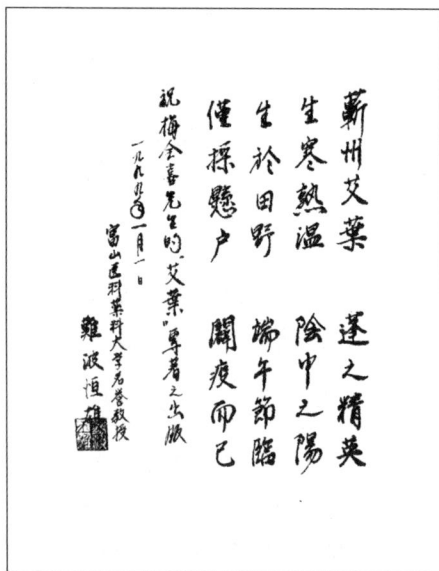

图 8-2　日本富山医科药科大学难波恒雄教授题词

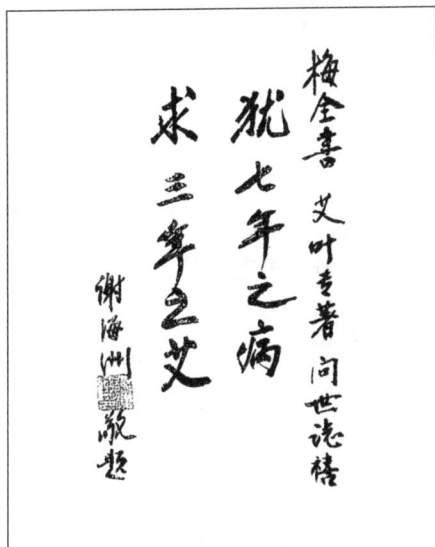

图 8-3　中国中医研究院广安门医院谢海洲
　　　　教授题词

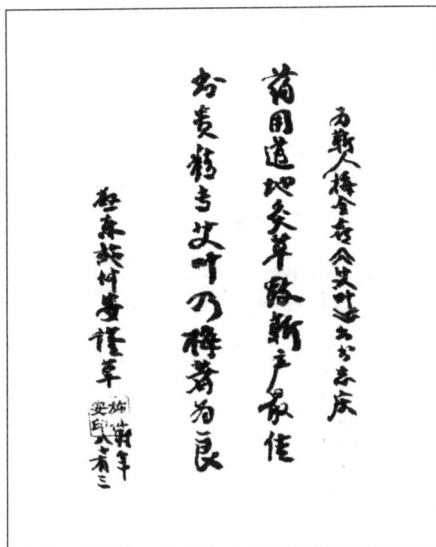

图 8-4　南京中医药大学施仲安
　　　　教授题词

（2）序言

胡　序

　　早在 16 世纪，李时珍之父李言闻就专门为艾叶立传（《蕲艾传》）云："产于山阳，采以端午。治病灸疾，功非小补。"把艾叶的生境、采收期和灸、疗功用作了科学的总结，这可能是悠悠数千年中医药历史上唯一的一部单味道地药材的专著（李父另著《人参传》上下两卷，但从书名上看不出道地含义）。五百多年之后，曾在李氏父子故乡工作过多年的梅全喜先生，执着于蕲艾的研究与开发，广收博采，考古论今，著成 20 余万字的《艾叶》一书，可谓艾之新传。艾为北半球一广布野草，古今学者两次以其为题著述，实属罕见，此序有感于此而发，并以艾叶为例，分析中国传统药物学特色所在。

　　艾叶最早的用途是灸，并与"针"齐名，古医籍《灵枢经》和《五十二病方》就有艾灸或艾熏的记录，故有"医家用灸百病"之说。公元 7 世纪文成公主进藏后，艾灸疗法才传到西藏并见于藏医经典《四部医典》，1580 年阿尔努斯将艾灸疗法介绍到欧洲，仅此一项发明足可说明中药学确实与药用植物学不同。作为内服药，艾叶具有理气血、逐寒湿、温经、止血、安胎之功用。《金匮要略》"胶艾汤"治妊娠产后下血和"艾附丸"治心腹少腹诸痛，尤著奇效；以熟艾入布袋兜其脐腹，治疗老人丹田气弱，脐腹畏冷，妙不可言；《清宫医案》"治疗胎前产后危急诸症百发百中"的胎产金丹，要求用蕲艾而不用祁艾；《妇科玉尺》阿胶蕲艾丸是以两种道地药材命名的成药。这些卓越的发现，同样表明中医药科学体系的博大精深，非其他简单应用艾叶的传统医学体系可比。

艾叶的卓越疗效和广泛用途是与其药学基础分不开的。讲究道地（蕲艾和祁艾均系栽培）、采收期（端午）、部位、生熟和新陈异治等丰富多彩的科学内容未见于其他传统医药文献。例如，李时珍提出"凡用艾叶，须用陈久者"、灸用须捣"至柔烂如棉为度"、"生温熟热"（入妇人丸散，须以熟艾）的药性理论。孟诜总结民间经验：嫩艾作菜食，可治疗冷痢、泻痢。《大明本草》在扩大药用部位方面记载：艾子（果实）"壮阳，暖子宫"。《植物名实图考》附图1为营养期，附图2为花果期枝条，就体现了不同采收期和部位，由此逐渐形成了艾叶与艾子，野艾与家艾，北艾（河南）与海艾（宁波）、蕲艾、祁艾，嫩艾与陈艾、生艾、熟艾及端午艾等众多的药材和处方用名，这些药学知识即使在当代也称得上先进。

艾叶的医药学成就一直影响着中华文明和文化。孟子曰："七年之病，求三年之艾。"《庄子》云：越人熏之以艾。《说文解字》释义："灼出艾火曰灸。"诗词歌赋更是不绝于史，苏东坡《浣溪沙》描绘了"日暖桑麻光似泼，风来蒿艾气如熏"的田园风光，多么优美动人。

丰富凝重的历史积淀奠定了艾叶新发展的基础。艾卷的机械化生产使得自助熏疗在国内外广为流传；艾叶活血化瘀、抗菌消炎、镇咳平喘、增强免疫功能等机制研究取得的进展；由艾叶挥发油制成的艾叶油胶丸治疗慢性气管炎、支气管哮喘等科技成果的出现，均标志着艾叶的历史翻开了新的一页。因此，本书的时代性和实用性是不言而喻的。而且可以肯定，艾叶的学问还会代代发扬，更加闪烁出中医药的科学之光。

胡世林
寅虎之秋于北京

（注：作者系中国中医药学会中药鉴定分会主任委员、中国中医研究院中药研究所研究员）

詹 序

艾叶 Folium Artemisiae Argyi 是临床常用中药之一，世传以李时珍家乡湖北蕲春县蕲州镇产者为最佳，称蕲艾，享誉国内外。

据考证，艾叶用于治病已有 2000 多年历史，我国现存的第一部方书、战国时期的《五十二病方》中就载有艾叶的疗效与用法，以后在历代本草中均有收载。但将蕲艾作为艾叶之佳品而扬名于世要归功于李言闻、李时珍父子。相传李氏父子曾多次在蕲州镇郊麒麟山采集艾叶标本，种植于家园，进行研究，遂使蕲艾之名为世人接受。蕲艾自明代闻名以来，作为道地药材历经 500 余年的临床应用，一直长盛不衰，延续至今。我曾多次到过蕲州，当地至今仍流传着"家有三年艾，郎中不用来"的谚语。

蕲艾比一般的艾植株高大，体内含挥发油亦较多，叶质地柔软，易揉成团。鉴于这些特征，有的学者将蕲艾定为艾的栽培变种 *Artemisia argyi* Lévl.et Vant.qicv.*qiai*，是否会得到共识，还有待于进一步研究。

艾叶具散寒止痛、温经止血功能，用于少腹冷痛、经寒不调、宫冷不孕、吐血、衄血、崩漏经多、妊娠下血等症；外治皮肤瘙痒。醋艾炭温经止血，用于虚寒性出血症。近年来研究表明，艾叶中微量元素硒的含量很高，具有抗肿瘤、延缓衰老的功效，且还含一种鞣质类成分，对治疗心血管疾病有显著疗效。随着国际针灸热的兴起，艾叶及其粗加工品艾绒、艾条出口量大增。在国内市场上，已开发出艾叶系列保健食品、保健浴剂和牙膏等，开发前景甚为看好。

学人梅全喜是我的爱徒，1982 年 8 月他毕业于湖北中医学院中药学专业，获学士学位。在就读期间，一直品学兼优，表现出过人的勤奋与聪慧。毕业时，他主动舍弃了在武汉工作和发展的机会，立志要报效家乡父老。回老家蕲春县后，先后在李时珍医院、药品检验所、李时珍中医药研究所工作，历任副所长、所长等职。他一贯治学严谨，工作认真，刻苦钻研，善于动脑筋，手勤、腿勤、口勤、眼勤，将所学的科学知识运用于实践，扎根于基层。他先后取得了多项科研成果，编著和发表了 6 部专著，80 余篇学术论文，成了蕲春县、黄冈地区和湖北省的一颗青年科技新星。1989 年 6 月被授予"湖北省青年科技精英"称号，1992 年破格晋升为副主任药师，1993 年获国务院政府特殊津贴。他的科研成果还获得国家专利及联合国信息促进中心颁发的"发明创新科技之星奖"和"湖北省青年优秀科技成果奖"。在众多的成绩和荣誉面前，他始终谦虚谨慎，孜孜进取，不断攀登新的高峰，表现出一名优秀青年科技人员的优秀品德。我以他为骄傲，他为母校湖北中医学院（现为湖北中医药大学）争了光，为享有教授县美称的李时珍家乡蕲春县的人民争了光，为中医药界争了光。

梅全喜本人从20世纪80年代中期即开始了对艾叶的研究，发表了有关艾叶的学术论文20余篇。在此基础上，他的新著《艾叶》即将问世。此书挖掘和整理了我国古代医药学家和本草医籍在艾叶研究和临床应用方面取得的宝贵经验，回顾和总结了现代医药工作者对艾叶进行的研究和应用所取得的成果，当然其中不少是他本人的研究结晶。本书既介绍了一些有关艾叶品种、鉴别、化学成分、药理作用及新制剂研究概况，又总结了古今中外艾叶临床及民间应用的经验，具有较高的学术价值和广泛的实用性。相信本书的出版对今后艾叶的研究、应用及我国道地药材的深入研究将起到积极的推动作用。

詹亚华

1998年7月10日于武汉

（注：作者系中国中医药学会中药鉴定分会副主任委员、中国自然资源学会天然药物分会副主任委员、湖北中医药大学教授）

2.《艾叶的研究与应用》（中国中医药出版社，2017年第一版）

前言（代序）

艾叶，在我国不仅是一种常用的中药，也是一种民俗用品，远古时艾叶被用于取火及保留火种，其后被用于巫术及祭祀，到后来艾叶逐渐应用于"辟邪"，慢慢发展到最后艾叶成为端午节的一个民俗用品，艾叶辟邪的应用也从早期的悬挂艾叶，发展到后来的熏艾烟、洗艾澡、饮艾酒、食艾糕等应用形式，并逐步广泛应用于养生保健和治病等医疗保健方面。现代的研究已从多方面证实了古代艾叶"辟邪"的认识是有科学道理的，艾叶确实能抑制或杀灭导致瘟疫流行的"邪气"（细菌和病毒），肆虐欧洲导致千万人死亡的西班牙流感大流行为什么在中国没有如此猖獗呢？笔者觉得这与中国民间的风俗与卫生习惯有关，风行于广大中国乡村的悬艾叶、熏艾烟、洗艾澡、饮艾酒、食艾糕等，这些习俗对于防止流感等瘟疫的大流行确实起到了有效的作用，所以，我认为几千年来艾叶为保护我国人民的繁衍与生存是作出了重要贡献，艾叶不仅是一味重要的中药，也是一个"伟大"的药物。

　　我这一生可以说是与艾叶结下了不解之缘，出生不久就与艾叶有了接触，最早能记起的事是搓艾叶、泡艾脚。大学毕业后最早进行研究和开发的也是艾叶，出版的第一本单味药专著是《艾叶》，在艾叶研究过程中也结识了许多的"艾"朋友。如中科院华南植物所林有润教授、中国中医研究院中药所原副所长胡世林教授、谢宗万教授、北京广安门医院谢海洲教授、香港浸会大学中医药学院副院长赵中振教授、日本富山医科药科大学难波恒雄教授等都是通过艾叶研究结识和交往的。他们在我编写出版《艾叶》专著时给予了重要的帮助和指导。

　　1999 年 9 月，我主编的《艾叶》一书由中国中医药出版社正式出版，该书全面系统地记载了古今中外有关艾叶的研究成果，是国内唯一一本论述艾叶的专著，对于艾叶及艾叶产品的研发、应用与推广起到重要的指导作用。不过《艾叶》专著出版至今（2013）已有 15 年了，15 年来艾叶研究与产品开发取得了长足的进步，原来的《艾叶》专著已不能全面反映国内外艾叶的研究成果，所以，在 2013 年我组织了我的几个研究生在原来《艾叶》专著的基础上重新修订整理编撰出《艾叶的研究及应用》（第二版）专著，交由中国中医药出版社出版，该书出版后受到广大读者的热烈欢迎，出版 3 年多时间已加印 4 次，仍不能满足读者的需求。而这几年正是艾叶种植、生产、研发、应用及艾叶产业快速发展的时期，其研究成果显著，产业成绩突出，为了更好地反映这些成果和成绩，我们计划再次对本书进行修订，增补新内容。

　　2017 年正式启动了《艾叶的研究及应用》（第三版）的编写，仍然是组织我的几位研究生在原书《艾叶》和《艾叶的研究及应用》（第二版）的基础上把近年来有关艾叶研究的新内容增补进来而成书的，其内容在原书的基础上也增加了一倍多，全书共分九章，其中第一章"艾叶的药用历史"由戴卫波（10 届硕士研究生）负责，第二章"艾叶的本草学概述与生药学研究"由田素英（06 届硕士研究生）负责，第三章"艾叶的药性理论"由高玉桥（05届硕士研究生）负责，第四章"艾叶的炮制"由胡莹（12 届硕士研究生）负责，第五章"艾叶的制剂"由庞蕾蕾（10 届硕士研究生）负责，第六章"艾叶的化学成分"由陈小露（15 届硕士研究生）负责，第七章"艾叶的药理作用"由李红念（13 届硕士研究生）负责，第八章"艾叶的临床应用"由范文昌（11 届硕士研究生）负责，第九章"艾灸的作用机理及临床应用"由中山市中医院康复针灸科梁方旭医师负责，第十章"艾叶漫话"由我本人负责。并由高玉桥、田素英和戴卫波三人各负责审核三章，全部稿件均由我审核定稿。本书全面挖掘和整理了古代医药学家和本草医籍在艾叶研究和应用上所取得的宝贵经验，回顾和总结了现代医药工作者对艾叶进行研究和应用所取得的成果，也融入了作者自己对艾叶研究的体会、情怀和取得的成果。是继

《艾叶》和《艾叶的研究及应用》（第二版）之后的又一全面系统阐述总结艾叶的专著。相信本书的出版对未来艾叶的研究、应用和开发将会起到积极的推动和重要的参考作用。

几千年的临床应用表明，艾叶在预防流感等传染病方面有显著疗效，我个人的想法是，艾叶未来的研究方向应该是重点研究其在预防流感、禽流感等瘟疫的作用机制上，寻找出药效物质基础，并在此基础上研发出有效的艾叶新产品推广应用，为保障广大人民群众的身体健康而发挥更重要、更积极的作用。

本书出版之时，正值各地正在筹办纪念李时珍诞辰 500 周年之际，谨以此书向即将在湖北蕲春举办的纪念李时珍诞辰 500 周年活动献礼。

梅全喜
2017 年 9 月 1 日于广东中山

3.《艾叶实用百方》《艾蒿食疗百味》《蕲艾灸治百病》（艾叶百科系列丛书，人民卫生出版社 2016 年第一版）

前言（代序）

艾叶，在我国不仅是一味常用的中药，也是一种民俗用品，更是艾文化的一个重要载体。远古时艾叶被用于取火及保留火种，其后被用于巫术及祭祀，到后来艾叶逐渐被应用于"辟邪"，慢慢发展到最后，艾叶成为端午节的一个民俗用品。艾叶辟邪的应用也从早期的悬挂艾叶，发展到后来的熏艾烟、洗艾澡、饮艾酒、食艾糕等应用形式，并逐步广泛应用于养生保健和治病等医疗保健方面，艾文化也逐渐渗透入每一个中国人的思想意识之中。现代的研究已从多方面证实了古代艾叶"辟邪"的认识是有科学道理的，艾叶确实能抑制或杀灭导致瘟疫流行的"邪气"（细菌和病毒）。为什么肆虐欧洲导致千万人死亡的流感大流行在中国没有如此猖獗呢？我认为这与中国民间的风俗与卫生习惯有关，风行于我国历代的端午节悬艾叶、熏艾烟、洗艾澡、饮艾酒、食艾糕等习俗（传统认为能辟邪）对于防止流感等瘟疫的大流行确实起到了有效的作用。可以说，几千年来艾叶为保护我国人民的繁衍与生存作出了重要贡献。因此，艾叶不仅是一味重要的中药，也是一味"伟大"的药物。

艾叶用于防病治病已有 3000 多年的历史。收载我国西周初年至春秋中叶约 500 年间诗歌总集的《诗经》中就载有："彼采艾兮，一日不见，如三岁兮。"其后，由战国时期著名诗人屈原撰写的长诗《离骚》中也提到艾，云"户服艾以盈要兮，谓幽兰其不可佩"。从这两部公元前的著名诗集中均载有"艾"的情况看，艾叶在当时的知名度已经很高，说明艾在公元前就已普遍应用，这种应用当然是以医药用途为主的，这一点可从与《离骚》同时期的儒家经典著作《孟子》一书的记载"犹七年之病，求三年之艾也"中得到证实。我国现存最早的一部医书——战国时期的《五十二病方》中就记载有艾叶治病的两个疗法（艾灸疗法和艾熏疗法）。

艾叶作为药物正式记载始见于梁代陶弘景《名医别录》，该书对艾叶的药性理论做了较全面的论述："艾叶，味苦，微温，无毒。主灸百病，可作煎，止下痢，吐血，下部䘌疮，妇人漏血，利阴气，生肌肉，避风寒，使人有子。"而在此之前，东汉著名医家张仲景所撰《伤寒杂病论》的附方中有 2 个用艾的处方，即胶艾汤和柏叶汤，是艾叶复方应用最早的记载，前方仲景用其治经寒不调或胞阻胎漏、宫冷不孕等症，取艾叶之暖宫止血作用，后方仲景用其治吐血不止，取艾叶"主下血、衄血"之功，此二方至今仍是中医临床常用之方。

明代伟大的医药学家李时珍在《本草纲目》中对艾叶有详细的描述，附有艾叶治病的单、验方 52 个，是《本草纲目》中收载附方最多的药物，而《本草纲目》也成为收载艾叶附方最多的古代医药专著之一，为推动和指导艾叶的应用作出了积极贡献。此外，李时珍对于产自家乡的道地药材蕲艾更是十分推崇，他指出："（艾叶）自成化以来，则以蕲州者为胜，用充方物，天下重之，谓之蕲艾，相传他处艾灸酒坛不能透，蕲艾一灸则直透彻，为异也。"此述被后世视为有关蕲艾的经典论述而被历代医籍所转载，蕲艾也因此而名传渐远，闻名天下。

艾叶的应用在民间也十分普及，有许多老百姓都掌握着不少的艾叶治疗常见病多发病的单方、验方，这些简便实用的单验方为普通人家的防病治病发挥了重要的作用，所以，在我国民间早有"家有三年艾，郎中不用来"的谚语。

艾叶最早的用途是灸，秦汉时期灸疗就已经有了较为完整的基础理论和较为丰富的临床经验。《灵枢经》指出："针所不为，灸之所宜""阴阳皆虚，火自当之"，说明灸疗在当时的适应证已很广，有些疾病应用灸疗更能取得治疗效果。《灵枢经》又曰："其治以针艾"，说明在《黄帝内经》成书前，针石和艾灸结合应用治疗多种疾病已经很盛行，"艾"在此时已作为"灸"的代名词了。艾灸疗法在历代都受到医家重视，明代李时珍对艾灸更是充分肯定："艾灸用之则透诸经，而治百种病邪，起沉疴之人为康泰，其功大矣。"今天，艾灸疗法不仅仅是在医疗单位广泛应用，在民间也已被普通的家庭所接受。艾灸已成为艾叶应用最重要、最广泛的一个方面。

其实，艾叶在发挥防病治病、保健养生方面的应用还体现在食疗上。早在唐代就有艾叶食疗的记载，唐代孟诜《食疗本草》最早介绍了艾叶的食疗方法及作用："若患冷气，取熟艾面裹作馄饨，可大如丸子许""春月采嫩艾作菜食，或和面作馄饨如弹子，吞三五枚，以饭压之，治一切鬼恶气，长服止冷痢。"其后，历代医家均有应用艾叶食疗的记载。

在古代无论是民间还是宫廷均有食用艾叶制品的习俗。元代陈元靓《岁时广记》载"艾叶酒"云："金门岁节，洛阳人家端午作术羹艾酒。"艾酒，即浸艾的酒。《辽史·礼志》六嘉仪下云："五月重五日，午时，采艾叶和绵着衣……君臣宴乐，渤海膳夫进艾糕。"艾糕，即加艾制成的糕饼。随后，历代民间都有食用艾叶的习惯，并一直沿用至今。今天这些习俗在我国广大的农村地区仍较流行，特别是江南地区、广东的潮汕地区和福建的闽南地区，食用艾叶的习惯更为流行，除了制作艾叶糕点食用外，在潮汕地区端午节还有用嫩艾叶炒饭食用的习惯。而大部分地区使用艾叶食品是在清明、端午时节，这些习俗除了祭奠先人，寄托哀思，纪念屈原，附加了特定的文化内涵外，同时，也认为艾叶有辟邪作用，食用艾叶食品是为了辟邪防病，今天的人们则认为艾叶食品对于一些轻微的病证和亚健康状况有食疗和调理作用而食用。近年来，随着人们保健意识的加强，一股食用艾叶之风正从乡村刮到城市，偏僻山区的艾糍粑、艾叶煎蛋、艾叶肉丸子等相继进入了一些城市的食肆酒家，深受食客欢迎。

由此可见，艾叶在健康产业上的应用主要是包括了艾叶内服治病、艾灸治百病和艾叶食疗养生这三大方面。

艾叶全国各地均有产，但古今的研究均表明以湖北蕲春所产质量最优。作为蕲春人的我，一生可以说是与艾叶结下了不解之缘，对于艾叶我有一种说不出的感情，听父亲讲：在我出生3天时就洗过艾水澡，这是我家乡的一种习俗，艾叶应该是我最早接触的中药，艾叶也是我最早认识的中药，大学毕业后即着手开展对艾叶的研究工作，30多年来在艾叶研究上取得一定的成绩，发表艾叶文章30多篇，主编出版了《艾叶》和《艾叶的研究与应用》专著两部，为推动艾叶的研究、应用和开发发挥了积极的作用。这两本书虽然是学术专著，但仍受到艾叶应用者、艾灸疗法爱好者和艾蒿食疗热衷者的欢迎。特别是近年来艾叶应用的普及、艾灸疗法的兴起以及艾蒿食疗的热潮，不少老百姓对艾叶应用、艾灸疗法及艾蒿食疗十分热爱。2014年和2015年在我的大力支持下，《大众医学》编辑部举办了两届艾文化节，分别介绍艾灸疗法和艾美食，许多的读者积极参与，编辑部还把由我亲笔签名的艾叶专著作为奖品颁发给艾文化节活动的获奖者，受到读者们的热烈欢迎。有不少读者来信来电，建议我写一本艾叶的科普读物，经过认真地思考和仔细研究后，我提出了编写出版《艾叶百科系列丛书》的设想，该设想得到《大众医学》副主编许蕾和人民卫生出版社药学中心主任曹锦花编审的一致肯定和支持。

于是，我率领我的团队与国内从事艾叶研发及艾灸事业的三个知名企业的领头人：湖北蕲春东方博艾健康管理有限公司陈一玮总经理、湖北蕲春李时珍地道中药材公司肖本大总经理和湖北蕲春李时珍蕲艾产业园有限公司张迎峰总经理合作编写了《艾叶实用百方》《蕲艾灸治百病》《艾蒿食疗百味》一套三本艾叶应用系列科普丛书。其中《艾叶实用百方》介绍了艾叶的药性理论、配伍应用、中医临床应用艾叶治疗各科疾病的概况和古今常用的100多个简便实用的用艾方剂的组成、制备与应用方法及治疗的疾病；《蕲艾灸治百病》介绍了蕲艾的基本情况、艾灸的起源与历史、种类、作用及机制、选穴方法、操作及注意事项，以及100多种常见病的灸疗方法；《艾蒿食疗百味》则介绍了艾叶的主要成分、药理作用、艾叶食疗的安全性、中医食疗的起源与历史、食疗的基本理论、食疗材料的选择配伍制作、不同人群不同体质的食疗要求、食疗注意事项以及100多种艾叶制作的食疗品种的制作与食用方法、食疗作用等。

本套丛书全面系统地介绍艾叶应用的三大方面，是一套新颖实用、图文并茂的科普书籍，适合于艾叶应用、艾灸灸疗和艾蒿食疗爱好者以及中医药工作者阅读参考。相信这套丛书的出版对于推动艾叶知识的普及和艾叶的推广应用将具有重要的意义。

梅全喜
2016 年春节于广东中山

4. 英文版 *Mugwort Leaf*: *Over 100 Practical Formulas Qi Mugwort Moxibustion to Treat 100 Diseases Diet Therapy with Mugwort in 101 Recipes*（*People's Health Publishing House*，**First edition in 2020**）序言

（1）Roy Upton（美国）序言

Introduction

To fully understand a medicine, wisdom dictates that welearn of the knowledge gathered by our ancestors, put that medicine into use with current perspectives, critically review it, and pass that knowledge on for the benefit of future generations.Each of us individually and all of us societally share this responsibility. Professor Quanxi Mei has admirably fulfilled his responsibility in bringing this knowledge forward for one of the most important herbs in the Chinese materia medica，ai ye（艾叶）*Folium Artemisiae argyi*. This current work is the most comprehensive treatise on the history and use of ai ye in the English language，perhaps in any language.

Professor Mei chronicles the dietary，cultural，and medicinal use of ai ye，including its importance as a primary ingredient of moxabustion therapy，from before the Common Era to modern times. There is a general understanding and familiarity of ai ye and its uses by common people throughout Asia. Similarly，all practitioners of Chinese medicine are generally familiar with the medicinal properties of this botanical. However，developing a deep understanding of any subject，especially those related to medicines，requires a comprehensive knowledge of how that medicine was used culturally and historically. Professor Mei's work accomplishes both of these superbly.He provides a detailed accounting of ai ye in China's rich cultural literature as in the *Book of Songs*，the *Lisao* of Qu Yuan，or in the *Confucian Classics* to ward off evil spirits. Ai ye is also recorded in *The Work of Mencius*，*The Book of Chuang Tzu*，and in the *Ode to Mugwort* of Kong Fanzhi who writes of the herb's use to treat acute disease and the smoke as a fumigant for preventing epidemics. Very few traditional Chinese medicine（TCM）practitioners are familiar with the presence of ai ye in these cultural works. This historical record provides the foundation upon which this important aspect of Chinese medicine is built.

The medicinal importance of ai ye is underscored by its presence in one ofthe earliest materia medicas of China *Formulas for Fifty-two Diseases*. This wasfollowed by its inclusion as one of relatively few medicinal plants presented in the *Huangdi Neijng*. More well known is the high regard expressed for ai ye by the most famous writer of Chinese materia medica，Ming Dynasty physician Li Shizhen of Qichun（Hubei Province）. Li believed the best ai ye came from his region. Interestingly，Li's father，also a physician，wrote his own treatise on ai ye that was lost to antiquity.

Professor Mei provides a valuable service in cataloguing the many names that were assigned to ai ye historically，along with the many species of *Artemisia* that were and are used as ai ye，including differences between cultivated and wild material. This aids current and future academicians and practitioners in searching other historical documents. Also provided is a chronicling of the various properties and nature ascribed to ai ye by historical writers. Too often, our knowledge of a botanical is limited to the properties presented in current texts. Exposure to the experience of historical writers broadens our overall understanding of the medicinal that can lead to increased skill in its application.

The use of ai ye as an ingredient in herbal formulas for gynecological care and in moxabustion is well known among practitioners. Less familiar are numerous other internal and external uses that grace the pages of this text. Few are familiar with the traditional use of ai ye as a bath for newborn infants or that it is used as an ingredient in making wontons.This currentwork is a materia medica in and of itself that includesan abundance of both classic and little known formulas that otherwise would not be available to most interested in Chinese medicine.

In addition to his many other works on ai ye, this treatise positions Professor Mei as among the leading authorities on this subject and this work the most seminal of its kind on this highly regarded botanical.

Roy Upton, President
American Herbal Pharmacopoeia
Scotts Valley, CA USA

Roy Upton（美国）序言（译文）

为了全面了解一味药材，明智之举是了解我们的祖先积累的知识，结合当今视角进行实践应用与批判性思考，并将这些知识传承下去，造福后代。我们每一个人，以及整个社会，都肩负着这一责任。梅全喜教授出色地履行了这一责任，将最为重要的中药之一——艾叶（Folium Artemisiae argyi）发扬光大。这部著作是目前英语语言中，或许也是任何语言中，关于艾叶历史和使用情况的最全面的论述。

梅教授详细记录了艾叶从古至今在饮食、文化和医学方面的应用，包括其作为艾灸疗法主要原料的重要性。在亚洲各地，艾叶及其多样用途早已深入人心，为普罗大众所熟知。所有中医从业者也都普遍了解艾叶的药用特性。然而，要深入了解任何学科，特别是与药物相关的学科，都需要全面了解该药物在文化和历史上的使用情况。梅教授的著作在这两方面都表现得非常出色。他在中国丰富的古代文化典籍中发现了《诗经》、屈原的《离骚》以及儒家经典等作品中关于艾叶的详尽记载，这些文献都提及了艾叶用于辟邪的传统。在《孟子》《庄子》等著作中，也记录了艾叶的用途。孔璠之的《艾赋》中则写到了艾叶用于治疗急性疾病，以及熏艾灸以预防流行病。很少有中医从业者了解艾叶在这些文化作品中的存在。这段历史记载为中医这一重要领域的发展奠定了基础。

中国最早的医学著作之一《五十二病方》强调了艾叶的药用价值。随后，在《黄帝内经》中，艾叶也被列为少数药用植物之一。更为人所熟知的是，中国明代最著名的中医药学家、名医李时珍（湖北蕲春）对艾叶给予了高度评价。李时珍认为最好的艾叶来自他的家乡蕲春。有趣的是，李时珍的父亲，同为医者，曾撰写关于艾叶的专著，但现已失传。

梅教授对历史上艾叶的各种名称进行了整理，同时也列出了被用作艾叶的多种蒿属植物，包括栽培品种与野生品种之间的差异。这为当前和未来的学者及从业者搜索其他历史文献提供了极大的帮助。此外，他还记录了历史作家所描述的艾叶的各种特性。我们对植物的了解往往局限于当前文献中所描述的特性，而了解历史作家的记述可以拓宽我们对药物的整体理解，从而提升其应用技能。

很少有人了解艾叶的传统用法中包括用于新生儿洗澡，或是知道艾叶还是制作馄饨的原料。这本著作本身就是一部本草学专著，其中收录了大量既经典又鲜为人知的方剂，这些方剂原本对大多数对中国医学感兴趣的人来说是难以获取的。

除了他撰写的其他诸多关于艾叶的著作外，这部论著进一步巩固了梅教授在这一领域的权威地位，并且对于这一备受推崇的植物药的推广应用具有开创性的重要意义。

罗伊·厄普顿

美国草药药典委员会主席

美国加利福尼亚州斯科茨谷

（本序言为成都中医药大学外语教研室赖寒副教授翻译）

（2）Zhao Zhongzhen（中国香港）序言

Preface

Acupuncture and Moxibustion

In Chinese, acupuncture is called *"zhenjiu"*, which literally means "needle and moxa"; when we speak about acupuncture, the concept encompasses both needling and moxibustion. However, at present the practice of acupuncture overseas mostly focuses on the use of needles. It is said that "a doctor that needles but does not use moxa is not a good doctor." Indeed, moxibustion is China's most ancient medical art.

In actual practice, the term "acupuncture and moxibustion" (*zhenjiu*) refers to two therapeutic methods. One is the needling method, which in English is called acupuncture, while the other involves the application of moxa, which in English is known as moxibustion.

The use of the compound term "acupuncture and moxibustion (*zhenjiu*)" illustrates how needling and moxibustion are inseparable. The original raw material used for moxibustion is mugwort, also known as *ai ye* (*Artemisia argyi* Lévl) .

Mugwort (*ai*) is also known as the "medicine herb". The 2015 edition of the *Chinese Pharmacopoeia* lists *Artemisia argyi* Lévl. et Vant. as the official source of *ai ye* for use in Chinese medicine. Since the leaves are the part used in medicine, the name of the medicinal material is *ai ye* (literally "mugwort leaf") .

Moxibustion and mugwort

Mugwort is the raw material used to make moxa.At the time of the Dragon Boat festival, people speak of mugwort and Qichun, which was the hometown of Li Shizhen. Since ancient times, people have had the custom of cultivating herbs there.As the "medicine herb", regardless of whether it is used for medical treatments or customary folk uses such as eating and bathing, mugwort has been intimately intertwined with mankind for thousands of years.

Ai ye has a broad range of applications. It is often used in gynecology, bleeding disorders, digestive disorders, and dermatology.

Clinical research has accumulated tremendous data surrounding the use of *ai ye* in dermatology and gynecology. Modern chemical research has shown that mugwort primarily contains volatile oils, flavonoids and terpenes. Research into its pharmacology has demonstrated that it promotes blood coagulation to stop bleeding, relieves cough and dyspnea, and has antifungal effects.

It is generally acknowledged thatthe highest quality mugwort with the best medicinal effect is produced in the *"daodi"* region of Qichunin Hubei province. Thus, this mugwort is known as *"qi ai."*

Mugwort and Li Shizhen

Mugwort is primarily produced in the Qichun region, which was Li Shizhen's hometown 500 years ago.

In Qichun, virtually every household hangs mugwort leaves, and bathing in mugwort is a common part of daily life. Around the time of the Dragon Boat Festival when spring turns into summer, it is particularly easy for contagious illnesses to arise. Bathing in mugwort not only cleans the body; as the mugwort leaves are heated by the hot water, the volatile oils that are released into the air have antimicrobial effects and clear the air to reduce the transmission of disease.

Since ancient times, Chinese folk customs include hanging mugwort leaves on the fifth day of the fifth lunar month, along with customs such as hanging acorus and sprinkling realgar powder. In some regions, mugwort leaves are used to wash newborn children; these customs have been transmitted down across generations to the present.

Li Shizhen and the *Ben Cao Gang Mu* (Compendium of Materia Medica)

Li Shizhen is a representative early scientist in ancient China. His classic work of materiamedica, the *Ben Cao Gang Mu*, has received recognition in the UNESCO Memory of the World Register.

The British biologist Charles Darwin praised the *Ben Cao Gang Mu* as an "ancient encyclopedia of China" . In actuality, the *Ben Cao Gang Mu* is a monumental work in natural history and natural science.

The *Ben Cao Gang Mu* was Li Shizhen's gift to us ordinary people. The *Ben Cao Gang Mu* spans across the daily life of the Chinese people (daily habits and necessities), their yearly cycles (four seasons and 24 seasonal nodes), and the full range of human life, from birth to aging to illness and death.

If I could choose a representative herb from the *Ben Cao Gang Mu*, I would recommend mugwort.

Mugwort and the *Ben Cao Gang Mu*

Li Shizhen's father and mugwort: Mugwort has long been a very common and frequently used medicinal substance. It is broadly distributed around the entire world. Li Shizhen's father Li Xinwen wrote a specialized monograph titled On "Qi Ai", and Li Shizhen stated in the *Ben Cao Gang Mu* that "it has naturally emerged that *qizhou* [mugwort] is superior". Since then, Qizhou (modern day Qichun region) has been recognized as the *daodi* region for mugwort.

In the *Ben Cao Gang Mu*, Li Shizhen recorded 50 formulas containing *ai ye*, spanning applications in gynecology, bleeding disorders, digestive system disorders, and dermatology. The use of *ai ye* is extremely broad.

Ai ye and Mei Quanxi

Professor Mei Quanxi is from Qichun, the hometown of Li Shizhen, so he has a deep affinity for "*qi ai*". He has used *ai ye* since he was a child, and he has long researched *ai ye*. He has a special bond with *ai ye*, leading to his great contribution.

Throughout his life, Mei Quanxi has had a destiny with *ai ye*, and he has emotion for it that cannot be put into words.

On the third day after he was born, he was bathed in a mugwort bath, as was the custom in his home village. Ai ye was likely the first Chinese medicine that he encountered, and it was also the first Chinese medicine that he recognized.

After graduating from university, he began to deepen his research into *ai ye*, and he has not stopped for the past thirty years.

His research into *ai ye* has had a tremendous impact with over 30 publications. His specialized texts "*Ai Ye*" and "*Research and Use of Ai Ye*" have greatly promoted research, applications, and development.

Today, Mei Quanxi stands out of China's top researcher in the area of *ai ye*.

Mei Quanxi and I

I have known Professor Mei for 30 years, and we have worked together closely. I have a strong understanding of his scholarship and his feelings. He is an earnest scholar, tireless in his efforts; he is a scientist who integrates theory and practice.

Professor Mei gave me a copy of his series of texts on mugwort and I have read them over and over. The text systematically covers the use of *ai ye* from three major aspects, and is a novel, useful, and practical text that combines text and illustrations. It is a suited reference for users of mugwort, practitioners of acupuncture and moxibustion, industry leaders and fans of dietary therapy and moxibustion.

I trust that the publication of this English edition will help the transmission of Chinese medicine and stimulate new growth.

Mugwort has been paired with the Chinese people in daily life for millennia, and Chinese people have a long and enduring love for it. The research of the Chinese people into mugwort is now on the rise.

Mugwort is Qichun's, it is Hubei's, it is China's, yet it also belongs to the entire world.

Qichunmugwort has been with Professor Mei for his entire life, and he will bring Qichunmugwort to the world.

As a loyal reader and a scholar on the same path, it is a joy to write this preface.

Zhao Zhongzhen（中国香港）序言（译文）

赵中振

针与灸

针与灸——我们提到的针灸，是包括了针与灸两个部分。但目前在海外用的主要是针。针而不灸非良医。灸，是中国最古老的医术之一。

针灸一词，实际上指的是两种治疗方法。一个是针法，英文是Acupuncture；另一个是灸法，英文是Moxibustion。

针灸这样一个合成词说明了针与灸二者密不可分。灸的原料为艾叶。

艾，也称医草。2015年版《中国药典》收载菊科植物艾 *Artemisia argyi* Lévl. et Vant. 作为中药艾叶的法定原植物来源。艾入药的部位，是它的叶片，因此，药材名为艾叶。

灸与艾草

灸的原料就是艾草。

蕲春，李时珍的故乡，自古以来，人们就有种草药的习惯。艾叶，作为"医草"，无论是用于医疗救治，还是用于民俗中的食、浴等，千百年来，始终与人类相生相伴。

艾叶的应用范围相当广泛。按疾病类型来分，其应用包括：妇科疾病、出血性疾病、消化系统疾病、皮外科疾病等七大类。

在临床研究方面，有大量的资料证明，艾叶用于治疗皮肤病、妇科病等。现代化学研究表明，艾主要含挥发油类、黄酮类和萜类成分。现代药理研究表明，艾具有凝血止血，平喘止咳，抗菌等作用。

公认药用价值最高、药效最好、可享道地药材之誉的唯有产于湖北蕲春地区的艾叶，称为蕲艾。

艾草与李时珍

艾草的主产地就在蕲春，蕲春是李时珍的故乡。

在湖北蕲春，家家户户挂着艾叶，洗艾浴就像吃饭一样平常。另外，端午时节，正值春夏之交，容易发生流行病。洗艾浴不但可以洁净身体，而且艾叶通过加热，挥发油成分挥发到空气中，以杀菌消毒，洁净空气，达到预防疾病的作用。

中国自古民间就有五月初五，挂艾叶、悬菖蒲、洒雄黄的习俗，有些地区新生儿还要用艾叶洗澡，这些习俗一直流传至今。

李时珍与本草纲目

李时珍是中国古代科学家的杰出代表。李时珍的代表著作《本草纲目》被联合国教科文组织列入世界文化记忆名录。

英国生物学家达尔文曾将《本草纲目》比喻"中国古代的百科全书"。其实《本草纲目》就是一部中国古代的博物学巨著，自然科学方面的《十万个为什么》。

《本草纲目》是李时珍写给我们老百姓的。《本草纲目》讲的就是中国人的一天（日常起居、衣食住行）、中国人的一年（春夏秋冬、二十四节气）、中国人的一生（生老病死）。

如果让我从《本草纲目》选出一个代表性药物的话，我会推荐艾草。

《本草纲目》与艾叶

李时珍父子与艾叶——艾叶在中药当中是一个很普通很常用的药物。在全球分布广泛。李时珍的父亲李言闻专门著有《蕲艾传》，李时珍在《本草纲目》中说，"自成化以来，则以蕲州者为胜。"于是，蕲州作为艾叶道地药材的地位获得公认。

李时珍《本草纲目》当中，收载了艾叶附方50条，按疾病类型来分，艾叶的应用包括：妇科疾病、出血性疾病、消化系统疾病、皮外科疾病等七大类。艾叶的应用范围相当广泛。

艾叶与梅全喜

梅全喜教授是蕲春人，是李时珍的故乡人，对蕲艾有着深厚的感情。从小用艾叶、学习研究艾叶，与艾叶为伴，作出了卓越贡献。

身为蕲春人的梅教授，一生可以说是与艾叶结下了不解之缘，对于艾叶他有一种说不尽的情感。

他出生3天时就洗过艾水澡，这是家乡的一种习俗，艾叶应该是他最早接触的中药，艾叶也是他认识最早的中药。

大学毕业后他便着手开展对艾叶的研究工作，三十年矢志不移。

他在艾叶研究上取得了巨大的成绩，发表艾叶文章30多篇，并出版专著《艾叶》和《艾叶的研究与应用》等，为推动艾叶的研究、应用和开发发挥了积极的作用。

梅全喜堪称当代中国研究艾叶的第一人。

我与梅全喜

我与梅教授相识三十年，相交甚笃。我对其学术、情怀有很好的了解。他是一位脚踏实地的学者，是一位不知疲倦的劳动模范，是一位理论联系实际的科学家。

梅教授送给我的中文版艾草系列丛书我曾反复拜读。丛书全面系统地介绍了艾叶应用的三大方面，这是一套新颖实用、图文并茂的科普书籍，适合于艾叶应用、艾灸灸疗和艾蒿食疗爱好者以及中医药工作者阅读参考。

相信此次英文版的出版，对于中医药的传播，将起到推动作用。

艾，千百年来伴随着中国人的生活，中国人对艾的热爱绵长久远；中国人对艾的研究，方兴未艾。

艾叶，是蕲春的、湖北的、中国的、也是世界的。

蕲艾伴随着梅教授成长，他将蕲艾传播至全世界。

作为一名忠实的读者、一名学术同道，乐爱为之序。

5.《蕲艾的研究与应用》(名贵道地中药材研究与应用系列丛书,中国中医药出版社,2020年第一版)

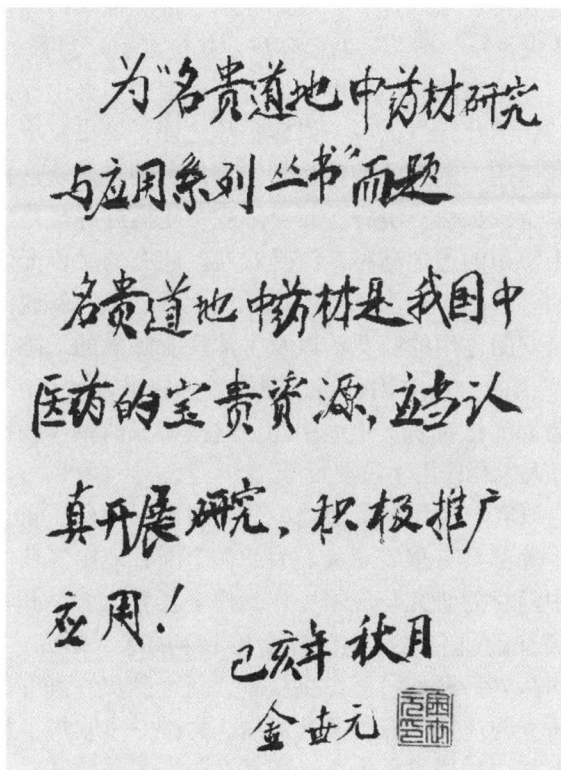

图 8-5　国医大师金世元教授题词

黄　序

我国地域辽阔,自然地理环境复杂多样,孕育了丰富的中草药资源。从最早的本草著作《神农本草经》载药365种起,至李时珍的《本草纲目》已发展至1892种,再到1999年出版的《中华本草》则猛增至8980种,而根据最近刚刚完成的国家第四次全国性中药资源普查统计,我国现有中药资源种类达13000多种。从古至今的中药资源不断发现与应用的过程为历代人民防病治病、繁衍昌盛作出了不可磨灭的贡献,也极大地推动了中医药学的发展。

作为名贵道地中药在中医药临床防病治病过程中一直占据重要的位置,

特别是在治疗某些疑难病、急性病及危重病方面，疗效显著，深受历代医家、患者的欢迎，在国内、国际医药市场享有较高声誉。名贵道地中药特指一些质量优良、药效独特、疗效显著、道地性强、资源稀缺的品种，主要有东北人参、鹿茸、冬虫夏草、蕲艾、新会陈皮、化橘红、广藿香、沉香、川附子、文三七、岷当归等，它们有的可单独用于疾病治疗与养生保健，如由单味人参组成的独参汤能治疗元气欲脱，诸虚垂危之证；冬虫夏草对多种疾病有很好的治疗和保健作用，制作的各种药膳或直接鲜用备受欢迎；由蕲艾叶制作的艾灸养生保健全国火热；沉香、新会陈皮、化橘红等既是广东知名的地产药材，也是临床常用的道地药材，深受欢迎。还有的又可配伍组方成汤剂或中成药使用，如著名的参附汤，可治疗元气大亏、阳气暴脱的厥脱症。还有补血止血、调经安胎作用的胶艾汤以及主治痰湿咳嗽的二陈汤等，这些应用名贵道地药材配伍的方药应用得当，则能效如桴鼓，救患者于垂危。此外，一些著名中成药都配伍有名贵道地中药。这些中成药不仅畅销国内，还远销海外，为挽救世人生命作出了重要贡献。

深入挖掘、研究与应用名贵道地中药材对确保中药质量、提高中药疗效及中医治疗水平等都具有重要意义。为此，全国各地中医药学者都十分重视开展名贵道地中药材的研究与应用工作，梅全喜教授就是其中一位代表，他早年就开展了蕲艾的研究与应用，持续几十年的深入研究，取得骄人成果。近年来又带领团队先后开展了鲜冬虫夏草、新会陈皮、沉香、鲜龙葵果等名贵道地中药的研究与应用，取得显著成绩。为进一步收集、整理全国名贵道地中药材的研究与应用成果，梅全喜教授在前期工作的基础上，带领团队编写了这套《名贵道地中药材研究与应用》系列丛书。

据悉这套丛书共计 50 种，选用药物均为我国名贵道地中药材，目前已完成蕲艾叶、冬虫夏草、沉香、新会陈皮、鲜龙葵果和重楼六种，每种药材独立成书。每本书全面系统介绍了该名贵道地药材的相关研究与应用成果，包括它们的药用历史、本草学概述、生药学研究、炮制与制剂研究、化学成分、药理作用、临床应用以及产业发展现状等内容，其中不少的内容是作者团队研究的成果，具有较强的参考价值。相信本套丛书的出版，对道地名贵中药材的深入研究和推广应用以及推动中医药产业的发展都将起到积极的作用。

有鉴于此，乐为之序。

中国中医科学院院长、中国工程院院士

黄璐琦

2020 年元旦

二、历版艾叶专著的书评

1.《艾叶》被认定为国内第一本中药艾叶研究专著

《艾叶》一书，在 2015 年被广东省政协认定为国内第一本中药艾叶研究专著。2013 年，广东省政协为了充分展示广东在改革开放以来做出的重要成绩，计划征集"改革开放广东一千个率先"文史史料，编辑出版《敢为人先——改革开放广东一千个率先》系列丛书，中共中山市委办公室和政协中山市委员会办公室非常重视这一工作，在中山市各级部门中发动宣传，全市共征集到 379 篇史料，经过市征集工作领导小组和史志部门审核，并报请市委常委会会议审查同意上报给广东省政协 232 篇"全国第一"史料，最后经广东省政协组织评审，中山市有 90 篇史料被作为优秀稿件编入《敢为人先——改革开放广东一千个率先》系列丛书（全八册），其中中山市中医院申报的《中山市中医院编著出版国内第一本中药艾叶研究专著》这篇史料（供稿人：中山市中医院药学部戴卫波）就入选了这套丛书的"卫生·生态卷"，全文如下。

中山市中医院编著出版国内第一部中药艾叶研究专著

（戴卫波，中山市中医院中药药理实验室）

1999 年 9 月由中山市中医院梅全喜教授编著国内首部论述中药艾叶的专著《艾叶》由中国中医药出版社出版。我作为该书的参编人员，亲历其事。

艾叶是梅全喜教授最早接触和最早认识的中药，在他出生第 3 天时就洗过艾水澡，因为在他的家乡有户户种植，家家收藏艾叶的习惯。1982 年 8 月，他从湖北中医学院中药学专业毕业，后即着手开展对艾叶的研究工作。他利用业余时间，边收集资料，边进行考证和实验研究。先后发表了《蕲春道地药材——蕲艾及临床应用》《不同产地艾叶的挥发油及微量元素含量的比较研究》《不同采集期艾叶（蕲艾）挥发油含量的比较》等论文，为开发蕲艾系列产品提供了科学依据。他最早开发的艾叶产品是蕲艾油和艾地合剂，以艾叶为主的李时珍中药保健腰带的研制成功，标志着梅教授艾叶研究成果进入实施阶段，并取得显著的经济效益和社会效益。

1993 年 10 月梅教授从湖北来到广东，他把研究的资料进行整理，撰写出论文先后在《中药材》《时珍国药研究》等杂志上发表。他把艾叶的研究成果整理申报了中山市科技进步奖，获得中山市科技进步奖二等奖。他整理编撰出《艾叶》是我国专门论述艾叶的第一部学术专著，它的出版对于推动艾叶的研究与应用发挥了重要而积极的作用。

全书挖掘古代医药之经典，结合现代医药的发展，集本草和药学于一体，是中医药学界不可多见的以单味药材为题材的一部专著。全书近25万字，共分为九章，即"艾叶的药用历史概况""艾叶的本草概述与生药学研究""艾叶的药性理论""艾叶的炮制""艾叶的制剂""艾叶的化学成分""艾叶的药理作用""艾叶的现代应用""艾灸的作用机理与临床应用"，并附有艾叶原植物形态、药材、显微特征、理化鉴定图谱32幅，以及主要参考文献。全书内容丰富，编撰详致有序，重点突出，是对古今中外艾叶的研究和应用成果一个全面系统的总结。

《艾叶》一书得到了国内外许多医药专家的肯定，时任中国中医研究院中药所副所长的胡世林教授在该书《序》中指出："早在16世纪，李时珍之父李言闻就专门为艾叶立传（《蕲艾传》），惜已失传……五百多年之后，曾在李氏父子故乡工作过多年的梅全喜先生，执着于蕲艾的研究与开发，广收博采，考古论今，著成20余万字的《艾叶》一书，可谓艾之新传。艾为北半球一广布野草，古今学者两次以其为题著述，实属罕见。"江苏启东吕四镇的名老中医孙启明，在其发表的《喜读梅全喜新著〈艾叶〉》的书评中写道："梅全喜多年来从事临床药学的研究，他已成长为一位临床学家，一片艾叶，搜罗百家，竟成大器，真是奇绩。现代社会奉扬'文化'，凡事都称'文化'，而梅全喜的《艾叶》一书倒是名副其实的'艾叶文化'。李言闻《蕲艾传》失传400余年，如今由梅全喜重塑辉煌，实在是'艾叶文化'的一段佳话。"

《艾叶》一书第一版印刷的5000册早已脱销，而14年间，艾叶的研究与产品开发取得了长足的进步，原书已不能全面反映国内外艾叶的研究成果，由此，梅全喜教授又组织了他的研究生，在原来《艾叶》专著的基础上重新修订整理编撰出《艾叶的研究及应用》一书，并于2013年10月由中国中医药出版社出版，《艾叶的研究及应用》仍然是迄今为止国内内容最全面、观点最权威、学术水平最高的艾叶专著。该书内容在《艾叶》的基础上增加了一倍多，全书共分9章，其中第一章"艾叶的药用历史"由我（10届硕士研究生）负责，第二章"艾叶的本草学概述与生药学研究"由田素英（06届硕士研究生）负责，第三章"艾叶的药性理论"由高玉桥（05届硕士研究生）负责，第四章"艾叶的炮制"由胡莹（12届硕士研究生）负责，第五章"艾叶的制剂"由庞蕾蕾（10届硕士研究生）负责，第六章"艾叶的化学成分"由陈小露（12级硕士研究生）负责，第七章"艾叶的药理作用"由李红念（13届硕士研究生）负责，第八章"艾叶的临床应用"由范文昌（11届硕士研究生）负责，第九章艾叶漫话由梅全喜教授本人负责，并由我及高玉桥、田素英三人各负责审核三章，全部稿件均由梅全喜教授审核定稿。

这部新作，内容极为丰富，从历代名医应用艾叶的概况谈起，进一步深入叙述历代《本草》对艾叶的记载，讲述近现代用生药学方法对艾叶的研究概况，对于艾叶的性味、归经和升降浮沉、炮制、临床各科应用、代表方剂等，列有专门的篇章进行论述。尤其是详细介绍了以艾叶为主要药物的各种剂型，如汤剂、丸剂、膏剂、酒剂、灸剂、熏洗剂、香囊（袋）剂、散剂，以及艾叶的现代制剂，如合剂、注射液、片剂、胶囊剂、灌肠剂、洗剂、颗粒剂、气雾剂、喷雾剂、茶剂、艾叶油制剂，以及其他艾叶保健品制剂。

书中对艾叶的化学成分也进行了深刻的揭示，比如艾叶所含的挥发油类成分、鲜艾叶与陈艾叶化学成分比较、野艾的挥发油成分、不同产地不同品种艾叶挥发油的成分分析、提取工艺对挥发性成分的影响、炮制对挥发性成分的影响。对艾叶的其他类成分，如黄酮类成分、鞣质类成分、甾醇类、三萜类、桉叶烷类成分、多糖类成分、微量元素等，也有详细的论述；对于艾叶的抗菌、抗病毒作用，抗支原体、衣原体作用，镇痛抗炎作用，平喘、镇咳、祛痰作用，止血与抗凝血作用，增强免疫作用，抗过敏作用，抗肿瘤作用，抗肝纤维化作用，对心血管的作用，镇静作用，护肝利胆作用，抗氧化和清除自由基作用，抗溃疡作用，治疗痛经作用，对环境消毒作用等，也做了细致介绍。

书中还通过文献考证，对于艾叶辟邪的民间传说，探索其起源的历史原委，以及其中蕴含的科学道理，比如艾叶烟熏或熏蒸，可以预防流感、禽流感，现代对艾叶养生保健作用机制的研究，艾叶养生保健用品的开发等，书中都进行了力所能及的阐述，书后附录了国家最新有关艾叶的"专利目录"，以及"参考书目"。

该书全面挖掘和整理了古代医药学家和本草医籍在艾叶研究和应用上所取得的宝贵经验，回顾和总结了现代医药工作者对艾叶进行研究和应用所取得的成果，也融入了梅全喜自己对艾叶研究的体会、情怀和取得的成果。是继《艾叶》之后的又一全面系统阐述总结艾叶的专著。

这本书的出版再次得到了国内外医药专家的高度赞扬，中华中医药学会温长路教授在其《万邦作乂烝民幸》一文中写道："500年后，李氏的蕲春同乡梅全喜教授，以继承李时珍学术思想为使命，于1999年完成了新中国成立以来第一部以艾为主题的专著《艾叶》，成为医界公认的艾文化的知名传人。前不久，他又在《艾叶》的基础上增新添彩，出版了《艾叶的研究与应用》一书，为新时期艾叶的研究揭开了绚丽的一页。"

2013年为药圣李时珍逝世420周年，梅全喜特将新书首发式移至其家乡湖北蕲春举行，来自中国大陆及港台地区共150多位专家学者见证了新书的首发，并向李时珍中医药图书馆和李时珍纪念馆赠书。会后梅全喜教授与我们学生一行到李时珍墓前祭拜，缅怀药圣的同时，勉励学生们继续继承和发扬药圣之遗志。

诚如孙启明医师所言，《艾叶》一书的出版带动了国内艾叶文化热潮，河南南阳汉医艾绒有限责任公司、南阳国草科技开发有限公司、湖南三片叶植物开发有限公司、上海家化联合股份有限公司、李时珍医药集团等公司，均为国内较大的艾制品生产公司，他们的老总都慕名来拜访，并邀请梅教授去做艾叶产品开发指导。大连医科大学基础医学院的赵宁、扬州大学医学院戴小军、中山市出入境检验检疫局刘志红、姜克明两位工程师等，在研究开发艾叶过程中，就遇到的问题向梅全喜教授请教，梅教授也一一向他们予以答复。2011年端午节前夕，梅全喜应邀到广州珠江新城，接受南方卫视记者罗杰夫关于端午节民俗的电视采访，介绍端午节洗艾澡的习俗及医疗保健价值，并现场示范煮制艾叶汤。该节目于6月6日端午节晚上7点在南方卫视都市频道（TVS-2）"城事特搜"栏目播出，受到南方地区观众的好评。

梅全喜研究艾叶最大的收获是，通过艾叶研究认识了很多的"艾"朋友，与很多著名的中医药专家以"艾"会友，如中科院华南植物所林有润教授、中国中医研究院中药所原副所长胡世林教授、谢宗万教授，北京广安门医院谢海洲教授，香港浸会大学中医药学院副院长赵中振教授，日本富山医科药科大学难波恒雄教授等，都是通过艾叶研究与梅全喜结识和交往的，他们都给了梅全喜很多的帮助和指导。

香港健康卫视拍摄50集纪录片"《本草纲目》药物故事"，确定拍摄的第一集就是"艾叶——《从艾出发》"，电视台邀请梅教授积极参与纪录片文字稿的审定修改工作。在拍摄阶段，他还作为艾叶专家专门接受香港健康卫视的采访。香港健康卫视记者王晓玲采访结束时给梅教授提出最后一个问题：请您用一个形容词或短句来形容"艾"。他不假思索地答道：艾为保护中华民族的生存与繁衍发挥了重要作用，它不仅是一味重要的药物，也是一个"伟大"的药物。梅全喜教授坚持认为，在欧洲导致超过百万甚至千万人死亡的流感大流行，为什么在中国没有出现过呢？这里面的因素很多，但我国民间广泛流行的端午节挂艾叶、熏艾烟、洗艾澡的辟邪习俗发挥了重要作用。

"家有三年艾，郎中不用来"，这是广泛流传于民间的对艾叶药用认识的谚语。艾叶也是一种民俗用品，从远古时用于取火及保留火种，直至用于祭祀辟邪，及至成为端午的悬艾叶、熏艾烟、洗艾澡、饮艾酒、食艾糕等习俗。正是这些习俗，对于防止流感等瘟疫的大流行起到了有效防御作用。几千年来，一味艾叶为保护中华民族的繁衍与生存作出了重要贡献，梅全喜用了"伟大"来形容它。梅全喜用十年心血写就国内第一部论述艾叶专著，并用三十多年宣传推广艾文化，又何尝不是伟大。正如詹亚华教授在《艾叶》序中所言："相信本书的出版对今后艾叶的研究、应用及我国道地药材的深入研究将起到积极的推动作用。"

[该文原载于广东省政协编《敢为人先——改革开放广东一千个率先》（卫生生态卷），人民出版社，2015年10月第一版138-142页]

2.喜读梅全喜新著《艾叶》

孙启明

拜读《艾叶》，令人耳目一新，此书既属学术之作，又属实用之品。无论"阳春白雪"，也无论"下里巴人"，皆能欣然接受，爱不释手，实为难得之作。难，就难在创新。反复读过，心头一片清凉，喜不自胜也。爱撰此文，以抒学习心得。

《艾叶》一书，为单味药物之专著，全书共24.8万字，由中国中医药出版社于1999年9月出版，第1次印书5000册。书前有国内外权威学者的题字和序。

谢宗万题词："研究道地药材，在继承的基础上创新开发，意义深远。"

难波恒雄："蕲州艾叶，蓬之精英，生寒熟温，阴中之阳，生于田野，端午节临，仅采悬户，辟疫而已。"

谢海洲："犹七年之病，求三年之艾。"

施仲安："药用道地，灸草数蕲产最佳；书贵精专，艾叶乃梅著为良。"

另有胡世林序和詹亚华序各一篇。胡序评价说："因此，本书的时代性和实用性是不言而喻的。而且可以肯定，艾叶的学问还会代代发扬，更加闪烁出中医药的科学之光。"詹序评价说："本书既介绍了一些有关艾叶品种、鉴别、化学成分、药理作用及新制剂研究概况，又总结了古今中外艾叶临床及民间应用的经验，具有较高的学术价值和广泛的实用性。相信本书的出版对今后艾叶的研究、应用及我国道地药材的深入研究将起到积极的推动作用。"

《艾叶》全书共分九章：第一章"艾叶的药用历史"；第二章"艾叶的本草学概述与生药学研究"；第三章"艾叶的药性理论"；第四章"艾叶的炮制"；第五章"艾叶的制剂"；第六章"艾叶的化学成分"：第七章"艾叶的药理作用"；第八章"艾叶的现代应用"；第九章"艾灸的作用机理与临床应用"。

这部书来之不易，花费了梅全喜10多年的多少个日日夜夜，用他自己的话说："多年来，工作历经四次变动，从湖北到广东，但对艾叶的研究却从未中断过。曾查阅过千余种书籍杂志，摘录了数十万字的读书笔记，反复认真地进行过数十次实验，发表有关艾叶文章20余篇，《艾叶》一书就是在此基础上整理而成的。"从梅全喜的这段话可以体会到，《艾叶》这部书绝不是"从文献到文献"的录章摘句式的"空对空"之作，而是脚踏实地的"一步一个脚印"的踏实之作，用的都是翔实的史料和语言。

他做过许多的艾叶化学试验，如不同产地艾叶挥发油含量、微量元素含量和燃烧放热量的比较研究等，都是极有科学价值的。对艾叶使用过程中存在的问题，他也非常重视，如艾叶的烟雾问题。搞临床的人都有过这种经历，在为患者艾灸时，细艾炷发出的烟雾较少，而雷火针那样的粗大艾炷发出的烟雾，可以使"满屋三间"尽入烟雾之中。如果一个治疗室中同时有数位患者在施灸，那巨大的艾叶烟雾就成了公害，引起咳嗽、一氧化碳中毒、艾叶油中挥发性物质对肺的污染。为此，梅全喜在第6章"艾叶的药理作用"和第5节"艾的吸收、排泄与毒副作用"中专门写了"毒性作用"一小节。他说："艾叶及其主要成分艾叶油按正常剂量使用对人体是没有毒性作用的，但大剂量使用对人体也能产生毒性作用。已有1例大量服用艾叶致死的报道，故对艾叶的毒性应引起注意。"他还指出，艾叶熏房屋也能吸入中毒。他援引李强等的研究结论说："艾灸烟雾中除含有不定量的一氧化碳和二氧化碳外，还含有挥发性成分20多种，如萘16.3%，氨水14.6%，丁酰胺9.5%，环己烯6.6%，季酮酸6.6%，急性大剂量染毒实验求得的半数致死时间为10分钟24秒，主要死因是急性一氧化碳中毒；亚急性染毒实验小鼠的毒性反应依然是一氧化碳为主。其一般状况和各脏器病理形态学也有相应改变，尤其是呼吸系统，但对微核率影响不明显；艾绒含有萜烯类化合物，燃烧过程中产生具有致癌作用的多环芳烃类物质，如萘等即是。"这正是需要我们告诉广大医患和平民百姓所应知的知识。关于艾灸烟雾，梅全喜作了如下结论，他说："所以，可以肯定地说，艾灸烟雾对人体是有害的，必须设法消除。近年来兴起来的无烟艾灸相对安全，值得在临床上推广使用。"无烟艾条的信息我们也应迅速告诉用户和广大老百姓。

梅全喜多年来从事临床药学的研究。他已成长为一位临床学家。一片艾叶，搜罗百家，竟成大器，真是奇绩。

现代社会奉扬"文化"，凡事都称"文化"而梅全喜的《艾叶》一书倒是名副其实的"艾叶文化"。李言闻《蕲艾传》失传400余年，如今由梅全喜重塑辉煌，实在是"艾叶文化"的一段佳话。

[本文原载于《时珍国医国药》，2000，11（4）：384-385.]

3. 评《艾叶》

毕焕新（湖北省浠水县药品检验所）

梅全喜主任中药师自20世纪80年代湖北中医学院中药系毕业后，就开始从家乡的蕲艾入手，广觅文献资料和实验考察，对艾叶进行了潜心的研究。先后发表了有关艾叶的学术论文20余篇，并用10多年的时间收集整理而编著成《艾叶》一书，于1999年由中国中医药出版社出版，它是中医药学界不可多见的以单味药材为题材的一部专著。也是作者长期工作积累、博采古今医药著作、执着刻苦研究所取得的丰硕成果，堪当喜庆。

《艾叶》全书近25万字，共分为9章（25节），即按艾叶的药用历史概况；艾叶的本草概述与生药学研究；艾叶的药性理论；艾叶的炮制；艾叶的制剂；艾叶的化学成分；艾叶的药理作用；艾叶的现代应用；艾灸的作用机制与临床应用等项目来编写，并附有艾叶原植物形态、药材、显微特征、理化鉴定图谱32幅，以及主要参考文献。全书内容丰富，编撰翔实有序，重点突出，每章开头按有引言，既挖掘了古代医药之经典，又结合了现代医药的发展，凝本草和药学于一体。

《艾叶》一书的出版，是对古今中外艾叶的研究和应用成果一个全面系统的总结，阅读后很受裨益。书中阐述了艾叶经过现代科学大量的实验和临床研究证明，艾叶具有抗菌、抗病毒、抗过敏、平喘、镇咳祛痰、止血、增强免疫、护肝利胆、解热、镇静、抑制心脏收缩、降低血压等广泛的药理作用。通过药理研究发现其新的药理作用、临床应用范围已大大超出传统的妇科疾病范围。主要化学成分挥发油的研究取得了深入进展，在含有近100种化学成分中，尤以蒿醇、萜品烯醇、β-石竹烯和反式香苇醇等成分，对平喘作用最强。在传统剂型的基础上，用现代科学方法开发出了诸如气雾剂、注射剂、胶囊剂、片剂、口服液、油剂及保健制品等新剂型。艾叶油胶丸治疗慢性气管炎、支气管哮喘等疾病取得了显著疗效。从本书的现代与临床应用上，可以了解到艾叶已广泛应用于治疗妇科疾病的同时，还对呼吸系统疾病、消化系统疾病、风湿痹痛类疾病、泌尿及生殖系统疾病、心脑血管及内分泌系统疾病、骨伤科疾病、皮外科疾病等均取得了较好的疗效。临床应用情况引述翔实，归纳得体。

艾叶源于传统的一种灸法治病，是用陈艾叶捣搓成细绒后做成的艾炷或艾条，通过人体穴位借助艾火熏灸的热力透入肌肤而达到治疗疾病和保健作用的一种方法，其操作简捷，使用方便。书中详细介绍了艾叶灸疗的作用机制及临床应用，艾灸确有增强免疫、抗肿瘤、抗休克、护肝、抗溃疡、促消化、镇痛、解热、防治心脑血管疾病等作用。随着目前世界掀起学习和使用针灸的热潮，艾叶这种纯天然绿色物质在临床应用范围更是趋于广泛，深受青睐，受到国内外广大患者的欢迎。在艾叶的炮制项中，特别是吸取传统的炮制精华，结合现代科学方法对艾叶的炮制工艺的改进和作用及机制的研究，取得了许多新的进展。对艾叶的药用历史、本草学、药性理论等也都作了简要的介绍。

总之，《艾叶》一书创新之处在于对古今中外有关艾叶的医药文献资料广收博采，考古论今，独有见地，以单味药物出现凝结融汇集成于一书中，取材真实，文辞精练，图表清楚，可说是艾叶的一部"集锦"。这对艾叶的进一步的深入研究和开发将起到积极的推动作用。

《艾叶》一书阅读后，也略陈管见，仅作商榷。书中"艾叶的生药鉴定中显微特征中组织构造里，野艾与魁艾横切面组织构造其内容描述却完全相同无异，连标点符号一字不差。而在组织构造检索表中，野艾与魁艾的叶柄维管束及维管束外纤维壁均有明显的区别。此外书中介绍了艾叶、蕲艾、朝鲜艾、野艾、蒙古艾、魁艾的性状和组织构造鉴别情况，但在六种艾叶中没有编绘入对比性的植物形态图、药材图。在组织构造图中可比性也有不足之处，如野艾和蒙古艾叶柄与叶片横切面详图等。以上看法仅供作者在修订时参考。

[本文原载于《中药材》2000，23（7）：433-434]

4. 道地《艾叶》

古清生

道地一词，在中药材界有专美，据说欧美已经对道地药材的产因进行研究，如土壤、水文、气候、日照、温湿度等无一遗漏，为的是在欧美本土相应的地方种植药材。然而对艾，则不是技术移植那么简单，技术创新与文化积淀尚有距离，特别是中国乡间生活对艾叶的认同与依赖难以移植。在中国乡间，每至农历端午，乡民皆要踏青去旷野折艾插于窗棂，或采割成捆的野艾悬系于屋檐下，以备用其熏烟驱虫毒，或以其泡水洗脚和沐浴，实在是一种流传千百年的自助消毒之举。另外，民间还有用嫩艾蒿做米粑吃的习惯。

艾是北半球最广泛生长的野草之一，中医法宝针灸之灸术便是艾灸，艾叶治病最早的记载则是战国时期的《五十二病方》，东汉张仲景所著《伤寒论》附有用艾处方"胶艾汤"。《孟子》载：犹七年之病，求三年之艾。《庄子》载：越人熏之以艾。《离骚》载：户服艾以盈要兮，谓幽兰其不可佩。《诗经》亦有记载：彼采艾兮，一日不见，如三岁兮。公元16世纪，著名医药学家李时珍的父亲李闻言著有《蕲艾传》，为艾叶立传云：产于山阳，采以端午。治病灸疾，功非小补。500 年以后，李时珍的同乡梅全喜再著《艾叶》（中国中医药出版社），记录其用现代技术炮制艾叶，萃取、提炼和分析艾叶的物理与化学药性，广收博论，考古论今，蕲人对医药执著。一般蕲人社交，相识便要告诉蕲春有四宝：蕲艾、蕲竹、蕲龟和蕲芹。又说，过去都是贡品。确实有趣，以笔者亲口品尝过的蕲芹论，其芬芳程度强于所能品尝到的芹菜。而从道地的观念来看，《蕲艾传》和《艾叶》可称道地药书。

蕲州城多次毁于战乱。清顺治九年，群虎穿村袭城，城内多虎穴，白昼出穴捕人，潜入室内，吃尽全家。仅州城内外，虎吃百余人（见《蕲州—历史文化古城》）。因此，李闻言的《蕲艾传》失传。而《本草纲目》幸有刻本行世，就惠及世代芸芸众生。以艾叶而论，在福尔马林到临中国乡土以前，它便是重要的乃至是万用的绿色消毒植物，煎水服之，洗之，燃火熏之，做食品食之，几乎是无所不用。又因艾蒿乃常见自然植物，它就不会有实验室化学制剂那样的浓烈和有效，艾叶抑菌能力和种类也有限，所以它没有成为主流消毒剂。

但是，如果有了新的萃取术和炮制方法呢？艾这个北半球最广泛的野草，它总是给人以春天般的风和日丽与绿遍原野的遥想。

《艾叶》，梅全喜著，中国中医药出版社 1999 年 9 月第一版，定价 19 元。出版社地址：北京朝阳区东兴路 7 号，邮编：100027，电话：64151553

[本文原载于《羊城晚报》2003-02-19（B7 版）]

5. 万邦作乂烝民幸
——从《艾叶的研究与应用》联想到的

温长路（中华中医药学会）

《尚书·益稷》云："烝民乃粒，万邦作乂。""乂"与"艾"是通假字，有治理、安宁的意思。与治国的道理相同，艾被称为"医草"，有治百病，使机体安宁的作用。医学意义之外，艾还具有广泛的社会学意义。写艾之人，古今有之；揭示艾含义者，医人、文人有之。文且不论，医人写艾者亦难计其详，500 年前明代医家李时珍父子算是其中的两位：李父闻言有《蕲艾传》赞艾，说它"产于山阳，采以端午，治病灸疾，功非小补"；李时珍的《本草纲目》中有论，说它"可以取太阳真火，可以回垂绝元阳。服之则走三阴，而逐一切寒湿，转肃杀之气为融和；灸之则透诸经，而治百种病邪，起沉疴之人为康泰"。500 年后，李氏的蕲春同乡梅全喜教授，以继承李时珍学术思想为使命，于 1999 年完成了新中国成立以来第一部以艾为主题的专著《艾叶》，成为医界公认的艾文化的知名传人。前不久，他又在《艾叶》的基础上增新添彩，出版了《艾叶的研究与应用》（中国中医药出版社出版）一书，为新时期艾的研究揭开了绚丽的一页。

《艾叶的研究与应用》，全书共九章 36 节 138 目，详细介绍并论述了艾叶研究与传承的历史、艾叶本草学与生药学研究的概况、艾叶炮制与制剂研究的进展、艾叶化学成分及药理研究的成果、艾叶现代临床应用的例证等，记录了古今医家为艾叶研究乃至中医药事业发展的卓越贡献，讴歌了新中国成立以来我国对艾叶研究乃至中医振兴的不朽业绩，抒发了作者研究艾叶、酷爱中药、献身中医药事业的赤子之情。

与 15 年前出版的《艾叶》相比，本书的亮点更多，在我看来起码有三个是灼灼耀眼、熠熠照人的；亮点之一，曰视野大。本书既站在历史的角度上向前看，又站在现实的角度上正面看，还站在未来的角度上向后看，全方位展示了艾被认识、被认知、被认同的发展史，给人的是一幅全景式的多维画卷。在这里，《诗经》中的"彼采艾兮，一日不见，如三岁兮"的艾情、《孟子》中的"犹七年之病，求三年之艾也"的艾意、《庄子》中的"越人熏之以艾"的艾用、《春秋外传》中的"国君好艾，大夫知艾"的艾热等，交织辉映，一下子把人们带回那悠久长河中去回味艾的记忆；现实中，人们熏清香的艾烟、洗清新的艾浴、饮清醇的艾酒、食清素的艾糕，洒清凉的艾露水，参与与艾相关的休闲活动等，诗意芬芳，使艾广泛用于美化环境、享受生活、健美机体、消除病害、预防疾病的用途跃然纸上，一下子把人们带到那斑斓世界里去体味艾的恩惠；放眼看，艾的抗菌作用、抗病毒作用、抗炎作用、抗凝血作用、抗肿瘤作用、抗氧化作用、抗过敏作用、增强免疫作用等，目不暇接，艾与人类生活的瓜葛、与疾病防治的关系、对人类健康的作用、对未来医学的影响正逐一被挖掘、被证实、被发现、被扩展，一下子把人们带进那无垠大地上去品味艾的神韵。作者告诉人们的是："艾不仅是一味重要的中药，也是一个'伟大'的药物。"

亮点之二，曰资料全。本书紧扣主题，广搜博罗，说艾论艾，如数家珍。古之用艾者：张仲景、华佗、葛洪、孙思邈、王焘、陈自明、薛己、王肯唐、张介宾、沈金鳌、陈念祖等，列出具体事迹的就有数十名；传统艾药方：艾叶汤、艾叶散、艾叶酒、熟艾汤、艾煎丸、艾附丸、芍艾汤、胶艾汤、椒艾丸、芎归胶艾汤、丁香胶艾汤、胶艾四物汤、胶艾六合汤、阿胶蕲艾丸等，方中有艾者如星斗漫天，无法数清，方名中直呼艾者也有数十款，仅《本草纲目》一书中收集到用艾治病的单验方就有 52 个；说艾的制剂：古有汤剂、丸剂、散剂、膏剂、酒剂、灸剂、熏洗剂，今有片剂、胶囊剂、颗粒剂、注射剂、气雾剂、灌肠剂、茶剂、合剂、熏剂、洗剂等，门类俱全；用艾防治的疾病：感冒、咳嗽、哮喘、肝炎、痢疾、泄泻、痹症、崩漏、痛经、不孕、流产、小儿夜啼、湿疹、皮炎、烧伤、痔漏、肿瘤等，几乎涉及内、外、妇、儿、骨伤、五官等所有专科。其他还有灸法以艾为绒、为柱、为条、为线，民间用艾辟邪、消毒、杀虫、保健等用场的，实难尽述。一味药写了43万字，可谓艾的大全、艾的王国、艾的天下，让人一览艾的风采。作者告诉人们的是："相信本书的出版对未来艾的研究、应用和开发将会起到积极的推动和重要参考作用。"

亮点之三，曰意义广。我国的药用植物有11000余种，在这样庞大的群体中，为何艾能够红杏出墙，非常值得深思。笔者以为，无论有多少理由，两条是必须具备的：一是艾本身的作用和魅力（包括医学的和社会学的），二是艾被人们（包括普通民众和专门研究家）的认知度。"五月端午辟毒邪，家家门前插艾叶"，是艾防疫作用普及化的写照；"家有三年艾，郎中不用来"，是艾治病效果社会化的明证。民谚现象所折射出的正是艾受到欢迎的必然性，也是成就它"能通十二经，而尤为肝脾肾之药，善于温中、逐冷、除湿，行血中之气，气中之滞，凡妇人血气寒滞者，最宜用之"结论的医学基础（明·张介宾《本草正》）。这个过程中，传播是基本的，也是重要的手段；老百姓中的好口碑，引起医家们的关注；医家们的认可和发挥，引发老百姓的跟风。你传我传世代传，把事情说明了、实质说透了，奥秘也就随之被揭开了。由此联想到偌大的中药群体，对它的研究同样需要有艾研究的热度和程度；联想到伟大的中医学，对她的传播同样需要有艾传播的深度和广度。作者告诉人们的是：中医药是人类的宝贵财富，医与药同兰与艾的关系一样，"根荄相交长，茎叶相附荣"（唐·白居易《问友》），我们必须研而爱之、用而护之，使她光辉继续、光辉永远。

15年时间，终于读懂了作者与艾的情结，也理会了作者的中医情愫。看了他的这本书，有发不完的感慨，于是不能不说几句。

[该文原载于《中国中医药报》，2014-01-16（8版）]

6. 艾叶飘香数千年，深入研究无止境

——《艾叶的研究及应用》读后感

曹东义（河北省中医药研究）

当梅全喜先生主编的新作《艾叶的研究及应用》出现面前的时候，其厚重的学术内容立即吸引了我的目光。为一个药物写一部著作，其所需要的功力，不是一般人所能够做到的。

艾叶在中医手中，应用了数千年，探索了无数代。艾叶独特的香气，从神农时代开始飘洒，一直伴随着先民们的生活，它可以吃，可以用，可以观赏，可以把玩。甚至把它揉碎了，变成了艾绒，它的价值不但没有减少，反而增添了别的物品无法替代的作用。在需要传递火种、保留火种的时候，易燃而绵软的艾绒是最好的材料。点燃艾绒，不仅可以用钻木的方法，火镰打出火星的方法来点燃，而且可以用冰也能使其燃烧起来。

《艾叶的研究及应用》介绍说，《尔雅》把艾称为"冰台"，有着深厚的历史渊源，东晋张华《博物志》说："削冰令圆，举而向日，以艾承其影，则得火"，故艾名"冰台"；医家用其灸百病，故又曰"灸草"。

在冰天雪地的冬天，古人以透镜聚焦的学术原理，用寒凉之极的冰块，把馨香柔软的艾绒点燃，成为方便可用的火种，用来取暖、照明。这种由寒而暖，用冰取火的大智慧，通过艾叶而实现，这是一种多么神奇的变化啊。

艾叶具有如此的美德，《诗经》赞美它："彼采艾兮，一日不见，如三岁兮。"屈原歌颂它："户服艾以盈要兮，谓幽兰其不可佩。"孟子说："七年之病，求三年之艾。"医学家更是对艾"情有独钟"，从《五十二病方》《内经》，再到张仲景和历代医家，由养生保健，再到治病救人，几乎是"艾不离手"，直至今天，我们把针刺治疗笼统地称为"针灸"，可见艾在中医学之中的地位，几乎没有哪一个药物可以和它一比。

梅全喜先生正是带着这样的认识，开始了对于艾叶的关注和研究。当然，按照他自己的说法，他和艾叶结缘，建立关系的历史很悠久，几乎是与生俱来，命中注定的。

梅先生出生在湖北蕲春，与李时珍同乡，并且他的父亲也是一个中医，他从小就生长在父亲工作的乡医院里。他出生的时候，深受传统文化熏陶的父亲，就按照流传已久的风俗，给他洗了艾叶汤浴，以便消灾除病，身体健康；有了感冒风寒，也用足浴艾叶汤，发汗解表。身体不舒的老人，久病不起的妇孺，经常用艾绒灸治，以便祛除疾病，恢复健康。

在这样的环境里长大成人，从湖北中医学院毕业后不久，梅全喜就开发

出以艾叶为主的保健腰带，鉴定了成果，申请了专利，转让了成果，成了享受国务院政府特殊津贴的年轻专家。靠着这些研究，他在1999年出版了专著《艾叶》，又在15年之后，与几位研究生一起推出了这本《艾叶的研究及应用》。

这部新作，内容极为丰富，从历代名医应用艾叶的概况谈起，进一步深入叙述历代《本草》对艾叶的记载，讲述近现代用生药学方法对艾叶的研究概况，对于艾叶的性味、归经和升降浮沉、炮制、临床各科应用、代表方剂等，列有专门的篇章进行论述。尤其是详细介绍了以艾叶为主要药物的各种剂型，如汤剂、丸剂、膏剂、酒剂、灸剂、熏洗剂、香囊（袋）剂、散剂，以及艾叶的现代制剂，如合剂、注射液、片剂、胶囊剂、灌肠剂、洗剂、颗粒剂、气雾剂、喷雾剂、茶剂、艾叶油制剂，以及其他艾叶保健品制剂。

书中对艾叶的化学成分也进行了深刻的揭示，比如艾叶所含的挥发油类成分、鲜艾叶与陈艾叶化学成分比较、野艾的挥发油成分、不同产地不同品种艾叶挥发油的成分分析、提取工艺对挥发性成分的影响、炮制对挥发性成分的影响。对艾叶的其他类成分，如黄酮类成分、鞣质类成分、甾醇类、三萜类、桉叶烷类成分、多糖类成分、微量元素等，也有详细的论述；对于艾叶的抗菌、抗病毒作用，抗支原体、衣原体作用，镇痛抗炎作用，平喘、镇咳、祛痰作用，止血与抗凝血作用，增强免疫作用，抗过敏作用，抗肿瘤作用，抗肝纤维化作用，对心血管的作用，镇静作用，护肝利胆作用，抗氧化和清除自由基作用，抗溃疡作用，治疗痛经作用，对环境消毒作用等，也做了细致介绍。

书中还通过文献考证，对于艾叶辟邪的民间传说，探索其起源的历史原委，以及其中蕴含的科学道理，比如艾叶烟熏或熏蒸，可以预防流感、禽流感。梅先生认为在欧洲导致超过百万甚至千万人死亡的流感大流行，为什么在中国没有出现过呢？这里面的因素很多，但我国民间广泛流行的端午节挂艾叶、熏艾烟、洗艾澡的辟邪习俗是发挥了重要作用。所以他认为艾叶不仅是一味重要的药物，也是一个"伟大"的药物。他的这一观点我是赞同的。

现代对艾叶养生保健作用机制的研究，艾叶养生保健用品的开发等，书中都进行了力所能及的阐述，书后附录了国家最新有关艾叶的"专利目录"，以及各种"参考书目"。

据说，国内外药学界运用现代实验的方法，对于大黄、附子、丹参、黄芪等单味药开展了深入的研究，不时有专著出版，但是，像《艾叶的研究及应用》这样，把历史文化与现代应用紧密结合起来，写得这样生动感人的著作还不多见。

我捧读梅全喜先生主编的这部新作，联想起他近年来出版的一系列新书，不难看出他的勤奋与智慧。只有把聪明才智与奋斗不息紧密结合起来，才可以有源源不断的成果问世；也只有不断创新的探索，才能推动有关学术的发展与进步。

我希望，每一位读者都像梅先生那样，深爱中医药历史文化，把自己的研究成果展示出来，奉献给社会，服务于大众。在中医药事业不断繁荣的新时代，百花盛开，万紫千红。

[该文原载于《亚太传统医药》，2014，10（4）：7]

7. 端午寻艾读艾

—— 喜读《艾叶的研究与应用》

冉懋雄（贵州省中医药研究院中药研究所）

端午蒲阳佳节，我照例兴致勃勃赶去苗家药市寻药；这是寻医问药、向苗医苗药学习最难得的机会，也是我入黔40多年来养成的习惯。但见那小街人头攒动，往往来来；都在买药卖药，请医看病而络绎不绝。尽管有"端午见草皆是药"的民谚，但我与赶来访医寻药者一样，皆人人必买艾叶与菖蒲，用以悬于门庭，驱邪避疫。此乃普通老百姓千百年传承下来的习俗，更是贵州苗家最为热闹而兴旺的药市之日。

药市归来，又赶紧临窗展读多年"艾"友梅全喜君的新书《艾叶的研究与应用》（2013年10月）。此书是在梅君专著《艾叶》（1999年9月）基础上，再将其研究开发成果与近10多年来我国有关艾叶研发新内容新成果，加以精心梳理和增补修纂而成的又一全面系统总结阐述艾叶之专著；篇幅由原书24.8万字增为43.2万字。本书内容丰富，专精宏远又情真意切，真是一部"艾科学""艾文化""艾研发"与"艾市场"紧密结合的，或综之曰"艾道"的集古汇今之大作。何谓也？窃以为本书所具的四大特色，则可予证之。

一是"一脉相承，追求不懈"。梅君生于蕲春，长于蕲春，也始成于蕲春。梅君有幸成为我国明代伟大医药学家李时珍的同乡，且与500年前蕲春名医李言闻（李时珍之父）并首为中药艾叶立传著述（李言闻著有《蕲艾传》一卷，惜已失传）。而梅君之父梅锡圭也是蕲春名医，在故乡行医50余年，活人无数。深受蕲春药风和医药世家深刻影响的梅君，自幼立志学医，1982年于湖北中医学院中药系毕业后毅然回归故里，一心以李时珍为榜样，决心为中医药献身，以道地药材蕲艾研究与开发为起点，奋力拼搏；先后发表了《蕲春道地药材——蕲艾及临床应用》等论文，研发了蕲艾或以蕲艾为主药的蕲艾系列产品，并在此基础上广收博采，考古论今，于500年后又为艾叶立一新传，编著出版了《艾叶》专著。此后，梅君南下广东中山，仍对艾叶痴心不改，组建新的团队，对艾叶研究开发不懈追求，再经十年磨一剑，终成本书。这正是一脉相承，追求不懈，十分难得而可喜的新成果。

二是"海纳百川，精益求精"。全书对艾叶从文献研究、本草考证、生药学、药性、炮制，到制剂、化学成分、药理作用、现代应用，再到艾叶漫话并尽述梅君与"艾"情怀而结。洋洋四十万言，以烁古镕今，铸成一炉，以海纳百川，精益求精。比之原版，在艾叶的药用历史与古圣名医之用艾经验等梳理编纂上，更系统更明晰，给读者展现了我们祖先几千年来，所留下"艾"这一无比珍贵的伟大医药遗产之全貌；正如500年前为艾叶立传的先贤李言闻在其《蕲艾传》中所赞："产于山阳，采以端午，治病灸疾，功非小补。"在艾叶的本草考证、生药学、药性、炮制上，对艾叶的产地与道地性上，更为着力而精准地进行了考证；于明代刘文泰纂《本草品汇精要》（1505）首创的"道地"项下，则明确首载艾叶："生田野，今处处有之……""道地：蕲州、明州。"（蕲州即今湖北蕲春县、明州即今浙江宁波市附近），其后李时珍的《本草纲目》（1595）首次提出"蕲艾"之名："艾叶，本草不著土产，但云生田野……自成化以来，则以蕲州者为胜，用充方物，天下重之，谓之蕲艾。"对艾叶生长、采收、种植、品种基原、正品、混用品，以及不同产地、家野生品、品质对比研究和艾叶性味归经、升降沉浮、功能主治、配伍应用、制剂改进、艾绒质量研究等方面，均增补了不少新内容新进展新成果。在艾叶的制剂学、化学、药理学及现代应用上，将近10多年来海内外对艾叶研究的新方法新技术新成果，更是博采广集，精心梳理，注入了不少新的血液。如艾叶传统制剂与现代制剂方面，尤重灸剂、熏洗剂、香囊（袋）剂、合剂、片剂、注射剂、胶囊剂、灌肠剂、洗剂、颗粒剂、气雾剂、喷雾剂、茶剂、艾叶油制剂、艾叶提取物及各种各样艾叶保健品等，既有剂型的增加又有新方法新工艺新技术的应用；在艾叶药效成分（如挥发性成分及黄酮、多糖等其他成分）提取分离、分析对比上，充分应用气相色谱－质谱联用、高效液相色谱等现代新方法新技术，为艾叶新制剂新产品的研究开发与质量标准提升监控等立下了汗马功劳；在艾叶药效学（如抗菌抗真菌抗病毒、抗凝血抗过敏抗肿瘤及抗肝纤维化抗氧化等药理作用）、毒理学、安全有效评价上，充分应用现代科学技术和实验方法，为艾叶深度研究开发与现代临床应用，并特别为中药"大健康"产业的发展奠定了坚实基础，以更好为广大人民群众防病治病与保健康复服务。本书确系一部多学科紧密结合之丰硕成果。

三是"团队精神，后继有人"。本书主编梅君组建的团队，都是毕业于国内知名中医药院校的学士，并是梅君一手培养成才的硕士研究生。他（她）们多乃"80后"，都年轻有为，朝气勃勃；所从事专业都关乎中药资源、中药栽培、中药鉴定、中药制剂、中药化学、中药分析、中药药理等，并参加了有关艾叶等中药研究课题及从事新药新制剂新产品等研发。他（她）们都参加了有关中药专著编写，发表了论文及获科技成果进步奖；有的已获副高职称，有的尚任实验室副主任等职务。他（她）们虽来自五湖四海，却为艾叶再立新传齐心协力，有力发挥了不懈追求、精益求精的团队精神。他（她）们都是正值盛年的后起之秀，真乃后继有人。

四是"'艾'爱情怀，追梦不已"。梅君在本书最后一章"艾叶漫话"中，全面阐述了艾叶辟邪传说、真实起源及科学道理，艾叶烟熏或熏蒸预防流感、禽流感，以及艾叶养生保健作用与现代养生保健用品研发、艾叶食用和端午艾浴等。他更以饱含无比深情的笔触，着力书写了他与"艾"结下的不解之缘；回顾了他3岁丧母、立志学医、蕲春成长、南下广东、与艾结缘和以艾会友，获得进步、研发成果及将成果推向市场等的艰辛历程和深切体念。这样，较完整而有力地展现了中药人、"艾道"人对医药对事业的不懈追求、追梦不已的生动形象，真值得我们学界学习。

读到这里，我不禁心动不已，泪眼蒙然，久别的梅君之音容笑貌跃然浮现于我的脑际！作为自20世纪90年代初结识梅君于岭南罗浮山下的笔者，曾与梅君及郝近大、胡晓峰合作编译《抱朴子内篇》《肘后备急方》（中国中医药出版社，1997年出版），又同应中国中医药出版社李占永编审相邀，编写《现代实用中药系列丛书》（共8卷，梅君主编《现代中药药理手册》，笔者主编《现代中药栽培养殖与加工手册》《现代中药炮制手册》；于1999年先后出版），从此至今，交往不断。深知梅君为人，更为老友梅君之"艾"爱情怀，追梦不已而万分感动！惜吾痴长，年逾古稀，但与梅君一样自幼（4岁）丧母，生于四川穷乡，读夜校，上冬学，孜孜以求，费尽九牛二虎之力方考入原华西医科大学药学系；1965年毕业后入黔支援"大三线"建设，不觉40余载，也与中药、苗药等结下了不解之缘，也有着无比追梦情怀。但与梅君相比，真乃差距甚大，当记并践行古训："人有坎壈，失于盛年，犹当晚学，不可自弃"（《颜氏家训·勉学》）；更感"江山代有人才出，各领风骚数百年""长江后浪推前浪，世上新人胜旧人"啊！

当然，我们还应不忘"天行健，君子以自强不息"，应"欲穷千里目，更上一层楼"，在"艾道"探索上还须再接再厉，切勿停步不前。且如端午节素有"蒲阳节"之别称，民间早有并至今仍有将石菖蒲与艾叶同悬门庭辟邪习俗，此何焉？尚需深入探源；更应思若将其两者伍用，必有其利，当如何使之在今天"大健康"产业中发挥更好作用（还请当思者，我国第一部药学专著《神农本草经》，为何将菖蒲列于上品之首？）；请更进一步将艾叶种植规范化，提升药材质量标准，以实现中药材 GAP 认证，建好"艾"产业之"第一车间"；请对不同区域、不同习用、不同部位等的"艾"进行更深入对比研究（含应用现代分子生物学、基因学等现代科学，梅君于今年端午向吾索贵州产艾叶，将供其进行 DNA 鉴定实验用则为明举也！），更应如何更进一步深入探明"艾"之药效物质基础（特别是其药效组分与配伍变化等），应以不同适宜剂型，安全合理用于临床，更好为国内外人民防治疾病、保健康复服务，以实现梅君，也是国人的不懈追梦之梦！

"中药精华，尽在顺天"。我们要敬畏自然，敬畏祖宗，要"仰不愧于天，俯不怍于人（《孟子·尽心上》）。"在本文将结束之际，衷心祝愿梅君及其团队，也祝愿广大中药人、"艾道"人更好发扬李时珍精神，勇于实践，大胆创新，在中医药实践中不懈学习，不断有所发现，有所发明，有所创造，有所前进，并取得更大更新成就。且不揣浅陋，在此，试以拙律一首赠梅君与同侪药人共勉——

> 蒲阳药市追"艾情"，喜觅"艾道"更思君。
>
> 敬畏祖宗顺天意，勤问渔樵贵敏行。
>
> 思齐昌齐惠于世，省己督己求以新。
>
> 博学不穷慎且笃，不愧于天不怍人。

［该文原文载于《亚太传统医药》，2014，10（16）：4-5］

8. 艾草还为人世芳

—— 读梅全喜教授《艾叶的研究及应用》有感

张瑞贤（中国中医科学院中药研究所）

农历五月初的鄂东，夏意日浓，炎炎之气早已漫延开来。趁着清晨仅存的些许凉意，一位少年在野地里认真地割取着艾蒿，动作是如此的熟练。

对于艾草，少年有着一种说不出的情感，印象中，自己与它的缘分真称得上是与"生"俱来。还记得父亲说过，按家乡的习俗，小孩子出生三天后的"洗三"，就是用艾叶煮的水来给小孩子洗澡的，他当然也不例外。

父亲说，用艾叶煮的水洗澡可以防病。对此，他深信不疑。因为，他家是世医，祖辈都是这么传的；而且，村子里的家家户户都这么做；而且，不仅仅是自己的桐梓乡大屋村这么做，整个蕲春县都有这样的习俗。据说，自己的家乡蕲春还是古代一位了不起的医学家的故乡——那位医学家是李时珍，他的父亲还专门为家乡的艾草写了一篇传，叫作《蕲艾传》；据说，蕲艾自古就是蕲州的四宝之一。

对小孩子而言，大人们怎么说都无所谓，不管是祖辈们的经验变成了后世子孙的传承，还是行动逐渐变成了习惯，而习惯又不知不觉变成了习俗，总之，他自小就沐浴在艾草的馨香中，与艾草结下了不解之缘。

他还记得自己 6 岁时，表嫂生小孩，他被叫去帮忙搓艾叶，那时候别提多开心了！因为，不是任何人都可以帮这个忙的，只有家族内健康的男孩子才能被选中去做这种工作——每当想起自己搓艾叶的情形，一份淡淡的欣喜之情就会悄然而生。

还有一次自己感冒了，作为医生的父亲并没有给他吃药，而是让他用艾叶煮水来泡脚，大汗过后，感冒竟奇迹般地痊愈了。

今晨来采艾蒿，既不是有人家要"洗三"，也不是有人家要看病，而是因为端午节到了。每到端午节，父亲都要在家门上插上艾草——事实上，村子里的家家户户都会这么做……不！听说整个蕲春、整个湖北，乃至中国大部分的村庄，家家户户都有这样的习俗呢！据说，端午节清晨采取的艾草，效力最强，还可以驱邪避疫呢！

转眼数十年过去了，所谓"幽居几度遇端阳，万里关河隔故乡。龙舟扮出湘江恨，艾草还为人世芳（明·杨爵《端阳次联翁韵》)"——家乡的艾草还是那样的芬芳，而当时的少年早已茁壮成长、建功立业——他就是广州中医药大学附属中山医院的梅全喜教授。

生于蕲艾之乡、长于中医世家的梅教授，他与艾叶的因缘看似偶然，实则却包含着必然，浓厚的乡土习俗之风与绵延的文化传承之情正是这份因缘的坚实基础。由于这份因缘，大学毕业后的梅全喜，决然地选择将艾叶的研究作为自己事业的起点：他先后发表《蕲春道地药材——蕲艾及临床研究》《不同产地艾叶的挥发油及微量元素含量的比较研究》《不同采集期艾叶（蕲艾）挥发油含量的比较》等 20 多篇学术论文，还发表了 10 余篇关于艾叶的科普文章，又研制出蕲艾油、艾地合剂，并研发了以艾叶为主要成分的中药保健腰带等。1999 年，他出版了《艾叶》一书，该书全面系统地记载了古今中外有关艾叶的研究成果，是国内唯一一本论述艾叶的专著。2013 年，他又组织研究生在原来《艾叶》专著的基础上，编撰出版《艾叶的研究及应用》一书。

该书共分为艾叶的药用历史、艾叶的本草学概述与生药学研究、艾叶的药性理论、艾叶的炮制、艾叶的制剂、艾叶的化学成分、艾叶的药理作用、艾叶的临床应用和艾叶漫话 9 个部分，整理了古人在艾叶研究和应用上所取得的宝贵经验，又总结了现代医药工作者对艾叶进行研究和应用所取得的成果，更融入了作者自己对艾叶研究的体会、情怀和取得的成果。

本书的第一个特点是全面。综观全书，涉及历史、文化、药学、医学等各个领域，凡与艾叶相关者，巨细无遗，既有传统文化的民俗记载，又有现代科学的实验研发；既有生动传奇的故事，又有精密严谨的数据；既有从浩瀚文献中撷取的文字史料，又有从历代名家处搜集的使用经验；既有繁琐的本草考证，又有现代的生药鉴定；既有艾叶药性研究的方方面面，又有艾叶炮制方法的林林总总；还有从化学分析艾叶的应用理论，亦有从药理验证艾叶的治病机制；临床的现代应用彰显着艾叶的不朽功效，文化的历史漫谈浓缩着艾叶的悠久习俗。

本书的第二个特点是新颖，在原《艾叶》一书的基础上，本书增添一倍以上的新内容，多数为近年来科研和临床的新成果。尤其是艾叶在预防流感等传染病方面的研究，使数千年前祖先就使用的艾叶与时俱进。梅全喜教授还特别强调，艾叶未来的研究，应重点考察其预防流感、禽流感等瘟疫的作用机制，寻找出药效物质基础，并在此基础上研发出有效的艾叶新产品，加以推广应用，从而为保障广大人民群众的身体健康发挥更重要、更积极的作用。

本书的第三个特点是科学与文化的有机结合。大多从事科研的人员，对于文化都敬而远之；而从事文化工作的人员，又感觉科研味同嚼蜡。梅全喜教授却对两者皆兴致盎然，从文化方面而言，他传承了祖辈、故乡的艾叶习俗，从教育方面而言，他具备了严谨、朴素的科学精神。科学与文化的有机结合贯穿本书，既有对艾叶民俗文化的如数家珍，亦有对艾叶作用机制的孜孜探索，这在一般中医科研工作者身上是不多见的。可以说，是梅全喜教授把艾叶文化推上了一个新台阶。

从个人的兴趣爱好上，我最喜爱第九章"艾叶漫话"。"江郭逢端午，轩窗风雨凉。呼童收药裹，与客醉蒲觞。入座榴花媚，侵衣艾叶香。追思当日事，赐扇沐恩光"（明·郭谏臣《端阳日对雨小坐》）。

"艾叶漫话"从艾叶避灾的传说到其辟邪的真实起源，从民间习俗到科学原理，从古代养生到当代的防治非典、禽流感，从防病养生的营养价值到艾叶药膳美食的制作技艺，从艾叶的洗浴谈到用途和科学道理，从个人的成长经历谈到与艾叶的缘分以及与艾结友……洋洋洒洒，娓娓道来，给人既生动亲切又广见闻长知识之感。如书中言：早在远古时期，艾叶就已被用于取火及保留火种。其后，艾叶又被用于巫术及祭祀，"辟邪"逐渐成为艾叶的一大功效，艾叶也逐渐发展为端午节的一个民俗用品。而艾叶辟邪的具体应用，也从早期的悬挂艾叶，发展到后来的熏艾烟、洗艾澡、饮艾酒、食艾糕等多种形式，广泛应用于养生保健和治病驱疾等医疗方面。《孟子·离娄上》曰："七年之病，求三年之艾也。"同人参、灵芝一样，艾叶在众多的中药材里其实具有非常重要的标志性意义；但它不像人参、灵芝一样高高在上，而是与民众的日常生活息息相关，不仅仅是一种常用的中药，而且是一种民俗用品。如果有机会，非常希望作者能就此章专题深入发挥，再出一部专著来，岂不快哉。

[该文原载于《亚太传统医药》，2015，11（1）：3-4]

9. 春华秋实，丹桂飘香
——喜读梅全喜教授领衔主编的《艾叶百科系列》丛书

冉懋雄（贵州省中医药研究院中药研究所）

丹桂飘香的金秋时节，我又喜读多年"艾道"老友梅全喜君的新作"艾叶百科系列"丛书——《艾叶实用百方》《艾叶灸治百病》《艾蒿食疗百味》。

本套丛书是我国著名的艾叶研究专家梅全喜君在其专著《艾叶》（1999年9月）、《艾叶的研究与应用》（2013年10月）基础上，再率领其研究团队与国内从事艾叶研发和艾灸事业，又是痴心"艾科学""艾文化""艾产业"的3位知名企业家：湖北蕲春东方博艾健康管理有限公司陈一玮总经理、湖北蕲春李时珍地道中药材公司肖本大总经理和湖北蕲春李时珍蕲艾产业园有限公司张迎峰总经理合作，在《大众医学》编辑部和人民卫生出版社的大力支持下，将其30多年来专精宏远又应用广泛的艾叶药食两用研发成果，加以精心研究、编写出版的这套新颖实用而图文并茂的医药科普新著。本套丛书既是系统全面、内容丰富，又是简明有效、情真意切，真是一部极其难得、集古汇今的"艾科学""艾文化""艾研发""艾产业"与"艾市场"紧密结合的，或综之曰"艾道"的能更好适应现今广大群众健康需要之大作，使艾应用、艾灸疗和艾食用等"艾道"能更好"飞入寻常百姓家"！

本套丛书给我国科普圃地又增添了一朵艳若云锦、灿烂无比的鲜花！她能正在全国乃至全球兴起的大健康产业与"中医药热"中，使我国古老的中医药与"艾科学"在为人类健康事业中能更好发挥作用，这真乃春华秋实，丹桂飘香！——何谓焉？窃以为，且举其如下三大特色，则可有力证之。

一是"艾道"源远流长，药食两用俱佳。艾，是我国劳动人民认识和使用较早的植物，在秦汉时所作的辞书之祖《尔雅》则称艾为"冰台"、"艾蒿"（郭璞注）等。而早于西周初年至春秋中叶（公元前11世纪至公元前6世纪）约500年间的诗歌总集《诗经》中便收录有咏"艾"之诗："彼采葛（葛茎或根）兮，一日不见，如三月兮。彼采萧（青蒿）兮，一日不见，如三秋兮。彼采艾（香艾）兮，一日不见，如三岁兮。"（《国风·王风·采葛》），并留下不朽著名成语："一日不见，如隔三秋！"其后，如屈原《离骚》、庄周《庄子》、孟轲《孟子》及孔璠之《艾赋》等文史典籍，对艾叶药食之用均予记述。在中医药方面专著，如早在春秋战国时期的《五十二病方》则载有艾熏疗法及艾灸疗法；我国第一部中医理论名著《黄帝内经》中，虽收载药物极少，但在收载的几种药物里却有艾叶；著名医圣东汉张仲景《伤寒论》及《金匮要略》，载有治经寒不调等证的"胶艾汤"和治吐血不止等证的"柏叶汤"，直到今天仍为中医临床常用的著名"经方"。特别是艾灸疗法，当与火的发现和使用密切相关。对火的掌握，既可使人类躲避猛兽侵袭，又可熟食、抵御酷冬严寒，还可将草木等用火燃后灸于患处，以祛寒邪，解病痛等。因此，灸法的运用当起源于远古人类掌握用火之后。据考证，在 170 万年前我国云南元谋人就已开始用火；陕西蓝田人在 100 万年前也有用火痕迹；北京周口店人在 50 万年前已经掌握用火方法，并能保存火种。其后，又经历了用于巫术与祭祀、"辟邪"与作民俗用品，以及药用食用等过程。若从药用艾灸疗法之起源来看，其下限不会晚于西周或春秋战国时期。《孟子·离娄上》云："今之欲王者，犹七年之病，求三年之艾也。"可见艾灸疗法在春秋战国时期已颇盛行。《黄帝内经》又云："大风汗出，灸意喜穴。"《黄帝内经·灵枢》还云："其治以针艾。"此则进一步说明在《黄帝内经》成书前，已将针石和艾灸结合应用治疗多种疾病，而且此时已将"艾"作为"灸"的代名词了。东晋葛洪《肘后备急方》，亦有艾叶烟熏治病等记载。南北朝梁代陶弘景集《名医别录》，是继我国第一部药学专著《神农本草经》之后对汉代至魏晋时期名医临床用药的经验总结。其将艾叶列为中品，于本草著作首载，称"艾叶味苦，性温，无毒。主灸百病，可作煎，止下痢、吐血……生田野。三月六日采，暴干……又，艾，生寒熟热。主下血，衄血、脓血痢，水煮及丸散任用。"唐代孟诜《食疗本草》首载艾叶食疗方法及其作用，称"春初采（艾），为干饼子，入生姜煎服，止泻痢……若患冷气，取熟艾面裹作馄饨，可大如弹子许……产后泻血不止，取干艾叶半两炙熟，老生姜半两，浓煎汤，一服便止，妙"。此后，如宋代苏颂《图经本草》等历代本草，均对艾之药食两用予录述。

尤其是明代，湖北蕲春名医李闻言（伟大医药学家李时珍之父）著有《蕲艾传》，首为艾叶立传。其在艾叶本草考证、生药学、药性、炮制等方面均予论述，展现了"艾"这一无比珍贵医药遗产的全貌；并特对艾叶产地与道地性上，更予着力考证，赞"产于山阳，采以端午，治病灸疾，功非小补。"自始公认"蕲艾"质优而道地。其后，明代刘文泰纂《本草品汇精要》

（1505）首创"道地"栏目专列，在艾叶"道地"项下则明确云："生田野，今处处有之……"，"道地：蕲州、明州。"（蕲州即今湖北蕲春县，明州即今浙江宁波市附近）。伟大医药学家李时珍《本草纲目》（1595）更对"蕲艾"予以全面评述："艾叶，本草不著土产，但云生田野……自成化以来，则以蕲州者为胜，用充方物，天下重之，谓之蕲艾。"可见古代对艾叶的应用是历史悠久，食药皆宜。

　　二是"艾道"不断发展，本书实用简明。艾，在我国药用与食疗上既历史悠久，又与时俱进，不断发展，并在不断飞入千千万万寻常百姓家。本套丛书内容丰富，实用简明。例如，本套丛书之《艾叶实用百方》，在较全面介绍艾叶药性理论、配伍禁忌、中医临床应用及艾叶防治各科疾患概况后，重点介绍了艾叶在妇幼、皮肤、呼吸系统、消化系统等疾病治疗上的应用，收载了100多个古今常用而简便有效的艾方组成、制备方法、临床应用及其疗效等。例如，李时珍对"艾附丸"等评价曰："艾附丸……调妇人诸病，颇有深功；胶艾汤……治妊娠产后下血，尤著奇效。"该书还举例介绍了李时珍故乡蕲春县名医陈棣生，具有40多年临床用艾疗疾经验，尤其推崇道地药材"蕲艾"，认为其"质冠诸艾"。他曾亲自采"蕲艾"以"胶艾汤"治疗一张姓崩漏患者，温服其汤10余日则崩漏止而康复。可见艾叶真乃中医治疗妇科疾病之常用要药。

　　《蕲艾灸治百病》，在较全面系统地介绍了艾叶与艾灸知识基础上，指出艾叶在我国不仅是一种常用药物，而且是民俗用品，更是"艾文化"的重要载体。正如明代李梴撰《医学入门》（1624）所言："药之不及，针之不到，必须灸之。"该书还重点介绍了艾灸发展历史与作用机制、材料选择与制作方法、施灸要点与注意事项等，并收载了呼吸系统、心脑血管系统等100多种常见病的灸疗方法。如慢性阻塞性肺气肿，在其稳定期应重点培补肺脾肾，以艾灸"肺俞穴""脾俞穴""肾俞穴""太溪穴"等则可起到较好温补作用。该书对于指导普通老百姓开展灸疗，具有重要实用价值。

　　《艾蒿食疗百味》在较全面系统地介绍中医食疗发展历史与食疗治法理论、食材选择配伍与不同体质食疗、食疗食物禁忌与药食同用禁忌，以及艾蒿药食两用历史与其食疗医药学基础、艾蒿食用安全性与其注意事项等基础上，指出艾之食疗不仅古代宫廷和民间皆有"饮艾酒，食艾糕"等习俗，而且直至今天食艾之风已遍及我国城乡，乃至传于国外。该书还重点介绍了艾糕点、艾面食、艾粥、艾蒸煮、艾煲炖、艾汤、艾煎炒、艾糖水、艾茶、艾酒、艾醋等100多种艾蒿食疗品种的原料、制作与功效等。例如，艾豆糕的原料：豆沙（绿豆或红豆，白糖制成），艾蒿20g或艾粉5g，黄油50g。制作方法：将绿豆或红豆浸泡2小时后加白糖制成豆沙，再放入艾蒿或艾粉在锅内煮至开花变软，再在锅内或豆浆机内加入黄油拌匀，然后捏成团状或用模具制成各种形状并蒸熟即可。食疗功效：本品所含绿豆清凉解暑，艾散寒除湿，健脾开胃，是一款既具清凉解暑，又有除寒湿、健脾胃等功效的糕点。

三是"艾道"精深宏远，"艾业"大有可为。艾，自远古以来不仅历经用于巫术与祭祀、"辟邪"与作民俗用品等过程，而且还通过外用、口服或施灸疗疾，或以艾作饼制酒等食疗之用而不断发展，以至古代宫廷或民间均有"饮艾酒，食艾糕"习俗，直到现今仍保留"清明插柳，端午挂艾"等习俗和"家有三年艾，郎中不用来"等民谚流传。这一漫长过程，既体现了"艾道"的根植民间与精深宏远，又体现了至今仍在与时俱进、不断发展，以更好"飞入寻常百姓家"。随着人们生活水平的提高，医疗模式和医疗思维的改变，医疗已由单纯的疾病治疗转变为预防、保健、治疗、康复相结合的模式，人们更加注意疾病的预防，更崇尚整体和调整性的治疗。加上"人类回归自然"思潮流行，"中医药热"在全球兴起，特别是我国改革开放不断深入与大健康产业蓬勃发展以来，中药资源已成为关系到我国国计民生的战略性资源，中医药事业与大健康产业已作为生态文明建设先行行业与重点产业发展的今天，我们应认真思考，如何振兴与发展大健康产业，以更好保障"健康是人基本权利"，实现"人人享有健康服务"，解决"看病贵看病难这一世界性难题。"

拙以为，梅君从"艾道"出发，与"艾"结下的不解之缘、将从事"艾"30多年的研发成果，毅然决然地与家乡大健康产业——湖北蕲春东方博艾健康管理有限公司、湖北蕲春李时珍地道中药材公司和湖北蕲春李时珍蕲艾产业园有限公司合作，走"产学研"结合之路，研究编写出版本丛书，以推进"艾"知识的普及和应用推广，这是梅君及其团队将终生挚爱的"艾科学""艾文化""艾研发"，能更好走向"艾市场"及发展"艾产业"所迈出的极其重要之一步！这也是我们每一个中医药人、每一个有良知的中国人，在经济转型期物欲横流，到处都充满各种诱惑的今天，应予如何迈出与走好的极其重要之一步！吾深知生于蕲春，长于蕲春，与艾结缘，成果累累，即使南下广东，仍不忘"艾道"，不忘桑梓的梅君，他将继续带领其团队与"艾产业"同仁，在"艾道"上继续追梦不已，永追不懈！我们祖先几千年来所留下"艾道"这一无比珍贵的伟大医药遗产，必将海纳百川，精益求精，"艾业"发展，大有可为！必将为更好发展大健康产业，为广大人民群众防病治病与实现"健康中国"作贡献！

艾之不同种质资源、道地药材蕲艾（*Artemisia argyi* Lévl.et Vant.cv.*qiai*）与野艾蒿（*Artemisia lauandulafolia* DC）等多种非道地药材的质量对比研究

等，亦当纳入基础研究；艾之规范化种植与 GAP 基地建设，其生产全过程质量追溯与药材质量标准提升等，尚需进一步加强，并希更进一步对艾之药效物质基础（特别是其药效组分与配伍变化等）、不同适宜剂型与临床安全合理用药等深入研究探明，以实现"艾道"人不懈追梦之梦！

在此不揣浅陋，以拙词"满庭芳"一首，并赠梅君与同侪药人共勉——

喜读《艾叶百科系列》丛书·调寄"满庭芳"

一岁一秋，今秋更丽，丹桂分外飘香！春华秋实，"艾道"有梅郎。艾叶新作乘风来，伴秋灯、竹斋倚窗。蕲州情，罗浮山道，南国吐奇芳。朗朗！"艾产业"，牵手起步，共创辉煌。为健康中国，永放奇芳！飞向千家万户，真非梦、真的健康。千古草，探幽究微，正扬帆起航。

丙申岁秋于贵阳竹斋

［该文原载于《亚太传统医药》，2017，13（1）：3-5］

10. 百二秦关终属楚

——《艾叶百科系列丛书》评析

温长路（中华中医药学会）

艾，是土生土长的植物，最早是作为取火使用的柴草和保留火种的介质进入人们视野的。后来成为巫术的工具和祭祀的用品，还多少带有点神秘的色彩。作为端午驱邪之用，使艾的作用一下子在民众的生活中普及开来，插艾叶、熏艾烟、洗艾澡、饮艾酒、食艾糕、喝艾茶、吃艾饭、用艾药，越来越多的生活内容都与艾钩挂起来，在生活和防病的基础上给艾增添了治疗疾病的内容，让艾从民俗文化中走入了医学的殿堂，戴上了珍美宜人的桂冠。对艾的兴趣和研究，历代不乏其人，其中包括知名的文人和大著，留下了像"彼采艾兮，一日不见，如三岁兮"（《诗经·采葛》）、"户服艾以盈要兮，谓幽兰其不可佩"（屈原《离骚》）的名言。医家论艾，更是层出不穷，这里且不罗列，留待读者从梅全喜教授的《艾叶百科系列丛书》（人民卫生出版社出版）中去寻求答案。

梅全喜君，湖北蕲春人氏，3 岁起与艾打交道，一生与艾结缘。大学毕业回到家乡就开展艾叶的研究工作，后虽就职粤地，仍不忘家乡蕲艾之情，倾心于对艾叶的研究，发表艾叶研究文章 30 多篇，连续创作出版了多部以艾研究为主题的学术著作，为中医界艾叶研究的佼佼者。我与梅全喜教授是相交多年的好友，对他近年来在艾叶的研究与推广应用上所做的工作比较关注，了解到他带领他的研究生深入全国各地采集艾叶标本 100 多个，对各地有代表性的艾叶进行品质研究，对不同产地艾叶的挥发油、黄酮类成分进行了比较研究，还对不同产地的艾叶进行 DNA 鉴定研究，指导艾叶生产企业开发艾叶系列产品等，取得很大的成绩。他不仅仅是重视科研和学术，而且也很重视艾叶知识的科普工作，他近年来给全国各地的艾叶爱好者做艾叶知识普及讲座 20 多场，与《大众医学》编辑部合作从 2014 年开始连续三年的端午节举办艾叶文化节，主题分别是艾灸疗法、艾美食和艾应用，每年由梅全喜教授撰写一篇有关艾叶的科普文章刊载于当年第六期（端午节）上，同时发动读者根据阅读文章的体会写出自己的用艾经验，每年的读者都非常踊跃地参加，编辑部从中选出优胜者，奖励梅全喜教授编写出版并有他本人签名盖章的《艾叶的研究与应用》一书，受到读者们的欢迎。看到很多的普通老百姓十分热爱艾叶及艾灸，渴望了解艾叶及艾灸知识，于是他带领他的团队决定编写一套艾叶科普著作，于是就推出了《艾叶百科系列》丛书，这是他在艾王国徜徉中收获的又一套科普新作。对于梅全喜教授在科研和学术上的执着和认真我是早有所闻，也早已为他的精神点赞！早在 2011 年我在为他的《广东地产药材研究》一书所写的书评"岁岁年年五岭间"文章（载于《中国医药报》2011 年 8 月 11 日第 4 版）中就有对他的肯定："梅全喜教授更多地把它归功于自己的团队，一个精干、团结、务实的科技联合体为研究抛洒的智慧和辛劳。"其实，在这些成果背后呕心沥血、甘苦自知的还有他自己，一位运筹帷幄、身体力行、甘于奉献的学者的精明和心血。梅全喜热衷于中药事业，用他的执着创造了受人瞩目的业绩。他的《蕲州药志》，是对《本草纲目》的滥觞和续写；他的《艾叶》，是他献身中药事业的自白和宣言。据悉，在完成这些研究的进程中，有相当长一段时间内他是拖着病体、在与精神和疾病的顽强抗争中走过来的，闻之令人肃然起敬。"有志者、事竟成，破釜沉舟，百二秦关终属楚"，这正是对梅全喜教授的真实写照。

《艾叶百科系列》丛书，把艾文化中雅的学术与俗的普及融为一体，实现了艾文化从民间—学界—民间的回归。丛书包括《艾叶实用百方》《蕲艾灸治百病》《艾蒿食疗百味》三册：分可为单，从不同的侧面介绍了艾叶的药用、灸用和食用；合为一体，从大健康的角度诠释了艾叶与人民健康的密切联系。三本书合中有分，可以作为单独阅读的子系统；分中有合，共同构成一个完整的大体系。

《艾叶实用百方》一书，是说艾叶与治疗关系的，书中详细介绍了艾叶的药性理论、配伍原则、古今医家应用艾叶治病的概况和经验，以及 108 首以艾叶为主药的简易实用处方对多科疾病的治疗，彰显了艾叶在临床上的地位与作用。艾叶入药，历史久远，孟子一书中"犹七年之病，求三年之艾"的话可以佐证。南北朝时期医家陶弘景的《名医别录》中，说得更加详尽："（艾叶）味苦，微温，无毒。主灸百病，可作煎，止下痢、吐血、下部䘌疮、妇人漏血，利阴气，生肌肉，避风寒，使人有子。"张仲景的《伤寒杂病论》中出现了治疗女性月经不调、胞阻胎漏、经寒不孕的胶艾汤和治疗吐血、衄血的柏叶汤，是艾叶堂堂正正进入中医方剂学的纪实。李时珍的《本草纲目》收入艾叶治病的处方52首，极大地普及和推动了艾叶在临床上的应用。其后，艾叶成为历代医家治疗相关疾病的常用药、热门药，其上方在众多植物药中一直位于前沿的排名。本书中收入的处方，不少出自大家、名家之手，治疗范围囊括内科疾病、妇科疾病、儿科疾病、风湿性骨病、皮肤病、肛肠疾病、五官科疾病等，具有可靠性强、安全性高、成本低廉、使用方便、疗效显著等特点，对医者有较好指导和启迪作用，具有较高的普及价值。

《蕲艾灸治百病》一书，是说艾叶与针灸治疗关系的，书中详细介绍了蕲艾的基本情况、艾叶与灸治的关系、艾灸的操作方法和注意事项，以及100种常见疾病的艾灸疗法等，体现了艾叶在灸疗中的地位和作用。艾与中医的灸术胶结难分，在中医的祖本《黄帝内经》中就被捆在一起了，《灵枢经》中"其治以针艾"（《灵枢·经水》）的话，说得再明白不过了。李时珍对产于自己家乡的蕲艾推崇有加，在《本草纲目》中直言写下了"近代惟汤阴者谓之北艾，四明者谓之海艾。自成化以来，则以蕲州者为胜，用充方物，天下重之，谓之蕲艾。相传，他处艾灸酒坛不能透，蕲艾一灸则直透彻，为异也"的话。他的话因《本草纲目》的广泛传播而在国内外高度发酵，蕲艾因此成了远近闻名的香饽饽。本书中收入的艾灸处方，涉及呼吸系统疾病7首、心脑血管疾病9首、消化系统疾病16首、骨科疾病14首、泌尿生殖系统疾病16首、代谢免疫系统疾病11首、感染性疾病3首、儿科疾病5首、五官皮肤科疾病14首、神经系统疾病5首，几乎涵盖了中医治疗范围的全部。读这本书，可以增加对艾叶，尤其是蕲艾的全面了解；对针灸，尤其是艾灸的科学认识，为艾叶在针灸治疗功劳簿上的荣耀增加了浓重的一笔。

《艾蒿食疗百味》一书，是说艾叶与饮食疗法关系的，书中详细介绍了中医食疗的起源、艾叶主要成分和食疗原理、艾叶与食物的配伍方法，以及101种艾叶食疗方等，展示了艾叶在生活中的地位与作用。食疗具有药食两用的双向功能，是人类求生存中最基本的方法之一。以艾叶作食疗，在唐代孟诜的《食疗本草》中就有明确记载："春月采嫩艾作菜食，或和面作馄饨如弹子，吞三五枚，以饭压之，治一切鬼恶气，长服止冷痢。"元代以后，出现了专门以艾叶为主题的特色食品，如艾叶酒、艾糕等，还上了宫廷的食谱。后世吃的花样更多，如潮汕地区的艾叶炒饭、两湖地区的艾叶糍粑、中原地区的艾叶煎蛋、东北地区的艾叶丸子等。本书收入的食疗方，丰富多彩，有艾蒿糕、艾豆糕之类的糕点系列，艾香面、艾蒿烙饼之类的面食系列，艾蒿粥、姜艾粥之类的粥品系列，艾蒿圆子、艾蒿汤丸之类的蒸煮系列，艾蒿煲鸡心、艾根炖猪脚之类的煲炖系列，艾蒿百部汤、艾蒿甜汤之类的汤水系列，艾茎煎蛋、艾蒿炒鳝糊之类的煎炒系列，艾蒿凉茶、艾蒿酒、艾蒿醋之类的饮品系列等。本书用大量的事例说明，艾在老百姓的生活中扮演着重要角色。"家有三年艾，郎中不用来"的民谚虽属夸张说法，但不无道理。

　　《艾叶百科系列》丛书，说尽了艾叶的好处，主题鲜明，但并不等于说艾叶是植物中唯一的、无可替代的、最完美的防治疾病的药品和健康养生的食品。"王婆卖瓜，自卖自夸"，是语言文字表述中长期形成的惯用手法和基本表达方式：往往只着重描述事物好或坏的一面，把另一面简而述之，或干脆隐而不谈，让世人自己去理解。同世界上任何事物一样，药物和食物的作用都是相对而言的，既没有最好和最坏之分，也不是唯一的和不可替代的，卖瓜的王婆夸瓜，在情理之中，瓜虽好，并不能代替桃、李、枣、柿等诸多水果的作用和美感。中医历来提倡的是"气味合而服之，以补益精气"（《素问·脏气法时论》）的多元化饮食结构和辨证论治的个体化防治理念，对药物和食物的运用上，必须坚持辩证法的观点。我看《艾叶百科系列》这套丛书全面系统地介绍了艾叶应用的三大方面：艾灸、食疗和药用，是一套内容丰富、新颖实用、图文并茂的科普书籍，适合于艾叶药用、艾灸灸疗和艾叶食疗爱好者以及中医药工作者阅读参考。相信这套丛书的出版对于推动艾叶知识的普及和艾叶的推广应用将发挥积极作用。

　　语无伦次说了以上这些话，一为正在蓬勃兴起的艾文化与中医大健康产业点赞，二给喜欢阅读本书的读者提供一点参考，三向以梅全喜教授为代表的《艾叶百科系列》丛书的编写团队表示祝贺。

[该文原载于《时珍国医国药》, 2017, 28（6）: 1535-1536]

11. 艾叶的神奇

——读《艾叶百科系列》

秦延安（中国散文学会会员）

仲夏的雨，引得百花争艳，山水涨潮。被雨水梳妆打扮后的艾叶，随着镰刀的召唤，带着清雅的香气走出山涧河畔，在家家户户门上站成了端午最亮丽的风景。"五月五，是端午，挂艾叶，香满堂"。其实民间五月挂艾叶不仅是一种辟邪的习俗，还有其科学的防疫驱虫药用价值。艾叶，又名艾草、家艾、艾蒿、冰台、灸草，是我国常用中药，味苦辛，性温，温通经脉、和血止痛、暖子宫、安胎，所以又被称作宫寒圣手。它的茎、叶都含有挥发性芳香油，产生奇特的芳香，可驱蚊蝇、虫蚁，净化空气，具有多种使用价值。为了让民众更加深入地了解艾叶的价值，由我国著名艾叶研究专家梅全喜、陈一玮等著写的"艾叶百科系列"三部《艾叶灸治百病》《艾叶实用百方》及《艾蒿食疗百味》（人民卫生出版社2020年6月新版），集古汇今，用图文并茂的方式和通俗易懂的语言，将艾科学、艾文化、艾研发、艾产业与艾市场紧密结合，对艾叶的治病食疗和养生防病作用，进行了广泛科普。

物色之动，心亦摇焉。草木为兴，灵感源泉。从《诗经·王风·采葛》"彼采艾兮，一日不见，如三岁兮"的抒情，到屈原《离骚》的"户服艾以盈要兮，谓幽兰其不可佩"的饰物，再到李时珍《本草纲目》的"艾叶能灸百病"，艾叶在中国民间的使用日益广泛。艾叶的最早用途是灸。东周战国时的《灵枢经》指出："针所不为，灸之所宜"，"阴阳皆虚，火自当之"，说明当时的灸疗已经广泛应用。艾叶用于治病的最早记载是战国时期的《五十二病方》，书中载有两个用艾治病的处方。中医针灸里面的灸法，是把艾叶加工成"艾绒"，放在穴道上进行灼烧来治病。"艾以蕲州者为胜，用充万物，天下之重，谓之蕲艾。"在《蕲艾灸治百病》中，作者对蕲艾的基本情况、艾灸的起源与历史、种类、作用及机制、选穴方法、操作及注意事项，以及100多种常见病的灸疗方法进行了详细介绍，让我们对艾灸有了更深入的认识。

"艾叶辟邪"在过去曾被视作迷信，在今天看来是很有科学道理的。古代瘟疫的大流行，实际上是病毒和细菌的传播，不解其因的古人认为是妖魔鬼怪邪气侵害造成的，便用艾熏火燎。现代研究证明，艾叶中的精油成分（香味成分）对引起不同传染性、流行性疾病的多种致病细菌及病毒，均有抑制或杀灭作用。而在防治非典型病原体肺炎中，有医学专家运用艾条燃烧的烟进行空气消毒预防，也是有一定科学道理的。葛洪在《肘后备急方》中提出："断瘟疫病令不相染，密以艾灸病人床四角，各一壮，佳也。"这就是利用了艾烟抗菌抗病毒的作用。屠呦呦从中受启发，发现了抗疟疾药青蒿素和双氢青蒿素，从而获得了诺贝尔奖。而《艾叶实用百方》，利用现代科学知识，对艾叶的药性理论、配伍应用、中医临床应用进行了详细介绍，并对艾叶治疗各科疾病的概况和古今常用的 100 多个简便实用的艾方剂组成、制备与应用方法及治疗疾病等进行了重点介绍，让艾叶治病"有理说得清"。

除此之外，艾叶的防病治病、保健养生功能还被推广到食疗中。"若患冷气，取熟艾面裹作馄饨，可大如丸子许。"唐孟诜《食疗本草》是最早介绍艾叶食疗的典籍。这种艾面是用春月的嫩艾与面粉混合而成，长服可以止冷痢。不仅食艾，还有喝"艾叶酒"，品艾糕，吃艾叶炒饭，食艾糍粑、艾叶煎蛋、艾叶肉丸子等。现代医学研究表明，食用艾叶食品对于一些轻微的病症和亚健康状况，均有较好的食疗和调理作用。《艾蒿食疗百味》对艾叶的主要成分、药理作用、艾叶食疗的安全性、中医食疗的起源与历史、食疗的基本理论、食疗材料的选择配伍制作，不同人群不同体质的食疗要求、食疗注意事项以及 100 多种艾叶制作的食疗品种的制作与食用方法、食疗作用等，进行详细介绍，让我们可以因人而异。

千百年前，经络的秘密、命运的吉凶、苍生的福祉都要凭借一株艾草来推测和维系。千百年后，那些神秘未知的奇妙，都被现代中药研究给予了解答。这套"艾叶百科系列"丛书值得一读。

[本文原载于《联谊报》读书栏目，2020-06-23（4）]

12. 梅全喜：艾蒿食疗百味

——《艾蒿食疗百味》书评

单守庆（北京）

古今菜谱，千篇一律：先报原料。这正应了民谚所说的"巧妇难为无米之炊"。我多次参与编写菜谱、评说菜谱的工作，却从未见过这样一个"艾菜谱"：艾糕点系列、艾粥系列、艾汤系列……总共 11 个系列，101 种食品的原料名单里，无一没有艾蒿：含有陈艾蒿的香附陈艾鸡，含有鲜艾蒿的艾蒿黄豆瘦肉汤，含有嫩艾蒿的艾蒿酒酿荷包蛋，含有干艾蒿的艾蒿菊花粥，含有艾粉的艾蒿酸奶，含有艾梗的艾梗老鸡汤，含有艾根的艾根炖鸽。

我一边从这本《艾蒿食疗百味》里摘录这些含"艾"的菜名，一边琢磨这本食疗科普书两位主编——梅全喜、张迎峰。前者是 1990 年创立的李时珍中医药研究所首任所长，后者现任湖北蕲春李时珍蕲艾产业园有限公司总经理。他们是中医药从业人员带头从事中医药科普宣传的佼佼者，亦是艾蒿研究的名人。他们的艾蒿研究是全方位的：从古到今，从理论到实践，从药用到食用，再到主编出版"艾草实用百科"系列科普丛书。

艾蒿，简称"艾"，也称"艾草""艾叶""蕲艾"。最早给艾蒿立《蕲艾传》的人，是李时珍的父亲李言闻。在惜已失传的《蕲艾传》问世400多年后的1999年，中国中医药出版社推出又一部"现代艾蒿传"——广收博采的《艾叶》，谈古论今20多万字。此书作者正是出生于李时珍故里的梅全喜。

如今，梅全喜已成为研究艾蒿绕不开的名人。经中国中医科学院的朋友推荐，我急忙网上购书。随着阅读中对艾蒿的了解由浅入深，我对梅全喜的"艾之缘""艾之爱"，有了更多的了解。

1962年，梅全喜出生3天的时候，洗了一次艾水澡。这是因为湖北蕲春有这样的健康民俗："婴儿出生后第三天要洗一次艾水澡，并将艾绒少许敷在囟门和肚脐上，可以预防感冒、鼻塞或感染其他疾病。"梅全喜55岁那年，在他主编的《艾叶的研究与应用》（第三版）里深情地写道："艾叶应该是我最早接触的中药，艾叶也是我认识最早的中药。"身为名医的父亲巧用艾蒿呵护他健康成长。小时候最怕吃药打针的梅全喜，也因此对艾蒿特别有感情，从求学于湖北中医学院到行医路上以艾蒿作为长期研究目标。1993年，他在荣获享受国务院政府特殊津贴专家称号时说："我的这个荣誉称号的获得是与我的艾叶研究取得的成果密切相关的。"

和研究艾蒿的药用一样，从食疗的角度审视艾蒿，让艾蒿成为"食疗百味"，梅全喜同样下足了"传承精华，守正创新"的功夫。

考证艾蒿的药用食用历史，最早把艾蒿作为药物记载的《名医别录》，最早记载艾蒿用于治病的《五十二病方》，最早介绍艾蒿食疗方法及作用的《食疗本草》……这些中医药典籍，梅全喜都如获至宝，反复研究，深入对比。

求证艾蒿的化学成分、药理作用、食疗安全性。作为一种药物，艾蒿含有一定毒性（有小毒），这也正符合中医药传统的"是药三分毒"的认识。在梅全喜看来"艾叶药用，特别是食用过程中应该注意防止过量使用引起不必要的毒副作用"。

保证艾蒿食品质量和科学食用。一是尽可能选择菱蒿、茼蒿等食用艾蒿和药用艾蒿的嫩叶；二是对艾蒿进行"除味"处理，去除艾蒿中的微毒性成分和刺激性物质之后，才能制作艾蒿食品；三是用于食疗时应做到对证食用，食用时适可而止，不可超量食用或长期食用；四是有阴虚血热证者不宜吃艾蒿食品。

艾蒿食品，对原料选择、配方制定、加工程序、科学食用，都很有讲究。梅全喜一面向中医药典籍请教，一面加强与国内外研究和开发艾蒿食疗产品的同行交流，也更注重自己的亲力亲为。就像屠呦呦在药物不能直接用于临床时以身试药那样，每试制一款艾蒿食品，梅全喜都要亲口品尝，亲自体验。

为了交流和推广艾蒿应用于食疗的经验，梅全喜还积极倡导与媒体合作，从 2014 年开始，在端午节期间举办了一届又一届"艾文化节"活动。每次活动都有精心策划的主题："艾健康·艾美食""从乡村走进都市的艾美食""百毒月，艾招百福"。

活动过后，参与者纷纷向媒体提交自己研制的艾蒿食疗菜谱。其中，有20 多个"艾菜谱"入选《艾蒿食疗百味》。

[原载于《家庭中医药》, 2020,（9）: 78-79]

三、为"艾叶百科系列丛书"英文版出版题词

"艾叶百科系列丛书"英文版出版后，赵中振教授在他的微信圈发布了新书介绍，受到大家的好评，几位专家赋诗祝贺！特此（按发出的时间顺序）收录如下。

1.《艾叶》(张铁军：天津药物研究院中药研究部主任、研究员、天津药物研究院中药首席专家)

> 本草为义爱为名，
> 一生恪守色青青。
> 香魂飘散身为烬，
> 竟是仁心一片情！

2.《艾颂》(王昌恩：国家自然科学基金委员会生命科学部中医学与中药学学科主任)

> 草头义体燃可灸，
> 每逢端阳最抢手。
> 芳香避秽驱瘟疫，
> 奉献终身爱持久。

3. 贺梅全喜教授《艾叶百科》（英文版）出版:《从艾出发，走向世界》（刘斌：北京中医药大学教授、博士生导师，国家中医药管理局中药经典名方有效物质发现重点研究室副主任）

> 艾叶香飘海之涯，
> 薰烟直入云天外。
> 家家有爱求一炷，
> 户户平安暖襟怀。

4.《艾》（仝小林：中国科学院院士）

> "长老"一片叶，
> "少艾"半只香。
> 蕲祁望北海，
> 鲍姑盼端阳。
> 清新接祥瑞，
> 薰烟避秽瘴。
> 灸体驱寒湿，
> 扶阳护安康。
> 无病即"长老"，
> "少艾"寿绵长。

（注：①艾，有长老、少艾之美誉。②蕲、祁、北、海，四大名艾。③鲍姑，葛洪之妻，最擅长灸法治病。④端阳节的习俗，采艾辟邪。）

5. 蕲艾——贺梅全喜教授《艾叶百科》（英文版）出版！（刘纪青：深圳市中医院教授、主任中药师、广东省中药学会中医药文化专委会主任委员、科普作家、诗人、词作家）

> 身高八尺出蕲春
> 叶厚香浓远近邻
> 妇女家中常坐客
> 不辞辛苦艾时真

6. 喜读《艾叶百科系列》丛书·调寄"满庭芳"（冉懋雄：贵州省中药研究所所长、研究员）

一岁一秋，今秋更丽，丹桂分外飘香！春华秋实，"艾道"有梅郎。艾叶新作乘风来，伴秋灯、竹斋倚窗。蕲州情，罗浮山道，南国吐奇芳。朗朗！

"艾产业"，牵手起步，共创辉煌。为健康中国，永放奇芳！飞向千家万户，真非梦、真得健康。千古草，探幽究微，正扬帆起航。

冉懋雄

于贵阳竹斋

7. 赞贺：梅全喜教授著《艾叶实用百方》《艾蒿食疗百味》和《蕲艾灸治百病》三本书的英文版正式出版，赵中振教授为之作序。（杨振刚教授：中国癌症基金会鲜药学术委员会常务副秘书长）

岐黄瑰宝普济世

源远神农袭承继

梅赵教授杏林耕

倾心发展扬旗帜

8. 贺梅全喜教授《艾叶百科》（英文版）出版（孙启玉：齐鲁医学院终身教授、世界中医药学会联合会煮散专业委员会会长）

七律

人云椒兰香气盛，

艾萧清幽我独钟。

不为暮春朝青帝，

却值端午避百虫。

自古苦口祛沉疴，

从来逆耳铸功成。

更喜梅公扬艾叶，

四时无恙天下同。

主要参考文献

［1］梅全喜.艾叶的药用古今概况［J］.中医文献杂志，2000，18（1）:40-42.

［2］梅全喜.艾叶的前世今生［N］.中国中医药报，2018-06-21（8）.

［3］梅全喜.艾叶的现代研究［N］.中国中医药报，2001-09-17（3）.

［4］梅全喜.推进艾产业高质量发展正当其时［N］.中国中医药报，2021-02-04（5）.

［5］梅全喜.白蒿的本草考正［J］.中药材，1995，18（11）：584-586.

［6］梅全喜.艾叶考证拾零［J］.基层中药杂志，1997，11（4）：6-8.

［7］梅全喜.艾叶产地古今谈［J］.中华医药卫生研究，2003，1（6）：565-566.

［8］梅全喜.试论李时珍对艾叶的认识和应用［J］.中医文献杂志，1998，16（1）：15-18.

［9］戴卫波，梅全喜.葛洪《肘后备急方》中艾叶治疗疾病的机理探讨［J］.中国民间疗法，2014，22（7）：5-7.

［10］梅全喜，田新村，董普仁.不同采集期对艾叶（蕲艾）挥发油含量的影响［J］.中国医院药学杂志，1990，10（12），548-549.

［11］梅全喜，王剑，田新村.同一天中不同采集时间对艾叶挥发油含量的影响［J］.基层中药杂志，1995，9（2）：22-23.

［12］戴卫波，李拥军，梅全喜，等.12个不同产地艾叶挥发油的GC-MS分析［J］.中药材，2015，38（12）：2502-2506.

［13］梅全喜，董普仁，王剑，等.不同产地艾叶中挥发油和微量元素含量的比较［J］.中国中药杂志，1991，16（12）：718.

［14］宋叶，张鹏云，戴卫波，等.不同产地艾叶挥发油成分的比较研究［J］.时珍国医国药，2019，30（4）：845-851.

［15］王剑，梅全喜.不同产地艾叶浸出物含量比较［J］.时珍国药研究，1992，3（4）：159-161.

［16］梅全喜，王剑.不同产地艾叶燃烧放热量的比较［J］.中药材，1994，17（9）：46-47.

［17］董鹏鹏，梅全喜，戴卫波，等.不同产地艾叶总黄酮、重金属和硒元素的含量比较研究［J］.时珍国医国药，2015，27（1）：74-76.

［18］梅全喜，董普仁.地道药材——蕲艾与临床应用［J］.时珍国药研究，

1990，1（创刊号）：14-16.

［19］梅全喜.蕲艾的历史地位与现代研究［J］.中药材，1995，18（8）：426-428.

［20］李涵，陈希瑜，朱珠，等.蕲艾的现代研究进展［J］.中药材，2022，45（3）：765-769.

［21］李皓翔，吴梦奇，周妙霞，等.GC-MS测定不同产地艾叶4种挥发性成分的含量［J］.时珍国医国药，2022，33（10）：2381-2383

［22］李皓翔，范卫锋，郑依玲，等.不同产地艾叶中8种活性成分的HPLC比较分析［J］.时珍国医国药，2022，33（7）：1556-1559.

［23］李皓翔，吴梦奇，范卫锋，等.艾叶挥发性成分与非挥发性成分指纹图谱分析［J］.中国药师，2022，25（11）：1952-1957.

［24］万诗雨.防瘟九味香囊及其君药艾叶挥发性成分的GC-MS分析［D］.广州：广州中医药大学，2023.

［25］田素英，梅全喜.艾叶及其常见代用品生药对比研究［J］.岭南药学史，2024，7（1）：17-21.

［26］梅全喜，陈小露，向丽，等.艾叶的DNA条形码鉴定研究［J］.亚太传统医药，2017，3（7）：3-9.

［27］Quan-xi Mei，Xiao-lu Chen，Li Xiang，et al.DNA Barcode for Identifying Folium Artemisiae Argyi from Counterfeits［J］.Biol. Pharm. Bull，2016，39（9）：1531-1537

［28］梅全喜.千锤百炼艾成绒，一闻二搓三看识"上品"［J］.大众医学，2014，（8）：66-67.

［29］田新村，梅全喜.中药艾叶炮制历史沿革初探［J］.中成药,1992,14(3)：22-24.

［30］庞蕾蕾，梅全喜.艾叶的制剂研究概况［J］.亚太传统医药,2013,9(11)：56-57.

［31］陈小露，梅全喜.艾叶化学成分研究进展［J］.今日药学,2013,23（12）：848-851.

［32］Wei-Qi Yang，Qi Huang，Meng-Qi Wu，et al.Rapid screening and evaluation of natural antioxidants from leaf, stem, and root of *Artemisia argyi* by online liquid microextraction combined with HPLC-based antioxidant assay system coupled with calibration quantitative analysis［J］. Journal of Separation Science，2024，47（1）：2300616.

［33］梅全喜，徐景远.艾烟的化学成分及药理作用研究进展［J］.时珍国医国药，2003，14（8）：封三 - 封四.

［34］梅全喜，高玉桥.艾叶化学及药理研究进展［J］.中成药,2006,28（7）：
1030–1032.

［35］梅全喜，高玉桥，董鹏鹏.艾叶的毒性探讨及其研究进展［J］.中国药
房，2016，27（16）：2289–2292.

［36］梅全喜.艾叶的药理作用研究概况［J］.中草药，1996，27（5）：311–
314.

［37］赵宁，辛毅，梅全喜，等.艾叶提取物对细菌性皮肤致病菌的抑制作用
［J］.中药材，2008，31（1）：107–110.

［38］梅全喜.中药保健腰带.CN90208392.9（公开号：CN2070183），1991–
01–30.

［39］戴卫波，梅全喜，吴凤荣，等.复方蕲艾卫生巾方镇痛抗炎作用的实验
研究［J］.时珍国医国药，2015，26（11）：2652–2654.

［40］梅全喜.艾叶临床应用概况［J］.长春中医学院学报，1997，13（4）：
64–65.

［41］范文昌，梅全喜，车明月.艾叶的现代临床应用［J］.岭南药学史，
2024，7（1）：22–25.

［42］梅全喜，高玉桥.中药艾叶空气消毒研究近况［J］.中医药学刊，2005，
23（9）：1581–1582.

［43］梅全喜，梅锡圭.艾地合剂治疗细菌性痢疾［J］.时珍国药研究，1996，
7（5）：267.

［44］严宏达，梅全喜，陈普生，等.蕲艾灸大椎、肾俞结合认知训练治疗缺
血性脑卒中后轻度认知功能障碍疗效观察［J］.时珍国医国药，2018，
29（5）：1140–1142.

［45］梅全喜.艾叶辟邪的传说、真实起源及科学道理［J］.中华养生保健，
2011，29（11）：40–41.

［46］梅全喜.艾叶防治流感、人禽流感［J］.家庭中医药，2006，13（3）：
64.

［47］梅全喜.端午：艾香氤氲驱病邪［J］.大众医学，2012，（6）：62.

［48］梅全喜.家有三年艾，郎中不用来［J］.家庭中医药，2003，10（9）：
54.

［49］梅全喜.端午话艾［N］.中药事业报，1987–05–30（7）.

［50］王剑，梅全喜.蕲艾民间药用十八方［N］.民族医药报,1992–06–26(3).

［51］梅全喜.端午话艾浴［N］.中国中医药报，2011–06–2.

［52］范文昌，梅全喜.温经止血艾相随［N］.中国中医药报，2018–06–15（7）.

［53］梅全喜.瘟疫之际话艾叶［J］.医师在线，2020，10（5）：23.

［54］梅全喜.百味艾蒿新吃法［J］.大众医学，2016，（9）：60–61.

［55］梅全喜.从乡村走进都市的艾美食［J］.大众医学，2015，（6）：60–61.

［56］梅全喜.百毒月，艾招百福［J］.大众医学，2016，（6）：66–67.

［57］梅全喜.艾叶治病知多少［N］.中国中医药报，2011–06–02（8）.

［58］杨洋，梅全喜，杨光义，等.艾叶在古今瘟疫防治中的研究与应用［J］.时珍国医国药，2020，31（2）：438–441.

［59］梅全喜.艾叶的保健康复作用［J］.中华医药与健康，2003，1（5）：88–89.

［60］梅全喜.食艾保安康［J］.中医健康养生，2021，7（4）：34–36.

［61］梅全喜.艾叶存放越久，疗效越好［J］.中医健康养生，2022，8（3）：58.

［62］梅全喜.如何辨别新艾和陈艾［J］.中医健康养生，2022，8（4）：53.

［63］梅全喜.端午前后再话艾［J］.本草，2012，（7）：85–93.

［64］梅全喜.我的艾叶情怀［J］.大众医学，2014，（6）：66–67.

［65］戴卫波.艾叶是一个"伟大"的药物——梅全喜教授接受香港健康卫视采访实录［J］.本草，2013（总11）：15–21.

［66］黄冉，万诗雨，林建民，等.梅全喜教授艾叶研究应用成果与经验的总结［J］.时珍国医国药，2023，34（7）：1769–1771.

［67］梅全喜.艾叶［M］.北京：中国中医药出版社，1999.

［68］梅全喜.艾叶的研究与应用［M］.北京：中国中医药出版社，2013.

［69］梅全喜，陈一玮.艾叶实用百方［M］.北京：人民卫生出版社，2016.

［70］梅全喜，张迎峰.艾蒿食疗百味［M］.北京：人民卫生出版社，2016.

［71］梅全喜，肖本大.蕲艾灸治百病［M］.北京：人民卫生出版社，2016.

［72］梅全喜.艾叶的研究与应用［M］.北京：中国中医药出版社，2017.

［73］梅全喜.蕲艾的研究与应用［M］.北京：中国中医药出版社，2020.

［74］Mei Quanxi，Chen Yiwei.Mugwort Leaf：Over 100 Practical Formulas［M］.Beijing：People's Health Publishing House，2020.

［75］Mei Quanxi，Xiao Benda.Qi Mugwort Moxibustion to Treat 100 Diseases［M］.Beijing：People's Health Publishing House，2020.

［76］Mei Quanxi，Zhang Yingfeng.Diet Therapy with Mugwort in 101 Recipes［M］.Beijing：People's Health Publishing House，2020.

后记：

梅花香自苦寒来

——记我国著名的医院中药学家梅全喜教授

在当今的中药临床药学界和艾产业界，提起梅全喜教授，大家没有不知道的，因为他为推动中药临床药学学科建设与发展、中药临床药学人才的培养和推动中药临床药学走向海外，以及推动艾产业的发展和艾文化的推广等作出了积极的贡献。事实上，他在中医药界的影响远不止这两个专业方向，在药学史本草研究、李时珍《本草纲目》和葛洪《肘后备急方》研究、道地药材与地产药材研究、中药鲜药应用研究、医院中药制剂与中药炮制研究等方面都做了大量的工作，取得显著成绩。他已成为我国医院中药学方面知名的专家，今天在这里对梅全喜教授作详细介绍如下。

本草药圣有传人

梅全喜教授1962年5月出生于中医药世家，其家乡位于湖北省蕲春县，与我国明代著名医药学家——李时珍是同乡。爷爷梅友三（1879—1944）为清末进士，被举为族长，家境富裕，自学中医，是一名中医外科医师。父亲梅锡圭（1914—1991）师从当地中医蔡醒山先生，潜心医道，十年寒窗，望闻问切，救死扶伤，手到病除，终成地方名医，声名远扬。在中医妇科、内科肝病、儿科等方面造诣颇深，救治患者不计其数，晚年被推选为县人大代表。他随父亲在医院长大，受家庭及环境的熏陶，培养了他对中医药的至诚热爱。因自幼跟随父亲在乡里行医，不仅习得了最初的中草药知识，而且在他幼小心里打下了将来一定要"行医济世、救死扶伤"的深深烙印。

当时，在乡里，由于医药卫生条件简陋，时常有人生病，到医院求治不便，一些患者甚至被医院判了"死刑"。然而，在梅全喜父亲的诊治下，看似平凡的草药发挥了大作用，不但药到病除，平息了当时的流行性脑膜炎等疾病，而且多次从死亡线上拉回了病人。正是源于此，让梅全喜对父亲和父亲从事的事业有了极为深刻的认识，矢志走上从医路。为此，他自幼刻苦学习，勤于钻研，在恢复高考以后，以全校第一名的优异成绩考取了湖北中医学院（现湖北中医药大学），希望子承父业。不料，学校在录取时考虑到他的化学成绩特别突出，将他遴选到了中药系学习中药，虽然没有当上医生，但梅全喜从此开始了他对中草药的研究。

大学时代的梅全喜凭借着对中医药的热爱，将全副精力都投入专业课的学习当中，大学4年，他各门功课都取得优异的成绩。扎实的专业知识基础，使梅全喜在毕业专题实习中初露锋芒，在指导老师的帮助下，他顺利地完成了"复方蛇床子阴道栓的试制与临床疗效观察"的研究，并写出了两篇颇有见地的学术论文，均发表在国家级的专业刊物《中国医院药学杂志》上，这在当时是十分不容易的。

1982年8月，毕业后的梅全喜被分配到湖北蕲春县李时珍医院从事中药制剂及炮制工作。至今他还清楚地记得，到医院报到的第一天就专程到李时珍陵园拜谒这位伟大的药圣，在心中默默地许下愿望：作为李时珍的同乡和同行，一定要以他为榜样，在继承和发扬祖国传统医药方面有所建树，不辜负老师、同学和父老乡亲对自己的期望。

对传统中医药的挚爱和探索贯穿了梅全喜的整个中青年时代，他自觉肩负起了传承传统医药学的伟大使命，甘愿与草药相伴。在家乡工作期间梅全喜利用所学的中药知识积极开展中药新制剂研发及中药炮制工作，改进完善医院自制中药注射剂的生产工艺，研制生产一批中药复方验方的口服安瓿剂、中药灌肠剂以及紫甘软膏、蕲艾精、李时珍中药保健腰带等新产品，特别是李时珍中药保健腰带临床治疗寒湿型腰痛有效率超过98%，通过湖北省卫生厅组织的成果鉴定，达国内先进水平，获得国家专利，并获得蕲春县科技进步一等奖。该成果转让给湖北钟祥市中药保健品厂批量生产，获得显著的经济效益。

同时，他把本职工作之外的业余时间全部用在了开展科学研究和学术探讨上，为深入探讨祖国医药科学的奥秘，他不惜汗水，付出良多。多年来坚持笔耕不辍，研究探讨药学史本草学相关学术问题，自1991年编著出版第一部专著《中成药的引申应用》起，迄今为止的四十年间，梅全喜共独立著作或主编完成了《蕲州药志》《本草纲目补正》《艾叶》《药海撷菁——梅全喜主任中药师从药二十年学术论文集》《广东地产药材研究》《艾叶的研究与应用》《香药——沉香》《鲜龙葵果抗肿瘤作用的研究与应用》等中医药专著，共计3000多万字，还参与编写《中国道地药材原色图说》《中西医临床用药正误大全》《现代中药材商品手册》《中国常用中草药》《中国民族药食大全》等中医药专著，发表各种学术论文500多篇。其中，有不少的论文和著作是研究药学史与本草学的，尤其是对我国古代的医药学家李时珍和葛洪重点研究，取得显著成绩，今天已成为这方面著名的专家。其主编出版的《本草纲目补正》和《李时珍〈本草纲目〉500周年大事记》（与王剑教授合著）专著，作为1993年纪念李时珍逝世400周年学术活动及2018年纪念李时珍诞辰500周年的献礼，获得了国内有关专家高度评价，认为它填补了李时珍《本草纲目》研究的空白。

来到广东工作后，他带领团队积极开展葛洪《肘后备急方》研究，挖掘研发新产品2项、主持召开全国葛洪医药学术研讨会2次，发表相关研究论文40多篇，主编出版《葛洪〈肘后备急方〉研究》《肘后备急方校注》《抱朴子内篇·肘后备急方今译》等专著，研究成果通过广东省中医药学会主持的成果鉴定，达国内领先水平，该成果获得中国民族医药协会科技进步一等奖。

矢志不渝求索路

在四十多载的医药学生涯中，梅全喜教授曾5次调动工作。但无论身在何处，处于什么样的岗位上，他从未放松过对自身的要求，以只争朝夕的精神投身自己所热爱的工作中，并取得了丰硕成果。

从湖北到广东，梅全喜将家乡中医先贤李时珍的精神也带到了广东。他多年以来细心搜集各种文献记载，始终把地产药材的研究列为自己的主要研究方向。自己一个人的力量有限，就带领团队协同合作，不仅对其生物特性、道地优质性进行研究，在实验室里化验分析、药理实验验证，而且还结合临床，制成制剂，在应用之中进行验证。

沉香曾经是中山著名的地产道地药材，但中山近代的沉香资源并不丰富，了解沉香的人也不多，梅全喜决定对其开展研究，邀请中山民俗专家李汉超先生联名在《中山日报》上发表了《搜寻香山之'香'恢复传统南药——关于建设沉香种植基地的构想》重要文章，以推动中山沉香热潮。期间牵头开展了中山沉香的药用历史、产地考证及资源普查工作，并先后发表《南药中山沉香的产地考证与发展构想》《中山沉香资源调查与开发利用建议》等多篇论文，率先论证了中山是沉香的主产地和道地产地，这些文章为中山成功申报"中国沉香之乡"提供了翔实资料。此后，中山沉香热潮逐步兴起，沉香的种植由当初的几万株到今天的400万株，专门从事沉香种植、结香、加工、研发、应用推广、销售、贸易及收藏的专业公司由当初的一家发展到今天近百家。梅全喜带领他的研究团队与多个沉香公司合作开展研究工作，并申报广东省中医药局科技基金资助项目和中山市科技计划资助项目"沉香叶的药理作用与综合开发利用研究"，积极开展沉香叶与沉香药材的研究工作，发现沉香叶有抗炎、镇痛、镇静、降糖、平喘、促进肠蠕动等广泛的作用，为沉香叶的开发利用打下了基础。先后发表了与沉香相关学术论文 20 多篇，组织了他的研究团队在总结自己研究成果的基础上编写出版了《香药——沉香》专著。其沉香研究成果的总体水平达国内先进，并获得中山市科技进步一等奖。也多次应邀在沉香论坛上做有关沉香药用历史及研究应用的讲座，为推动沉香产业发展、普及沉香医药知识作出了积极贡献，还被授予"沉香药用研发专家奖"。

21 世纪初，梅全喜研究广东地产清热解毒药时发现广东民间有用龙葵治疗鼻咽癌的应用，从此，他关注到这个药物。在他主编出版的《广东地产药材研究》和《广东地产清热解毒药物大全》这两本专著中均详细收载了龙葵，该药在广东地区的应用是以鲜用为主的，而鲜药的应用正是岭南地区的医药特色。为了更好地推动鲜龙葵果的研究与应用，从 2010 年开始，梅全喜与吉林四平创岐科技发展有限公司合作开展鲜龙葵果抗肿瘤作用的研究与推广应用工作，梅全喜教授团队对国内外有关龙葵和鲜龙葵果的化学成分、药理作用研究和临床应用情况进行系统总结，并对龙葵果开展了全面研究工作，对龙葵不同采收期及不同药用部位的有效成分、对独有的专利技术鲜龙葵果的保鲜技术、对不同产地龙葵果的 HPLC 指纹图谱、不同产区的不同基原及其近缘种龙葵样品进行 ITS2 分子鉴定方法等研究，先后撰写发表龙葵果研究论文 20 多篇，其研究结果充分证明了北方地区黑土地上所产的龙葵果实中龙葵碱含量最高的观点。为了推广应用，梅全喜带领技术人员进行了鲜龙葵果质量标准的起草研究工作，经过广东省食品药品检验所的审核、复核，形成了"鲜龙葵果"的质量标准和标准起草说明，并经广东省食品药品监督管理局审核批准，鲜龙葵果正式收载入《广东省中药材标准》。由梅全喜教授主编的《鲜龙葵果抗肿瘤作用研究与应用》也已由中国中医药出版社正式出版，国医大师、著名的中药专家金世元教授和国医大师、著名的中医肿瘤专家周岱翰教授分别为该书的出版题词"鲜药应用，大有可为"和"鲜药应用是中医药传统用药经验的精华之一，应当继承、发扬，加以提高"，充分肯定了梅全喜教授在鲜药研究上的成就。

近年来，他与东阳光药物研究院中药研究所合作积极开展鲜冬虫夏草的研究，发表论文 10 多篇，编撰出版《鲜冬虫夏草的研究与应用》专著，并多次应邀赴全国各地做鲜虫草的研究应用学术报告，为推动鲜药的研究与应用发挥积极作用，他本人也被聘请为中国癌症基金会鲜药专业委员会副主任委员。

为了积极推动名贵道地药材的研究、应用与产业发展，从 2020 年开始梅全喜教授带领团队与有关单位及团队合作，启动编写出版"名贵道地中药材研究与应用系列丛书"工作，这套丛书初定 50 种，选择的都是国内外著名的名贵道地药材品种，每种药材独立成书，全面系统介绍该名贵道地药材相关研究与应用成果。首批 6 本为《蕲艾的研究与应用》《沉香的研究与应用》《新会陈皮的研究与应用》《鲜冬虫夏草的研究与应用》《鲜龙葵果的研究与应用》和《重楼的研究与应用》，都是在自己团队研究成果的基础上收集该药材的古今应用及现代研究资料编写而成。国医大师金世元教授题词，中国工程院院士、中国中医科学院院长黄璐琦教授写序，都充分肯定了这套丛书出版的意义。这也是梅全喜教授在中药研究探索道路上的一个重要的总结。

谱写地产药材研发新篇章

梅全喜思维活跃，勇于创新。早些年他通过实验研究提出的以艾叶燃烧放热量判定艾绒质量、槟榔炮制宜少泡多润、桑叶不宜经霜后采收、必须重视中药灌肠剂、加强治疗急症的中药制剂开发等学术新观点，使人耳目一新。调动到广东工作后，岭南地区温暖湿润的气候、丰富的药材种类成就了梅全喜教授的探索进取之心，将广东地产药材列为研究的重点方向。他率先在公开发表的文章中对广东地产药材定义，即是指广东本地生产，民间应用广泛、疗效确切的中药材。尽管在过去的岁月里医家对广东地产药材研究较少，但广东地产药材的疗效却是不容小觑的，特别是不少地产药材在治疗地方多发病、常见病方面有其独特的疗效。直到今天，在广东的许多地区，地产药材仍是普通人家煲汤和熬制凉茶的常用材料，一些甚至已成为医药工业产品或医院制剂的重要原料药，在养生保健与防治疾病中发挥着日益重要的作用。而这些，正是促使梅全喜以此为目标不断前进的动力源泉。

在广东地产药材研究上他肯下功夫、敢于创新，取得显著成绩。以三角草为例，三角草又名小花吊兰、疏花吊兰、山韭菜、土麦冬，为百合科吊兰属植物三角草 *Chlorophytum laxum* R.Br 的干燥全草。主要分布于广东省南部、中南部地区及广西等地，主产于广东中山、江门地区，民间应用于治疗毒蛇咬伤。但是国内外对三角草的化学成分及药理作用等全面的研究则未见有文字报道。在梅全喜之前，国内关于三角草的基础研究是空白的，三角草包含的主要成分及其具备的主要药理作用皆不清晰。

研究开发利用三角草资源具有广阔的市场前景及显著的社会和经济效益。自梅全喜 2001 年开展"三角草的基础研究"科研项目首次立项以来，先后获得广东省中医药局科技基金资助项目、中山市科技局科技计划资助项目、中山市卫生局科技兴医"十五"规划重点科研项目资助。他带领团队成员展开了数载脚踏实地、夜以继日的研究工作。

他们的主要工作成果包括：①首次从三角草中提纯分离鉴定出 7 个化合物，分别是 Chlorophytoside A、Syzalterin、海可皂苷元等。其中 Chlorophytoside A（三角草苷 A）是梅全喜团队首次发现、首次报道并由他们自主命名的一种新化合物，有关该化合物的首次报道论文 *Chlorophytoside A, a New Labdane Diterpene Glycoside from Chlorophytum Laxum Chem.Bull* 以全英文刊载于 *Chinese Chemical Letters* 英文版杂志，并被 SCI 收载。②首次对三角草的抗炎、镇痛、耳微循环、抗蛇毒作用及毒性进行全面研究，结果表明三角草有显著的抗炎、镇痛、改善微循环及抗蛇毒作用，为三角草的制剂开发研究及临床应用提供科学可靠的依据。研究结果分别发表在《中国药学杂志》《中药材》《中成药》《时珍国医国药》等国家级核心期刊上。③首次对三角草的形态组织、理化鉴别等进行了研究，制订了三角草的药材质量标准，获得省药监局的批准，为三角草的正确使用提供了判别真伪的质量标准。④以三角草为主药研制开发了跌打镇痛液、复方三角草片等新制剂，临床应用于治疗关节及软组织损伤、毒蛇咬伤等有显著疗效。其中跌打镇痛液为国内首创，已获国家知识产权局授予发明专利。跌打镇痛液和复方三角草片已获广东省药品监督管理局正式的制剂生产批文，为临床提供了确切有效的药物新制剂。梅全喜主持的这项课题通过成果鉴定，被认为具有较强的创新性与开拓性，填补了国内外同类研究的空白。

梅全喜将一腔心血扑在了广东地产药材的研究、开发和应用上，他带领团队还开展了有关广东土牛膝、三丫苦、蛇鳞草、蛇泡簕、黑面神、布渣叶、山芝麻、新会陈皮等 20 多种广东地产药材的深入研究，并以广东地产药材为主药成功地研制出了 10 多种医药新产品，如"跌打镇痛喷雾剂""复方土牛膝含片""昆藻调脂胶囊"等一批独具特色的科研新产品，共获得国家发明专利 6 项，同时获广东省科技进步二、三等奖各一项，中山市科技进步一、二、三等奖 10 多项。其中，由梅全喜主持的广东地产药材研究项目"三角草的基础研究"获广东省科技进步二等奖，"昆藻调脂制剂治疗脂肪肝的机理与临床研究"获广东省科技进步三等奖，"复方土牛膝制剂治疗咽喉疾病的实验与临床研究"获中山市科技进步一等奖。

2011 年 5 月，梅全喜在自己团队多年研究成果的基础上主编出版了《广东地产药材研究》，本书系统介绍了 170 余种广东地产常用中草药的别名、来源、性味、功能主治、用法用量、药用历史、化学成分、药理作用、临床应用及附注等项内容，其中药用历史、化学成分、药理作用以及临床应用的介绍尤为详尽，不少内容是梅全喜所带领科研团队的研究成果。这本书的出版标志着广东地产药材研究的持续深入进行，对于加快广东地产药材走向世界，提高广东中医药地域文化的学术水平，推动地方经济发展，加快广东的中医药强省建设均具有积极意义。国医大师、广州中医药大学终身教授邓铁涛题写书名，中国工程院院士、中国医学科学院药用植物研究所名誉所长肖培根教授题词，时任中国中医科学院中药研究所黄璐琦所长和中国医学科学院药用植物研究所陈士林所长同时写序,规格如此之高是广东地方医药书籍中少见的,该书获得了2010年度国家出版基金资助,也获得2015年度中华中医药学会学术著作奖三等奖。

梅全喜教授把广东地产药材的研究开发工作列为自己的重要研究方向,带领他的技术团队以中药药理实验室为研究平台,以"广东地产清热解毒药"为研究方向,先后带教博士、硕士研究生20多名,其中10届研究生戴卫波获南粤优秀研究生称号;11届研究生范文昌在读期间发表论文10多篇,主编出版100多万字的《广东地产清热解毒药物大全》专著,获大学优秀毕业生称号;13届李红念、15届陈小露、17届董鹏鹏、18届唐志芳、19届郑依玲、21届李皓翔等在读期间均发表论文10余篇,参编专著多部,均获得国家奖学金。同时,梅全喜教授带领的团队也都取得了显著成绩,其中中山市中医院药学部在广东省药学会每年的全省医院药师科研立项、专著和发表学术论文统计排名中,从2006年至2018年连续13年都获得排名前六名,2013年度还获得全省排名第一的好成绩。2019年初他应邀来到深圳市宝安纯中医治疗医院领衔创建药学部,同样也取得突出成绩,2020年和2021年宝安纯中医治疗医院药学部分别获得全省排名第八(深圳市排名第二)和全省排名第七(深圳市排名第一)的好成绩。中山市中医院是一个地级市中医院,而宝安纯中医治疗医院药学部更是一个成立不足3年、只有21人的区级小医院药学部,就是这样两个普通的药学部在梅全喜教授的带领下,能在全省众多的省级大型三甲中西医院参与的竞争中获得如此突出的成绩,的确是难能可贵的,这也印证了梅全喜教授的一位挚友对他的评价"强将手下无弱兵""是金子在哪里都会发光"!

中药临床药学的推动人

2016年11月26日,由全国高等学校中药临床药学专业教材建设指导委员会倾力打造、全国50余家高等院校和医疗机构的专家学者共同参与、人民卫生出版社隆重出版的国内首套全国中药临床药学专业创新教材在广东省中山市举行首发仪式,来自全国26个省市中医药专家共500多人共同见证了我国中医药界的这一盛事。说起中药临床药学专业创新教材的起源,就不得不提起梅全喜教授。

自21世纪初以来,梅全喜就带领其团队开始关注中药安全性合理使用问题,他撰写相关论文在国内多家专业学术期刊发表,并在各地培训班、学习班及学术会议上就"中药安全性问题"和中药临床药学开展等讲题做过100多场讲座或报告,以此推动中药临床药学工作的开展、促进中药的安全合理应用。他的讲座受到普遍欢迎,中华中医药学会为表彰他在普及中药安全性方面所做的贡献授予他"金话筒奖"。

为加强中药注射剂安全、合理使用，梅全喜团队自从 2002 年发表首篇有关中药注射剂不良反应文献分析研究文章以来，20 多年来一直潜心开展中药注射剂不良反应文献分析研究，共撰写了 40 余篇有关中药注射剂不良反应的总结性论文发表在各级杂志上，主持编写出版了《中药注射剂的不良反应与应对》《中药注射剂不良反应速查》和《中药注射剂安全应用案例分析》三本中药注射剂专著，举办"全国中药注射剂安全性学术研讨会"。与此同时，他们还开展了"常用中药注射剂不良反应文献分析与防治措施规范化研究"的课题，该科研课题于 2012 年还分别获得广东省中山市科技进步二等奖和广东省药学会医院药学科技二等奖。

自在《中国药房》发表《中药临床药学的现状与发展思考》首篇有关中药临床药学文章以来，梅全喜一直关注中药临床药学的研究进展，从中药临床药学定义、开展模式、人才培养等多方面进行探讨分析，共撰写了 10 多篇有关中药临床药学探讨的文章发表在各级杂志上。针对西药临床药学参考书籍众多，而无一本中药临床药学参考书籍的状况，梅全喜于 2012 年底牵头主编并组织全国 16 家大型三甲中医院药剂科从事中药临床药学的专业技术人员编写出版了我国第一本《中药临床药学》专著。梅全喜团队还于 2013 年和 2016 年两次发起承办了由中华中医药学会主办的"全国中药临床药学学术研讨会"暨国家级继续教育项目"全国中药临床药学培训班"，来自全国各地近千名药师参加了学习与培训。这些工作都为推动中药临床药学工作的开展发挥了积极作用。中国药学会为表彰他在医院药学方面所做出的成就，授予他"2014 年度优秀药师奖"。

为了推动中药临床药学人才的培养，梅全喜决定启动中药临床药学系列教材的编写工作，先后找到全国中医药高等教育学会中药教育研究会彭代银理事长、中华中医药学会医院药学分会曹俊岭主任委员及人民卫生出版社药学中心曹锦花主任汇报他的想法，得到了他们的大力支持。彭代银理事长邀请梅全喜参加"2014 年全国中医药高等教育学会中药教育研究会十一次年会"，并请他在大会做"中药临床药学的现状、存在问题及人才培养和教材建设的探讨"学术报告，提出的编撰中药临床药学系列教材的设想，得到了与会者（全国中医药院校的校长和中药学院的院长）们的一致肯定和支持。2015 年 3 月 24 日，"全国高等学校中药临床药学专业教材建设指导委员会成立会议暨全国高等学校中药临床药学专业创新教材主编人会议"在北京人卫饭店召开，在会上正式宣布成立教材建设指导委员会，并颁发聘书，梅全喜和彭代银、彭成、曹俊岭共同担任主任委员，全国各中医药院校的教授和三甲中医院药学部主任担任副主任委员、委员，并同时宣布《中药临床药学导论》等16本教材的主编、副主编人选，正式启动这套教材的编写工作。梅全喜教授与彭代银校长联合担纲主编这套教材中的第一本《中药临床药学导论》，他的团队还参加了其他6本教材的编写。经过近3年编写，人民卫生出版社已在2016年底至2019年全部出版发行了这套教材。

这套教材的问世可以说是倾注了梅全喜教授的大量心血，他是处在位置不高、平台不大的基层医疗单位，以他的位置要推动一件事就要比其他人付出得更多，正是由于他的执着、坚持和不懈努力，才有了这套教材的出版。这套教材的问世，在中医药教育发展史上具有里程碑的意义，它填补了我国中药临床药学专业教材的空白，开启了中药临床药学专业人才培养的新篇章，为国内中医药高等院校设置中药临床药学专业、开展中药临床药学课程教学打下良好的基础，对加快中药临床药学专业人才的培养起到积极、深远的影响。

近年来梅全喜积极推动中药临床药学走向海外，他认为中药在海外出现的苗条丸（马兜铃酸）致肾衰以及小柴胡颗粒致间质性肺炎的严重不良反应事件都是因为不合理使用造成的，这些事件对中医药的影响是巨大的，所以中医药要走向海外就必须有中药临床药学的保驾护航，并提出了"有中药应用的地方就应该开展中药临床药学工作"的观点。为了推动中药临床药学工作走向海外，梅全喜牵头组织粤港澳台两岸四地高校、学会、医疗机构的中药专家共同编写了一本繁体字版《中药临床药学总论》并已分别在香港、澳门和台湾三地同时出版，作为高校中医药专业的教材和中药师学习的资料。

这本书的出版得到了港澳台地区医药界的肯定和中药师的欢迎，香港中西医结合学会荣誉会长、太平绅士黄谭智媛教授，澳门科技大学荣誉校长、中国工程院院士刘良教授，台湾中医师联合公会理事长柯富扬教授分别为该书写序推荐，充分肯定这本书的意义和价值。梅全喜还利用这本书作为教材举办"粤港澳大湾区中药临床药学培训班"，受到两岸四地中药师们的欢迎，其中港澳台地区参加听课人数超过2万人，为推动中药临床药学走向海外迈出了坚实的一步。下一步，梅全喜计划将《中药临床药学总论》一书翻译成英文版、日文版和韩文版出版，以真正推动中药临床药学走向世界。

大爱社会　从艾出发

梅全喜的家乡盛产艾叶，素有"蕲艾"之美称。他小时候认识的第一味中药就是艾叶，耳闻目睹了很多关于艾叶防病治病的故事。大学毕业后，他即着手开展对艾叶的系统研究，经过40多年的潜心钻研，终于取得了可喜成果：他发表了40多篇艾叶科研论文，最早论证了蕲艾作为艾叶的道地品种及质量的优质性和道地性。1999 年还出版了一本近 25 万字的专著《艾叶》。该书对艾叶的生长环境、采收时节，以及灸疗功用做了系统科学的阐述与总结，令人叹为观止。《艾叶》的问世，使艾叶产品的研发工作进一步深入，也为后来蕲春县大力发展艾产业打下了坚实的基础。近年来，梅全喜又再次开展了对艾叶产地质量及 DNA 分子鉴别研究，发表了《不同产地艾叶总黄酮、重金属和硒元素的含量比较研究》《12 个不同产地艾叶挥发油的 GC-MS 分析》《复方蕲艾卫生巾方镇痛抗炎作用的实验研究》《DNA Barcode for Identifying Folium Artemisiae Argyi from Counterfeits（艾叶的 DNA 条形码鉴定研究）》等重要论文，还编写出版了《艾叶的研究与应用》《蕲艾的研究与应用》以及艾叶实用百科系列丛书：《艾叶实用百方》《艾蒿食疗百味》《蕲艾灸治百病》等多部艾叶专著，其中梅全喜主编的三本艾叶实用百科系列丛书还被人民卫生出版社翻译成三本英文书《Mugwort Leaf: Over 100 Practical Formulas》《Qi Mugwort Moxibustion to Treat 100 Diseases》《Diet Therapy with Mugwort in 101 Recipes》向海外发行，为推动中医药文化特别是艾文化走向世界、将中医药知识普及到一带一路国家发挥了积极作用。

在艾叶产品研发方面，梅全喜教授还先后研制出"蕲艾精""艾地合剂""李时珍中药保健腰带""蕲艾条""艾叶烟""艾灸贴（女士专用）""艾叶浴剂""蕲艾卫生巾""蕲艾防瘟九味香囊"等新产品，上市后深受消费者的欢迎。他担任国内 10 多家艾叶生产企业技术顾问，指导开展艾叶系列产品研发工作，其中已有多家艾叶企业年产值超过亿元，取得了显著经济和社会效益。特别是他的家乡湖北蕲春，在梅全喜的积极推动下，从 21 世纪初艾叶产值几乎为零发展到今天艾叶产值已超过 50 亿元，为推动艾叶研发与推广应用以及推广艾叶文化发挥了积极作用。家乡的人民将艾叶专家梅全喜教授与国学大师黄侃、文坛巨匠胡风、风投教父汪潮涌誉为蕲春当代四大名人（载于《汽车之旅》杂志 2016 年 5 月刊 . 蕲艾文化节专刊 54-57 页）。他工作单位所在地深圳市宝安区的党报《宝安日报》（2020 年 07 月 16 日 A08 版）也在一篇报道他的文章中这样写道：（梅全喜）家乡盛产艾叶，素有"蕲艾"之美称，因在艾叶研究上成果丰硕，被业界称为"艾叶之父"。可见，梅全喜在艾叶研究、艾产业发展及艾文化推广方面做出的贡献已得到社会的认可。

同时，梅全喜也是一位有爱心的专业人士，2017 年初，他将自己多年来获得的科技成果奖励、稿费以及讲课费共计 100 万元和他担任 10 多家艾叶研发生产企业科技顾问的顾问费 200 多万元全部捐献出来成立了李时珍中医药教育基金会，用于资助蕲春籍每年考取中医药大学中医药专业的贫困学子和每年奖励湖北中医药大学、广州中医药大学优秀博士、硕士研究生，基金会成立 5 年来已连续举行 12 次资助和奖励活动，共资助和奖励贫困学子及优秀研究生 80 多人，为推动中医药教育事业发挥了积极作用。

梅花香自苦寒来

业内众多专家都说"梅全喜是个不可多得的人才"，然而，他却一直乐于"屈居"基层。了解他的人都知道，他的"基层情结"源自一颗圣洁的心。他觉得基层更需要人才，而有作为的人才在基层更能发挥非凡的作用。他感到很幸运，自己所在的基层单位非常器重自己，为自己提供了很好的工作和科研条件，使自己能做出较大成绩，做出较多贡献。

"宝剑锋从磨砺出，梅花香自苦寒来。"经过"磨砺""苦寒"之后的梅全喜，逐步迎来了丰收的季节。1992 年他被破格晋升为副主任中药师，1998 年晋升为主任中药师，2003 年成为广州中医药大学教授、硕士生导师，2017 年成为广州中医药大学的博士生导师，2017 年拜国医大师金世元教授为师，学习传承金老的中药炮制及中成药合理使用的学术经验，2019 年 3 月应聘到全国首家纯中医院——深圳市宝安纯中医治疗医院药学部担任中药学科带头人，并全职负责国医大师金世元中药炮制传承工作室和中药炮制研究室工作，牵头开展金老中药炮制经验传承及传统中成药的应用，以及中药品种与理论的挖掘、整理、考证、总结等工作。现为深圳市第五批名中医药专家学术经验继承指导老师和 2019 年深圳市名中医药专家梅全喜学术经验传承工作室负责人。2021 年他带领的中药团队引进首席岐黄学者、中国科学院上海药物研究所果德安教授团队联合共建中药质量研究与安全合理用药研究团队，获得深圳市'医疗卫生三名工程'项目（项目编号 SZZYSM202106004）立项资助。

他还先后带教博士后、博士及硕士研究生 20 多名，带教学术传承人（含师带徒）6 人，研制出医药新产品 20 多项，获国家发明专利 6 项，广东省科技进步二等奖、三等奖各 1 项，吉林省科技进步三等奖 1 项，中国民族医药协会科技进步一等奖 2 项，市厅级科技进步一、二、三等奖 10 多项，中华中医药学会学术著作三等奖 2 项。以负责人和主要编写人员的身份起草编写中药方面的国际及国家级标准、规范、指南和共识 20 多部，主编出版中药学术专著 70 多部，参编并担任副主编、编委的专著 30 多部，以第一作者或通讯作者在国内外医药杂志上公开发表中药研究论文 500 多篇（其中 SCI 论文 10 多篇），应邀赴日本、加拿大等国家以及国内各省市、台湾、香港地区举办的学术会议及培训班上做学术报告及讲座达 300 多次。入选 2024 年度中国知网高被引学者中药学专家 Top1% 名单。

由于他所取得的学术成就和贡献，被邀请担任众多学术职务，如全国高等学校中药临床药学创新教材建设指导委员会主任委员，中华中医药学会李时珍学术研究会第四、五、六届副主任委员，中国药学会药学史专业委员会第六、七届副主任委员，中国中医药信息研究会李时珍研究分会会长及葛洪研究分会副会长，中国药师协会理事兼中药临床药师分会副主任委员，中国民族医药学会信息与大数据分会副会长，中国民间中医药研究开发协会李时珍健康产业分会副会长，国家中药产业技术创新战略联盟艾产业化联盟及鲜龙葵果联盟副理事长，中国医疗保健国际交流促进会理事兼医院药学专业委员会副主任委员，中国癌症基金会鲜药学术委员会副主任委员，世界中医药学会联合会李时珍应用研究专委会和临床用药安全研究专委会常务委员，中华中医药学会医院药学分会、中药炮制分会、中成药分会和科普分会等4个分会的常务委员，中国药学会第一届战略发展委员会委员及药物流行病学专委会、循证药学专委会委员，中国药理学会药源性疾病专委会委员，中华中医药学会科技奖评审专家、科普专家及中药药物警戒与合理用药科学传播专家，中华中医药学会中医药研发合作中心全国院内制剂名方、验方开发应用专家委员会评审专家，国家食品药品监督管理局执业药师资格认证中心国家执业药师工作专家，李时珍中医药教育基金会理事长，广东省药师协会副会长，广东省药学会常务理事兼药学史分会第一、二届主任委员及第三届名誉主任委员，中药与天然药物专委会和岭南中草药资源专委会副主任委员，广东省中医药学会理事兼中药炮制专业委员会主任委员，中药专委会和医院药学专委会副主任委员，广东省药理学会中药药理专委会副主任委员，广东省中药协会理事兼人用经验与医疗机构制剂转化专业委员会副主任委员，广东省健康产业促进会理事兼医学专家委员会副主任委员，广东省第四次中药资源普查试点工作技术专家委员会委员，广东省医药行业职业技能鉴定专家组成员，广东省医学会医疗事故鉴定委员会专家，广东省中药药事质量控制中心委员，深圳市中药药事质量控制中心副主任，深圳市药物治疗与药事管理专委会副主任委员，深圳市药学会常务理事兼药学史专委会主任委员，深圳市中医药学会常务理事，深圳市宝安区中医药协会第一届副会长，深圳市宝安区中医药发展基金会理事，中山市药学会第三、四、五、六、七届理事会副理事长及第八届理事会名誉理事长等学术职务，还兼任国家中医药管理局中药破壁饮片重点研究室（第一、第二届）学术委员会委员（主任委员周宏灏院士）、粤澳东阳光冬虫夏草联合研究中心学术委员会委员（主任委员钟南山院士）。

同时兼任《时珍国医国药》杂志编委会主任，《亚太传统医药》杂志编委会副主任，《中国药房》《中国药师》和《中国医院用药评价与分析》杂志副主编，《岭南药学史》（内刊）主编，《中国药业》常务编委，《中药材》《中国合理用药探索》《今日药学》《抗感染药学》《北京中医药》《中医文献杂志》《亚洲社会药学》等10多家医药期刊编委。

梅全喜教授个人的先进事迹先后被《中国卫生人才》《健康报》《现代健

康报》《中国药业》《家庭药师》《亚太传统医药》《中国科技成果杂志》《科技文摘报》《中山日报》《南方日报》《宝安日报》等报纸杂志专题介绍，2003 年中医古籍出版社出版的《中华当代名医》系列丛书，梅全喜作为入选的 100 位当代名医之一，单独成册，该书收载了梅全喜 20 多年来在科研和学术研究方面的重要成果。2017 年 6 月《科学中国人》杂志社在北京钓鱼台国宾馆举行盛大隆重的表彰会议，表彰我国科技战线的优秀精英，梅全喜作为基础医学和药学领域的优秀专家名列其中，当选为 2016 年度《科学中国人》年度人物。2018 年在湖北中医药大学庆祝建校 60 周年时被评为"杰出校友"。2019 年被评为深圳市中医药先进工作者。

今天的梅全喜教授已是"功成名就"，然而对于他来说，奉献之路是没有终点的。他仍然继续带领他的研究团队正在国医大师金世元教授和首席岐黄学者果德安教授的指导下积极开展中药炮制、中药制剂和中药质量研究与安全合理用药研究工作，仍以满腔的热忱和执着投入到我国的中医药事业当中，坚持学习，不断进取，为继承和发扬传统医药文化精粹、推动中药事业的发展积极奉献。

（本文曾刊载于"国医网""健康头条"栏目及《亚太传统医药》杂志上，本次发表时有修改）